"十三五"国家重点图书
出版规划项目

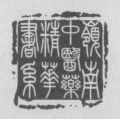

岭南中医药精华书系

邓铁涛 禤国维 周岱翰 韦贵康 总主编

岭南名老中医临床经验传承系列

刘小斌 主编

陈治平
学术精华与临床应用

王昌俊 主编

SPM 南方出版传媒
广东科技出版社 | 全国优秀出版社
· 广 州 ·

图书在版编目（CIP）数据

陈治平学术精华与临床应用 / 王昌俊主编 . —广州：广东
科技出版社，2021.11

（岭南中医药精华书系·岭南名老中医临床经验传承系列）

ISBN 978-7-5359-7296-5

Ⅰ . ①陈⋯ Ⅱ . ①王⋯ Ⅲ . ①中医临床—经验—中国—现
代 Ⅳ . ①R249.7

中国版本图书馆CIP数据核字（2019）第239148号

陈治平学术精华与临床应用
Chen Zhiping Xueshu Jinghua yu Linchuang Yingyong

出 版 人：严奉强
责任编辑：刘 耕 邹 荣
封面设计：林少娟
排版设计：友间文化
责任校对：陈 静 李云柯 于强强
责任印制：彭海波
出版发行：广东科技出版社
　　　　　（广州市环市东路水荫路 11 号 邮政编码：510075）
销售热线：020-37607413
http：//www.gdstp.com.cn
E-mail：gdkjbw@nfcb.com.cn
经 　 销：广东新华发行集团股份有限公司
印 　 刷：广州一龙印刷有限公司
　　　　　（广州市增城区荔新九路43号1幢自编101房 邮政编码：511340）
规 　 格：787mm×1 092mm 1/16 印张 44.75 字数 900 千
版 　 次：2021 年 11 月第 1 版
　　　　　2021 年 11 月第 1 次印刷
定 　 价：198.00 元

如发现因印装质量问题影响阅读，请与广东科技出版社印制室联系调换（电话：020-37607272）。

"岭南中医药精华书系"编委会

总主编： 邓铁涛　禤国维

　　　　　周岱翰　韦贵康

编　委： （按姓氏笔画排序）

　　　　　刘小斌　孙晓生　张永杰

　　　　　张忠德　陈永光　陈达灿

　　　　　冼绍祥　郑　洪　徐鸿华

《陈治平学术精华与临床应用》编委会

主　编：王昌俊

副主编：林举择　黄旭晖

编　委：詹　锋　杜　玉
　　　　谭　为　兰小和

岭南中医又被称为"岭南医学"，是中医的学术流派之一。

岭南，首先是地理概念。《汉语大词典》谓："指五岭以南的地区，即广东、广西一带。"而对"五岭"则解释说："大庾岭、越城岭、骑田岭、萌渚岭、都庞岭的总称，位于江西、湖南、广东、广西四省之间，是长江与珠江流域的分水岭。"这样岭南的方位就很清晰了。

岭南这片土地上的许多文化都自成特色，过去就有"岭南派"一词，《汉语大词典》解释为"现代中国画流派之一"。这说明最早被认为自成一派的，首先见于画坛。不过随着岭南文化的发展，有越来越多领域都呈现出鲜明的特色。所以，后来人们将画学上的"岭南派"加上"画"字，称其为"岭南画派"，而其他领域方面的"岭南派"则有岭南琴派、岭南园林、岭南音乐……

岭南医学则是医学上的派别，主要指岭南地区的中医。"岭南医学"这一名称虽然出自现代，但它是对岭南中医发展的历史文化特色的总结，可以说其内涵是源远流长的。

从中国文化发源来看，中国文化的主流发源于中原一带。岭南文化源于中原文化，随着征战的军士、民族的迁徙传入岭南地区。中医药学就是和传统文化一道，从中原传入岭南的，并在岭南地区与当地的民俗相结合，形成了有本地特色的医学流派。

晋唐时期，岭南的中医学就已经体现出自身的特色。例如对地方性流行病研究有突出的成果。晋代有葛洪、支法存、仰道人等活跃于广东，记载了对蛊毒、沙虱热（恙虫病）、疟疾、丝虫、姜片虫等流行病的认识与治疗方药。唐代开始有《岭南脚气论》等多种以岭南为名的方书，后来南宋郑樵在《通志》中为唐以前医药文献划分门类，就专门划出一类叫"岭南方"，计有《岭南急要方》三卷，《南中四时摄生论》一卷，《南行方》三卷，《治岭南众疾经效方》一卷，《广南摄生方》

三卷，共五部十一卷。在《诸病源候论》《千金要方》《外台秘要》等综合医书中也多有关于岭南疾病的记载。由此可见，当时研究岭南的疾病与治疗已经发展成中医药学科的一个分支。

如果说唐以前的岭南医学偏于研究地方性疾病，那么在宋元明清时期，岭南医学则开始向两个方面全面发展。一是对地方性的疾病研究更加深入，二是开始进而探讨疾病背后的体质因素，指出岭南地理气候环境对人群体质的特定影响。重要标志是元代医家释继洪所撰《岭南卫生方》，集宋元医家治疗瘴病经验之大成，对主要指疟疾的瘴病在证治规律方面有更深入的认识。到了明清时期，中医的各个学派都传入岭南，岭南医药学家对河间、丹溪、伤寒、温病等流派理论在岭南的适用性进行了多方探讨，还系统地发掘整理了岭南草药的应用经验，将其充实到中药宝库之中。

清中期以后，随着十三行贸易的兴盛，广东经济愈来愈发达。医学方面随之人才辈出，儋州罗汝兰著《鼠疫汇编》，丰富了对急性传染病的诊治经验；晚清伤寒名家陈伯坛名扬海内外，著作《读过伤寒论》《读过金匮》为世所重；岭南骨伤世家梁氏、管氏等注重总结学术经验，撰写了多种讲义。同时岭南地区在对外开放交流中，得风气之先，引种牛痘的先驱邱熺，一门三代中西医汇通的陈定泰家族，以及"中西汇通四大家"之一的朱沛文等，均有较重要学术影响。

到了现代，岭南的医药学家更加注意总结地方医药特色。邓铁涛教授在1986年中华医学会广东分会广东医史分会成立大会上，作了题为《略谈岭南医学之特点》的学术报告，提出了岭南医学的三个特点：①重视岭南地区的多发疾病；②重视岭南地区特产的药材和民间经验；③重视吸收新知。并提出这些特点是与岭南的地理、人文、环境密切关联的。随后，岭南中医各科的理论与临床研究不断发展。2006年广东省启动中医药强省建设，我省中医药界与出版界通力合作，组织编撰并出版了"岭南中医药文库"系列丛书，较全面地总结了岭南名医、名院、名科、名药等成就与贡献，产生了巨大反响。"岭南医学"这一名称，在国内中医学术界得到广泛认同。

岭南医学有何特色？其实，问题的答案就在"岭南"二字之中。关于学术流派，有不同的定义。所谓流，是支流；派，意味着派生。一般认为流派的形成以师承名家为起点，然后源流相继，派生支系，如此不绝。这其实是指以某一杰出人物为中心的单点播散式。而岭南医学，是整个岭南地区中医药群体共同探索的成果，呈现出多线式传播的特点。在岭南医学这一大的学术流派当中，有许多世家流派、专科流派，各有传承。像潮汕地区的"大娘巾"蔡氏女科，有400多年历史，至今已14代。佛山梁财信所创的梁氏伤科，传承至第6代。内科方面有国医大师邓铁涛的邓氏内科流派，针灸有现代"靳三针"流派，皮肤科有国医大师禤国维的岭南皮肤病流派，妇科还有罗元恺的罗氏妇科等，均享誉全国。

以上这些学科与流派是纵向式的线性传播，它们又共同置身于岭南地域环境之中，面对着同在岭南气候与风俗下生活的人群。中医自古以来就注意地理环境、气候与人的体质对疾病和医药的影响，提出了"因时制宜、因地制宜、因人制宜"的原则。唐代《千金要方》指出："凡用药，皆随土地所宜，江南岭表，其地暑湿，其人肌肤薄脆，腠理开疏，用药轻省，关中河北，土地刚燥，其人皮肤坚硬，腠理闭塞，用药重复。"因此在岭南中医各科的学术中，都存在人群特有性质、地区多发病证与常用地产药材等方面的特色内涵。这些如同横向的纬线，将纵向的各个学科与流派贯穿织成"岭南医学"这一幅大画卷。

由此可见，要想深入地阐明"岭南医学"，需要中医理论与临床紧密合作，各个专科专病各自深入总结，才能为宏观上的规律总结提供具体支撑。自"岭南中医药文库"出版以来，岭南中医药界在理论探讨与临床总结方面又取得了不少新进展。为了进一步总结发展中的岭南医学，我们又策划了"岭南中医药精华书系"，采用开放式系列架构，首批书目规划为80个品种，分为名医卷、世家卷、技法卷、名药卷、名方卷、典籍卷、民族医药卷和港澳卷八大系列：

名医卷：旨在对广东、广西和海南三省区获"国医大师"称号及获批建设"全国名老中医传承工作室"的中医专家，以及部分省级名老中医的学术经验进行总结，成规模展示岭南当代名医的群体水平。

世家卷：以族群记录方式挖掘和整理岭南传承四代以上、特色鲜明，且有代表性传承人的中医世家的传承文化和研究成果，展示世家的临床秘验精华，具有存亡接续的重要意义，填补岭南中医药和文化研究中以往被忽视的空白。

技法卷：系统展示入选国家级、省级和市级非物质文化遗产名录的中医药技法项目，以及入选国家中医药管理局"中医适宜技术推广项目"的岭南中医绝技绝学，突出展现岭南中医药技术水平亮点和中医药文化传承成果。

名药卷：系统总结岭南传统"十大广药""四大南药"的历史源流、品种分类、性状鉴别、规范化生产技术、临床功效和古今医家应用经验等，全方位展现名药的文化内涵和实用价值，树立岭南优质中药的品牌形象。

名方卷：着眼于名方传世，注重名方临床实用价值，汇集有确证来源的历代岭南经典名方，同时注重对近现代岭南著名医家名方的搜集和整理。全系列以疾病系统为纲，首次对岭南古今名方的组成、功效、方解和临床应用进行系统展示。

典籍卷：遴选岭南古医籍中在全国影响较大、流传广远的品种，精选古籍善本、孤本，采用校注加研究集成的方式出版，是首次对岭南珍本古医籍的系统整理和挖掘，力求系统展示原味的岭南中医诊疗方法和理论，对丰富中医药从业者治疗手段、提高诊疗水平具有良好的借鉴作用。

民族医药卷：几千年来，岭南各族人民在共同创造具有地域特色的岭南文化的同时，也丰富和发展出具有本民族特色的医药文化，现已有不少民族医药技法列入省、市级非物质文化遗产。本系列对岭南地区瑶族、壮族、黎族、侗族、苗族、京族等各民族医药进行梳理，填补岭南传统医药研究空白。

港澳卷：港澳地区南北交流，中西汇聚，其中医药屡得风气之先，一方面继承着鲜明的岭南中医特点，另一方面又表现出广纳中原和西方医学新知的交融特性，尤其是近代以来活跃着一代代特色鲜明的名医和世家名门，本项目首次将目光聚焦港澳中医药，以点带面展示港澳中医药临床和研究水平。

　　本丛书的策划，是在更大范围和更深层次上对岭南传统医药学术的一次新总结。相信本丛书的出版，将使岭南医学这一富有特色的我国地域中医学术流派的理论内涵更加充实，在理论和临床上进一步发扬光大。

（国医大师，广州中医药大学

终身教授，博士生导师）

2018年10月

　　中医药学是中华民族的优秀文化遗产和国家瑰宝，历史悠久，源远流长，群贤辈出，代有传人，创造了光辉的学术成就，积累了极其丰富的理论和实践经验，为中华民族的繁衍昌盛和社会发展做出了重大贡献。中医药学之所以称为医学瑰宝，就是在于能广泛集结历代医家的学说、经验和海外异域的医学成就而形成伟大宝库。孙思邈为唐朝一代大医，他就是继承了唐以前医家的理论和经验，同时也广泛吸取了海外的医学理论和良方妙药。

　　中医学需要发展，需要创新，但必须"在继承中求发展，在吸收中求创新"。继承与发展是矛盾的统一体，没有继承谈不到发展，没有发展便会消亡。在中医药现代化的进程中，必须要保持发扬中医药的特色和优势，同时要积极利用现代的科技理论、方法和手段，促进中医药理论与实践的发展。因此，中医药现代化离不开继承，我们应从中医药的源头上去挖掘、继承、提高和发展。

　　老一辈中医专家有着扎实的中医理论、精湛的临床技术和积累了几十年的独到诊疗经验，是中医发展的宝贵财富。从源头上挖掘、继承、提高和发展中医药，最好和最有效的方法，就是将老一辈中医药专家独特的临床经验完整地继承下来，使他们的学术思想得以传承和发扬。

　　传统的继承方式，主要是"师带徒"方式，是老师单方面教授学生，所谓"祖传秘方""独门秘方"等便是传统"师带徒"所形成的。实践证明单一"师带徒"的模式不能满足时代发展的需要。时代的发展，要求"徒弟"不能沿袭"师带徒"的方式。为了让中医学发扬光大，更大范围地为人民健康服务，要求"徒弟"不但要自己掌握"师傅"的经验，还必须将宝贵的中医临床经验变成公有的资料，让更多的医生受益。中医发展史也雄辩地证明了这一点。华佗的外科学近乎失传，就是因为没能留下《活人书》，而与华佗同时代的张仲景在《黄帝内经》《难经》的基础上，极大地发展了中医学，并留下了《伤寒杂病论》，又经过王叔和、孙思邈等人的传承，至今仍指导着临床。

陈治平（1886—1978），别名陈颖文，岭南名中医。在我国广东和广西，东南亚具有广泛影响。

陈治平13岁随祖父学医，20世纪20年代毕业于上海私立宗汉中医专门学校和上海东吴大学，曾在我国广东、广西，越南等地开业行医。1949年任广州市高级中医职业学校医师、顾问，1949年11月任广州市中医公会理事长，1956年7月任广东省人民医院中医科医师。1960年被评为广东省特等卫生先进工作者，广东省文教战线社会主义建设先进工作者。1962年广东省政府首批授予名老中医称号，20世纪60年代广东省医学科学院中医研究室首席研究员。

陈治平擅治危重病症。20世纪50—70年代，他应邀在广东各大医院参与危重病症抢救，积极响应医院、省、卫生部各级号召，投身于各种疑难病症如白癜风、牛皮癣、荨麻疹、泌尿系统的结石、慢性肾炎、湿疹、脉管炎、白血病、鼻咽癌、子宫癌的研究，并取得较好成绩。《广东省医学史》记载：中华人民共和国成立后，广州大医院里设立中医科，如东川路广东省人民医院，20世纪50年代的陈治平医生等，经常天未亮就有很多人前往排队挂号。陈治平看病先不问病情，闭上眼睛把脉，一两分钟后，能把病情一句一句地讲出来，使患者折服。

陈治平积极为中医药事业发展建言献策。中华人民共和国成立后，党和政府号召发掘祖国医学遗产，陈治平深受鼓舞，积极向党中央、卫生部、广东省政府和广东省卫生局建言献策，提出了许多切实可行的意见，并得到了党和政府的充分肯定。1956年卫生部复函："你对于整理中医药典籍的建议很好，你治疗麻风、伤寒、白喉、阑尾炎等症的验方，拟贡献政府可嘉，仍希望你继续研究，再行发明各种疾病验方，为广大人民服务。"

陈治平主张整理中医古籍要删繁就简，分门别类，便于初学；整理中药应该结合现代科学提炼方法。他认为中医药应该积极应用到当代严重威胁人民身体健康的重大疾病，如麻风病、梅毒、白喉、霍乱等传染病的防治工作，中医药在多种重大疾病的治疗上具有较好疗效。

陈治平积极探索中药剂型改革。提高疑难危重病症疗效。他从几十年的行医经验中总结出中医药理论，并结合日本人盐野义小朗传授的中药提炼方法，改进中药制剂，提高临床疗效。陈治平自费购买提炼中药的仪器、用具，白天在医院上班，利用晚上休息时间，与夫人一起，制成可供肌内注射、静脉注射的针剂，并在自己身体上实验，非常难能可贵。他以科学方法提炼中药，成功地研制出治疗瘤型麻风病的敌厉平T素静脉注射液、敌瘤平注射液，临床治疗取得了满意的效果。经过不懈努力陈治平相继研制出治疗子宫癌、牛皮癣、顽癣、湿疹等病的敌癌清、癣疡平等注射液，1965年2月他将研发的注射液合计20 000mL无偿提供给广东省人民医院进行临床治疗。

陈治平还将研究提炼中药注射液的方法写成《如何提炼中药注射液方法书册》，毫无保留地献给国家，亲自向医院制剂室人员传授中药片剂、针剂等8种新剂型的研制方法，并指导操作，经静脉、肌内注射治疗麻风、肿瘤、颧痈、蜂窝织炎等病。

陈治平注重培养新生力量，言传身教。经常给广州市各大医院年轻的内科、外科、妇科、耳鼻喉科医生授课，毫不保留地传授中医药理论、临床经验。他培养的学生任如台医师成为广东省人民医院资深主任、黄松柏医师2000年被评为广东省名中医。现广东省人民医院中医科资深主任、广东省名中医刘和强医师在学术上也深受陈治平的影响。

陈治平曾总结《医案》一部、《治愈各病例》两本、《辨证分型治疗特殊病例》一本，在广东中医杂志发表多篇科研论文。1964年将《祖传治疗麻风》《皮肤杂病》《骨科眼科秘方》献给国家。陈治平撰写的《临床经验汇编》，在他去世后由女儿陈玉珍女士无偿献给广东省人民医院。

陈治平是具有高度现代医学思想，并掌握现代制药技术，极端认真负责，并有着严谨科学态度的名老中医师，特别是70岁以后，在综合医院攻克现代医学难题并取得重要成就。全面整理总结其临床经验、研究其学术思想及传承，将其学术思想运用于解决现代医学难题，对推动发展综合医院的中医事业，提高综合医院整体水平具有重要意义。

王纬

2020年7月15日

注：书遵陈治平原手稿整理，部分方中包含有麝香、穿山甲、虎骨、熊胆、羚羊角、犀角、象皮、蛇等涉及国家保护动物的药材，为尊重原稿未作修改，请读者依法替换鉴别使用；书中药物的计量单位按原稿保留"钱""两""斤"。1斤等于16两，1两等于10钱，1钱等于10分，1分等于10厘；1斤约等于480g，1两约等于30g，1钱约等于3g，1分约等于0.3g，1厘约等于0.03g，特此说明。

目 录

岭南中医药精华书系

岭南名老中医临床经验传承系列

陈治平 学术精华与临床应用

第一章 医家小传

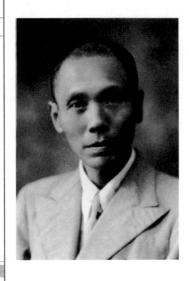

陈治平（1886—1978）
1928年摄于汉口

陈治平，中国国民党革命委员会成员，广东省名老中医，1886年6月生于广东吴川市一个中医世家。受家道的影响，13岁即随祖父坐堂习医，幼小心灵里已种下悬壶济世的理想。虽然那时的他尚未确立以医为业，但此后却一直没有放弃对中医的研习和深造。1920—1921年他在上海私立甄陶学校学习会计的1年时间里，利用晚上时间同时在上海私立宗汉中医专门学校参加夜校学习，1年后入东吴大学学习法律，同时仍继续在宗汉中医专门学校的夜校学习中医。日夜课程的变换，跑马灯似的奔波，在如饥似渴、求学心切的陈治平看来却是不亦乐乎。

第一节　戎马倥偬，热血报国

　　年轻的陈治平曾是一名热血青年，怀抱着"修身、治国、平天下"的抱负投身辛亥革命。年少之时就帮助同盟会传递情报，宣传革命理想，表现出勇敢进取的报国之心。陈治平创办上海沪粤公学并任校长，北伐战争打响之时，他毅然投笔从戎，参加了北伐战争，并亲历龙潭战役。在战役中，陈治平屡建功勋，后官至通商部军需主任（少校军衔），之后随军北上肃清直鲁军阀，足迹踏遍了半个中国，直至队伍凯旋武汉。不久，第一次国共合作破裂。1929年4—5月，桂系军阀在蒋桂战争中失败后，俞作柏和李明瑞掌管了广西的大权，并与中共从上海派来的张云逸组建了教导队，陈治平加入了这支教导队，任军需主任。当年10月，由于部下倒戈，俞、李组织的反蒋运动失败，教导队几乎濒临解散。战乱中与部队失联的陈治平返回老家短暂蛰伏，期间开始行医谋生，并伺机重返革命队伍。1930年张发奎发起讨蒋，陈治平以为是革命行动，又参军讨蒋，后发现蒋桂合流倒行逆施，便毅然离职。抗日战争一爆发，他再次参军，后发现追随的部队与红军摩擦，又一次去职，并于1944年在广西百色开设"治平医所"。时任国民党百色警备司令部的参谋长李某突患"肠病"，上吐下泻，经当地的中西医医生诊治均未见好转，病情迁延10余天，经人推荐找陈治平诊治，旋即获愈，李某不胜感激，赞其医术了得。不久获邀到警备司令部任职，负责卫生工作，任上校军医主任。1945年7月离职，重新踏上了"游医"之路。从北伐战争到中华人民共和国成立20多年间，陈治平在军人和医者两种角色之间不停转换，行医踪迹遍及湛江、南宁、百色和广州等地，或以报国之心建功立业，或以济世之怀治病救人。随着岁月的推移，他逐渐积累起丰富的临床经验。尽管一直没有放弃自己的戎马生涯,然而每次他在队伍里的日子并不长。纵观其一生,悬壶济世、杏林耕种才是他最得心应手的工作。

中华人民共和国成立前,陈治平积极与中共地下党取得联系,参与地下工作,为保护广州文史资料和保护地下党人做出了重要贡献。1952年任广东省人民政府文物保管委员会委员,任职时的证明人为当时的广州市市长叶剑英元帅。

中华人民共和国成立后,陈治平积极投身到新中国建设中。由于他大胆揭露妄图破坏社会主义建设的国民党反动派残余分子,曾经获得政府的奖励,而他并不居功自满,把政府奖励的4 000万元(旧币)全部捐献给了国家,用于新中国的建设事业。

第二节　妙手治病，热心惠民

中华人民共和国成立后，广州部分大医院里逐渐设立中医科，聘请当地名医入职。陈治平于1956年7月任广东省人民医院中医科医师。至1962年，广东省人民医院已有卢宗强、陈治平、李玉琳、黄珠和黎达英5位老中医坐镇，并开始了"师带徒"的传承模式。据《广东省医学史》记载：20世纪50年代，经常天未亮就有很多人前往排队挂陈治平医生的号。他看病先不问你病情，闭上眼睛把脉，一两分钟后，把你的病情一句一句地讲出来。患者一听，已经折服了，其医术之精湛可见一斑。

从1955年开始，由于陈治平医术精湛，每遇危重病症和疑难杂症，各大医院都会邀其会诊，其中包括原广东军区海、陆、空军各大医院，中山医学院第一、第二附属医院，广州市人民医院，红十字会医院等。他常常是星期天和夜晚休息时间出诊。据1964年陈治平个人总结披露，他诊治的患者中除一般百姓外，还有不少的部队领导、机关领导和社会名流，如有新华社香港分社领导、广东省粤剧团演员红线女和团长文觉非等，还有华侨患者。

在1960年编撰的《广东省先进工作者陈治平主要事迹》一书里写道："陈医生精通祖国医学，对疑难疾病的治疗，更有独到之处，例如尿毒症、无尿症，过去死亡率很高，一旦发病，危险很大，西医没有可靠的疗法，本院外科有3个无尿的危重患者，其中一个血中非蛋白氮高达302mg/L（正常人一般为32mg/L），严重尿毒症症状，患者奄奄一息，经陈医生用琥珀散加减治疗，服药一剂即有小便，再服数剂，血中非蛋白氮逐渐降至正常，患者转危为安。"

弘扬祖国医学精髓，为天下苍生除病祛疾是陈治平奉为一生的使命，他常说

"救人一命值千金",并始终以救死扶伤为己任。从1952年至1956年他先后担任过广东省文物委员会委员和广东省人民政府参事室参事等职,为更好地为广大民众的健康服务,他辞掉上述各职,专心从事医疗工作。他具有满腔热忱、"全心全意为人民服务"的精神,对患者一视同仁,无论门诊、特诊还是病房,均和蔼问病,给病者温暖和安慰,医理分析也浅显易懂。诸多患者,经常慕名前往他家里求医,他义务诊治,不取分毫。若有素不相识的患者不够钱取药,他都主动慷慨解囊,借与方便。如,据其病案记录,广州市小北路天宫里23号2楼张某患左腿骨疽瘘管久治不愈,因经济困难治疗难以为继,陈治平主动拿钱购买药物制成药线,赠送给他直至治愈。但他也不是个没有原则的老好人,有个身患眼疾、慕名前来求医的人曾要求他出具疾病证明,被他拒绝了,建议该患者去找眼科医生。

陈治平不仅医术精湛,而且医德高尚,重义轻利,严于律己,有着崇高的精神境界。1960年初,正当陈治平研制麻风克星"敌疬平"取得成功时(图1-2-1),有香港友人邀请他到香港行医,并许诺为提炼治疗麻风、癌瘤等静脉注射药物投资,营利后双方利益均分,陈治平当即严词拒绝。最终他将所有的中药提炼方法以

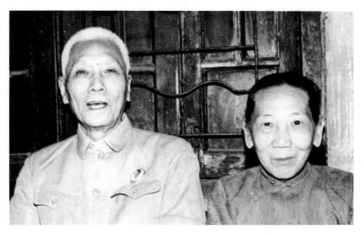

图1-2-1 陈治平和夫人自费购置中药提炼设备,利用晚上的空余时间在家提炼中药,并在自己身上实验,研制出可供皮下、肌肉和静脉注射的中药针剂"敌疬平"等

及制备中药针剂等方法毫无保留地献给了国家。他和夫人韩婉乔女士一直住在离医院约3千米远的大南路的一处旧楼的二楼不足30平方米的房间，连厕所和厨房都是几户人家共用的。医院要给他分宿舍，他念及那么多尚无居所的职工，没有接受。"文化大革命"期间他跌倒致腿部骨折，其生活工作均需要其夫人悉心照顾，医院商议给他们一份生活补贴，也被他婉言谢绝了。

早年艰苦的战争岁月里，行军骑马、长途跋涉为家常便饭，这不仅磨炼了陈治平的意志，也增强了他的体魄。徒弟们印象最深的是他年迈时仍保持军人的姿势，腰板挺直，久站不累，自豪地宣称年届七旬仍不知腰痛为何物，经常不知疲倦地工作，上午的门诊常常要拖到下午才结束，师徒们均钦佩不已。

第三节　攻坚治难，推陈出新

　　如同他的军旅作风一样，陈治平善于攻坚，把矛头对准了危害较大和诊治困难的疾病。他认为像治疗感冒发热和腹泻之类小病，中药的确具有简便灵验和经济的优点，但中医当不仅限于此，而应该在解决大病和疑难病上有更大的作为，在这些方面中医仍有很大潜力等待发掘。在20世纪50年代那个热血沸腾的年代，面对肆虐横行的慢性重症，有人喊出了"让高血压低头，让肿瘤让路"的口号，被此形势感召，陈治平确定了中医药治疗肿瘤的一大主攻方向，为此充分利用综合医院不同专业汇集一堂的优势，与肿瘤相关科室诚意合作，互相学习，将西医的知识和理念，与中医的治则和方药结合起来，相得益彰，最大可能地让患者受益。他与耳鼻喉科合作治疗岭南地区高发的鼻咽癌，当时同位素钴-60被作为新科技用于鼻咽癌的放射治疗当中，陈治平深受鼓舞，以饱满的热情竭尽岐黄之术相配合；他跟随肖辉美医师出妇科门诊，研究宫颈癌；除此之外对其他恶性肿瘤如乳腺癌、舌癌、结肠癌和白血病等均有涉及并取得疗效。除在危重症等重大疾病的治疗方面颇有建树外，陈治平还擅长治疗白癜风、牛皮癣、荨麻疹、红斑狼疮、硬皮病、泌尿系结石、慢性肾炎、湿疹和脉管炎等疑难病症，治愈患者无数。

　　与当时的许多老中医不同，他思想开明，不设学术藩篱，不仅不排斥新医学，而且积极地学习西医基础知识，提倡运用科学方法来发扬祖国医学之长，确切地说，他的做法也是中西医结合的典范。

　　中华人民共和国成立初期，麻风曾经是危害国人的一大恶疾，当时许多人闻之色变，胆战心惊，"麻风村"一词就出自当时。1959年，为响应党中央政策和广东省委书记陶铸提出的"七年内消灭广东麻风病"的号召，陈治平被任命为广东省麻风病防治小组副组长，发起了向麻风病进军的攻关研究。他经常出入于广州太和麻风病院和新洲麻风病院，用中医的理论对麻风病进行探索性治疗。据《广东省先进工作者陈治平主要事迹》一书记载："陈治平将祖传治疗麻风病的方剂（70多味药组成），运用科学方法提炼制成注射剂，可供皮下、肌肉和静脉注射，经广州市皮肤性病防治所在本市太和麻风病医院试用，结果证明疗效很好，18例瘤型麻风患者经注射治疗一个多月后，原有的溃疡愈合了，手指屈曲的活动自如了，麻风杆菌显著减少或消失，在短时间内有如此显著效果实为国内外罕见。"他自费购买仪器设备研制的"敌疠平T素"静脉注射针剂和涤溃宁药液用于治疗瘤型麻风病患者21例，经中国医学科学院皮肤性病研究所和卫生部委派的高级顾问亲临现场验证确有不俗的疗效（图1-3-1、图1-3-2）。由于他的突出贡献，那一年他被评为广东省特等卫生先进工作者，并出席了广东省文教战线社会主义建设先进单位和先进工作

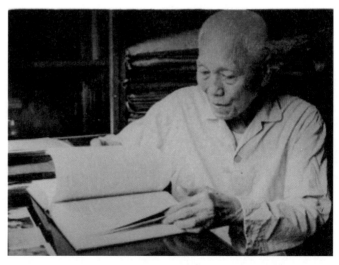

图1-3-1　陈治平博览群书，勤于思考，勇于探索，与时俱进，运用中医药解决重大医学难题，被誉为"麻风克星"

1960年5月25日 星期三

「敌疠平」医治麻风奏奇功

老中医陈治平献出祖传秘方制成注射剂

本报讯 省人民医院七十二岁老中医陈治平，在党的教育下，不断提高觉悟，献出了祖传治疗麻风病的秘方，并制成"敌疠平"注射液，经过半年多来的临床实践，证明该药对治疗麻风恶疾有显著的疗效。由于陈治平老医师在医学工作上突出的贡献，曾被选为全省卫生系统特等先进工作者，最近又被选为出席全省文教战线社会主义建设先进单位和先进工作者代表大会的代表。

陈治平老医师从去年以来，先后向党献出了有关治疗伤科跌打、五官科、皮肤性病的祖传秘方三本，共四百多条，以及自己多年来収集的验方二百多条，好些方子在临床治疗上收到很好的疗效。其中治疗麻风的秘方，是由多种中药配成，但见效时间较长，为了让病人早日恢复健康，陈治平在省人民医院党总支的大力支持和鼓励下，把这个方的药剂提炼成一种注射液，并经有关部门同意，命名为"敌疠平"。

陈治平响应党的号召，献出自己的才能和经验，为保障人民的健康而辛勤服务的精神，和应用现代科学方法，研究与发扬祖国医药遗产的做法，受到党的深切关怀和鼓励。省卫生厅、省人民医院、中山医学院、市皮肤性病防治所等单位，都派出专人，大力协助他开展这一工作。去年9月，陈治平开始在本市太和麻风院应用这种注射液进行临床治疗，先后有三批病人共四十四名接受治疗，经过三个月到半年以上的观察，他们的病情迅速好转。其中第一批十八个病例（有十七例是瘤型麻风，即恶性的麻风）获得显著进步的就有十四例。由于麻风菌侵害而引起粗大的神经业已变细，触痛消失，原来已经麻木的神经，已有一部分恢复知觉，皮肤损害也大部分消失，有些局部闭汗的地方已恢复出汗，身上的红肿块（瘤形细胞浸润）显著减轻，病人身上的麻风菌已经减少或者变形。其余四例的临床症状也有减轻。

应用这种中药注射剂治疗麻风，见效迅速。在上述十八例中，注射一周内见效的有四例，两周内见效的十一例，三周内见效的三例。它充分显示了在祖国医药遗产中，有着无比丰富的宝藏，同时说明了多快好省地控制和消灭麻风病，是完全可能的。

临床实践还表明，使用"敌疠平"注射，除静脉注射后，病人會发生发冷发热的反应（能自行消退）外，皮下注射、肌肉注射则没有或很少不良的反应。病人在治疗过程中，一般都感觉良好，食欲和体重增加。目前，对进一步减少药物反应等问题上，陈治平在有关部门大力帮助下，正在继续研究改进，使"敌疠平"注射液更臻完善。

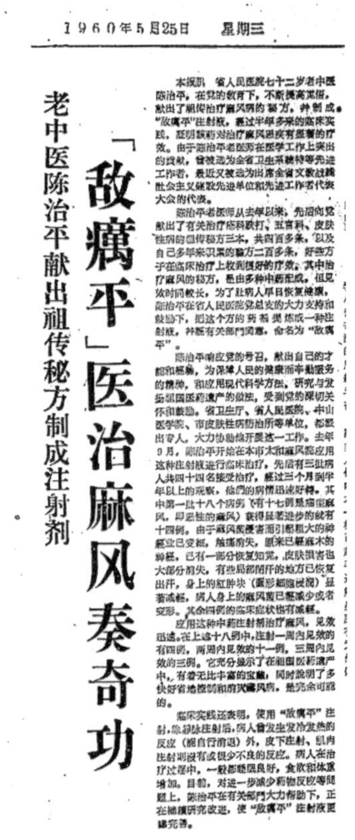

图1-3-2 《广州日报》对陈治平事迹的报道

者代表大会。

1960年2月26日，广东省英德马口硫铁矿厂发生汽油爆炸，马口派出所刘某等8名民警在抢救国家财产时被严重烧伤，被送至广东省人民医院救治，院领导组织了包括老中医陈治平在内的医务小组，展开治疗工作。陈治平认真研究病情和翻阅资料，查阅了《黄帝内经》《外台秘要》《疡医大全》《证治准绳》《外科正宗》《石室秘录》《外科启玄》《医宗金鉴》《全国烧伤防治经验交流现场会议资料汇编》和《工矿烧伤的预防和治疗》等10余种古籍资料和现代医学专著，缜密地分析了各个病例的病理病机，确立了养阴灭菌、泻热润肌和消炎滋肤等治则，配合其他有效治疗和精心护理，最终8名患者完全康复出院。

第四节　弘扬国医，建言献策

中华人民共和国成立后，党和政府号召发掘祖国医学遗产，陈治平深受鼓舞，积极向党中央、卫生部和广东省政府及广东省卫生厅建言献策，提出了许多切实可行的意见（图1-4-1），并得到了党和政府的充分肯定。1956年卫生部在对其建议书的复函中写道："你对于整理中医药典籍的建议很好，你治疗麻风、伤寒、白喉、阑尾炎等症的验方，拟贡献政府可嘉，仍希望你继续研究，再行发明各种疾病验方，为广大人民服务。"

陈治平主张整理中医古籍要删繁就简，分门别类，便于初学；中药研制应该结合现代科学提炼方法，中医药应该积极应用到当代严重威胁人民身体健康的重大疾病，如麻风、梅毒、白喉、霍乱等传染病的防治工作中，中医药在多种重大疾病的治疗上具有较好疗效。

如陈治平在"响应陶省长号召给省卫生局的信"中写道："……将历代医圣先贤和近代名医所著的医药典籍，选择扼要，如属医书，参与中西病名对照；若系药典，应仿日本小泉荣次郎所著的《新本草纲目》和胡友梅编著的《中西对照药学第三编》中药之部分，分类编纂，通俗解释，裨得初学容易入门。对于中药剂型改进，我亦将日人盐野义小朗的提炼中药方法加以改进形成8种剂型方法，并将我先祖父传授秘方和医术融入其中。在1951年间，我曾参加广州市卫生局医师进修学校第二届学习班的学习，同时我结合曾业医20余年治疗疑难杂症，如伤寒、麻风、白喉、阑尾炎、霍乱的经验，将屡试效验之单方加以总结，分别列举病例，逐一详录治疗期效，患者姓名，住址，现贡献卫生部公开制造试验。"（图1-4-2）

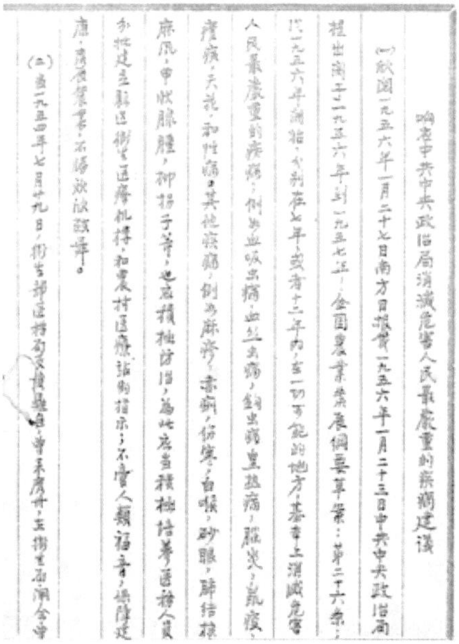

图1-4-1　陈治平写给中共中央政治局的建议书（部分）

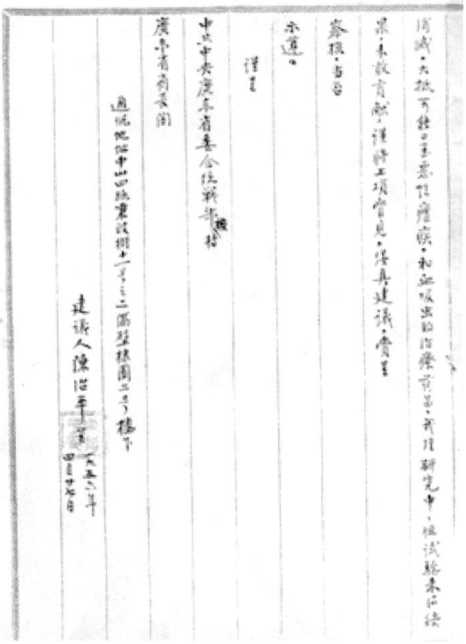

图1-4-2　陈治平写给原广东省委第一书记陶铸同志的建议书（部分）

第五节　勤奋治学，传经授道

　　陈治平注重培养新生力量，言传身教。在其有生之年经常授课予内科、外科、妇科和耳鼻喉科的年轻医生以及广州市各大医院学子，毫不保留地传授其中医药理论和临床经验。现广东省名中医黄松柏、刘和强、广东省人民医院资深主任医师任如台等都曾是他的学生。

　　有过文史馆研究员履历的陈治平文史功底深厚，酷爱读书，能通读古今书籍。虽年届花甲，仍勤奋钻研古籍。他没有家庭负累，只有一个女儿家住韶关，身边唯有贤妻悉心照料起居饮食，这使得他有足够的精力放在事业追求之上。当时其家住大南路，比邻众多书店，他便是那里的常客，也是读者群中鲜见的长者，买书、读书、写作成了他的爱好。在不足15平方米的卧室里，书籍、杂志和病历等资料叠至2米之高。他阅读的书以医学为主，包括各类中西医书籍和杂志。他没有其他嗜好，8小时工作之外爱琢磨医书，摆弄中药，甚至自购制药器材，尝试中草药的制剂工艺，家里俨然成了实验室的样子。玫瑰花的温馨，肉桂的浓烈，薄荷的清凉，当归的浓郁……诸多草本的氤氲氛围，时常构成了属于他的自我而又忘我的世界。

　　他不仅自律甚严，对带教的徒弟也要求较高。他身体力行，率先垂范，耄耋之年仍笔耕不辍，他告诫徒弟们勤勉治学，力戒慵懒。当徒弟有偷懒意向时，总被他取笑为"蛇王福""蛇王满"（意指懒蛇，原为穗餐厅名）。而他本人就是"活到老，学到老"，大器晚成的典范。他自幼学医，传承父辈衣钵，1920年求学于上海时早已过了而立之年；1948年，已经62岁，拥有多年行医经验并早有名气的他通过了当时"中央考试院"的医师考试，具备了所谓的"行医"资格，成为可以名正言顺地进入医院的一名医生，他还学习了不少现代医药知识；1952年再度进入中医学堂——广州市卫生局医师进修学校第二届学习班时，他已年逾花甲，比班上的多数师生均要年长。

他勤于思考，爱动脑筋。如用中药汤剂外用治疗烧伤患者，他创造性地利用喷雾器来对着创面喷洒药水，极大地减轻了患者的痛苦并保护了创面，促进了愈合。这样的例子不胜枚举。

他重视总结，善于总结。他门诊量大，每年诊治过的患者不计其数。其门诊病种广泛，从常见多发病到各种疑难杂症均有，但更多的是久治不愈的"硬骨头"。他随身携带着小笔记本，忙碌中仍不忘对病情做简要的记录，随后思考分析，每每有所获得。当时患者的病历是由医院保管的，对于这些原始资料凡是他觉得有价值的，比如疑难病症，治验的、有新思路的，他全部加以关注和收集。

早在1958年陈治平老医师就献出了伤科跌打、五官科和皮肤性病科的家传秘方3本，1964年他再次献出祖传治疗麻风病、皮肤杂病、骨科眼科秘方3本。到1978年其最后一部著作《新医犀明嚼桃集》完成，不完全统计共有医案1部、治愈各病例记录2本、辨证分型治疗特殊病例记录1本和临床经验汇篇1册。除此之外还在广东的中医杂志上发表多篇科研论文。他一生在解决各种疑难杂症中积累了不少宝贵的经验，他要将它们记录下来，传之后世，年纪越大他越感到时间紧迫。他从自己的临床实践出发，参考大量的文献典籍，整理医案，著书立传，一丝不苟，亲力亲为，不辞辛劳，几易其稿。"文化大革命"之后，他的健康情况每况愈下，高血压和白内障给他增添了更大的困难，然而他仍戴着深度老花眼镜，再加一个放大镜，对着书一个字符、一个数据地进行推敲、斟酌、校对，直到因病入院前还坚持伏案工作。就这样，如掘泉取水，如嚼桃回味，如瓜熟蒂落，他一点一滴，逐字逐句地将其毕生的临症精髓化作浓重的笔墨，不朽的篇章，真可谓"橘井秋风劲，殚精竭虑咀英华；杏林夕阳红，呕心沥血著汗青"！

陈治平 学术精华与临床应用

第二章 术业精粹

第一节　擅治危重病证

《易经》曰："天之大德曰生。"大德就是最根本最重要的德，生生不息便是宇宙自然之道。与后人"上天有好生之德"相同，"大德曰生"是本质，"好生之德"为表现。天地生养万物，人类为其长子，世间有了生命，才有了一切。陈治平以守护生命为己任，但见一息尚存，必竭力拯救之。秉承"圣人常善救人，故无弃人"的理念，陈治平博学慎思，明辨笃行，许多现代医学认为无药可治，或中西结合久治不愈的患者，在陈治平的辨证施治之下，总能获得良好的效果。

现代医学已经取得突飞猛进的发展，诊疗技术从简单的X线片到CT，再到PET；药物选择从单一到种类繁多，再到分子靶向药物治疗等。但许多疾病如各种癌症、中风、肝腹水、肾衰竭等仍然是困扰人们健康的难题，许多医生对此望而却步，在半个世纪以前，陈治平对此便有独特见解，并对治疗此类疾病取得了良好的效果。

关于癌症，陈治平认为是由病毒侵入人体所致。如肝癌为病毒弥留于肝经，繁殖爆发，引起病变而成原发性癌。而且肝脏有分布广泛的门静脉系统，许多器官的癌症可以转移到肝脏，所以肝脏常有转移癌肿。陈治平认为肝癌多是土燥木枯，论治以润土培木法。治疗以自拟方四黄鳖楝煎和二号丸（方见文后）为主，所治疗肝癌均取得良好效果。方内四黄泻火消炎，清除病毒；川楝子治心伤热厥，热厥淹泯，心火伏明，火无传土；鸡内金、大腹皮、龙胆草治谷道生疮，清热健胃，脾无火传，脾胃清润，土燥卑监，病毒不生；生地黄、女贞子滋水补肾，肾水流衍，水溢涵木；郁金、龙胆草、茵陈、土鳖虫泻肝火，润肝枯，治热结，破坚下血，肝木萎和。木泽无枯，肝泽毒化，癌无转移；鳖甲、延胡索、甘草破散结，消疮疡，解毒止痛。

关于宫颈癌放射治疗后有直肠转移的患者，陈治平自费创造提炼敌癌清静脉注射剂和四黄二花汤煎服治疗，陈治平认为宫颈癌为病毒感染，初起病毒恶化，不能扶正，务排病毒，用四黄、藏红花苦寒排除病毒；通草、竹心、麦冬清心火；知母、猪苓泻肾消癌；守宫化痰去瘀，芟除癌变；甘草调和诸药。9例患者经治疗均获痊愈。

关于胃癌伴淋巴结转移，陈治平认为无非胃热久蓄，气滞淤积，酿成胃癌淋巴结转移。手术后复发的，中医治疗分为前后两期。前期以芥子台乌煎和蛇茅苏枣饮、二号丸合治，自能泻胃消热，后期以准斛木香汤和蛇茅苏枣饮、二号丸合治，行气散瘀，能消除癌症淋巴结转移灶。

现代医学认为哮喘是一种反复发作的慢性、难治性呼吸系统疾病，发作时患者呼吸困难，痛苦难堪，往往并发肺气肿或肺源性心脏病，甚至终年不能根治，形成残疾，病重不治。所以这种疾病，影响人类健康，殊匪浅显。陈治平遵咳喘论，肺为五脏六腑之华盖，主行气于皮毛，或外寒、饮食伤肺，肺一受邪，诸气失统，轻则咳，重则为喘。实者水气乘肺，虚者肺虚挟寒而喘。陈治平认为本病根本为水冷金寒，遵祖国医法，辨证论治，对症定方：牛金附桂煎（方见后文），每星期诊症一次，每次给定方中药6剂，所治疗40例，均获痊愈，数十年沉疴，旬日而解。

其他疾病如鼻咽癌，考虑患者为空气中病毒侵入内脏，与血混合，播散于经络，遗传细胞形成癌肿，陈治平自费创造提炼敌癌清静脉注射和四黄二花汤煎服治疗，获得良效。对于肝硬化的治疗，陈治平从气滞血瘀，脾虚水停立论，使用三棱、莪术活血通络，穿山甲、鳖甲软坚散结，加以疏肝清热利湿之品，所治疗患者均好转。在中风方面，陈治平辨证施治，急性期常以开窍醒神，活血息风，后期则补益肝肾，舒筋通络。对于尿毒症的治疗，陈治平认为有虚实之分，实证多因湿热、气结、瘀血阻碍气化运行；虚证多因中气、肾阳亏虚而气化不行，常用琥珀散开郁行气，利窍行水，及苓桂术甘汤加减温化水饮，疗效显著。

为响应党中央政策和广东省委书记陶铸提出"限七年消灭广东麻风病"的号召，陈治平医生经常出入于广州太和麻风病院和新洲麻风病院，用中医的理论对麻风病进行研究性治疗。陈治平将祖传治疗麻风病的方剂（70多味药组成），运用科学方法提炼制成注射剂，可供皮下、肌肉和静脉注射。经广州市皮肤性病防治所（简称皮防所）在太和麻风病医院试用，结果证明疗效很好，18例瘤型麻风患者经注射治疗一个多月后，原有的溃疡愈合了，手指屈曲的活动自如了，麻风杆菌显著减少或消失。在短时间内有如此显著效果实为国内外罕见，因此麻风病患者将其视为麻风救星。从事防治研究的人员非常振奋，皮防所成立了总结该药疗效的研究小组，进一步研究祖国医学极其宝贵的文化遗产。陈治平精通祖国医学，对治疗疑难疾病，更有独到之处。例如尿毒症、无尿症，过去死亡率很高，患者一旦发生此病，危险很大，西医没有可靠的疗法，广东省人民医院外科有3个无尿症的危重患者，其中一个血中非蛋白氮高达302mg/L（正常人一般为32mg/L），严重尿毒症症状，患者奄奄一息，经陈医生用琥珀散加减治疗，服药一剂即有小便，再服数剂，血中非蛋白氮逐渐降至正常，患者转危为安。他学习西医基础知识，运用科学方法来发扬祖国医学，他随身携带着小笔记本，经常对病情做记录，对总结研究非常重视（《广东省先进工作者陈治平主要事迹》）。

第二节　遣方灵活，师古不泥古

陈治平言，天有寒暑之别，地有南北之异，人有强羸之分，故《黄帝内经》立法不立方，使后人无可泥执，其思虑远矣。《异法方宜论》中黄帝问岐伯："医之治病也，一病而治各不同，皆愈何也？"岐伯对曰："地势使然也。"东方的民众饮食方面，吃鱼与盐比较多，所以容易患疮疡一类的疾病，适合使用砭石治疗；地处西方的民众，饮食肥腻，气候多风，用药物内服效果较好；北方天气寒冷，使用艾灸比较合宜；南方多雾气，适合微针治疗；中原地区，较为富庶，饮食丰富，缺乏运动，适合运动及按摩。此为地区、气候、饮食不同，其疾病治疗方法也不同的明证。如张元素说："运气不齐，古今异轨，古方新病，不相能也。"

同一疾病在不同时候，其表现也不相同，如《黄帝内经》言：病在肝，愈于夏，夏不愈，甚于秋，秋不死，持于冬，起于春。同为肝病，要考虑肝属木，在春天得木气，最易治疗，在秋天就要防止秋金克木。同一疾病不同时候，治疗也应当有所加减。

治病又有时代的不同，张仲景之作《伤寒杂病论》，李东垣之作《脾胃论》，吴又可之作《瘟疫论》，看似不同，其理则一。仲景时代，人们体质尚可，气候寒冷，所以多用麻黄、桂枝、干姜、附子等药；东垣时代，辽金元纷争，战火四起，百姓流离，仓皇颠沛，饮食匮乏，饥饱不时，损伤脾胃，故见脾胃虚弱，其治疗多用黄芪、党参、白术之类；到明清吴又可、叶天士年代，江南气候渐渐变暖，又多潮湿，湿热相杂，民多病温，其治疗多用金银花、连翘、芦根、薄荷之属。假使仲景不生于汉，东垣不生于金，香岩（叶天士）不生于清，多不会如彼用方，固见不可执古方以治今病也。

陈治平反复告诫后学，由于时代变迁，社会、环境、气候、地域等诸多情况的不一样，切记不能拘泥古方，必须认真分析古方（秘方）形成的时代背景，在临床运用时，需要根据具体病情加减变化。陈治平在总结治疗白癜风（白斑病）、牛皮癣经验时写道："年轻时，不依往哲，同病异治、辨证分型论治法则，治疗本白斑病，曾按《外科大成》紫白癜风的古方浮萍茯苓丸内服，和《外科正宗》紫白癜风的古方外治，疗效不显，治疗牛皮癣不依辨证分型论治法则，本《疡医大全》牛皮癣古方外治，再按《外科心法要诀·卷十四》的散风苦参丸内服，治疗本病，屡试无效，何异汪琪所谓拘泥古方，以疗今疾，为此者，医杀之耳。由此可见，古方不适今治，遂依祖国医学，求因辨证，审证分型，据型论治，决治定法，依法立方，结果疗效大增。"

第三节　强调辨"病"

古人治病重在辨证而轻辨病，如八纲辨证，脏腑辨证，病因辨证，气血津液辨证，六经辨证，经络辨证等，辨证系统丰富而精细。如患者头晕就诊，首先辨别阴阳、虚实、表里、寒热，再辨别是何经络，是何脏腑。辨证外感当辛凉或辛温发散。内伤如肝阳上亢，治以平肝潜阳，滋养肝肾，选方天麻钩藤饮；肝火上炎，治以清肝泻火，清利湿热，选方龙胆泻肝汤；瘀血阻窍治以活血化瘀，通窍活络，选方通窍活血汤；气血亏虚治以补养气血，健运脾胃，选方归脾汤；肝肾阴虚，治以滋养肝肾，养阴填精，选方左归丸等。

但头晕在现代医学看来，只是一个症状，某种疾病症候群中的一个表现，可能由感冒、高血压、低血压、低血糖、贫血、梅尼埃病、脑动脉硬化、椎-基底动脉供血不足、焦虑、中风、颅脑寄生虫等不同疾病引起看似相同的头晕。本身疾病的不同其治疗方法千差万别，其预后也各不相同。陈治平以为辨病辨证，缺一不可。辨证不辨病，如盲人摸象；辨病不辨证，如无灯夜行，稀有不误人误己者。

陈治平打破传统中医重辨证，轻辨病的思想，强调辨病，尤其面对疑难病症。用药之前，先行分析，明确病名诊断。辨明病因，分析病机，确立治则治法。哪怕只有1例，只分1型，也要事先制定好分型治疗计划，并事先订出随症加减用药表。主要病机未变，相对守方。反复强调，必须根据症状（患者的反应）变化加减药味。

陈治平借助现代检查方式，确定病名，然后确定疾病的主要病因病机，分型论治。如鼻咽癌，古代文献记录散在于失荣等疾病之中，陈治平以为鼻咽癌为空气中病毒侵入内脏，与血混合，播散于经络，遗传细胞形成癌肿。从祛邪角度，辨证分型，治疗往往取得良好效果。糖尿病，为水不济火，肾水淹泯，心火燔炽，火炽液亏，血液排泄，形成糖尿。高血压病，为水泯木槁，肾水淹泯，无水涵木，肝木枯槁，相火上升，君相互炎，形成高血压。子宫肌瘤，为感染湿滞阻塞，任脉下降至阴，寒湿滞凝，形成子宫肌瘤。风湿性心脏病，病因为水涌火熄，阴水泛涌，心火停熄，凌心阻血，形成风湿性心脏病。肝炎，水不涵木，肝木枯槁，相火升越，火炽肝液，形成肝炎。肝硬化，君相互炎，肾水枯竭，无水涵木，肝木枯槁，肝火升越，火炎肝炽，肝液沉淀，阻塞门静脉，形成肝硬化。慢性肾炎尿毒，水泛土崩，水泛冲涌，冲破脾土，水泛土崩，形成慢性肾炎尿毒。在辨病的基础上，结合辨证治疗，加减用药，取得良好的治疗效果。且专病专方，有利于学术思想的传承，也利于初学者记忆。

第四节　注重祛邪

　　病邪包括外感之邪和内伤之邪，外感之邪大致分为六淫和疫疠两类。所谓六淫，是风、寒、暑、湿、燥、火六种外感病邪的统称。阴阳相移，寒暑更作，气候变化都有一定的规律和限度。如果气候变化异常，六气发生太过或不及，或非其时而有其气（如春天当温而反寒，冬季当凉而反热），以及气候变化过于急骤（如暴寒暴暖），超过了一定的限度，使机体不能与之相适应的时候，就会导致疾病的发生。疫疠多为四时不正之气，触而发病。内生病邪包括痰饮、瘀血、宿食等病理产物，痰饮是机体水液代谢障碍所形成的病理产物。一般来说，痰得阳气煎熬而成，炼液为痰，浓度较大，其质稠黏；饮得阴气凝聚而成，聚水为饮，浓度较小，其质清稀；瘀血，又称蓄血、恶血、败血、衃血，瘀乃血液停积，不能活动之意；宿食是指饮食停聚脾胃，不能运化，阻碍气机，发为疾病。

　　祛邪即所以扶正。陈治平反对滥补，认为"恶疾初染，必先攻邪，攻邪治病，挽救垂危"。"病邪未去，首先扶正，如借寇兵，赍盗粮，疾固难瘥，还且转剧"。常言："除恶莫若尽"是其意也。陈治平根据临床经验总结病邪种类及祛除病邪方法如下：

　　汗法，也称发汗法，就是用药物（发汗药）促使身体发汗的治法，目的是要通过发汗来驱除侵入身体表面的外邪。因为中医认为外邪由毛孔侵入，发汗可使外邪和汗液一起从毛孔排出。根据所用药物药性的温凉，汗法可分为辛温发汗法和辛凉发汗法两种。辛温发汗法，所用药物如麻黄、荆芥，方剂如麻黄汤、荆防败毒散。辛凉发汗法，所用药物如桑叶、金银花，方剂如桑菊饮、银翘散。

吐法，也称涌吐法，即用药物（吐药）催吐的治法。目的是要使停积在上焦胸脘部分的有形之邪，从口中吐出。主要适用于痰饮或食滞之停积于上焦症状较重而急迫者，如胸脘胀满疼痛，喉中痰鸣，呼吸急迫等，所用药物如瓜蒂、藜芦，方剂如瓜蒂散。有时也可用于中风昏迷、癫痫、食物中毒者。

下法，也称泻下法，即用药物（泻药）引起腹泻的治法。目的是要迅速排出体内停积的有形之邪，主要适用于各种里实证。根据泻下的病邪不同，可分为泻里清热法，所用药物为大黄、芒硝，方剂如大承气汤；逐水法，所用药物如甘遂、大戟，方剂如十枣汤；攻痰法，所用药物如礞石、胆南星、大黄，方剂如礞石涤痰丸；逐瘀法，所用药物如桃仁、水蛭、大黄，方剂如抵当汤、桃仁承气汤；导滞法，所用药物如枳实、槟榔、大黄，方剂如枳实导滞丸；驱虫法，所用药物如槟榔、芦荟、大黄，方剂如集效丸。

温法，也称祛寒法，即用药性温热的药物来祛除寒邪的治法，用于里寒的实证，例如外感寒邪直中于里者（腹痛、腹泻、肢冷），此时以祛寒为主，所用药物如干姜、蜀椒，方剂如大建中汤。

清法，也称清热法，即用药性寒凉的药物来清除热邪的治法。热在气分与在血分者有所不同，清气分之热，一般即称为清热法；清血分之热，则称为凉血法。清热法适用于里热之热在气分者，清热法所用药物如黄连、黄芩、石膏，方剂如黄连解毒汤、白虎汤。凉血法适用于里热之热在血分者（斑疹、鼻衄、舌绛），血分比气分要更深一层，所用药物如犀角、生地黄，方剂如犀角地黄汤。有些虚热之在血分者（骨蒸潮热、舌绛），也可用凉血法，药物如银柴胡、青蒿，方剂如清骨散。

消法，也称消散法，即用药物消除各种因郁结而起的疾病的治法。消法的内容很广泛，包括理气、活血、消食、利湿、除痰及杀虫等。

（1）理气法，即用药物来调整体内的气，使之恢复正常运行的治法。如肝气郁结，所用药物如香附、青皮，方剂如逍遥散。脾气不健运，所用药物如木香、砂仁，方剂如香砂六君子汤。肺气壅塞，所用药物如桔梗、杏仁，方剂如枳桔汤。络中气血凝滞，所用药物如橘络、桑枝。升陷法，也称升阳法，此为用药性升浮的药物使下陷的阳气重行上升的治法，脾阳正常时应向上升，下陷而不升时可用升阳法。药物如升麻、柴胡、防风，方剂如升阳益胃汤。降逆法，此为用药性沉降的药物使向上逆冲的气重行下降的治法。如降肺气、胃气和肝气等。降逆法的适应证，大致可分3类：降肺气，所用药物如苏子、前胡，方剂如苏子降气汤；降胃气，所用药物如半夏、生姜，方剂如半夏泻心汤；降肝气，所用药物如天麻、钩藤，方剂如天麻钩藤饮。

（2）活血法，即用药物（活血药）使停滞的瘀血疏散的治法。所用药物如川芎、桃仁、三棱，方剂如膈下逐瘀汤。"祛瘀生新法"，所用药物如丹参、益母草，方剂如益母草膏。

（3）消食法，即用药物（消食药）消除食滞的治法，主要适用于食滞停积（呕吐、嗳腐气、腹泻）的患者，所用药物如山楂、麦芽、神曲，方剂如保和丸。

（4）利湿法，即用利尿药来增加小便量以排除体内水湿的治法。中医认为小便是排除体内水湿的主要途径，所用药物如茯苓、泽泻，方剂如五苓散。

（5）除痰法，即用除痰药来祛除痰浊的治法。肺中痰多之症，所用药物如杏仁、贝母，方剂如清肺饮；胃中痰多之症，所用药物如陈皮、半夏，方剂如二陈汤。"痰迷心窍"而昏迷者，也称为开窍豁痰法，所用药物如牛黄、石菖蒲，方剂如牛黄丸。

（6）杀虫法，即用杀虫药杀死体内寄生虫的治法。虫聚于体内，也为体内所不应有的异物，称为"虫积"，应该消除之，因而也属于消法。

第五节　中药剂型改革

　　提到中药，大多数人想的就只是中药汤剂，其实不然，中医在历代的发展过程中，均吸取了当时有效的用药方法，传统中医常用的剂型有汤剂、膏剂、丹剂、丸剂、散剂等。随着现代制药技术的进步，各种中药、中成药针剂、片剂大量运用于临床，并取得良好的治疗效果，为人类健康，做出了巨大贡献。陈治平是中药改革的先锋，自费购买提炼中药仪器用具，白天在医院上班，晚上利用休息时间与夫人一起，研究中药提炼方法，改进中药制剂，并在自己身体上实验，制成可供肌肉、静脉注射的针剂等，运用于临床取得良好疗效。

　　麻风病作为一种难治性疾病，中西医均无良好治疗方法。1959年，中国医学科学院皮肤性病研究所与广东省卫生厅皮肤性病防治处，委任陈治平为防治麻风病小组副组长，开展协作制定防治麻风病初步方案的工作。陈治平依照其祖父传授治验瘤型麻风病验方，自费购置仪器和昂贵中药，科学提炼，制成敌疬平T素静脉注射液和涤溃宁液。敌疬平T素静脉注射液：用中药32味共294钱（约882g）提炼而成，每安瓿装该药液2mL，统计共装625安瓿。之后用高压消毒，以消毒注射筒吸取该安瓿（2mL/安瓿）剂内1/3的敌疬平T素药液，经静脉注射入实验用兔体内，共试验两次，均无不良反应。涤溃宁液：用中药588钱（约1 764g）提炼而成，药液用咖啡色窄口砂塞玻璃瓶封装（100mL/瓶），共装20瓶，高压消毒后，和敌疬平T素静脉注射液一起交本院药房送给广州太和麻风病院用于治疗麻风病。其中左右手尾指弯曲的4例患者，注射敌疬平T素静脉注射液5日后，弯曲的手尾指均可伸直；还有左足尾趾和右足底溃疡患者4例，以涤溃宁液外用浴洗，经5日愈合；所有患者在用敌疠平T素静脉注射液注射10日后，其面部手足红斑和结节等周身症状全消。

过敏性鼻炎，又名变态反应性鼻炎，症状容易反复，影响患者的日常生活、学习以及工作，并可诱发支气管哮喘、鼻窦炎、鼻息肉、中耳炎等，因为患者需要长期服药，所以中药汤剂显得十分麻烦，影响患者依从性，从而影响治疗效果。陈治平针对此种情况，研制了相对应的中药片剂和中药滴鼻剂。苍耳辛夷煎内服方：苍耳子、辛夷花、茜草等中药共11味，计重量4 250g，先共磨成粗粉，从中取出1/5，得850g粗药粉，再以粗药粉加磨、过筛成极细的药粉放起。因上述药中辛夷花、菊花、藿香、薄荷4味有挥发性，遂将3 400g的粗粉和清水3 400mL放入反应锅加热，吸取挥发气味的溶液500mL贮藏放起，余药加热，将所得药液由反应锅倾出待冷后，用压榨机榨尽药渣内药液，过滤后，再以此药液放入反应锅加热浓缩至500mL，与之前吸取挥发气味的药液500mL混合为1 000mL的药液，将之前放起的850g极细的药粉，与这1 000mL的药液混合成为药饼，放入干燥箱，待干燥后，再研筛过，成为幼粉，配适量胶质，以制成药片，共得若干片，大约每片含药分量0.5g，以阔口砂塞玻璃瓶贮藏备用。服法：成人每日早晚服2次，每次服4片，以开水送下，儿童减半。

茄花石胡荽液方：茄花、石胡荽、苍耳茎叶等中药共9味，共4 560g，先取出梅片、麝香两味共重60g，研极细粉末另贮外，尚有药7味重4 500g，共磨成粗粉，和10 000mL清水，放入反应锅加热水浴，因这7味药均有挥发性，先吸取挥发气味的药液1 000mL，放起，再加热5小时，直至药的成分提炼尽时，由反应锅倾出药液和渣滓，用压榨机榨尽药液，过滤加热，浓缩至1 000mL，与先吸取挥发气味的药液1 000mL，混合为2 000mL，加入梅片、麝香粉末和适量防腐剂，经24小时，再行过滤，严密高压消毒，以窄口砂塞玻璃瓶，贮藏备用。用法：以消毒玻璃吸管，吸入药液，滴入鼻腔，每日3次。临床治疗取得了满意的效果。

经过不懈的努力相继研制出治疗子宫癌、牛皮癣、顽癣、湿疹等疾病的敌癌清、甲液、癣疡平等注射液，1965年2月将研发的注射液合计20 000mL无偿提供给广东省人民医院进行临床治疗。陈治平还将研究提炼中药注射液的方法写成《如何提炼中药注射液方法书册》，毫无保留地献给国家，向医院制剂室人员亲自传授中药片剂、针剂等8种新剂型的研制方法，并指导操作。经静脉、肌内注射治疗麻风、肿瘤、颧痈、蜂窝组织炎等病种，疗效都取得突破性进展。

陈治平 学术精华与临床应用

第三章 临证一得

第一节　癌症

一、鼻咽癌治验

　　癌病，祖国医学对此早有认识，医籍记载甚详，如《外科正宗·乳癌》：忧郁伤肝，思虑伤脾，积想在心，所愿不得志者，致经络痞涩，聚结成核，初为豆大，渐若棋子。半年一年，二载三载，不疼不痒，渐渐而大，始生疼痛，痛则无解。日后肿为堆栗，或为覆碗，紫色气秽，渐渐溃烂，深者如岩穴，凸者若泛莲，疼痛连心，出血则臭。其时五脏俱衰，四大不救，名曰乳岩。凡犯此者，百人百必死。《疡科心得集·肾癌》：夫肾癌翻花者，俗名翻花下疳，此非由交合不洁，触染要秽而生……初起马口之内生肉一粒，如坚肉之状，坚硬而痒，即有脂水。延至一二年，或五六载，时觉疼痛连心，玉茎渐渐肿胀，其马口之坚肉处翻花若榴子样，此肾岩已成也。渐至龟头破烂，凸出凹进，痛楚难胜，或鲜血流注，斯时必脾胃衰弱，饮水不思，即食亦无味，形神困惫，或流血至二三次，则玉茎尽为烂去，如精液不能灌输，即溘然而毙矣。《外科真传·舌癌》：舌根腐烂为岩，乃思虑伤脾，心火上炎所致，或因得梅毒而来，其症最恶，难以调治。《医宗金鉴·失荣》：失荣即颈部癌，生于耳之前后，及肩项，其症初起，状如痰核，推之不动，坚硬如石，皮色如常，日渐长大。因忧思忿怒，气郁血逆，其火凝结而成，日久难愈，形气渐衰，肌肉削瘦，愈溃愈硬，色现紫斑，腐烂浸淫，渗流血水，疮口开大，努肉高突，形如翻花瘤症。古今虽有治法，终属败症，然亦不过苟延些月而已。

　　综上所述，乳癌、肾癌、舌癌、颈部癌等，祖国医学均有记载，但鼻咽癌，诸家医籍，虽未有记载，但癌肿病灶，无论人体任何部位，概可发生。而鼻咽部位，何独不然？故现代医学所称鼻咽癌的病名，实与祖国医学的癌病无异。

国内医学文献，多有鼻咽癌的报告，在我国各地，罹此患者，相当严重，尤以华南地区，最为常见，对人民的健康，和劳动力的影响很大。我院曾组织研究癌肿，开展用中药治疗鼻咽癌的研究，近期效果，颇属满意，兹将初步疗效报道。

（一）资料及方法

病例来源：①全部鼻咽癌病例，经鼻咽部活检确诊，然后施以中医中药辨证论治，兹将服中药20次以下，或地址未详，无法追踪者不计外，现将可通讯追踪，及门诊观察的34例，作初步分析。②本文分析的病例均在门诊接受中药治疗，定期每周诊治一两次，每次给中药6剂，或以一号丸、二号丸、三号丸，及静脉注射敌癌清，每次2mL，以15日为1个疗程，在每次复诊时，分别记录其病情。

（二）病例分析

1. **年龄与性别**：本文报告病例，男女之比例约3∶1，最低年龄在22岁，最高年龄在56岁，其中以36~45岁最多，占全部病例47%，患者年龄分布如表3-1-1。

表3-1-1　34例鼻咽癌患者年龄统计

年龄	15~25	26~35	36~45	46~55	56~65	合计
病例数	2	9	16	4	3	34

2. **症状**：患者出现第一症状最多者为颈部肿块，占74%，约占全部病例的3/4，绝大部分表现一侧或双侧大于8cm的固定硬块，或锁骨上淋巴结转移，而被列为Ⅳ期患者。其次为头痛，占62%，常偏于一侧颞部，前额或枕部头痛，构成头痛的原因应为癌瘤侵蚀颅底或是向颅内转移所致。在这组病例，及其他有脑神经侵犯症状的，因X线胶片不足的客观原因，故未做颅底照片的检查。鼻塞只居第三位，

占60%。因患者绝大部分来自农村，来诊者大多处于较晚期，按天津市鼻咽癌会议分期，Ⅲ、Ⅳ期共占88%，其中Ⅳ期占59%，如表3-1-2。

表3-1-2　病状分期统计

分期	Ⅰ	Ⅱ	Ⅲ	Ⅳ	合计
病例数	1	3	10	20	34
占比	3%	9%	29%	59%	100%

3. **病理分类**：除自其他医院活检确诊来本院的两例外，其余病例均在本院活检病理证实，均属未分化和低分化的类型，无1例高分化者，如表3-1-3。

表3-1-3　病理类型统计

分化程度	未分化	低分化					合计
占比	3%	97%					100%
癌肿分类	单纯癌	大细胞癌	梭形细胞癌	大细胞梭形细胞癌	多形梭形细胞癌	多形细胞癌	
病例数	1	10*	4	5	2	12	34

注：包括其他医院确诊鼻咽癌典型淋巴上皮癌2例。

（三）辨证分型

本院治疗本病34例，依据三因、四诊、八纲辨证论治，分为：土湿金燥、木旺金衰、肾阳亏损3型。治法如表3-1-4。

表3-1-4　本病34例分为3型治疗法则统计

分型	三因	病因	发病机制	治法	病例数
土湿金燥	不内外因	恣嗜炙脍	湿热熏金	渗土清金	14
木旺金衰	外因	六淫外侵	火焰刑金	清肝润肺	11
肾阳亏损	内因	怒恐过极	坎阳沦陷	育阳潜阴	9

（四）治疗方法

据上34例，分为3型治法，经定莱石蜂守煎（治土湿金燥型），羚莪郁桃饮（治木旺金衰型），鹿附芪甲煎（治肾阳亏损型），三方为范围，但须辨证论治，灵活运用，切勿胶柱鼓瑟，务必以对症施药、随证加减为原则，并以敌癌清每次2mL静脉注射合并治疗，如表3-1-5。

表3-1-5　本病34例治疗用药统计

分型	煎剂	药物配伍	丸剂	注射剂	病例数
土湿金燥	莱石蜂守煎	莱菔子四钱、枳实四钱、白芷四钱、沉香三钱（打碎，后下）、生石膏八钱（打碎）、竹沥一杯、天花粉五钱、蜂房三钱、山慈菇四钱、守宫五钱、海藻四钱、黄芩四钱	一号丸	敌癌清	14
木旺金衰	羚莪郁桃饮	羚羊角半钱（先煎）、莪术四钱、郁金四钱、桃仁四钱（打碎）、赤芍五钱、天冬四钱、麦冬四钱、海浮石六钱（打碎）、蜂房三钱、蛇蜕二钱、竹卷心四钱	二号丸	同上	11
肾阳亏损	鹿附芪甲煎	鹿角胶四钱（另炖）、熟黑附子四钱、炙黄芪四钱、炮山甲四钱（打碎）、五味子三钱、补骨脂四钱、五倍子四钱、蜂房三钱、守宫五钱、蛇蜕二钱、法半夏四钱（打碎）	三号丸	同上	9

注：
①煎剂：以上3方均以600mL清水煎至250mL，空腹服，每日1次，下午服。
②丸剂：无论一号丸、二号丸、三号丸，均每日上午服四钱，以开水送下。
③注射剂：以敌癌清静脉注射，每次2mL，混合葡萄糖20mL。15日为1个疗程，隔日1次。

（五）治疗效果

以中药治疗本病，从门诊观察，和通讯追踪结果，其近期疗效如表3-1-6。

岭南中医药精华书系 岭南名老中医临床经验传承系列

表3-1-6 中药治疗本病短期效果

自觉症状		颈部肿块	头痛	鼻症状		耳症状		脑神经症状			吞咽困难及其他
				鼻塞	鼻衄	听力减退或耳聋	耳鸣	复视	视力模糊	说话不清或声嘶	
治疗前例数		25	21	20	16	19	17	8	5	4	6
治疗后比较	症状好转或消失 例数	4	17	18	15	2	1	2	1	1	0
	占比	16%	81%	90%	94%	11%	16%	25%	20%	25%	0
	症状无变化 例数	4	3	1	1	1	1	1	1	0	0
	占比	16%	14%	5%	6%	5%	6%	13%	20%	0	0
	未报告或症状变严重 例数	17	1	1	0	16	15	5	3	3	6
	占比	68%	5%	5%	0	84%	88%	62%	60%	75%	100%

（六）典型病例

【案一】

苏某某，男性，27岁，已婚，琼州人，干部，于1962年8月3日来门诊治疗，门诊号：315271。

主诉：左鼻塞，痰带血丝，前额部胀痛，10月，鼻咽左侧有障碍不适，曾在海南医院治疗无效，故来我院治疗。

个人史：嗜食鱼生、狗肉、烧猪皮。

检查：一般情况好，后鼻镜见在鼻咽左顶部有花生米大新生物，颈两侧未扪到转移性淋巴结，无脑神经侵犯症状，鼻咽部活检，为大细胞癌（典型淋巴上皮癌），临床诊断鼻咽癌Ⅰ期。

血液检查：正常。

胸部检查：心肺无病变发现。

尿液检查：迪氏反应（++）。

脉诊：左寸关弦滑数。

舌诊：舌苔白腻，舌尖红。

诊断：鼻咽癌（大细胞癌）。

1. **分型**：土湿金燥型。

2. **病因病机**：（不内外因）恣嗜炙煿，炙煿纳胃，滞留难消，停久化湿，湿极化热，脾胃湿热，中气不运，母病累子，湿热熏金，金燥瘀浊，血气瘀涩，咽通六腑，而胃为之主，鼻系五脏，而肺为之宗，金燥土湿，肺胃不降，浊气壅郁，形成本病。

3. **治法**：渗土清金。

4. **煎剂**：莱石蜂守煎。

莱菔子四钱、枳实四钱、苍术四钱、白芷四钱、沉香三钱（打碎，后下）、生石膏四钱（打碎）、竹沥一杯、天花粉五钱、蜂房三钱、山慈菇四钱、守宫五钱、海藻四钱、黄芩四钱。煎服法如表3-1-5。

5. **丸剂**：每次服一号丸四钱，以开水送下，每日1次。

6. **注射剂**：以敌癌清静脉注射，每次2mL，混合葡萄糖注射液20mL，15日为1个疗程，隔日1次。

依上法治疗，自1962年8月3日起，至当月31日，鼻塞、鼻衄消失，头痛减轻，至11月22日，呼吸通顺，无鼻衄、耳鸣、咯血痰，颈部两侧扪不到转移性肿块，后鼻镜未看到明显新生物，隐约见左顶部有些糜烂，无明显脑神经累及症状，临床疗效显见。

【案二】

李某某，男性，42岁，已婚，广东省台山人，农民，于1962年4月20日，来门诊治疗，门诊号：288415。

主诉：颈两侧肿块7～8个月，两侧鼻塞16个月，左侧头痛及咳咯血痰8个月，两耳听力减退及耳鸣9个月余，说话不清楚9个月。

个人史：吸烟，嗜食鱼生、狗肉等。

检查：一般情况尚好，左颈肿块7cm×11cm×2.5cm固定，左锁骨上区有淋巴结转移，右颈肿块3cm×5cm×1cm固定，有左侧第3、4、5、6、9、10、12对脑神经侵犯症状，后鼻镜检查，见鼻咽部中膈后缘有蚕豆大菜花型新生物，鼻咽部活检为多形梭形细胞癌，诊断为鼻咽癌Ⅳ期。

血液检查：正常。

胸部检查：肺部未发现特殊。

尿液检查：狄氏反应（＋）。

脉诊：左寸关浮弦数，右关濡数。

舌诊：舌苔粗黄，舌尖红。

诊断：鼻咽癌（多形梭形细胞癌）。

1. **分型**：木旺金衰型。

2. **病因病机**：（外因）六淫外侵，《黄帝内经》云，风者，百病之长也。凡人元真不摄，内腠不闭，邪风内袭，客于腠理，留而不去，内舍于肝，肝志为怒，其气为风，风者阴也，而其发为阳，肝阳既盛，则心生火，火焰刑金，金液消亡，遂致手太阴肺经，血气瘀郁，形成本病。

3. **治法**：清肝润肺。

4. **煎剂**：羚莪郁桃饮。羚羊角一钱（先煎）、郁金四钱、莪术四钱、桃仁四钱（打碎）、赤芍五钱、天冬四钱、海浮石六钱（打碎）、麦冬四钱、蜂房三钱、蛇蜕二钱、守宫五钱、竹卷心五钱。煎服法如表3-1-5。

5. **丸剂**：每次服二号丸四钱，以开水送下，每日1次。

6. **注射剂**：以敌癌清静脉注射，每次2mL，混合50%葡萄糖20mL，15日为1个疗程，隔日1次。

依上法治疗，自1962年4月20日起至当年8月2日止，患者能够开口说话，鼻流血、鼻塞、头痛等症状消失，耳鸣、语言不清晰、面麻等症状减轻，自觉右颈部肿块缩小，体重无减轻，临床症状颇见好转。

【案三】

曾某某，女性，39岁，已婚，广东省增城人，农民，于1961年9月14日来门诊治疗，门诊号：233722。

主诉：头痛10个月，间歇性鼻塞及鼻衄3月余，右耳听力减退及耳鸣1年，颈两侧肿块4个月，右眼复视及视力模糊4个月，吞咽困难5个月。

个人史：爱人病故，负担子女3人，有吸烟史，嗜食狗肉、鱼生。

检查：一般情况衰弱，双颈有肿块，深在固定；左锁骨上区扪到花生米大淋巴结，活动；有右侧第3、4、5、6、9、10对脑神经累及症状，后鼻镜检查见鼻咽右侧咽隐窝处有蚕豆大溃疡型新生物，鼻咽部活检为大细胞癌（典型淋巴上皮癌），临床诊断为鼻咽癌Ⅳ期。

血液检查：红细胞3.62×10^{12}/L，血红蛋白120g/L，白细胞5.8×10^9/L，分类：中性杆状核粒细胞4%，中性分叶核粒细胞42%，淋巴细胞45%，嗜酸性粒细胞9%。

胸透检查：心肺无明显病理改变，纵隔无明显改变。

尿液检查：狄氏反应（－）。

脉诊：右尺脉濡弱。

舌诊：舌苔薄白。

诊断：鼻咽癌（大细胞癌）。

1. **分型**：肾阳亏损型。

2. **病因病机**：（内因）患者怒恐过极，《黄帝内经》云，肝志为怒，怒则伤肝；肾志为恐，恐则伤肾。肝主藏血，血以温升为性，肾主骨髓，髓为造血之机，肾伤髓虚，坎阳沦陷，不能滋生乙木，温气之源，肝木气郁，母病累子，子母互累，则肝无上达之路，心无灌注之源，遂致肝郁血瘀，贯注肺肾脉络，血气瘀涩，形成本病。

3. **治法**：育阳潜阴。

4. **煎剂**：鹿附芪甲煎。鹿角胶四钱（另炖）、熟黑附子四钱、炙黄芪四钱、炮山甲四钱（打碎）、五味子三钱、补骨脂四钱、五倍子四钱、蜂房三钱、守宫五钱、蛇蜕二钱、法半夏四钱（打碎）。煎服法如表3-1-5。

5. **丸剂**：三号丸，每次服四钱，以开水送下，每日1次。

6. **注射剂**：以敌癌清静脉注射，每次2mL，混合50%葡萄糖20mL，15日为1疗程，隔日1次。

依上法治疗，自1961年9月14日起至当年10月5日，头痛减轻。迨11月9日，鼻塞衄血减轻，食欲精神显著好转，自觉右眼复视及视力好转。当月20日，鼻觉畅通，右耳聋减轻，两颈肿块自觉变软缩小。

兹将本病3型的病因病机传变为病示意如图3-1-1。

（七）治疗效果

治疗本病34例，依据以上病因病机分为3型，并将各型原定方剂、初步疗效分别阐述如下。

（1）本病14例土湿金燥型，以莱石蜂守煎治疗，方内白芷、天花粉，行足阳明戊土，渗湿降火；枳实、黄芩，海藻除脾胃湿热，虽脍炙纳胃，停化湿热，自可消矣，脾胃自无湿热，中气畅运，母故无病，子不受累；且以生石膏清肺降热；竹沥通络除痰，泻火润燥；沉香坠痰，降气抗癌，肺金清肃，脾土无湿，血气不浊，则肺胃有下降之路，而浊气自无上逆之升；加以莱菔子入肺脾二经，利气除痰，止痛消肿；山慈菇行血泻热解毒；蜂房治痈疽瘰疬；守宫消核散结。所用上药煎剂和一号丸，并注射敌癌清，共同服治，疗效肯定。

（2）本病11例木旺金衰型，以羚莪郁桃饮治疗。方内桃仁缓肝气，破血润燥扶癌；莪术通肝经行气消癥，通窍止痛；赤芍泻肝火，散瘀血，纵肝木风邪内侵，

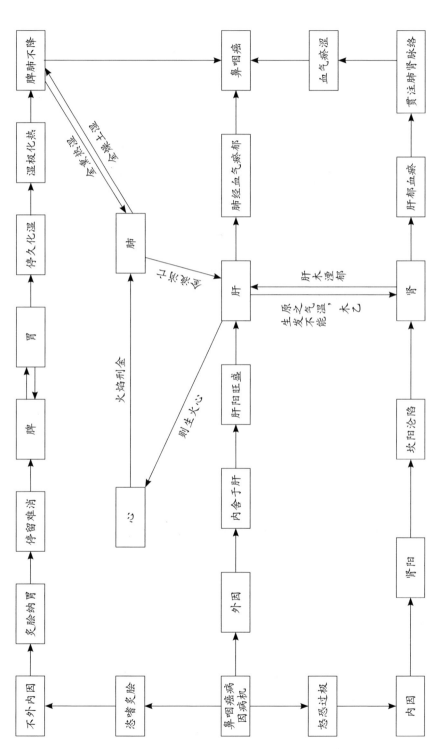

图3-1-1　鼻咽癌病因病机示意图

不能内舍弥留，风木不发为阳，肝阳掩熄；羚羊角泻心肝火，治恶疮疔毒；郁金散肝郁，凉心热；竹卷心清肝润肝凉心；麦冬清心，润肺；天冬降火润燥，则心火之焰平熄，而肺金之刑悉消；且以蛇蜕治恶疮疔毒；蜂房治痈疽瘰疬；海石消顽疾结核，瘿瘤软坚；所用上药煎剂和二号丸，及注射敌癌清，共同治疗，效果显著。

（3）本病9例肾阳亏损型，以鹿附芪甲煎治疗，方内熟黑附子补肾火，回坎阳，破瘀攻坚；葫芦巴温肾阳，逐寒湿；鹿角胶益肾扶阳生血，通君火，壮元阳，则肾髓不虚，坎阳无陷，自能发生，乙木温气，木去壅郁，母无病，子不累，则肝有上达之路，心有灌注之源，故肝无郁，血不瘀；五味子益肾水，敛肺气，补肝肾；五倍子入肺肾大肠三经，治鼻疳疮，抗癌；法半夏祛湿化痰利窍，治咽痛，肺督脉络，血气畅通；加以蜂房治痈疽解毒；守宫治疮疡瘰疬；蛇蜕治恶疮疔肿。所用上药煎剂和三号丸及注射敌癌清，共同服治，近效满意。

（八）讨论

（1）根据辨证分型，以中药治疗本病34例，如表3-1-6，有确实的近期疗效，特别在头痛、鼻塞、鼻衄方面80%以上患者自觉症状有改善或消失。颈部肿块经过治疗后，自觉肿块变软小者占16%，如果将颈部肿块无变化作为服药后病情被控制的效果，则其治疗有效率在32%。自觉耳鸣、听力减退症状好转者分别为6%、11%，复视、视力模糊、说话不清、吞咽困难者及有其他脑神经侵犯症状的晚期病例，是否为药效未表现，或服药剂数不够，仍待继续追踪观察。

（2）依照辨证分型，治疗本病34例，近期效果尚可。倘不依此治法，以羚羖郁桃饮治肾阳亏损型，以鹿附芪甲煎治土湿金燥型，以莱石蜂守煎治木旺金衰型，何异坠离升坎，损阳益阴，以寒增寒，以热加热？自必加重病情。故祖国医学辨证分型治疗本病殊堪宝贵。笔者医学肤浅，如斯体会，是否正确，仍请先进同道指教。

（九）结语

（1）本病研究小组，自1961年4月开始研究治疗至1962年8月2日止，时经17个月，先后治疗鼻咽癌患者共计34例。根据祖国医学，辨证论治，分为3型，用中药治疗，作初步疗效观察。

（2）本病34例患者均来自各省市县农村等地，所有患者均在门诊部诊治，因我院尚未设有肿瘤病床。由于各患者距离本市途程遥远，来往困难，对于本病复查，殊属不便。因时间尚短，对其远期疗效仍需进一步详细追踪复查。

（3）本病34例，纯服中药煎剂和一号、二号、三号丸剂及注射敌癌清治疗，大都追踪函询，答复病况，或本市郊区亲来复查，确获近期效果，取得疗效肯定。建议医务同仁，尤应采用国产中药，易取价廉，减轻患者负担，舶来抗癌西药，难购价昂，故将中药治疗本病的经验加以总结，以供同道参考。

（4）鼻咽癌，粤者最多，死亡率甚高，本文所报告病例，因未及早开始治疗而进入Ⅳ期者占59%，因而医务界极宜加以注意，俾能早期施治。我们医务同仁理应响应，共同挖掘中医宝藏，将其发扬光大。中西医术，互相研究，共治一炉，面对鼻咽癌的顽固堡垒，中西医应团结一致，进一步研究专治特效药品，攀科学之高峰，登人民于寿宇。

二、白血病治验

参阅医学文献报道，白血病迄今尚属不治之症，是威胁人类健康的重大疾病。《素问·至真要大论篇》曰，阳明司天，清复内余，则咳衄嗌塞心膈，中热，咳不止，而白血出者死。故现代医学所称的白血病名，与祖国医学所称的病名，似属相同，但病理尚有差异。

（一）病理

现代医学将白血病分为急性和慢性两型，其病理，源起造血系统的变化，尤其是骨髓、脾和淋巴结由于浸润而引起的，各部分骨髓均呈增殖状态，为红灰色。无论急慢性白血病，肝脾均肿大，肝剖开后，在髓细胞性白血病中，可见广泛的浸润灶，呈灰白色，在淋巴细胞型中，以门静脉最为显著，脾的剖面，有不同程度纤维变化，在肾脏中，亦常见白血病的浸润，而尤以胃肠极其广泛而显著的浸润。所以白血病患者的器官，遭受不同程度的损害，表为正常组织已被摧毁，而代之以白血病细胞块质。这细胞在血管内的数目，异常增加，故身体髓母和前细胞极量增多，而红细胞母细胞，极量减少，其出血倾向明显，常有皮下瘀血或紫斑，偶因胃肠或脑出血死亡。唯急性本病，有高热昏迷，可见造血器官骨髓、肝、脾、淋巴结，发生病理变化，为白血病的滥觞。

祖国医学早已认识骨髓与造血器官有关，如《中藏经》说，肾应骨，骨为筋之本，肝系筋，筋为血之源。《黄帝内经》说，人生命起于精，生命维持赖乎气，生命现象乃是神。《素问·八正神明论》说，血气者，人之神。神是感觉和运动的主司，气是人体各器官运动能力，故神气二者，能互相转化作用，从阳化者，则为红细胞，从阴化者，则为白细胞，《医宗金鉴》说，血从阳化色正红，此其义也。如急性，阴虚高热昏迷，邪热内传迫血妄行，鼻衄紫斑，慢性则无，倘肾、肝、脾、三焦阳旺阴衰，则身体血液，化为白细胞，遂成本病。综上所述，现代医学所论的造血系统，与祖国医学所论的造血器官，产生红白细胞的论述，殆非迥殊。

（二）病例来源

本病2例，慢性髓细胞型1例，急性髓细胞型1例，均住某医院由西医治疗无效，后由该院请我会诊，共同中西医综合治疗。

（三）病因

南宋陈言三因论认为，凡感六淫发病为外因，从七情刺激发病为内因，其由饮食、劳倦、跌仆金创、水火、蛇虫、禽兽所伤为不内外因，即简称三因，无论何种疾病的形成，不外三因的范畴。

（四）辨证分型

祖国医学对本病的辨证论治依据三因、四诊、八纲，分为木横土郁型，以抑木扶土为治法；水涸木枯型，以滋水涵木为治法。

依据以上两型治疗本病2例，经以郁茝淮术煎（治木横土郁型），萸地丹鳖饮（治水涸木枯型），两方配伍为大概范围，需辨证论治，灵活运用，切勿胶执鲜通，墨守不化，务要对症施药，审病加减为原则。如图3-2-1、表3-1-7。

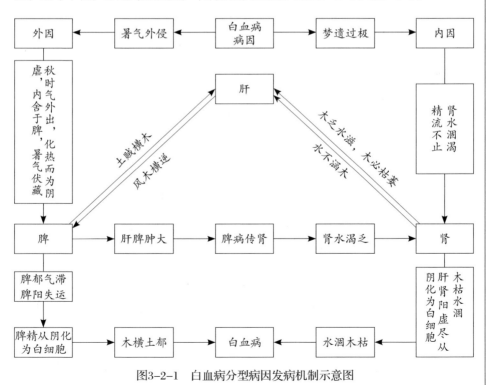

图3-2-1　白血病分型病因发病机制示意图

表3-1-7　辨证分型论治方剂统计

分型	病因		治则	方剂	处方配伍
木横土郁	外因	暑邪外侵	抑木扶土	郁莪淮术煎	郁金四钱、莪术四钱、怀山药（土炒）五钱、白术（土炒）五钱、炒鳖甲五钱（打碎）、何首乌四钱、炙黄芪五钱、丹参四钱、柏子仁四钱、五味子四钱、草果四钱（打碎）
水涸木枯	内因	梦遗过极	滋水涵木	萸地丹鳖饮	萸肉五钱、生地黄四钱、炒鳖甲六钱（打碎）、炒龟甲五钱（打碎）、补骨脂五钱、何首乌五钱、枸杞四钱、阿胶珠四钱（后下）、黄芪四钱、五味子四钱、巴戟天四钱、丹参四钱

注：以上两处方均用600mL清水煎至250mL，空腹服，每日1次。

（五）典型病例

【案一】

傅某某，男性，31岁，河南人，已婚，某部参谋，于1957年11月8日入院，住院号：40387。

主诉：疲乏、全身不适已一年余。于1955年12月即感全身疼痛，疲乏头痛，1956年12月自感症状加重，食欲不振，在门诊检查，发现脾肿大于肋下二横指，1957年2月脾肿大至肋下三横指，1957年3月在某医院住院，据称血涂片多次找到疟原虫，使用阿的平、奎宁治疗无效，白细胞经常在$2.0×10^9/L$～$3.0×10^9/L$；1957年7月12日到某医院住院，发现脾大于肋下9cm，骨髓涂片发现髓细胞系统增生，诊断为慢性髓细胞性白血病，再转入某院治疗6个月余。现仍感头痛腹痛，精神、食欲不佳，全身疼痛，肩胛、腰、两腿最明显，有恶寒发热，出汗极多，脾区有压痛，发闷，每于下午腹胀。曾在该院治疗迄今，仍无好转，要求该院请中医诊治，于1958年4月22日，该院请本人会诊。

体格检查：体温37.8℃，脾脏AB为4.5cm，AC为5cm，DE为3cm，胸骨有叩打痛，右季肋部肝区痛，由于肝脏有新的病变，检查肝功能结果，白蛋白较低（3.57%）。

血液检查：白细胞$38.0×10^9/L$，中幼粒细胞6%，幼稚细胞1%，中性杆状核粒细胞4%，多核细胞69%，淋巴细胞18%，单核细胞2%，红细胞3.75×10^{12}/L，血红蛋白122g/L，血小板250×10^9/L。

尿液检查：反应酸，尿蛋白（++），尿糖（-），红细胞2~4，白细胞3~5，显核管型1~2。

粪便检查：大便无痢疾杆菌生长，红细胞（-），白细胞（-），虫卵（-）。

西医诊断：慢性髓细胞型白血病。

脉诊：浮芤涩。

舌诊：苔白腻，舌尖边红。

1. **分型**：木横土郁型（慢性髓细胞型白血病）。

2. **病因**：（外因）暑邪外侵，《黄帝内经·素问》云，夏伤于暑，秋必疾疟，凡人元真不摄，暑邪乘腠理空疏，内舍于脾，暑邪伏藏，秋时阴气外出，化热而为阴疟，遂发生疟母，日晡潮热，肝脾肿大，脾病传肾，肾水渴乏，水不涵木，风木横逆，木横贼土，土既受贼，脾郁气滞，脾阳失运，使脾之精不能从阳化为红细胞，而转为从阴化为白细胞，形成本病。

3. **治则**：抑木扶土。

4. **西医治疗**：X线深部照射脾脏、输血及维生素、金霉素、考地松、复方奎宁、肾上腺素等治疗。

5. **方剂**：郁莪淮术煎加减治疗（按照表3-1-7方剂煎服）。

依上法，自1958年4月22日起至1959年12月5日止，患者精神食欲尚佳，睡眠仍未安，出汗减少，无腹胀发闷，肝可触及，有压痛，脾在脐下二横指，质硬，全身、肩胛、头、腹、腰、两小腿疼痛均已消失，右腹无痛，无恶寒，唯下午有微热。血液检查：血红蛋白115g/L，白细胞9.0×10^9/L，红细胞4.01×10^{12}/L，骨髓细胞4%，中性杆状核粒细胞1%，嗜酸性粒细胞2%，多核细胞72%，淋巴细胞20%，单核细胞1%，血小板160×10^9/L，结果症状好转，病情显著缓解。

【案二】

徐某某，男性，25岁，广东人，未婚，文化教员，于1958年1月7日入院，住院号：47458。

主诉：发热不适已半月，食欲不振，咳嗽，全身疲乏，仍坚持工作，病情日重，发热不退、全身不适、头痛、咽喉不适、右鼻孔流血3日，但量不多，曾往某院治疗，内服酵母及棕色合剂，及磺胺类药片（每日3次，每次2片）等药物，治疗后，病情依旧，仍咳嗽发热甚高，腹部觉胀，常有虚功，大便尚正常，入院前3日，右鼻孔流血，刷牙齿龈出血，有时恶心，没有呕吐，入院当天，病情更重，不能坚持工作，至门诊检查，白细胞计数2.60×10^9/L，中性粒细胞4.5%，淋巴细胞95.5%，乃住院治疗10日，病情严重，高热不退、口腔二处溃疡、头疼、失眠、紫癜、鼻衄、喉痛、口渴，1月17日该院请本人前往会诊。

既往史：幼年曾患痢疾及白喉，1944年曾患伤寒，当时发热半年，经治疗而愈，1946年曾患疟疾，1951年曾患肺炎，过去无心悸气喘史。

个人史：广东人，北京长大，读过中学，1951年入伍，现任文化教员，无烟酒嗜好，无特殊化学药物接触，但常梦遗过极。

家族史：父亲健在，母亲患神经衰弱症。

体格检查：体温40℃以上，发育正常，营养中等，神志清楚，呈急性病容，皮肤苍白、弹力正常，右下肢皮下有瘀斑4个，表浅淋巴结除鼠蹊部肿大如黄豆且有触痛外，其余均不肿大，头无畸形，咽轻度充血，扁桃体稍肿大，眼结膜无充血，瞳孔对光反射存在，耳鼻正常，颈软，气管居中，甲状腺不肿大，胸廓对称，心肺无异常发现，生理反射存在，无病理反射征。

血液检查：白细胞减少至0.7×10^9/L（考虑绝大部分为药物引起），红细胞1.82×10^{12}/L，血红蛋白80g/L，血小板60×10^9/L，二叶中性白细胞5%，三叶中性白细胞3%，淋巴母细胞1%，嗜中性粒细胞5%，中性杆状核粒细胞2%，髓母细胞2%，早髓母细胞3%，早淋巴细胞12%，淋巴细胞67%。

尿液检查：白细胞（+++），上皮细胞（++），比重1.008，碱性。

粪便检查：孵幼虫。

西医诊断：急性髓细胞性白血病。

脉诊：浮芤涩数。

舌诊：舌苔厚黄、起刺。

1. **分型**：水涸木枯型（急性髓细胞性白血病）。

2. **病因**：（内因）梦遗过极，黄元御说，壬水失藏，则生疏泄，愈郁则愈泄，是以流溢不止，精流不止，肾水涸渴，木乏水滋，木必致萎，肝主筋，精为造血之源，木枯则不能造血，血虚则阴虚，阴虚则发热，亦不能转阳。肾主水，水为造髓之机，水涸不能生髓，髓伤则精虚，精虚则不能生阳，故肝肾阳虚，不能阳化骨髓之精为红细胞，尽阴化为白细胞，形成本病。

3. **治则**：滋水涵木。

4. **西医治疗**：输血数次每次150mL，并以抗生素治疗。

5. **方剂**：萸地丹鳖饮加减治疗（按照表3-1-7方剂煎服）。

依上治法，自1958年1月17日起，至今3月27日止，患者精神食欲均佳，不发热，脸色红润，不咳嗽，能下床活动。血液检查：血红蛋白146g/L，白细胞7.0×10^9/L，红细胞4.25×10^{12}/L，血小板150×10^9/L，多核细胞70%，淋巴细胞26%，中性杆状核粒细胞4%，单核细胞1%。结果皮下无出血鼻衄，齿龈无出血，体温正常，一般情况和髓象血液好转，病情缓解。

（六）方剂疗效

（1）本病木横土郁型，以郁莪淮术煎治疗。方内炒鳖甲入肝，治疟母，往来寒热；草果治寒疟；怀山药入脾，清热；莪术入肝，益气消瘕，治日晡潮热、疟母和肝脾肿大；郁金破瘀生新；白术补脾温中益气；柏子仁透肾助脾，滋肝益血；丹参生新血，治虚血；炙黄芪补中气，壮脾胃，脾病好转，自无传肾；何首乌补精益髓；五味子滋肾水，强阴精。如此则肾水无竭，水能涵木，木无横逆，土无木贼，脾无郁滞，脾阳畅运，则脾精从阳化为红细胞，髓象血液行为正常，本病效获缓解。

（2）本病水涸木枯型，以萸地丹鳖饮治疗。方内补骨脂，入命门，补相火，壮元阳，治肾冷精流，使肾不寒，水不寒遂能生木，木气无下郁，无生疏泄；萸肉固精密气，强阴助阳；五味子滋肾强阴涩精，则精流自止，肾水无涸，木有水滋，则肝血无虚；黄芪益气生血；丹参治血虚；枸杞滋益肝肾，强筋补精；生地黄入厥阴，治血虚发热；炒鳖甲入肝，补阴退热，则肝阴无虚，发热自消；炒龟甲、阿胶珠，养肝滋肾，益气补血；何首乌收敛精气，添精益髓。如此则水不涸，而木不枯，固堪造血，更能生髓，故肝肾自无阳虚，必能阳化骨髓之精为红细胞，而髓象血液将近正常，病情显著缓解。

（七）讨论

（1）自1957年至1958年，某医院先后收治白血病2例，经中西医综合治疗，得到一定的收获，其中1例慢性髓细胞性白血病患者，并1例急性髓细胞白血病患者，均得到缓解，兹将临床治疗点滴经验简介，以供同道参考。

（2）治疗本病2例，先由西医用考地松、肾上腺素、抗生素，输血等治疗。后由中医辨证分型，论治施药，本抑木扶土法，以郁莪淮术煎，治疗木横土郁型；本滋水涵木法，以萸地丹鳖饮，治疗水涸木枯型，均获效显著。

（3）如治本病，不依辨证论治的法则，譬诸隔靴抓痒，不啻以郁莪淮术煎治水涸木枯型，以萸地丹鳖饮治木横土郁型，何异临冻雪于寒泉，飘温风于阳谷，以火益火而弥热，以水益水而愈深，逐致梦近迷乡，魂将游岱。故祖国医学的辨证论治，自应奉为圭盒。个人管见，是否符合医圣规矩，仍希同道指正。

（八）结语

（1）本文治疗本病2例，依照祖国医学，辨证分型，论治法则，对第1例慢性髓细胞性白血病和第2例急性髓细胞性白血病，中西医结合治疗，病情均获缓解。

（2）白血病原属不治之病，今获中西医结合治疗，堪得迅速缓解结果。根据中外文献报告，慢性白血病，于起病后仅能生存3年，急性白血病，一般皆在数周或数月死亡。本文中第1例，自1955年12月起病至1960年4月11日，延长寿命4年余，后因慢性白血病急性发作，并发黄疸型传染性肝炎，抢救无效，是日死亡。第2例自1958年1月7日发病至6月28日，延长寿命将近6个月，后因本病复发，合并肺炎及肺野有瘀血水肿，食道出血，大量鼻血，抢救无效死亡。中西医合治虽未能根治，但能使患者延长寿命，超过中外文献报道时间，故疗效值得肯定。

（3）本病既属不治之病，中西综合治疗，虽获相当效果，但未能根治，这个堡垒，尚未攻破。我们医务同人，尤应作不息的斗争。唯创造新知，并非一人之能力所可企及，必须加强中西医团结合流，统一意志，集体智慧，向科学进军，方能进一步发展，达到攻破这个堡垒，根治本病目的，解除人类莫大威胁，保障人民健康。聊将辨证分型、论治法则、治疗本病成果介绍，作为献芹。笔者医学肤浅，限于水平，其中缺点，在所难免，仍希先进同道指正。

三、肝癌治验

目前已发现癌肿是由病毒侵入人体所致。病毒弥留于肝经，繁殖暴发，引起病变而成肝癌。肝脏又有分支广泛的门静脉系统，肝动脉也有丰富的血管供应，门静脉系统承受胰腺、结肠和胃的血流，还与腔静脉系统发生很多吻合，故各类肿瘤都可以直接或间接侵蚀肝脏，所以肝脏常有转移癌肿。

（一）病例来源

本病例均由各大医院检查发现癌细胞，诊断为原发性肝癌或转移性肝癌，经中西医久治无效转来，或国外华侨回国由友人介绍请余诊治。

【案一】

何某某，女性，53岁，广东番禺人，新加坡华侨。1966年2月间，肝胃经常疼痛。于同年5月2日往新加坡阿尼山医院留医检查。X线片分区显影发现胃小弯上占位性病变，做了部分胃切除手术，并发现病变蔓延附近器官组织，后再经新加坡大学病理系检验确诊为胃腺癌肝转移。之后患者癌肿继续发展扩散，同年8月26日回国访医治疗。回国后曾于某肿瘤医院及广州市某医院诊治罔效，肝脏突起剧痛。于同年10月5日，得友人介绍来广东省人民医院中医科请余诊治，门诊号：730856。

本病例经两月余中药治疗，至1966年12月20日，胃纳睡眠精神均好。经本院西医放射科观察和超声波详细检查，证明本病痊愈。同月21日乘飞机返新加坡。

1967年1月2日，何某某由新加坡致函，详述回国治疗恶疾痊愈经过，向卫生部表彰本人治癌医术高明。此函由卫生部转至广东省卫生厅，并于1967年5月16日由省卫生厅转至广东省人民医院，5月20日，本院领导表扬本人，并鼓励致力科研工作。

5年之后，何某某又致函本人，说肝胃癌迄今安痊无复发。并托华侨黄某某带回梅花牌自动日历手表一块和人民币100元送我不受，并复函给她说明：我蒙党和毛主席培养，在本院工作将20年，感恩靡既。毛主席更教导我们应救死扶伤，实行革命人道主义，所以治痊你的肝胃癌病，本应任务。我们是社会主义国家医生，全心全意为人民服务，绝对不能收受患者礼品。

【案二】

梁某，男性，54岁，广东南海人，广州市中药总厂职工。肝区疼痛、隆起，凹凸不平，经两年余。于1967年4月28日经广州市华南肿瘤医院超声波检查证实为肝癌。30日前来本院中医科诊治，门诊号：797813。经中药治疗，于同年9月30日，时仅5月余，经本院西医超声波检查证实痊愈。已上班工作。

【案三】

宋某某，女性，73岁，广西博白人，家属。因肝区疼痛于1965年1月在广州市工人医院检查证实肝癌。疼痛加重。于同年6月11日来本院门诊治疗，门诊号：592066。经以中药治疗，同年10月22日检查痊愈。

（二）治疗方法

治疗本病，拟用四黄鳖楝煎及二号丸内服，每3日诊脉1次，给煎药3剂。但需灵活运用，按病情的发展进退，选用其他适当药物配伍，并隔日以敌癌清2mL静脉注射（表3-1-8）。以15日为1个疗程。

表3-1-8　治疗方药

方名	药物配伍	附记
四黄鳖楝煎	正川黄连四钱、黄芩四钱、黄柏四钱、大黄三钱（后下）、土鳖虫四钱、郁金五钱、川楝子五钱（打碎）、绵茵陈六钱、龙胆草五钱、鸡内金四钱、大腹皮六钱、女贞子五钱、幼鳖甲六钱（打碎）、延胡索六钱、生地黄八钱、甘草二钱	以600mL清水煎至250mL，每日空腹服1次
二号丸	绵茵陈二两、栀子二两、郁金二两、地丁二两、山慈菇二两、蛇蜕二两、王不留行三两、乳香二两、没药二两、射干二两、板蓝根三两、白芥子二两、川黄连二两、生地黄二两、炒鳖甲二两（打碎）、葛根三两、大腹皮二两、甘草一两	每日上下午各空腹服10粒，开水送下

注：二号丸药物共研细末炼蜜丸为黄豆大，晒干用阔口砂塞瓶收贮待用。

如遇有标病并发，务须按照定方，明确是何种标病，根据表3-1-9选用适当药物，与本病原方合用并加减治疗。急则治其标，以符医规，而免墨守。如标病重，选药要重，如标病轻，选药要轻。

表3-1-9　并发标病选用药物

并发标病	药物配伍
胃病胀满	正春砂、延胡索、木香、川朴、陈皮
肝肿胀痛	乌药、正熊胆、绵茵陈、郁金、龙胆草
肝肿起痛	桃仁、丹参、橘红、葛根、三棱
有黄疸者	绵茵陈、栀子、郁金、赤芍、土茯苓
有腹水者	大腹皮、商陆、生姜皮、海金沙、猪苓
有发热者	白薇、石斛、柴胡、黄芩、知母
口干渴饮	葛根、天花粉、麦冬、芦根、茅根
大便秘结	槟榔、郁李仁、肉苁蓉、元明粉、火麻仁
小便短黄	车前子、泽泻、生薏仁、黄柏、灯心草
失眠烦躁	熟枣仁、柏子仁、龙骨、牡蛎、益智仁

（三）讨论

本病肝癌，土燥木枯。论治以润土培木法，依表3-1-8四黄鳖楝煎和二号丸服治。方内四黄泻火消炎，清除病毒；川楝子治心伤热厥，热厥淹泯，心火伏明，火无传土；鸡内金、大腹皮、龙胆草治谷道生疮，清热健胃，脾无火传，脾胃清润，土燥卑监，病毒不生；生地黄、女贞子滋水补肾，肾水流衍，水溢涵木；郁金、龙胆草、绵茵陈、土鳖虫泻肝火，润肝枯，治热结，破坚下血，肝木委和，木泽无枯，肝泽毒化，癌无转移；鳖甲、延胡索、甘草破散结，消疮疡，解毒止痛。为此肝癌完全排除。

经按祖国医范，辨证论治定方四黄鳖楝煎和二号丸以及静脉注射敌癌清，疗效迅速，此病例不多，应将点滴经验总结介绍，以供参考。

四、子宫颈癌治验

旷览世界各国医学文献，存在癌肿不治之症。究竟癌肿是不治之症，抑或是可治之症？我通过医疗实践，与广大医务人员一起，再实践，将不治之症转为可治之症。

余自费创造提炼敌癌清静脉注射剂和四黄二花汤煎服治疗癌症，获得良效。本院党委领导中西医药人员研究癌药，保障人民健康，并通知前经治痊子宫癌放射治疗转移直肠患者来本院本组检查，确实痊愈，尤应总结经验，予以介绍。

（一）病例来源

本病例均由各大医院西医放射治疗或中医久治未愈转来或由友人介绍来请本人诊治。

（二）治疗方法

本病9例治疗方法：每日诊脉1次，专用中药治疗，每日服药1剂，隔日以敌癌清静脉注射1安瓿，以15日为1个疗程。

（三）治疗效果

9例宫颈癌放射治疗转移直肠澼患者临床资料及治疗效果见表3-1-10。

表3-1-10　中医药治疗宫颈癌放射治疗转移直肠病例

编号	病历号	姓名	年龄	籍贯寓所	脉诊	舌诊	职业	病因	患病时间	经何院诊断久治无效转未或请会诊	未治病理	何时何药物治痊	治痊时间
1	293754	何某	59	广东中山人，寓广州多宝路34号	弦滑	尖边红、苔黄	家属	感染病毒	3个月	经本院放射治疗无效转未	宫颈癌放射治疗后转移直肠，阴门，肛门大便里急后重，每日15余次，脉血黏液，下腹坠痛，腹胀	1962年11月2日起以致癌癀清静脉注射2mL每日及四黄二花汤煎服，至1963年2月5日痊愈	3个月
2	236829	叶某某	36	广州人，寓河南同福十八巷28号	弦滑	尖边红、苔黄	工人	感染病毒	4个月	经本院放射治疗无效转未	宫颈癌放射治疗转移直肠，阴道有渗血，腹每日大便极甚，便40余次，肛门坠痛，小便短血	1967年11月5日起以抗癌癀清静脉注射2mL每日及四黄二花汤煎服，至1968年1月20日痊愈。	2个月
3	225314	莫某某	64	广西合浦人，寓河南晓港路宝树梓行24	弦滑	尖边红、苔黄	家属	感染病毒	3个月	经本院放射治疗无效转未	宫颈癌放射治疗后转移直肠，阴道有渗血，大便每日20余次，里急后重有脓血，神疲，纳呆	1962年11月23日起以致癌癀清静脉注射2mL每日及四黄二花汤煎服，至1963年3月15日痊愈	4个月

续表

编号	病历号	姓名	年龄	籍贯寓所	脉诊	舌诊	病因	职业	患病时间	经何院诊断久治无效转来或清会诊	未治病理	何时何何何药物治瘥	治瘥时间
4	22329	陈某某	54	广东东莞人，寓广州德政中路62号	弦滑	尖边红，苔黄	感染病毒	家属	3个月	经本院西医放射治疗无效转来	子宫颈癌放射治疗转移直肠，阴道小量流血，大便每日20余次，小便疼痛难堪	1959年4月28日起以敉癌清每日2mL静脉注射及四黄二花汤煎服，至同年7月20日瘥愈	3个月
5	625207	吴某某	50	广东中山人，寓广州东华东路28号	弦滑	尖边红，苔黄	感染病毒	纺织工人	2个月	经本院西医放射治疗无效转来	子宫颈癌放射治疗转移直肠，阴道流血，大便每日10余次，腹痛，精神胃纳不好	1966年11月25日起以敉癌清每日2mL静脉注射及四黄二花汤煎服，至1967年1月29日瘥愈	2个月
6	811719	张某某	34	吉林长春人，寓广州广华路2号	弦滑	尖边红，苔黄	感染病毒	家属	3个月	经本院西医放射治疗无效转来	子宫颈癌疗治转移直肠，阴道流血，大便有黏血，每日20余次，身体消瘦	1968年11月5日起以敉癌清每日2mL静脉注射及四黄二花汤煎服，至1968年1月24日瘥愈	2个月

续表

编号	病历号	姓名	年龄	籍贯寓所	脉诊	舌诊	职业	病因	患病时间	经何院诊断久治无效转来或请会诊	未治病理	何时何药物治疗	治疗时间
7	297923	杨某某	44	广东廉江人，寓湛江市	弦滑	尖边红，苔黄	演员	感染病毒	6个月	经本院放射治疗无效转来	子宫颈癌放射治疗后转移直肠，肛门阴道流血，大便坠重，每日10余次，有脓血	1967年7月28日起以敌癌清静脉注射2mL黄二花汤及四黄煎服，至同年12月29日痊愈	5个月
8	353920	吴某某	53	广东韶关人	弦滑	尖边红，苔黄	家属	感染病毒	4个月	经本院放射治疗无效转来	子宫颈癌放射治疗转移直肠，阴道流血，下腹坠胀痛，大便坠痛，每日10余次，有脓血	1962年5月25日起以敌癌清静脉注射2mL黄二花汤及四黄煎服，至同年8月20日痊愈	3个月
9	310736	梁某某	38	广东汕头人	弦滑	尖边红，苔黄	家属	感染病毒	3个月	经本院放射治疗无效转来	子宫颈癌放射治疗转移直肠，阴道流血，大便坠重，里急疼痛，每日20余次，小腹疼痛后重	1963年7月19日起以敌癌清静脉注射2mL黄二花汤及四黄煎服，至同年10月23日痊愈	3个月

（四）治疗方药

内服汤剂以四黄芩花汤为主方（表3-1-11），每日1剂。

静脉注射敌癌清注射液，该药全是中药提炼，暂未公开，一经提炼符合药典规格，即公开推广。

表3-1-11　治疗方药

方名	药物配伍
四黄芩花汤	川黄连四钱、黄芩五钱、黄柏五钱、大黄三钱（后下）、藏红花一钱、猪苓五钱、知母五钱、通草五钱、竹心四钱、麦冬四钱、守宫四钱、甘草二钱

（五）讨论

研究发现癌症由病毒引起，病毒侵入人体心、肾两经，弥留繁殖，一旦病毒爆发，形成宫颈癌，也是外在因素。

本病9例是病毒感染，初起病毒恶化，不能扶正，务排病毒。但用四黄、藏红花苦寒排除病毒，通草、竹心、麦冬清心火，知母、猪苓泻肾消癌，守宫化痰祛瘀，芟除癌变，甘草调和诸药。由是治疗近效。

综上治疗9例，均用中药和敌癌清静脉注射治疗，宫颈无流血，痛苦消失。情况如上，但未必符合医法。

五、肺癌术后双侧颈项肿块转移治验

（一）病例来源

吴某某，患左侧肺癌，曾在本院切除左肺上半叶，好转出院，未几患者来院复查，发现左右颈部前下方，各有2颗白果大小的淋巴结转移。结合其肺癌病史考虑左肺癌术后双侧颈部淋巴结转移。

（二）典型病例

【病案】

吴某某，男性，57岁，已婚，福建省莆田人，现任香港集友银行经理，寓香港德辅道中80号二楼。

主诉：1971年初，发现左肺部时有微痛，伴有咳嗽气促。于同年3月来本院行X线片检查和活体组织检查，诊断左侧肺癌。后于本院外二区，施手术将左肺上半叶切除，后好转出院。同年5月25日患者来本院外二区复查，发现左右颈部前下方各可扪及2颗白果大淋巴结。患者深恐本病转移，同时想放射治疗，顾虑未决，遂由该区吴医生函介本院请余用中药治疗。

查体：双侧颈部前方，各可扪及肿大淋巴结2处，无压痛，能转移，左侧面部神经麻痹。

望诊：颜面口唇淡白，体质羸弱。

闻诊：语言声低气短。

问诊：口干而苦，失眠多梦，纳呆，咳嗽痰多。

切诊：左关弦滑数，右寸关弦浮滑。

诊断：左侧肺癌术后，双侧颈部淋巴结转移。

1. **分型**：木横土崩型。

2. **治法**：平木培土。

3. **方剂**：依表3-1-12，由原定二金二甲煎加减治疗。

表3-1-12　治疗方药

方名	药物配伍	附记
二金二甲煎	郁金五钱、鸡内金五钱、炮山甲六钱（打碎）、炒鳖甲六钱（打碎）、夏枯草六钱、守宫五钱、蜈蚣五条、正熊胆二分（冲服）、白术五钱、正牛黄一分（冲服）	水煎，每日空腹服1次，星期日不服药

（三）辨证分型

吴某某，患左侧肺癌，虽则术后，尤恐本病未愈转移，但因有谬论谓癌瘤是不治之症，凡社会人士，谈癌色变，因此患者尤怒感染本病，思虑术后转移，肝志为怒，怒极伤肝，肝伤木横，木横发生包体，木横乘土，土志为思，思过伤脾，脾伤土败，土败染变病毒，酿成本病。治病求因，原是内因，辨证分型为木横土败型，发病机制为思怒过度，论治定法，涵木培土。如表3-1-13。

表3-1-13　病因、分型、发病机制、治法

病名	病因	分型	发病机制	治法
左侧肺癌术后恶性淋巴结转移	内因	木横土崩	思怒过度	平木培土

（四）治疗方法

本病业经依型论治为表3-1-13，木横土崩型，用平木培土法。按法定方，以二金二甲煎治疗本病例为范围，仍慎审病加减，对症施药为法则如表3-1-12。

依上表3-1-12辨证论治，原定二金二甲煎方，专治本病1例。如遇有并发标病，务必依法审病究属何种标病。如标病急，急则治其标，暂弃本病，专治标病；如标病缓，则标本合治，须按表3-1-14所定病名各药，分别慎重选用治疗。

表3-1-14　如并发标病按病加用药物

并发标病	加用药物	附记
喉干疼痛	玄参、青果、诃子、白芍、天花粉	如标病重选药分量重，如标病轻选药分量轻
口干渴饮	葛根、麦冬、沙参、生石膏、五味子	
烦躁失眠	柏子仁、远志、熟枣仁、益智仁、山萸萸	
脑涨头痛	蝉蜕、苍耳子、天麻、赤芍、怀牛膝	
纳呆胀满	正春砂、腹皮、山楂、谷芽、神曲	
大便秘结	火麻仁、郁李仁、槟榔、大黄、元明粉	
小便少黄	车前子、泽泻、猪苓、滑石、莲子心	
咳嗽带血	仙鹤草、血余炭、藕节、侧柏炭、苏半夏	

（五）治疗效果

按表3-1-13的辨证分型，依型机制，据制论治，照法定方，二金二甲煎内服。自1971年5月25日起，治疗本病1例，方内郁金、正熊胆、夏枯草清肝火散郁结，则相火无炎，木横自平；正牛黄、白术、炮内金补脾化痰，泻热解毒，治恶疮瘰瘤，土崩全消；蜈蚣、守宫、炒鳖甲、炮山甲治瘤肿瘰病，痈疽岩症，至同年9月18日止，双侧颈部淋巴结转移，业经完全排除。本病痊愈。

（六）讨论

经按表3-1-12论治定方二金二甲煎内服，业经治疗本病，患者早返香港单位工作，应将点滴经验总结，仍希同道指正。

倘不依照论治定方，反提强肝伐脾方剂，治疗本病，何异伤阳谷之倏寒，叹温泉之遽沍，病痊绝望，癌病垂危，悔方已晚，伤如之何。我们医务同仁，务必关怀患者，主要药物的治疗，辨证论治规律，不外《素问·至真要大论》之所谓坚者削之、结者散之、留者攻之、损者益之四大法则和治病求因、凭因辨证、依法论治、按治定方四大医律。

（七）结语

治疗左肺癌术后双侧颈项恶性淋巴结转移，按表3-1-13求因辨证，辨证分型，依型论治，凭治定方，治疗本病1例，自1971年5月25日起至同年9月18日止，27日为1个疗程，共3个疗程。患者精神、睡眠、胃纳均佳，早返回香港工作。虽然治痊本病只有1例，未敢肯定疗效。仍需进一步深入研究，再行治疗本病多例，方能证明原定二金二甲煎方确实效能。

中医辨证论治原理，应用中药煎剂，治疗癌瘤。根据1959年全国肿瘤学术座谈会资料汇编内载疗效不少，将为今后肿瘤的治疗和追溯病因带来新的希望，由此证明祖国医学确是伟大的宝库。其次，中医药治疗癌瘤方法简、费用少，便于推广。

六、胃癌术后淋巴结转移治验

（一）病历来源

房某某，男性，年龄不详。因患胃疼10余年，1967年曾入某医院留医，临床诊断为胃癌，入院后作剖腹探查，证实为胃癌，有局部淋巴结转移，作胃次全切除术，病理证实为胃腺癌组织，仍有转移。同年出院，后有胃胀疼痛，经由该院和另一中医院中医药治疗4个月余均无效，后由同事介绍来本院治疗。

（二）典型病例

【病案】

房某某，男性，已婚。籍贯山东沂县人，广东省石油公司经理，现寓广州市大新路，因患胃癌术后伴淋巴结转移，胃胀痛，治疗无效，于1967年经同事介绍来本院治疗。

主诉：因患胃痛10余年，经各大医院中西医久治罔效，同年入某院留医，临床诊断为胃癌。至同月剖腹探视，行活体组织检查，证实为胃癌，局部淋巴结转移，经手术治疗，胃仍胀疼痛，同年出院，同时还在该院门诊部服中药10余剂无效。至同年又往广州市某医院服张医生药10余剂罔效，现在病情：胃常疼，胃纳欠佳，精神睡眠不好，疲倦体瘦，不适，特往广东省人民医院门诊部中医科请本人用中药治疗。

望诊：面黄消瘦，口唇淡白，舌苔白腻。

闻诊：声低弱小。

问诊：纳呆胀痛，精神、睡眠不好，疲倦。

切诊：胃癌术后转移淋巴结未愈。

治法：按照表3-1-15，前、后两期方剂治疗。

表3-1-15　治疗胃癌依照辨证论治方剂

分期	治则	方剂	药物配伍	说明
前期	泻胃散瘀	芥子台乌煎	白芥子四钱、乌药四钱、煅瓦楞子四钱（打碎）、煅牡蛎五钱（打碎）、洋沉香钱半、陈皮二钱、鸡内金三钱、何首乌四钱、怀山药五钱、白术四钱	以500mL水煎至250mL服，每日1次
		蛇茅苏枣饮	蛇舌草四两、茅根二两、苏铁叶二两、红枣10枚、片糖二两	以10碗水煎至1碗服，隔日1次
		二号丸	蒲公英一斤、山慈菇一斤、白芷一斤、陈皮五钱、炮山甲八两、射干八两、僵蚕一斤、五灵脂八两、白芥子八两、皂角刺八两	上药共研为末，炼蜜为丸，如水痘大，每日上下午各二钱
后期	健胃行气	淮斛木香汤	天花粉四钱、石斛四钱、木香三钱、瓜蒌子四钱、薤白四钱、苏半夏四钱、乌药四钱、守宫四钱、大腹皮四钱、怀山药一两	煎法、服法同芥子台乌煎
		蛇茅苏枣饮	药物配伍同前	煎法、服法同前
		二号丸	药物配伍同前	用法同前

（三）辨证论治

患者因胃痛10余年，依据病理辨证，原是胃热久蓄，气滞瘀积，酿成胃癌，手术证实淋巴结转移，根据辨证论治法则，治疗本病，分为前后两期，前期原定泻胃散瘀，后期原定健胃行气为法则。

（四）论治方剂

治疗本病，按原定辨证治法，分为前期、后期定方，前期以芥子台乌煎和蛇茅苏枣饮及二号丸合治，后期以淮斛木香汤和蛇茅苏枣饮及二号丸合治，如遇病情变化，务须按照病情加减，以符治法，而免胶执，详见表3-1-15。

（五）治疗效果

按照表3-1-15治法和方剂施治，检查前后对比，经治效果，证实疗痊。

1967年9月22日本院血液检验报告：白细胞8.6×10^9/L，中性分叶核粒细胞58%，嗜酸性粒细胞3%，淋巴细胞37%，单核细胞2%，红细胞4.95×10^{12}/L，血红蛋白140g/L，血小板88×10^9/L。

1967年11月4日华南肿瘤医院检查：①心肺食管未见异常；②胃未见明显肿瘤复发病症；③小肠未见异常。

1970年2月18日本院肠胃钡食检查报告：吻合口畅通，未见胃癌复发征象。

（六）讨论

患者本病，依据祖国医理，无非胃热久蓄，气滞瘀积，酿成胃癌淋巴结转移，术后未愈，所以治疗本病，分为前后两期。前期以芥子台乌煎和蛇茅苏枣饮、二号丸合治，自能泻胃热消，后期以准斛木香汤和蛇茅苏枣饮、二号丸合治，行气散瘀，则胃癌淋巴结转移未愈的病灶排除，现患者经我院放射科钡餐胃肠检查，证实本病痊愈。

（七）结语

患者因患胃癌淋巴结转移未愈，仍时常胃痛，久治罔效，于1967年曾来本院治疗，依照原定治法方剂治疗迄今3年余，且已恢复工作1年余，精神食欲睡眠均正常，体重增加了约15kg。余将治痊本病经验总结介绍，以供参考，错误之处，请同志们批评指正。

七、舌癌治验

（一）病例来源

吴某某，女性，新加坡华侨，因患舌癌，该埠无治癌中医，由该埠教师何伟贤函介乘机返广州，至广东省人民医院请本人治疗。

董某，男性，患舌癌，因某肿瘤医院放射治疗恶化，该院要手术根治，患者不同意。来本院请本人用中药治疗。

（二）病理因素

旷览中外癌瘤文献，首推舌癌最多，Wookey氏于839例口腔癌中发现342例舌癌，Cade氏于550例口腔癌中发现380例为舌癌。在1951年美国死于癌肿者，有215 525人，其中舌癌占1 177人，舌癌为全部瘤癌死亡率的0.5%。

舌癌患者中梅毒的发病率较高（20%～40%），据Lerin氏报告，于900例男性癌中，梅毒和舌癌同时存在的百分率要比任何其他癌瘤高5倍，这些事实可能释明梅毒，口脓毒病，黏膜白斑，嗜好烟酒，口腔卫生不佳（因为在临床上时常发现舌侧缘的癌病，往往就在残损龋齿旁边）均是诱发舌癌的因素。

舌癌由心脾毒火所致，盖舌本属心，舌边属脾，因心绪烦扰则生火，思虑伤脾，则气郁甚而成斯疾，其症甚恶，初如豆，后如菌，头大蒂小，名为舌癌，疼痛红烂无皮，朝轻暮重，若失于调治，以至烂肿突出如泛莲状，或如鸡冠状，舌本短缩不能伸舒，言语时漏臭涎，再因怒气上冲，忽然崩裂，血出不止，久上烂延牙龈即名牙癌，然此证治法虽多，不过苟延岁月而已。

（三）典型病例

【案一】

吴某某，女性51岁，已婚，家属，广东汕头人，新加坡华侨。

主诉：于1966年3月间，发现舌右边初起一粒黄豆大肿结，红肿硬痛，日渐增大，为白榄溃疡翻花，迄同年9月间，曾在新加坡中央医院活检病理报告，诊断为舌癌，于同年10月间，往香港某医院放射治疗两月余，不仅无效，而且恶化。现在病情：右边舌癌长3cm，横1cm，溃疡翻花，红肿疼痛，化脓渗液，间有出血，口渴失眠，纳呆，大便秘结，因此于同年12月21日乘飞机返新加坡。因本埠无治癌的中医，而舌癌剧烈恶化，由当地何姓教师（前患胃癌肿转移回祖国请陈治平老中医治愈），备函介绍，于1967年4月17日乘飞机返广州市寓东风大厦，于同月18日，往广东省人民医院门诊部中医科请陈治平老中医用中药治疗，门诊号：755913。

望诊：颜面黄瘦，口唇焦红，舌尖边红，苔黄。

闻诊：言语声稍高，气短。

问诊：口干渴饮，失眠纳呆，舌癌剧疼，间有出血渗液，便秘。

切诊：左寸关脉弦浮数，右关脉弦数滑。

诊断：舌癌剧烈恶化晚期。

1. **分型**：火焰土焦型。

2. **治法**：泯火润土。

3. **定方**：依法以表3-1-16，原定羚熊连石煎方和舌癌素、癌溃平治疗。

表3-1-16　舌癌治法定方

治法	方名	药物配伍	说明
泯火润土	羚熊连石煎	羚羊角五分（先煎）、熊胆二分（冲服）、川黄连四钱、生石膏一钱、生地黄五钱、象皮六钱、甘草二钱、守宫五钱、大蜈蚣五条、麦冬五钱、蛇蜕五钱、茅根八钱	以600mL水煎至250mL，每日空腹服1次，星期日停止1日
	舌癌素	熊胆五分、麝香五分、蛇蜕一钱、象皮二钱（存性）、白蔹一钱、蜂房一钱（存性）、蝉蜕一钱（存性）、正大梅片钱、煅石膏一两、甘草五钱	制法：先除熊胆、麝香、梅片外，余药共研末，后冲熊胆、麝香、梅片和余药粉再研过筛晒干以深咖啡色玻璃阔口砂塞瓶拧存待用 用法：饭后以消毒药水洗净患处后，以药粉敷患处，每日3次
	癌溃平	羚羊角二钱、麝香二钱、煅石膏三两、川连三两、麦冬三两、芦根三两、象皮三两（存性）、白蔹三两、西红花一两、守宫二两、大蜈蚣40条（存性）、全蝎二两	制法：先除羚羊角、麝香外，余药研末，后加入羚羊角、麝香混合研过筛以蜜炼如黄豆大丸，晒干，以玻璃砂塞阔口瓶存贮待用 用法：每日上、下午空腹各服药10粒，以川连二钱煎水送下

【案二】

董某，男性，52岁，已婚，广东佛山人，饮服公司理发门市部理发工人。寓佛山创新5街。

主诉：于1967年6月间舌右边突起黄豆大红肿结，同年8月间，经在佛山某医院活检，诊断为舌癌。于同年同月25日，转住广州某肿瘤医院活检。病理报告为右舌腹面鳞状上皮癌，同年9月14日入该院放射治疗7天，不仅无效，而且红肿剧痛，溃疡恶化，舌伸不出，说话不清，饮食舌痛，口干渴饮，纳呆失眠，大便秘，小便黄，同月28日出院。至同年10月30日经该院复查，该院要手术治疗，须脱全口牙齿，凿牙关骨，才能施舌癌手术，患者不同意，特转广东省人民医院门诊部中医科请陈治平老中医用中药治疗，门诊号：822647。

血液检查：红细胞3.6×10^{12}/L，血红蛋白126g/L，血小板190×10^9/L，白细胞7.7×10^9/L，中性杆状核粒细胞3%，中性分叶核粒细胞71%，嗜酸性粒细胞8%，嗜碱性粒细胞1%，淋巴细胞17%。

望诊：颜黄面瘦，口唇干燥，舌边尖红，苔微黄。

闻诊：言语声低气短。

问诊：渴饮口干，胃纳不佳，失眠，舌癌剧痛，间有出血，饮食限制。

切诊：左寸关脉弦数滑，右关脉滑数弦。

诊断：舌右边鳞状上皮癌放射治疗恶化晚期。

1. **分型**：火焰土焦型。

2. **治法**：泯火润土。

3. **定方**：依法以表3-1-16羚熊连石煎方和舌癌素、癌溃平治疗。

（四）辨证分型

风者百病之始，八风发邪，以为经风，触五脏，邪气发病。风从南方来为大弱风，内舍心，弥留不去，风邪内蕴，风蕴化热，热盛化火，心火赫曦，火焰乘土，母病累子；风从西南方来为谋风，内舍于脾，内束不宣，风束化燥，脾燥敦阜，燥热癌变，从此癌变本病，足证外因，凭因辨证，辨证分型，火焰土焦，发病机制，风袭心脾，论治泯火润土如表3-1-17。

表3-1-17　病因、分型、发病机制、治法

病名	病因	分型	发病机制	治法
舌癌	外因	火炎土焦	风袭心脾	泯火润土

（五）治疗方法

本病2例按型论治如上表3-1-17所示，属火焰土焦型，用泯火润土法。依法定方如表3-1-16，羚熊连石煎方和舌癌素、癌溃平丸，审病加减，分别服、搽，以符治法，而应避免固守。

表3-1-16所定羚熊连石煎方，专治舌癌放射治疗后恶化症，如遇有并发标病，须照表3-1-18所定并发何种疾病，选用药物，仍按原方加减治疗。

表3-1-18　并发标病药物选择

并发标病	药物配伍	说明
口干渴饮	玄参、葛根、天花粉、莲子心、灯心草	如并发标病须在表内选择何病何药和表3-1-16原方加减治疗
唇焦喉痛	青果、诃子、生石膏、麦冬、芦根	
大便秘结	郁李仁、槟榔、元明粉、火麻仁、肉苁蓉	
小便短黄	车前子、猪苓、泽泻、生薏仁、萆薢	
胃纳不佳	大腹皮、山楂、谷芽、麦芽、神曲	
烦躁失眠	熟枣仁、柏子仁、龙骨、牡蛎、益智仁	
头疼脑涨	苍耳子、蝉蜕、升麻、天麻、蔓荆子	
咳痰血丝	藕节、血余炭、茜根、侧柏叶、生地黄	

（六）治疗效果

治疗2例舌癌，均按表3-1-17辨证分为火炎土焦型，论治以泯火润土法。依表3-1-16原定羚熊连石煎方和癌溃平丸内服，舌癌素外敷合并治疗，方内生地黄、川黄连、茅根、麦冬清心泻火，凉血散瘀，消痛，原虽邪风舍心，内蕴发热，心火

赫曦，转为伏明；羚羊角、熊胆、麝香治恶疮肿毒，癥癖积聚，心火熄泯，母病消除，子罔受累，无火乘土，舌癌好转；大蜈蚣、守宫、象皮、甘草、蛇蜕治瘤肿痈疡，肿毒，疳疮愈合，既无心火乘土，则脾土敦阜，转为俾监，自比土焦复润，加以癌溃平丸内服、舌癌素外敷合治，由是吴、董2例舌癌痊愈。

（七）讨论

依祖国医理，辨证分型，按型论治，确治定方，以羚熊连石煎和癌溃平丸内服，舌癌素外敷合治，吴某自1967年4月17日起，至6月5日，计1个月17日，当时曾经西医检验，证明舌癌痊愈，是日她返新加坡休息，后该埠华侨林某来广州，吴托林来说明感谢前治疗舌癌无复发，曾回家休息，但颌下有淋巴结如绿豆，无基底相连，现再来院治疗，依然如故，并无恶化。虽则治痊本病2例，病例不多，唯病情剧烈恶化，疗程迅速，将点滴经验总结介绍，以供参考。仍希先进同道指示。

倘不依照医范，辨证分型，论治定方，羚熊连石煎和癌溃平丸内服，舌癌外敷合治本病2例的治法，反投动火燥土方剂，加以邪风舍心，风火交作，心火燔炎，血瘀停塞，肿毒发生。且值邪风袭脾，风燥暴发，脾土焦躁，焦躁蕴蓄，舌癌形成。从此可见治癌患者，自以为是，放弃辨证论治，定方法则，何异若寒益深，积热弥炽，由是有愆慎疾，烛武精之，无术蠲疴，虞翻骨蹇，鹣居既远，鲦寿斯希。我们负医同仁，务得三世之会通，必操十全之肯窍，疑难杂病因之选极，癌瘤堡垒，借以肃清，保障人民身体健康，解除人类威胁。

（八）结语

笔者金匮玉版虽读，未易升堂，中外癌瘤文献纵研，殊难入室。凡负医职，务必专精，既参治癌，尤当起死。艾除自是，审证是非，明堂之决无遵，寒热之证不辨，悬方肘后，安望延龄？纳斧胸中，将无伐性，悔方已晚，将如之何？我们医务同仁，应从医规法治，治病求因，辨证分型，论治定方。虽则疑难危疾转安，癌瘤死症复活，堪见攻克癌瘤顽固堡垒，保障世界人类健康。

八、淋巴细胞瘤治验

（一）病例来源

马某某，患淋巴细胞瘤合并酒渣鼻症，经9年余，久治罔效，曾在中国科学院皮肤性病研究所治疗6年，又在本市某医院治疗3年，均无效。由是该院介绍来广东省人民医院特诊室请陈治平老中医用中药治疗。

（二）病理

淋巴细胞瘤又名巨滤泡性淋巴瘤，在病程稳定缓慢的病例中，淋巴结的皮质及髓质内到外散在有巨大的淋巴滤泡，后者具有明显生长中心，有时为数众多，互相紧密靠近。往往可见增生扩大的淋巴滤泡和周围组织边界不清。并且可以互融合成一片，本病经常同时系及脾脏、肺脏，此外还可累及腹股沟和面颌鼻头皮肤及其他组织器官，这是本病的病理因素。

（三）典型病例

【病案】

马某某，男性，已婚，山西省人。广东省高等法院院长，寓广州仓边路高等法院内宿舍。

患者面下颌部，口腔附近等部，皮损色红，口腔黏膜长有小泡，鼻头色红，患本病已6年余，北京中国科学院皮肤性病研究所检查结果：面颌等部皮肤起波状，色红微痒，破损渗黄白液。病理活检病理报告：皮肤良性淋巴细胞瘤，酒渣鼻。曾在该所治疗无效。

除在北京该院皮肤专科治疗半年余无效，曾经广州某医院皮肤专家治疗半年也无效，于1968年4月，由该院介绍往广东省人民医院中医科请余用中药治疗。

现症：面颌部小泡红色散播，此起彼伏，微痒，抓破流黄白黏液分泌物，鼻头深红色，大便时溏时结，余无特殊。

个人史：嗜烟、酒、辛辣之物。

检查：面下颌部及鼻旁口腔附近，有丘疹小泡，顶点有白色脓点，鼻头皮肤深红，颌及腹股沟双侧可扪及白果大小之活动淋巴结，轻压疼痛。

望诊：舌苔微黄，舌边尖红，颜面唇红，鼻头深红，体质瘦弱。

闻诊：说话声高。

问诊：面颌部鼻头作痒，抓破渗液。

切诊：左寸关脉弦、滑、浮，右寸关浮、弦、滑。

诊断：淋巴细胞瘤，合并酒渣鼻。

1. **分型**：燥土熏金型。

2. **论治**：润土清金型。

3. **治疗**：依表3-8-19，原定方虎蜈二冬煎内服和丁素外用合治。

表3-1-19　本病依型定方

治法	定方	药物配伍	附记
润土清金	虎蜈二冬煎	大蜈蚣五条、守宫五钱、天冬六钱、麦冬六钱、桑白皮六钱、生石膏一两（打碎）、海藻五钱、夏枯草六钱、土鳖虫五钱、炒鳖甲五钱（打碎）、生地黄八钱、炮山甲五钱（打碎）	水煎，每日空腹服
外搽患处	丁素	密陀僧二两、硫黄二两、水银二钱、樟脑二两、广木香一钱、雄黄二两、枯矾二两、防风二两、补骨脂三两、蒺藜三两、正大梅片三钱、五虎丹一两	每日以丁素二钱加正大梅片二分和蜂蜜适量调匀外搽患处

注：丁素制法为先将硫黄、水银研至不见星后，和五虎丹、梅片、樟脑共研，将其余各药混合共研过筛消毒贮用。

（四）辨证分型

按祖国医律，治病求因，究其病因，耽嗜辛辣，辛辣纳胃，弥留难消，停久化燥，燥极化热。脾胃燥热，中气不适，血阻瘀积，病毒发生，母病累子，燥土熏金，加以恣吸香烟，烟气入肺，肺质娇嫩，肺受刺激，金浊不呼，血气滞行，发生瘤变，由是土燥熏金，肺胃不降，燥热熏蒸，浊气湮郁，酿成本病。如表3-1-20。

表3-1-20 治疗本病病因辨证分型发病机制治法

病名	病因	分型	发病机制	治法
淋巴细胞瘤合并酒渣鼻	内因	燥土熏金	吸烟嗜辛	润土清金

（五）治疗方法

本病业经按型论治，以润土清金法定方，虎蜈二冬煎内服，和丁素外搽合治，务须辨证加减，以符治法，而免受规，如表3-1-19。

依表3-1-19，论治定方，专治淋巴瘤合并酒渣鼻症，如遇有标病并发，标病非急，则照表3-1-21，所定各病方药，审病选药和上表3-1-19定方加减，标本合治。如遇并发标病，标病之急，急则治其标，本病暂停，待标病瘥愈，专治本病，以符治法。

表3-1-21 并发标病加用药物

并发标病	药物配伍	附记
口干喉咙	玄参、诃子、青果、天花粉、干葛	
消瘀软坚	昆布、海藻、丹皮、桃仁、炮山甲	
烦躁失眠	瓜蒌、冬瓜子、麦冬、麻仁、柏子仁	
鼻衄牙血	藕节、阿胶珠、地榆炭、山药、海螵蛸	如标病重选药要重，如标病轻选药要轻
反胃呕逆	赭石、旋覆花、法半夏、生姜、蔻仁	
大便秘结	元明粉、郁李仁、大黄、槟榔、桃仁	
腰杆疼痛	延胡索、香附、乳香、没药、防己	
小便少黄	猪苓、泽泻、车前子、商陆、海金沙	

（六）治疗效果

治疗淋巴细胞瘤，合并酒渣鼻症，自1968年4月起，经依表3-1-20，辨证分型，燥土熏金型，按表3-1-19论治定方，虎蜈二冬煎内服和丁素外搽合治本病，方内生石膏、麦冬，除胃燥热，泻火生津；夏枯草疏肝散郁，肝木无横，土无木伐，虽嗜辛纳胃，胃燥自消，胃土无燥，金从何熏；天冬、桑白皮、生地黄润肺燥，滋胃水，桑白皮泻肺行水祛痰，生地黄清热泻火清瘀，肺金肃清，脾土无燥，血气畅运，则肺胃有下降之路，而血气自无上逆之升；加以守宫、蜈蚣、土鳖虫治瘤肿瘰疬，破坚散瘀；炮山甲、炒鳖甲、海藻治乳癌硬核，破瘕消痈，所用上药煎方内服和丁素粉剂外搽合治，至同年8月止，本病全瘳。

（七）讨论

经依祖国医法，辨证分型，论治定方，虎蜈二冬煎内服和丁素粉剂外搽合治本病痊愈。倘不按照表3-8-2定方，反投燥土熏金中药，治疗本病，则脾土愈燥，肺金更熏，不只变清凉之区，为赫曦之域，微持罔瘳，而且转剧，我们必须遵照中医范畴，治病求因，辨证分型，论治定方，治疗本病。

（八）结语

本文治痊淋巴细胞瘤合并病酒渣鼻1例。患者前来复查，本病并无复发，迄今9年有奇，足证远期疗效，虽则治痊1例，病例不多，既用原方，内外合治，疗程短期，完全远期疗效，未敢肯定这个方药特效，务须进一步精研，医治本病，疗效为何，再行总结，方知真相，仍希同道指正。

祖国医学是伟大宝库，是我国人民救死扶伤的重要武器，在防治肿瘤方面，有初步的成果，为我国的肿瘤学术，启示了一条新的光明道路。我们医务同仁，务必认真加以研究运用现代科学方法整理，吸取其精华，中西医术，共治一炉，为发展祖国新医药学派而努力。

第二节　肺系疾病

一、慢性鼻窦炎（鼻渊）治验

鼻窦炎为人类严重的慢性疾病，罹本病后，经年累月，终身殊难治愈者，轻者影响身体健康，重则并发威胁生命的脑病，作者发扬祖国医学遗产，采用中药治疗本病，初步经验介绍如下。

（一）鼻窦炎的病名

考祖国医学典籍，未有记载，如《素问·五脏别论》："五气入鼻，藏于心肺，心肺有病，而鼻为之不利也。"《素问·气厥论》："胆移热于脑，则辛頞鼻渊，鼻渊者浊涕下不止也。"《灵枢·脉度论》："肺气通于鼻，肺和则鼻能知香臭矣。"《诸病源候论》："肺主气，其经手太阴之脉也，其气通于鼻，若肺脏调和，则鼻气通利，而知香臭，若风冷伤于脏腑，而为鼻齆也。"《医学流源》："肺热则为鼻渊，鼻渊则浊涕黏稠若脓，腥臭难闻。"《丹溪心法》："鼻渊脑热，渗下浊涕不止。"《医学心悟》："若鼻中常流浊涕，源源不断者，名曰鼻渊。"祖国医学记述的鼻渊，与现代医学慢性鼻窦炎的症状，互相符合。

（二）鼻窦炎的病因

现代医学认为，鼻腔的黏膜和鼻窦的黏膜相连，故当鼻腔黏膜发炎时，传染可能延展到鼻窦，因此，多数的鼻窦炎，是由鼻炎引起，而慢性鼻窦炎（也包括慢性蝶窦炎，筛窦炎，额窦炎，上颌窦炎），是由屡次急性鼻窦炎感染而起，遂致流涕白色、黄色脓样腥白，多在早晨定时头痛，嗅觉减退的。在祖国医学论之，乃风热烁脑，而液下渗，或黄或白，或带白而脓状，此肾虚之症也。《黄帝内经》曰："脑渗为涕。"《素问玄机原病式》曰："如以火烁金，热极则反，化为水。"然究其原，必肾阴虚，而不能纳气归元，故火气所畏，上迫肺金，由是津液之气，不得降下，并于定窍，转浊为涕，津液为之逆流，其宗气出于鼻而为臭。据现代医学慢性鼻炎，与祖国医学的鼻渊，病因虽异，症状相同。

（三）论治的法则

依据祖国医学四诊八纲诊断的本病位，是属肺、属脑、属肾。病因：属风、属热、属阴虚。因此，以滋肾清肺，补脑养阴，通窍清炎，为治疗本病的法则。

（四）论治的方剂

根据以上法则，治疗鼻窦炎，初步采用苍耳辛夷煎内服和茄花石胡荽液外滴两方为范围，但须辨证论治，灵活运用，对症施药加减为原则。

（1）苍耳辛夷煎内服方：苍耳子500g、辛夷花500g、茜草250g、菊花500g、金银花500g、地龙干250g、赤小豆250g、藿香250g、薄荷250g、熟地黄500g、山茱萸500g。

制法：上处方中药共11味，计重量4 250g，先共磨成粗粉，由这药粉取出1/5，得850g粗药粉，再以药粉加磨筛过极幼的粉放起。因上药有辛夷花、菊花、藿香、薄荷4味药粉，有挥发性，因此，遂将3 400g的粗粉和清水3 400mL放入反应锅加热，先吸取挥发气味的溶液500mL贮藏放起，余药加热，将这药成分提取出后，由反应锅倾出待冷后，用压榨机榨尽药液，过滤后，再以这药液放入反应锅加热浓缩至500mL，与之前吸取挥发气味的药液500mL，混合为1 000mL的药液，以药粉850g，与这1 000mL的药液混合成为药饼，放入干燥箱，待干燥后，再研筛过，成为幼粉，配适量胶质，以制成药片，共得若干片，大约每片含药分量0.5g，以阔口砂塞玻璃瓶贮藏备用。

服法：成人每日早晚服2次，每次服4片，以开水送下，儿童减半。

（2）茄花石胡荽液方：茄花500g、石胡荽200g、苍耳茎叶500g、辛夷花500g、白芷500g、薄荷250g、细辛250g、梅片30g、麝香30g。

制法：上处方中药共9味，计重量4 560g，先取出梅片、麝香两味共重60g，研极细粉末另贮外，尚有药7味重量4 500g，共磨成粗粉，和10 000mL清水，放入反应锅加热水浴，因这7味药均含有挥发性，先吸取挥发气味的药液1 000mL，先行放起，再加热5小时，直至提炼药的成分出尽时，由反应锅倾出药液和渣滓，以袋装妥，用压榨机榨尽药液，过滤加热，浓缩为1 000mL，与先吸取挥发气味的药液1 000mL，混合为2 000mL，加入梅片、麝香粉末和适量防腐剂，经24小时，再行过滤，严密高压消毒，以窄口砂塞玻璃瓶，贮藏备用。

用法：以消毒玻璃吸管，吸入这药液，滴入鼻腔，每日3次。

（五）治疗效果

用苍耳辛夷煎内服和茄花石胡荽液外滴，治疗慢性鼻窦炎和副鼻窦炎的病例不少，但因本院所有病历概由患者保管，门诊无病历可稽，殊难访查，现仅根据有病历可考和访视得知情况10例，见表3-2-1。

表3-2-1 中药治疗慢性鼻窦炎临床疗效

病历号	姓名	性别	年龄	病程	治疗经过	初诊时间	用后结果
12452	张某	女	25	21年	历经前广州市各医院穿刺数次	1959.3.26	13周痊愈
494586	陈某	女	28	20年	历经省医院留医及西医手术治疗	1958.11.1	14周痊愈
11324	马某	女	20	5年	历经广州市各医院中西医治疗	1959.1.6	9周痊愈
52134	吴某	男	26	7年	历经省医院及各医院治疗	1957.8.15	16周痊愈

续表

病历号	姓名	性别	年龄	病程	治疗经过	初诊时间	用后结果
490479	李某	女	25	6年	历经广州市各医院中西医治疗	1957.9.16	12周痊愈
12883	刘某	女	19	4年	历经各医院中西医治疗	1958.10.2	8周痊愈
15428	谭某	男	10	3年	历经各医院中西医治疗	1959.2.15	11周痊愈
15300	李某	男	35	5年	历经省医院留医手术及各医院中西医治疗	1957.7.22	20周痊愈
43511	陈某	男	26	4年	历经各医院中西医治疗	1959.1.11	9周显著好转
470400	梁某	男	26	4年	历经各医院中西医治疗	1957.8.1	6周显著好转

（六）方剂效能

以滋肾清肺为君，开郁顺气为臣，补脑养阴为佐，通窍消炎为使，故以苍耳辛夷煎内服，和茄花石胡荽液外滴，合并治疗，俾火息金清，降令胥行，气畅郁分，清窍无壅，阳开阴阖，相依相附，脏腑各司乃藏，风热遂使自消，鼻渊可能痊瘳矣。

（七）结语

上述治疗本病10例，均属门诊的性质，故未能将其治疗用药详细过程记录，殊属缺憾。本病应用上述内服外用处方的中药，疗效是肯定的，可介绍推广。

（本文曾刊载于《广东中医》1960年1月号第28页）

二、哮喘治验

哮喘是一种反复发作，顽固不易治的慢性呼吸系统疾病，发作时呼吸困难，痛苦难堪，往往并发肺气肿，或肺源性心脏病，甚至终年不能根治，形成残疾，病重不治，所以这种疾病，影响人类健康殊非浅显。

祖国医学记载綦详，《素问·阴阳别论》：阴争于内，阳扰于外，魄汗未藏，四逆而起，起则熏肺，使人喘鸣。《素问·玉机真脏论》：秋脉不及，则令人喘，呼吸少气而欬，上气见血，下闻病音。《素问·脉要精微论》：肝脉若搏，因血在膈下，令人喘逆。《灵枢·经脉篇》：肺所生病，则上气喘喝。《灵枢·五邪篇》：邪在肺上，气喘汗出。《灵枢·五乱篇》：清气在阴，浊气在阳，清浊相干，乱于肺，则俯仰喘喝。仲圣云：咳而上气，喉中水鸡声。《诸病源候论》：肺主气，为阳气之所行，通荣脏腑，故气有余，俱入肺，或为喘息上气。但本病的发作一般有季节性，多数在秋冬季，春次之，夏季则减轻或缓解。本病的发病率与地区和工厂分布有关，在农村较城市多，北方比南方高，儿童期男性比女性为多。综上所述，祖国医学对哮喘病有丰富的认识。

（一）病例来源

本病例来源，多由各省、市、县或香港医院久治无效转来，或请本人会诊治疗，或国外华侨在各医院久治无效，由友人介绍来本院治疗。

（二）病因

祖国医学《普济方·咳喘论》：肺为五脏六腑之华盖，主行气于皮毛，形寒饮冷，则伤于肺，肺一受邪，安能统摄诸气，气乱胸中，而疾生焉，重则为喘，轻则为咳。元《丹溪心法哮喘篇》：喘急者，有水气乘肺者，有肺虚挟寒而喘者。现代医学认为吸入过敏性抗原，如各种风媒花粉（构树、蓖麻、蒿草、猪尾草等）、霉菌孢子、屋尘、某些生产性粉尘等会引发本病。近年发现分布于自然界和住屋内的螨及其代谢产物，有很强的致敏性，可能也是一种重要的过敏性抗原。某些食物，特别是鱼虾、卵蛋白等，也可激化本病，但一般仅在婴儿和儿童时期比较明显，这是本病的病因。

（三）证候

《证治要诀》：喘气之病，哮吼如水鸡声，牵引胸背，气不得息，坐卧不安。《医学纲目》：喘症时无痰，将愈时却吐痰。《医学入门》：喘者促促气急，喝喝痰声，张口抬肩，摇身撷肚，而有呷呀之音。甚至哮喘骤发，不能睡卧，坐于椅子，以待天明，冷汗如珠，鼻扇气促，喘而不休，痛苦惨剧。发作时体检，胸部多较饱满，呈过渡清音，两肺满布哮鸣音，严重者可有唇指紫绀，这是本病的证候。

（四）鉴别

根据反复发作的气促，发作有哮鸣与咳痰的特点，一般诊断并不困难，但对少数病例必须和以下各病鉴别。

1. **心源性哮喘**：左心力衰竭和肺水肿都引起阵发性气急，哮鸣，不能平卧，与支气管哮喘类似。两者鉴别通常不难，左心力衰竭，常有频繁咳嗽，咳出泡沫或血沫痰，两侧肺底部有多量湿性啰音，并有心脏病的其他征象（例如心脏扩大，心区杂音或心律失常等）以资区别。

2. **慢性支气管炎并发肺气肿**：可有不同程度的气急，夹杂感染时，气急加重，哮鸣音增加，有时可与支气管哮喘类似，但本病病程长，气急呈进行性加重，有典型的肺气肿体征，支气管解痉药对气急的缓解不如支气管哮喘明显。

3. **气管或支气管肺癌**：肺癌导致气管和支气管狭窄。如果伴有继发性感染时可有气急、喘鸣、咳嗽等症状，有时易与哮喘相混淆，生长在气管和支气管的癌瘤，X线片不能发现，与支气管哮喘更难区分。但癌瘤的病史多不长，气急的发作性不明显，喘鸣音多局限性，吸气期较明显，支气管解痉药效果多不明显。

4. **暴发性嗜酸粒细胞增多性哮喘**：临床表现有咳嗽、喘急、低热、全身乏力及嗜酸粒细胞增高（可占白细胞数的20%以上），肺部时有局限性或散在的浸润，根据流行病学特点，发病急和全身症状等的特点，结合血象检查，可与支气管哮喘区别。

（五）治疗方法

本病40例，按照水冷金寒的病因，遵祖国医法，辨证论治，对症定方：牛金附桂煎（药物组成见表3-2-2）治疗，每星期诊症1次，每次给定方中药6剂，每剂以600mL清水煎至250mL服治，服药后自觉病况如何，按表3-2-3选药，配入定方中煎服，但须灵活运用，切勿墨守不化，胶执鳞通。

表3-2-2　哮喘定方药物组成

熟黑附四钱	肉桂（焗服）五分	天然牛黄二分（冲服）	金鸡纳霜一分（冲服）
干姜四钱	淡豆豉四钱	麻黄三钱	法半夏四钱（打碎）
川朴三钱	山楂五钱	熟枣仁五钱（打碎）	磁石三钱（打碎）
苏子四钱（炒）	橘红二钱	五味子四钱	炙甘草二钱

表3-2-3　依症状加用药物

症状	药物
如有口干、口苦、渴饮	青果四钱（打碎）、诃子四钱（打碎）、葛根五钱
如有烦躁、失眠、不安	熟枣仁五钱（打碎）、柏子仁四钱、蜂蜜三两（冲服）
如有大便干结、困难	尖槟榔五钱、火麻仁五钱（打碎）、肉苁蓉五钱
如有小便赤黄、短少	车前子五钱、猪苓四钱、泽泻四钱
如有头疼、咽痛	玄参四钱、藕节五钱、延胡索四钱
如有头疼、腰痛	蝉蜕三钱、川芎四钱、苍耳子四钱

（六）方剂效能

治疗本病40例，均属水冷金寒病因，肾阳淹泯，命门火衰，肾水流衍，阴水泛滥，水冷侮金，金寒无温，寒痰丛生，痰塞肺管，肺气不畅，气不下降，气逆上升，气促喘鸣，哮喘病变。依此对症定方，牛金附桂煎治疗。方内熟黑附、肉桂、干姜回阳益肾，降坎升离，肾阳赫曦，阴火涸流，肾阳烜盛，烜盛暖脾，脾暖温金、金温坚成、寒痰不闭、肺气畅通，张口抬肩悉除；佐以正牛黄、奎宁、法半夏、炒苏子、橘红、磁石定喘止哮，降气化痰，散寒温肺，敛汗消绌，鼻扇气促全消；以熟枣仁、淡豆豉、五味子、炙甘草收敛肺气，化散寒痰，呼吸不促，无水鸡声，则水冷金寒哮喘痊愈矣。

（七）讨论

叹帝宰之远遥，怅民疾之顽固，徒讬灵枢，不测病原，空抚喘躬，莫名感染，九候之法萎脱，七诊之义沦湮。既迷惘于心中，复绵昧于指下，燥湿乖谬，寒热错讹。有妇人何某某，31岁，广东南海人，患哮喘23年，往时曾在广州各医院久治无效，后转某医院留医，由某医生治疗，四诊罔知，八纲莫晓，姑用古方，治疗数月，推病垂殆，梦枣堪虞。由是患者出院后，家人恐促来邀请余救治。但本院当时病床无余，急在门诊救治。余诊患者，右寸尺脉象濡数沉弱，舌苔厚白，小便清长，声如水鸡，详询患者病情，患者将在该院服治处方，给余参阅，得知某医生妄用二黄知石古方治疗，草菅人命。由是认真辨证澄源。据诊该症病因，型属水冷金寒，误断患妇肺热，反致火炎烁金。讵知黄芩、黄连、石膏、朴硝大寒，下泻肺阳；连翘、栀子、玄参、知母滋水，止制心火；前胡、桑甘降肺清金，不只变阳谷于寒泉，降炎焰于坎埳，以抑阳扶阴之剂，投降温升凉之饵，哮固难愈，病益转剧。魂将游岱，梦近迷乡。讵知十里之内，风雨不同，两人之经，寒热各异，古方今治，医杀之耳。因此，经诊患妇水冷金寒哮症，论治原定牛金附桂煎方，虽则23年危喘，仅1个月治痊，连同40例顽哮，遂能数月间疗愈。不敢自视三世会通，岂能肯定十全得矩，只遵医圣治法，竟获顽哮复瘥，医务提高，同仁警惕。

第三节　肝胆系疾病

一、传染性肝炎治验

本院特划传染性肝炎病区，收容患者严密隔离，采取西医学习中医，陈治平老中医协助治疗，控制其蔓延，将患者分为中药组和中西合用组，分别治疗，计自1959年3月起，至1960年3月止，共治本病63例，两组比较，中西合用组，不若纯用中药治疗组效果迅速、满意，兹将治疗63例临床经验，初步总结介绍以供同道参考。

（一）病例分析

年龄：20岁以下者13例，21~30岁者35例，31~40岁者10例，41岁以上者5例，以21岁至30岁者发病率最高，与一般文献报告相符。

性别：男性54例，女性9例，男比女多，亦与国内文献报告相符。

发病季节：春季14例，夏季14例，秋季24例，冬季11例，由此可见广州地区终年均有发生，在秋季比较多见。发病情况：在有记载中发病较急者25例，渐渐发生者8例。黄疸前期持续天数：3日以下者4例，4~7日者7例，8~14日者3例，15日以上者7例。由此可见，大都于1~2周内发生。黄疸前期发病类型：类流感型者29例（47%），类消化不良型（胃肠型）湿热者25例（40%），隐袭型9例（14%）。

症状：食欲不振、尿黄发热、疲倦乏力、自觉肝区疼痛者比较多见，见表3-3-1。

表3-3-1 临床症状频数

症状	频数	频率	症状	频数	频率
食欲不振	55	87%	腹泻	12	19%
尿黄	54	85%	便秘	11	17%
肝痛	45	70%	大便浅色	5	7.8%
疲乏	51	80%	瘙痒	3	5%
发热	41	65%	出血紫癜	5	7.8%
恶心呕吐	47	73%	肌肉痛	3	5%
发冷	21	33.3%	关节痛	2	3.5%

体征：

（1）黄疸：有黄疸者共53例，另有10例是无黄疸性肝炎，黄疸持续时间最短者3日4例，4～7日者2例，8～14日10例，15日以下者36例。

（2）肝大及压痛：63例中全部均有肝大，其中刚可触及者3例，1～2cm者42例，3cm以上者21例。软硬度，有记载者47例，其中54例（81%）质软，稍硬者只有9例（19%），肝压痛有记载者49例（77.4%），肝区撞击痛43例（68.5%）。

（3）脾肿大：有脾肿大者15例（2.4%），多半经治疗后消失，此外淋巴结肿大6例（9%），出现蜘蛛痣1例，下肢浮肿、腹水、朱砂掌各1例。

实验室检查：

在63例中，白细胞5.0×10^9/L以下者18例（28.5%），5.0×10^9/L~10.0×10^9/L者4例（68.5%），10.0×10^9/L以上的5例（8%）与一般文献统计相符合。在分类中，早期有中性白细胞增高，而晚期则有淋巴细胞增高。小便三色素共63例。入院时胆红素阳性者37例（59%），尿胆原1/20以上者只有1例，1/20以下者37例，而尿胆（++）以上者40例（65%）。

肝功能检查：

总蛋白有检查者46例，总蛋白60g/L以上者13例（28.3%），60g/L以下者33例（71.9%），故说明大部分肝炎患者均有总蛋白降低的倾向。白蛋白/球蛋白（A/G）比中，有统计的共27例，1.5/1者有19例（70%），1/1者7例（26%），只有1例

A/G比＞1。故说明大部分肝炎患者白蛋白与球蛋白的比例，均在正常范围，与一般文献报告相符，T.T.T.（血清麝香草酚浊度试验）检查者共56例，0～5单位者20例（35.7%），6单位以上者36例（64.3%）。C.C.F.T（脑磷脂胆固醇絮状试验）检查60例，阴性及（＋）以下者15例（25%），（＋＋）及以上者45例（75%）。见表3-3-2。

胆红素检查者共62例，在17mmol/L以下者26例（42%），在17mmol/L以上者36例（58%）。

凡登白试验：测定者共51例，间接弱阳者7例（13.7%），直接迅速17例（33.3%），直接延缓13例（25.4%），复相14例（25.5%）。

在63例中，黄疸持续25日以下属轻型的共19例，黄疸持续26～60日正规型的24例，慢性者60～180日3例，慢性再发型3例，凶险型1例。

在治疗上完全使用中药者共39例，其中黄疸于4～7日内消退者4例，8～14日消退者17例，15日以上消退者18例。

中西合用组，黄疸4～7日消退者只有1例，8～14日消退者只有2例，15日以上消退者25例。

退热天数：中药组3日内退热者7例，4～7日退热者1～3例，8～14日退热者2例，15日以上退热者只有1例。中西合用组，3日内退热者1例，4～7日退热者7例，8～14日退热者6例，15日以上退热者4例。

由此可见，中药组退热比中西合用组较快，至于食欲改善和肝功能改善天数，二组相差不远（表3-3-2）。

表3-3-2　肝功能改善情况

肝功能改善情况	中药组	中西合用组
T.T.T由6单位以上转变为6单位以下	5例	5例
C.C.F.T由（＋＋）以上转变为（0～＋）	10例	11例
合　计	15例	16例

（二）典型病例

【案一】

梁某某，男，27岁，广东高要人，业医，未婚，1959年9月6日入院，住院号：74630。

主诉：双眼发黄已4日，病者于4月前发热2日，头痛，全身不适，退热后双眼发黄，小便呈茶红色，胃口欠佳，恶心呕吐，每逢进食即吐，上腹部亦不适，大便色白稀烂，病前数天饮酒数口，除此外未服其他药物。病者素来健康，无黄疸病史。

查体：发育正常，营养中等，神志清，皮肤稍黄，巩膜亦黄染，瞳孔大小相等，对光反射存在，左颈淋巴结肿大，耳、鼻、口腔均正常，颈软，甲状腺无肿大，气管正中，心肺无特殊，腹软，上腹部与右上腹部有压痛，肝肋下二横指处质软，压痛和撞击痛均存在，脾未能触及，无腹水症，肠鸣音存在，膝反射（＋），无病理神经反射。

实验室检查：红细胞5.0×10^{12}/L，血红蛋白150g/L，白细胞7.9×10^{9}/L，淋巴细胞48%，单核细胞10%。尿常规：胆红素（＋），尿胆原弱阳性，尿胆红素（＋＋），大便常规阴性，总蛋白51g/L，白蛋白34g/L，球蛋白17g/L，T.T.T.13单位，C.C.F.T.（＋＋＋），黄疸指数50单位。凡登白直接反应、间接反应均呈阳性，胆红素77mmol/L，血清铁39.6μmol/L。

治疗：入院后即给酵母，维生素C、维生素B杂片等，及服中药龙胆草五钱、栀子六钱、茵陈五钱、素馨花四钱、柴胡五钱、青矾一钱。

于服药后第5日巩膜黄疸和皮肤黄疸消退，肝大已由二横指变为一指，但仍有轻压痛和撞击痛。入院后第6日，病者食欲好转，继续服中药，前后共服30剂，9月24日测T.T.T. 3～4单位，10月9日测T.T.T. 5单位，黄疸指数2单位，胆红素微量。

【案二】

陈某某，男，21岁，未婚，干部，广东南海人，于1959年10月18日入院。住院号：75813。

主诉：间歇右上腹痛已2个月，眼黄已10余日，于10月4日，开始间歇性腹泻，每月发作1次，每次2～3日，大便伴稀烂黏液，无血液，于10月间又因腹痛而入院，治愈出院后，不久因洗澡受凉有高热，求治中医，10月16日被发现眼发黄，转到我院门诊，因无肝炎床位不能收入，每日在门诊静脉滴注10%葡萄糖水1 000mL，加维生素C 1 000mg。

查体：体温39℃，心率95次/分，血压110/75mmHg，神志清，重病容，疲倦无力，发育正常，营养中等，皮肤有中度黄疸，巩膜亦黄疸，瞳孔正常，口腔鼻耳均正常，颈软，甲状腺不肿大，气管居中，心肺正常，腹软，肝肿大于肋下约一横指，质软，有压痛，左上腹部有撞击痛，脾不能触知，肠鸣音存在，四肢正常，膝反射存在，无病理性神经反射。

实验室检查：白细胞3.9×10^9/L，中性粒细胞70%，淋巴细胞28%，嗜酸性粒细胞2%。尿常规：尿蛋白（＋），胆红素（＋＋），尿胆原1/10，尿胆素（＋＋＋）。大便常规发现钩虫卵，潜血（＋＋），肝功能T.T.T.9单位，C.C.F.T.（＋＋＋＋），黄疸指数37单位。凡登白试验直接双相，胆红素94.9mmol/L。

治疗：入院后予口服维生素B_1 10mg，维生素C 100mg，每日3次，静脉滴注维生素C 1 000mg、肝精2mL，每日1次。病者入院后体温下降至37℃，食欲不见好转，黄疸不见消退，且出现皮肤瘙痒，10月24日开始服中药，服药后，病者自觉精神好转，食欲开始改善，能进半流质饮食少许，但黄疸未消退，10月28日测病者除精神好转，食欲改善外，黄疸亦开始消退，11月1日测肝功能T.T.T. 10单位，黄疸指数26单位，胆红素34.2mmol/L，11月15日 测T.T.T. 7单位，C.C.F.T.（＋），黄疸指数7单位，胆红素微量，在此情况下出院。

（三）治疗方案

（甲）中药组方剂：

（1）三子银花饮方：栀子五钱（打碎）、川楝子五钱（打碎）、牛蒡子五钱、金银花五钱、茵陈四钱、柴胡四钱、甘菊花五钱、茅根五钱，以600mL清水煎至250mL服。

（2）二矾茵陈煎方：白矾五分、青矾五分、茵陈五钱、栀子五钱（打碎）、金铃子五钱（打碎）、龙胆草五钱、柴胡四钱、郁金五钱，以600mL清水煎至250mL服。

（乙）中西药组方剂：

（1）中药同三子银花饮和二矾茵陈煎两处方。

（2）合并使用10%葡萄糖水+维生素C或维生素B_{12}或肝精等，内有1/4病例是先经西药治疗6～7日，效果不显著时才使用中药。

（四）方剂效能

关于传染性肝炎黄疸，分为阳黄、阴黄两型，阳黄体征，因湿多或热，热则生黄，此湿热症也。唯阳黄、阴黄可以互相转变，在黄疸初期多属阳黄，后则转为阴黄。在63例均为黄疸初期，均属阳黄，非阴黄。这病在开始时通常发热、食欲不振、头痛冷感，恶心呕吐，身痒，目痒，目黄如柏皮，大便秘结，小便溲如浓茶。本组依照辨证的治法，着重清利湿热为原则。以青矾、白矾、茵陈、牛蒡子、栀子，能解毒、燥湿、退黄、通便，则目黄身痒消退；以龙胆草、穿楝子、柴胡，能泻肝胆火，除湿热，则发热消除，小溲变白，头痛冷感消失；以郁金、茅根、甘菊花、金银花、竹茹、麦芽，能平肝散瘀，止吐健脾。

（五）讨论

原因属阳黄，湿热偏盛于阳明者，以二矾茵陈煎为主方，就取得良好的疗效，此外如有兼症，应依祖国医学四诊八纲，随症加减，灵活运用，不可胶柱鼓瑟。但治疗传染性肝炎患者，对于休息和饮食是重要措施之一，因为卧床休息，可以促进组织的新陈代谢而减低肝脏的负荷，加速了肝功能的恢复。所以在本病急性期和恢复期，都应严格保证休息。至于营养，如高热量、高维生素、高碳水化合物及高蛋白质的饮食，都应注意控制在适当范围内，更应对患者早期诊断，治疗严密隔离，杜绝病源传染，本病的发病率是会逐步降低的。

中药组36例，于14日内黄疸消退者18例（50%），中西合用组共27例，于14日内消退者共4例。由此可以看出，中药组，对于黄疸消退远胜于中西合用组。如案二，患者是慢性再发型肝炎，病者在门诊及病室中用10%葡萄糖水+维生素C治疗10日，黄疸不消退，反而出现皮肤瘙痒，后经使用中药，4日后黄疸才开始消散。在国内文献中，王氏与梁氏亦认为茵陈汤对黄疸的消退有良好的作用。

在退热方面，中药组于7日内退热者共20例（80.6%），而中西合用组，在7日内退热者8例（43%），由此可知，中药对于肝炎的退热确有长处。

对于食欲改进和肝功能改善一组的比较，则相差不远。

（本文曾刊载于《广东中医》1960年5月号第333页）

二、瘟黄治验

浏览中华人民共和国成立以来的医学文献，由钩端螺旋体传染外耳氏病，其症状包括骤然寒战、高热昏迷，病势剧烈，死亡率颇高，更甚于传染性黄疸肝炎，对于人类，有莫大的威胁。本病流行，传染广泛，影响生产，我院党领导，各级医疗部门极为重视，曾在我院特设传染病区，大量收容患者，严密隔离，采取中医为主，西医协助，共同治疗的原则，自1959年3月起，至1960年2月止，已治愈传染性黄疸肝炎63例，《广东中医》在1960年7月刊载，内中有外耳氏病6例，现介绍治愈该病的临床经验，以供同道参考。

（一）病因

巢氏病源：脾胃有热，谷气熏蒸，因热毒溢加，故卒然发黄，心满气喘，命在顷刻，故云急黄也。沈氏养生：有天行疫疠，以致发黄，俗谓之瘟，杀人最急。蒋式玉：阳黄之作，湿从火化，瘀热在里，胆热液泄，与胃之浊气共溢，上不得越，下不得泄，熏蒸逼郁，侵入肺腑，身目均黄，流入膀胱，则溺色为之赤，黄为橘子色，这属阳黄症候。近年来，部分地区每年农忙时节流行，其时钩端螺旋体散布田野山坑污水，孳生繁殖，腠理不闭之人，因稼穑耕耘，足涉污水，该菌进入人体，突然暴发，为急性传染性疾病。现代医学外耳氏病，与祖国医学瘟黄的病因虽异，而症候实则相同。

（二）病例分析和治疗前后对比

本文6例中，有3例在尿液发现有钩端螺旋体，故诊断为外耳氏病，是无疑问的。其余3例，虽在血和尿中未发现致病菌，但综合考虑其临床症状、体征、实验室检查，以及患者都是农民，诊断基本可成立。本病6例治疗前后证候变化如下：

【案一】

蔡某，男性，35岁（表3-3-3）。

表3-3-3　查体及实验室检查

症状、体征、辅助检查		治疗前	治疗后第一周	治疗后第二周	治疗后第三周	治疗后第四周
症状与体征	发烧	38.5℃	37.5℃	37℃	/	/
	谵妄	+	－	－	－	－
	腓肠肌压痛	+	－	－	－	－
	咯血	+	－	－	－	－
	黑大便	+	+	+	－	－
	皮下出血	+	－	－	－	－
	鼻血	+	－	－	－	－
	结膜充血	+	+	－	－	－
	黄疸	+++	++	++	－	－
	少尿	+				

续表

症状、体征、辅助检查		治疗前	治疗后第一周	治疗后第二周	治疗后第三周	治疗后第四周
辅助检查	肝功能 黄疸指数	150U	60U	40U	/	10U
	胆红素	221mmol/L	136mmol/L	51mmol/L	/	17mmol/L
	C.C.F.T	−	+	/	/	−
	T.T.T	8U	11U	/	/	3U
	肾功能 N.P.N	142.8mmol/L	77.8mmol/L	28.6mmol/L	/	21.7mmol/L
	CO_2	15.7mmol/L	23.8mmol/L	25.2mmol/L	/	19.8mmol/L
	尿常规 尿蛋白	+	/	++	±	±
	WBC	4~6	/	1~2	0~1	0~2
	RBC	++	/	1~3	/	0~1
	其他 管型	−	/	0~1	/	−
	尿螺旋体	+	/	−	/	−
	血螺旋体	−	/	−	/	−

【案二】

林某某，1959年10月7日入院，住院号：75443（表3-3-4）。

表3-3-4　查体及实验室检查

症状、体征、辅助检查		治疗前	治疗后第一周	治疗后第二周	治疗后第三周	治疗后第四周
症状与体征	发烧	+	−	−	−	−
	谵妄	−	−	−	−	−
	腓肠肌压痛	+	−	−	−	−
	咯血	−	−	−	−	−
	皮下出血	口腔、牙龈出血	渐少	−	−	−
	鼻血	−	−	−	−	−
	结膜充血	−	−	−	−	−
	黄疸	+++	++	++	+	+
	少尿	尿赤红深	++	+	−	−
辅助检查	肝功能 黄疸指数	145U	150U	116U	60U	30U
	胆红素	205.2mmol/L	273.6mmol/L	171mmol/L	119.7mmol/L	68.7mmol/L
	C.C.F.T	−	−	−	−	−
	T.T.T	4U	5U	4U	/	/

续表

症状、体征、辅助检查		治疗前	治疗后第一周	治疗后第二周	治疗后第三周	治疗后第四周
辅助检查	肾功能 N.P.N	438.3mmol/L	68.5mmol/L	27.5mmol/L	/	/
	肾功能 CO_2	14.8mmol/L	21.6mmol/L	19.9mmol/L	/	/
	尿常规 尿蛋白	+	+	±	/	/
	尿常规 WBC	0~2	−	/	/	/
	尿常规 RBC	1~3	/	/	/	/
	其他 管型	/	/	/	/	/
	其他 尿螺旋体	发现	−	/	/	/
	其他 血螺旋体	补体1:100	/	/	/	/

【案三】

王某某（表3-3-5）。

表3-3-5　查体及实验室检查

症状、体征、辅助检查		治疗前	治疗后第一周	治疗后第二周	治疗后第三周	治疗后第四周
症状与体征	发烧	+	−	−	−	−
	发冷	−	−	−	−	−
	腓肠肌压痛	+	+	−	−	−
	咯血	−	−	−	−	−
	皮下出血	+	−	−	−	−
	鼻衄	−	−	−	−	−
	结膜充血	+	−	−	−	−
	黄疸	+	+	−	−	−
	少尿	+	−	−	−	−
辅助检查	肝功能 黄疸指数	20U	12U	/	/	7U
	肝功能 胆红素	51.3mmol/L	/	239.4mmol/L		17.1mmol/L
	肝功能 C.C.F.T		/		/	−
	肾功能 N.P.N	50.1mmol/L	53.5mmol/L	/	/	22.8mmol/L
	肾功能 CO_2	11.2mmol/L	13.5mmol/L	/	/	8.1mmol/L
	尿常规 尿蛋白	±	/	/	/	−
	尿常规 WBC	0~2	/	/	/	−
	尿常规 RBC	−	/	/	/	−
	其他 管型	−	/	/	/	−
	其他 尿螺旋体	−	/	/	/	−

【案四】

伍某某（表3-3-6）。

表3-3-6 查体及实验室检查

症状、体征、辅助检查		治疗前	治疗后第一周	治疗后第二周	治疗后第三周	治疗后第四周
症状与体征	发烧	+	−	−	+	−
	谵妄	−	−	−	−	−
	腓肠肌压痛	+	−	−	−	−
	咯血	−	−	−	−	−
	皮下出血	−	−	±	−	−
	鼻衄	−	−	−	−	−
	结膜充血	+	+	−	−	−
	黄疸	+++	+++	++	++	+
	少尿	+	−	−	−	−
辅助检查	肝功能 黄疸指数	185U	50U	30U		8U
	胆红素	273.6mmol/L	68.4mmol/L	42.8mmol/L		8.6mmol/L
	C.C.F.T	+	−	++	−	−
	T.T.T	3U	3U	5U		3U
	肾功能 N.P.N	21.4mmol/L		22.5mmol/L		
	CO_2	14.5mmol/L		4.7mmol/L		
	尿常规 尿蛋白	−	±	±	−	
	WBC	−	0~2	1~2	−	
	RBC	−	0~1	−	−	
	其他 管型	−	−	−	−	
	尿螺旋体	+	+	−	−	
	血螺旋体	−	−	−	−	

【案五】

陈某某，男性，32岁，广东番禺人，农民，已婚（表3-3-7）。

表3-3-7　查体及实验室检查

症状、体征、辅助检查			治疗前	治疗后第一周	治疗后第二周	治疗后第三周	治疗后第四周
症状与体征		发烧	+	−	−	−	−
		谵妄	−	−	−	−	−
		腓肠肌压痛	+	−	−	−	−
		咯血	+	−	−	−	−
		皮下出血	+	−	−	−	−
		鼻衄	−	−	−	−	−
		结膜充血	+	−	−	−	−
		黄疸	+	+	+	−	−
		少尿	+	−	−	−	−
辅助检查	肝功能	黄疸指数	/	71U	21U	6U	/
		胆红素	/	102.6mmol/L	34.2mmol/L	10.26mmol/L	/
		C.C.F.T	/	−	−	/	/
		T.T.T	/	3U	3U	/	/
	肾功能	N.P.N	214.2mmol/L	50mmol/L	21.4mmol/L	/	/
		CO_2	13.9mmol/L	28.8mmol/L	29.2mmol/L	/	/
	尿常规	尿蛋白	+	±	±	/	/
		WBC	−	0～2	0～1	/	/
		RBC	++	0～2	0～2	/	/
	其他	管型	−	−	−	/	/
		尿螺旋体	−	−	−	/	/
		血螺旋体	−	−	−	/	/

【案六】

关某某，29岁，广东南海人，住院号：746030（表3-3-8）。

表3-3-8 查体及实验室检查

症状、体征、辅助检查		治疗前	治疗后第一周	治疗后第二周	治疗后第三周	治疗后第四周
症状与体征	发烧	+	−	−	/	/
	谵妄	−	−	−	/	/
	腓肠肌压痛	+	−	−	/	/
	咯血	+	−	−	/	/
	皮下出血	+	−	−	/	/
	鼻衄	−	−	−	/	/
	结膜充血	+	−	−	/	/
	黄疸	+++	++	++	+	−
	少尿	+	−	−	−	/
辅助检查	肝功能 黄疸指数	80U	35U	15U	/	8U
	胆红素	171mmol/L	/	25.7mmol/L	/	12.8mmol/L
	C.C.F.T	−	−	−	/	−
	T.T.T	4.5U	4U	5U	/	7U
	肾功能 N.P.N	57.1mmol/L	/	28.6mmol/L	/	/
	CO_2	21.6mmol/L	/	22.5mmol/L	/	/
	尿常规 尿蛋白	+	±	/	/	±
	WBC	+	0～1	/	/	/
	RBC	−	−	/	/	/
	其他 管型	0～2	−	/	/	/
	尿螺旋体	−	−	/	/	/
	血螺旋体	−	−	/	/	−

（三）治疗方法

关于治痊外耳氏病6例，初步拟定二矾三子煎和四黄天葵饮两方为范围，但须以辨证论治，灵活运用，对症施药，酌情加减为原则。

1. 二矾三子煎方

白矾五分、青矾五分、栀子六钱、牛蒡子六钱、川楝子六钱、龙胆草五钱、绵茵陈五钱、郁金五钱、生石膏一钱、金银花八钱、知母五钱。

以600mL清水煎至250mL服。

2. 四黄天葵饮方

黄连四钱、黄芩五钱、黄柏五钱、大黄五钱、青天葵六钱、龙胆草六钱、栀子六钱、绵茵陈六钱、生石膏一钱、川牛膝五钱。

以600mL清水煎至250mL服。

（四）方剂效能

本病原系钩端螺旋体，传染人体，分泌毒素，使人突然出现高热寒战、黄疸、肝功能损害、肾功能衰竭、尿毒昏迷、咯血及皮下出血、腓肠肌疼痛等症状。依据辨证施治和中西合流的原则。患病早期，用大量的青霉素，可获一定的疗效外，其他各种抗生素，似无明显的效果。祖国医学治疗本病有悠久的经验及肯定的疗效，现将6例外耳氏病治疗的临床观察，简单分析如下：

（1）6例患者，高热昏迷，以生石膏、黄芩、大黄、金银花治疗后，第一周内则高热昏迷消失。但消退后，尚有其他症状，如周身疲倦、精神萎靡、胃口欠佳，其他一般症状都明显好转。

（2）患者周身肌肉极痛，尤以腓肠肌剧烈，6例均有之。以绵茵陈、黄柏，能消腓肠肌疼痛，除1例在第二周外，其余5例，都在治疗后第一周内疼痛消失。

（3）6例患者中有3例咯血、鼻衄及皮下出血的体征。以青天葵、栀子解毒止血，都在治疗后第一周内停止。

（4）肝功能方面：6例中，都有深度的黄疸指数，最高的达到185U，胆红素273.6mmol/L，而脑磷脂胆固醇絮状及麝香草酚浊度试验，都在正常范围内，这可能和血中胆红素过高，对这二种试验有抑制的作用有关。因为外耳氏病，一般来说，都有肝细胞的损害。黄疸及血胆红素，本6例中，以二矾、龙胆草、黄连、郁金，能解毒减菌，清肝胆火，故在治疗后第四或第五周内，肝功能降到正常范围。

（5）肾功能方面：6例中，除1例外，其余5例，都有尿毒症的表现。血液检查：NPN的增高有达到214.1mmol/L及酸中毒等，以牛膝、知母、牛蒡子解尿毒，故治疗后第二周内，NPN降到正常。综上治疗外耳氏病的方剂，效能是肯定的，似可介绍推广。

（五）讨论

祖国医学治病，依据四诊八纲八法的原则，知犯何逆，随症施治，同一类症候，在病势转剧中，则需变方子，不可胶柱鼓瑟，治疗外耳氏病，当然也不例外。救治本病，当以渗湿清热，解毒减菌为主，佐以清肝利胆通便剂配伍应用，绝不可以千篇一律，墨守成规，仍要掌握辨证论治的法则。

（六）结语

（1）外耳氏病，类似祖国医学的瘟黄，其原因为钩端螺旋体传染人体，分泌毒素，改变机体，发生病理。

（2）本病的治疗法则，当以减菌解毒，清热渗湿为主，如有并发症出现，则辨证兼治之。

（3）本病在文献中，西医治疗早急性期皆用青霉素有一定效果外，其他抗生素效果不显著。

（4）这6个患者，均在流行季节感染，农忙时节不得不以足踏水，难免被钩端螺旋体传染发病。笔者治平医药，技术肤浅，拟将本文治痊外耳氏病的验方公开推广外，继将本验方用科学方法提炼注射液，供给农村治疗本病，能除农民疾苦，保障健康，提高生产。

（5）本院用中西药治疗外耳氏病6例，虽则治愈出院，但病例不多，对于该病的发展，合并其他的疾病，未及详细深刻研究，窥其全豹，殊堪抱憾。还望先进同道，遇有本病，发明新法，疗效最高，希以教我，共同发动医界同仁，集中力量，群策群力，进一步研究，精益求精，消灭钩端螺旋体疾病，响应党重视农业发展的号召，保障广大农民健康。

第四节　肾膀胱系疾病

一、慢性肾炎治验

本院自1957年元月至1958年10月期间，曾收入慢性肾炎21例住院，中西医共同合作，做出诊断，由陈治平主治，西医配合做常规检查及疗效观察，现整理如下，以供参考。

21例中，16例男性，5例女性，年龄由18岁至52岁。病程由10余日至10余年不等，大多为1～4年。21例中，10例为肾变期，均有中度以上之全身浮肿；3例无浮肿。住院治疗31～221日，平均100日左右，此乃治疗中的一般情况。

（一）病因

肾炎水肿者，脾病也，出于肺而本于肾，三经之寒气为病而实源于三焦之气不化，闭而不行，留溢为肿，脾制水者也，土受邪，则水反侮之，肺生水者也，若肾中之阳虚，则命门火衰，何能温养脾胃，是以阴寒上乘，至阴益困，不能为健运矣，盖肾居下焦属水，统摄阴液为水之本，脾居中焦属土，合肌肉为水之堤防，主化谷生津，以灌溉诸经，肺居上焦属金，为水之化源，行管卫而主治节，以通调水道，人或劳倦房室，以伤其脏，则在肾不能统摄宣通而停蓄矣，在脾不能堤防灌溉而泛滥矣，在肺不能生化通调而壅闭矣，三焦之气闭塞，决渎之官郁遏，水道不通，津液亦闭，血脉不流，尽化为水，水因气闭，气因水壅，这是水肿的病因。

（二）论治

治疗慢性肾炎水肿，依据祖国医学辨证论治立下四大原则：①宣肺发表；②通便渗湿；③培补脾土；④温化肾阳。但在临床上，仍需依据病情变化，灵活运用，拟分为三个治疗阶段。

第一阶段：以宣肺发表方剂为主。

五苓散：桂枝四钱、茯苓六钱、白术四钱、泽泻四钱、猪苓四钱。

五皮饮：茯苓皮一两、桑白皮五钱、大腹皮四钱、陈皮三钱、姜皮三钱。

麻黄附子细辛汤：麻黄三钱、熟附子一两、细辛三钱。

上述方剂针对有浮肿病者合并加减使用，待浮肿消退大部分后，转到第二阶段。

第二阶段：以通便渗湿，培补脾土兼施方剂为主。

（1）真武汤：炮附子八钱、白术六钱、白芍六钱、茯苓一两、生姜六钱。

（2）实脾饮：茯苓一两、白术八钱、木瓜三钱、甘草三钱、木香三钱（后下）、生姜四钱、大枣四枚、草豆蔻四钱、厚朴三钱（后下）、大腹皮四钱。

第三阶段：水肿完全消退后，以温化肾阳方剂为主。

附子理中汤：附子一两、白术二两（土炒）、党参一两、炮姜一两、炙甘草一两。

金匮肾气丸（或汤）：熟地黄一两、怀山药一两、山茱萸五钱、丹皮五钱、茯苓一两、泽泻五钱、附子一两、肉桂一钱（后下）。

（三）典型病例

【病案】

罗某某，女，39岁，已婚。住院号：58798。

主诉：有浮肿病史4年，再发全身浮肿4个月。

查体：神志清晰，营养不佳，全身极度浮肿，呼吸急促，半坐卧位，下肢臀部皮肤破裂，有液体流出，左下肺呼吸音及语颤减弱，腹胀大如球，腹围109cm，血压144/120mmHg，胸透左侧少量胸积液。

尿常规：尿液黄色，酸性，比重1020，尿蛋白（++++），白细胞（+），红细胞1~2，透明管型（+），颗粒管型2~4。

血液生化检查：胆固醇总重量9.9mmol/L，非蛋白氮25.3mmol/L，二氧脂氮结合为21.1mmol/L，血清蛋白64g/L，白蛋白16g/L，球蛋白47.5g/L。

酚红排泄试验：15分钟排出5%，120分钟共排出30%。

中医诊断：阴水肿。

西医诊断：慢性肾炎、肾变性期。

治疗经过：

第一阶段。主要症状及体征：极度水肿，呼吸急促，皮肤破裂有液体流出，食欲减退，腹围109cm，体重54kg（入院5周，因病情重未称体重）。

所用主要方剂：以麻黄附子细辛汤、五苓散、实脾饮等合并加减治疗。

效果：全身水肿消退半，腹围由109cm减至98cm，体重由54kg减至43.5kg，尿量增加。

第二、三阶段。水肿消退大半，偶见头痛头晕。所用主要方剂：真武汤加减。效果：全身浮肿消退3/5，食欲恢复正常，头痛、头晕仅偶见。

尿常规：尿蛋白（+++），白细胞0~1，红细胞1~2。

血液生化检查：胆固醇总重量9.9mmol/L，非蛋白氮25.2mmol/L，二氧脂氮结合为21.1mmol/L，血清蛋白64g/L，白蛋白16g/L，球蛋白47.5g/L。

酚红排泄试验：15分钟排出30%，2小时共排出70%。

在治疗过程中，若检查患者有尿毒症及酸中毒时，则相应加用桂枝芍药知母汤加防己等治疗；又遇有头晕、目眩、心慌、脉数者以二甲复脉汤加减（鳖甲五钱、龟甲五钱、炙甘草六钱、麦冬五钱、干地黄六钱、阿胶三钱、白芍六钱、麻仁三钱）治疗，少数病例曾偶然使用高渗葡萄糖或氨茶碱等治疗。

（四）治疗效果

本组病例有2例曾并用西药治疗，1例于中药治疗后，水肿消退缓慢，在27日后合并Nitromin（氧氮芥）；1例治疗将近半年水肿不消而合并使用Acth（促肾上腺皮质激素）。故为避免混淆疗效，各项检查及水肿消退均以用西药前的复查结果为准。

水肿：在21例中3例无水肿，1例肾变期合并妊娠，可能影响疗效，均不计算。其余17例中1例治疗将近半年无效并用Acth获得水肿全部消退外，其余单纯服用中药患者均有消肿，有效率占94%。开始消肿日数，自开始治疗后，最短为2日，最长为46日，平均为8日。全部用中药之16例中，12例全部消肿，占75%，全部消肿时间最短为3日，最长为50日，平均为22日。

尿蛋白：（24小时小便定量）21例中13例减少，占62%。最多减少25.36g，最少减少0.24g，平均减少7.34g。8例治疗后反增加，最多增加15.1g，最少增加0.2g。

酚红排泄试验（15分钟排出25%以上，或120分钟排出55%以上为正常）：18例作治疗前后比对，治疗前13例不正常，5例正常，治疗后9例不正常，9例正常。

血清蛋白：治疗后16例增加，占70.1%，最多增加36.6g/L，最少增加2g/L，平均增加11.4g/L。1例治疗前后未改变，4例治疗后减少，分别为4.2g/L、4.3g/L、9.2g/L及9.9g/L。

非蛋白氮：治疗前25mmol/L以下者5例，以上者16例。治疗后25mmol/L以下者8例，以上者13例。非蛋白氮之数字，表面看来似好转不大，但实际上治疗后大都有好转，本组治疗超过25mmol/L之16例，除1例入院外，其余治疗后均降低，4例至正常数字，其余在28.6mmol/L上下未达正常标准。有1例入院时检查为71.4mmol/L，治疗后第19日复降至28.6mmol/L，另一例入院时为65.8mmol/L，两个月后渐升至142.8mmol/L，同时有严重酸中毒及低血钾症，经中西医全力抢救，一个半月后恢复至26.8mmol/L出院。

胆固醇总量（正常6.2mmol/L以下），治疗前6.2mmol/L以上者18例，以下者3例，治疗后6.2mmol/L以上者17例，以下者4例，治疗后比治疗前升高者9例，降低者11例，未改变者1例。

（五）随访

本组病例未能全部随访，跟踪一年者2例。1例治疗前后无水肿，出院后1年尿蛋白由（＋）增至（＋＋＋）；1例出院后如常工作，入院时尿蛋白（＋＋＋），随访尿蛋白（±～＋）。半年随访者3例，1例因尿毒症再入院死亡；1例因再次妊娠并有轻度水肿；1例无变化，仍有少量尿蛋白。随访3个月以内者3例，1例因再有轻度水肿第二次入院，其余2例系合用Acth及Nitromin者，未再有水肿。

综合上列血液生化检查及水肿治疗前后比对，我们认为祖国医学对慢性肾炎的水肿消退及改善肾功能是有一定疗效的，但从少数病例随访观察结果，其疗效尚未能获得完全令人满意的长远效果，故尚需进一步研究。

（六）关于慢性肾炎与水肿类型的认识

祖国医学文献中，虽无肾炎的病名，但对于肾炎类型水肿的证候，早有颇详记载和明确的诊断及病理机转与处理的法则。

《素问·阴阳别论》："阴阳结邪，多阴少阳，曰石水，少腹肿。"又谓："三阴结谓之水。"岐伯曰："水者阴也，目下亦阴也，腹者至阴就居，故水在腹中，必使目下肿也。"

《灵枢·肿胀篇》："水之始起也，目窠上微肿，如新卧起之状，其颈脉动，时欬，阴股间塞，足胫肿，腹乃大，其水已成矣，以手按其腹，随手而起，如裹水之状，此其候也。"

《素问·水热穴论篇》："帝曰：肾何以能聚水而生病。岐伯曰：肾者胃之关也，关门不利，故聚水而从其类也，上下溢于皮肤，故为胕肿；胕肿者，聚水而生病也。"

巢氏《诸病源候论》："风水病者，由脾肾气虚弱所为也，肾劳则虚，虚则汗出，汗出逢风，风内入还客于肾，脾虚又不能制水，故水散溢皮肤，又与风湿相搏，故云风水也，令人身浮肿，如裹水之状，颈脉动，时欬，按肿上凹而不起也，骨节疼痛，而恶风是也。脉浮大者，名曰风水也。""石水候，肾主水，肾虚则水气妄行，不依经络，停聚结在脐间，小腹肿大硬如石、故云石水，其候引胁下腹痛而不喘是也，脉沉者名曰石水，尺脉微大，亦为石水，肿起脐下至小腹，垂垂然上至胃脘，则死不治。""皮水候，肺主皮毛，肾主于水，肾虚则水妄行，流溢于皮肤故令身体面目悉肿，按之没指而无汗也，腹如故而不满，亦不渴，四肢重而不恶风是也。脉浮者，名曰皮水也。"

《丹溪心法》："阴水，阳水，鼓胀，水肿之疾，多由肾水不能摄心火，心不能养脾土，脾土不能制水，水气盈溢，气脉闭塞，渗透经络，发为浮肿之症，心腹坚胀喘满不安。又谓：风湿客于脾经，气血凝滞，以致面目俱浮，四肢肿满，心腹鼓胀，上气促急。"

依据上述祖国历代医哲经验积累的文献，认为水肿与肾有密切关系，我们祖先在二千余年前，已知道肾炎水肿的病源，它的主要证候，眼面四肢浮肿，腹胀，血压亢进，气喘咳嗽，腹部静脉怒张，脐凸尿毒等症状，所以现代医学慢性肾炎和水肿，互相吻合。

（七）方剂效能

关于治疗肾炎水肿的方法，多以脾、肺、肾三脏为主，如脾虚受湿，不能运化，以五皮饮、五苓散渗之，又以实脾饮健之，脾既强健，自能传化，而无泛滥；如肺金气病，不能为水化源，以麻黄附子细辛汤宣发，肺得清化之令，自能通调水道，而无壅闭；如肾中阳虚，命门火衰，不能自制阴寒，以真武汤、附子理中汤温之，肾阳恢复，自能纳气宣通，而无潴蓄。故脾肺肾之气交通，而水谷自然得化，则水肿自消，肾炎悉除矣。

（八）结语

1. 本文总结中医治疗慢性肾炎21例，从血液化学检查结果对比水肿治疗前后，我们认为祖国医学的治疗效果（水肿的消退及肾功能的改善）是肯定的，但远期效果仍不够理想。

2. 引证祖国医学文献，慢性肾炎，大抵属于阴水的。

3. 治疗法则，按照病情及浮肿程度，采用宣肺发表，通便渗湿，培补脾土，温化肾阳四法。

4. 作者医学肤浅，对于治疗慢性肾炎21例，在临床的实践，摸索了点滴经验，简介献芹，敬希同道指正。

（本文曾刊载于《广东中医》1959年10月号第423页）

二、泌尿系结石治验

《黄帝内经》云：清阳出上，浊阴出下，故清阳不升，则浊阴下降，而成淋闭之患矣。又云：脾受积湿之气，小便黄赤，甚则淋。又云：风火郁于上而热，其病淋。《诸病源候论》云：石淋者，淋而出石也，肾主水，水结则化为石，故肾容砂石，肾虚为热所乘，热则成淋，其病之状，小便则茎里痛，尿不能即出，痛引小腹，膀胱里急，砂石从小便道出，甚者塞痛令闷绝。黄氏曰，淋漓根源：砂石者，膀胱热癃，溲溺煎熬所结，水曰润下，润作碱，溲溺之碱者，水之润下而成也。百川下流，则归于海，海水熬炼则结盐块，膀胱则人身之海，砂石则海水之盐也。沈氏曰，五淋源流：沙淋者，茎中有沙涩痛，尿即不易出，有细砂沉在缸底，及膀胱阴火煎熬，津液凝结也，轻则为沙，重则为石。

综上所述，祖国医学的石淋与现代医学的肾结石，输尿管膀胱结石，殆非迥殊。

（一）病例来源

本病22例的来源，或由本省各专区和各市县及本市各医院经X线检查确诊，曾在各院久治无效，由各医院，或由友人介绍来我院住院或门诊部治疗，由我院X线检查，肾或输尿管膀胱结石证实后，始由余中药治疗。

（二）病因

（1）依祖国医学诊断本病的病因，原属火炎水涸，火煎阴水，阴水涸竭，水涸浓缩，水浓沉淀，水淀溲结，溲结沙淋，形成泌尿系的结石，诊断病源，实属内在因素。

（2）据现代医学确定本病的病因，大多数肾石的成分是尿中固有的晶体物质，这些物质在正常情况下，溶解于尿内，在某些人中晶体物质自尿中释出而形成结石，故祖国医学和现代医学所说本病的病因，宛同上述。

（三）病理

肾结石不论大小、形状如何，都能对肾脏组织造成损害。在临床上引起肾区酸痛和血尿，若并发感染，则寒战发热，白细胞增多，并有尿急、尿频，少尿或闭尿，本病多见于30～40岁的男性，在我国山东、广东、安徽等地的发病率高。

（四）鉴别

本病如肾酸痛不典型，则需与急性阑尾炎、胆石症、急性胰腺炎等加以区别，如肾区或肋脊角有叩击痛，剧痛后出现肉眼血尿或显微镜下有红细胞，向膀胱及生殖器放散的剧痛，同侧睾丸的牵拉痛。为了鉴别诊断，应做必要的检查，包括尿路X线检查。约90%以上患者在X线片上可见到结石的阴影。

（五）治疗方法

治疗本病25例的方法，论治遵照表3-4-1中所定方①二金琥珀煎、②郁白硝滑汤，纯用中药原定二方轮流内服治疗，定期每周诊治1次，每次给中药内服煎剂6剂，每日服1次，每次服1剂，定15日为1个疗程，每两疗程用X线检查一次，如结石由小便排出，无论检得结石与否，务须再用X线复查部位结石，确实消失遂停服中药。服药后自觉病况如何，由表3-4-2选药配入定方，煎服，但须灵活运用，切勿胶执鲜通。

表3-4-1　治疗方剂

方名	药物配伍
定方①二金琥珀煎	琥珀三钱（打碎）、洋沉香二钱（后下）、广木香二钱、木通五钱、白果肉一两、生薏仁半两、泽泻六钱、瞿麦一两、鸡内金三钱、海金沙一两纱布裹、滑石一两（打碎）、冬葵子六钱（打碎）
定方②郁白硝滑汤	郁金四钱、枯白矾钱、硝石五分、滑石六钱（打碎）、威灵仙四钱、苇根六钱、王不留行四钱、路路通八钱

表3-4-2　随症加减用药

症状	药物配伍
如有排小便时刺痛	延胡索五钱、苇根八钱、车前六钱
如有大便干燥秘结	火麻仁六钱（打碎）、尖槟榔五钱、肉苁蓉四钱
如有口干口苦渴饮	诃子五钱（打碎）、葛根六钱、天花粉五钱
如有失眠烦躁不宁	熟枣仁五钱（打碎）、柏子仁四钱、五味子五钱
如有纳呆用膳不强	川朴三钱、枳实四钱、山楂五钱
如有喉咽干燥疼痛	青果五钱（打碎）、玄参五钱、藕节六钱

（六）方剂效能

黄帝既遥，医法曾晦，素女不远，脉理遂湮，近有庸医，四诊罔知，八纲不晓，徒托大象，不测然原，空抚渺躬，莫解其要，既绵昧于指下，复迷惘于心中，寒热错讹，燥湿乖谬，魂将游岱，梦近迷乡。适有本病患者，曾由庸医久治无效，特来请余诊治，并将该庸医实情告余，不只提高警惕，凡医务人员，谨慎治病，切勿草菅人命。更应慎重治病救人，恪遵雷桐要论，扁鹊禁方，对症治诊。依表3-4-1定方，阐述如下。

治疗本病22例的病因，原属火炎水涸，依滋水涵木治则，按表3-4-1定方①二金琥珀煎、②郁白硝滑汤治疗，方内冬葵子、瞿麦、白果肉、苇根，清肝滋肾，抑阳扶阴，肾水沃涌，降为伏明，肾火罔郁，无火炽水，水不浓缩，肾水不冷，肾石何来？生薏仁、木通、泽泻、海金沙，滋肾养阴，降离升坎，肾水流衍，水无火炽，肾水润泽。水润不凝，水既不凝，结石自无。尿频、尿急、尿闭、尿血，寒战发热肃清。硝石、鸡内金、灵仙、滑石、路路通、王不留行，软坚化石，通调水道，下降膀胱，癸水漂泄，肾石化小排出。琥珀、沉香、木香、郁金、白矾化气软坚，填髓养血，补肾益阴，则患泌尿系结石痊瘳。

（七）典型病例

【案一】

邓某某，男性，年龄26岁，广东韶关人，职业司机，已婚，于1959年8月8日入院，住院号：73829。

主诉：间歇性右侧腰痛，并有尿急频痛，已7月余。

证候：患者于1959年1月间右侧腰部突然绞痛，伴有阵发性尿急频数，但尿量少，经治疗后痛停止，每次发作持续3～4日，间隔1个月又同样发作，于当年8月4日又发1次，发现小便有血呈滴状排出，2～3日后消失，8月份曾在韶关市人民医院X线片发现右肾结石，发作痛时无放射痛。近来胃口较差，身体瘦弱，其他无特殊。

过去史：有经常胃痛，前年患过疟疾1次，治愈；去年患过痢疾已治痊；有内痔，间有便血，否认冶游性病史。

个人史：少年念书，15岁做汽车学徒。中华人民共和国成立后做司机，曾参加抗美援朝，到过内蒙古、东北各地，滥啖凉果，嗜好烟酒。

家庭史：父去年肺结核逝世，母亲健存，其他家人无同样病史。

体格检查：体温37℃，血压132/74mmHg，发育营养中等，神志清醒，合作，自动体位，表情自如，全身皮肤无特殊，周身浅淋巴结未扪及，颈软，甲状腺不大，气管正中，胸部，右侧第五、六肋与胸肌连处突起，呼吸运动均匀，双侧肺呼吸音清晰，无啰音，心界未扩大，心音节律规则，无杂音，腹部（见外科情况），四肢及脊椎无特殊，膝反射正常存在，无病理神经反射。

外科检查：腹平柔软，未扪及肿物，右侧肾区有轻度压痛及叩击痛；肝脾未触及，肠鸣音正常，双侧肾区外观未见特殊，外生殖器正常。

尿液检查：颜色黄，透明度清，反应酸，比重（-），红细胞（-），尿蛋白（±），尿糖（-），白细胞0~2，上皮细胞（-），黏液丝（-），管型（-），结晶（-）。

血液检验：白细胞$4.1×10^9/L$，中性杆状核粒细胞1%，中性分叶核粒细胞43%，嗜酸性粒细胞15%，淋巴细胞41%，血型B型，出血时间1分钟，凝血时间2分钟。

生化检验：N.P.N23.2mmol/L。

放射科检查：心肺未见病变，右侧输尿管结石0.7cm×1.2 cm，X线片号：H10363。

脉诊：浮弦滑。

舌诊：苔白腻舌边尖红。

诊断：石淋（右输尿管结石）。

依表3-4-1定方①及定方②轮流煎服治疗本病，由同年8月14日起，至同月22日止，共服药6剂，是日右侧输尿管结石由小便排出，大如花生米，经X线片（H10363）证明右侧输尿管结石已不见，故患者肾区不疼，尿液血液正常，精神胃口均佳，出院返韶工作。

【案二】

蔡某某，女性，22岁，已婚，广东人，干部，于1960年7月20日入院，住院号：82658。

主诉：间歇血尿已有5个月。

症候：患者于1960年3月起，觉双侧肾区痛，同时发觉血尿，无发热、尿急、尿频等现象，照腹平片，发现右侧肾结石如黄豆大，当时服中药治疗，患者自觉较好，再无胀痛，迨4月间又发腰痛，以右侧为甚，无放射别处，有血尿，同时服中药，症状渐觉缓和好转，至7月19日突然右腰疼痛，出冷汗，面色苍白，注射吗啡后好转，即入院。

过去史：无特殊。

体格检查：体温36.6℃，血压120/80mmHg，营养中等，神志清醒，合作，发育正常，全身皮肤无黄染，周身浅淋巴结无肿大，头部正常，眼对光反射存在，颈软，甲状腺无肿大，胸部无畸形，肺未闻啰音，心脏无杂音，腹部（见外科情况）、四肢无异常。

外科情况：腹软，肝大肋下一横指，无明显压痛，脾不触及，右肾轻压痛，无叩击痛。

尿液检查：颜色黄，透明度清，反应酸，比重（－），红细胞（＋＋），尿蛋白（±），尿糖（－），白细胞3~4，上皮细胞（＋），黏液丝（－），管型（－），结晶（－）。

血液检验：白细胞5.8×10^9/L，中性杆状核粒细胞6%，中性分叶核粒细胞49%，嗜酸性粒细胞9%，淋巴细胞35%，单核细胞1%，红细胞3.48×10^{12}/L，血型B型，出血时间2.5分钟，凝血时间2分钟。

放射科检查：心肺未发现病变，X线片（55445号）右侧有如豆大结石。

脉诊：弦滑。

舌诊：苔薄白，舌边尖红。

诊断：石淋（右输尿管结石）。

依表3-4-1定方①及定方②轮流煎服治疗，由同年7月28日起，至同年9月12日止，共服中药11剂，12日下午由小便排出右侧结石一粒，大如黄豆，经X线片（55445号）证明右侧肾未发现结石影，但排出的结石，大小形状符合X线所见的。由是患者右肾区疼痛和血尿消失，小便、血液、精神、胃口均已正常，出院返回工作岗位。

【案三】

薛某，男性，年龄45岁已婚，山东人，干部，住址：三育路12号，于1962年7月20日入院，住院号：105617。

主诉：左肾区有阵发性剧痛10余天，曾在北京医学院附属医院留医，检查发现尿有红细胞，腹部平片及静脉肾盂造影发现结石阴影，当时疼痛向左侧膀胱放射，但不向阴中放射，无尿急、尿频及尿中断的现象，经保守治疗10余天，疼痛消失而出院，最近10余天有左腰部痛，曾剧烈发作1次，无放散痛发热及恶心呕吐，无排尿困难中断及尿道灼痛，无头晕头痛。

病史：在15年前有肺结核，已治愈，有时感冒腹痛，自1962年5月调来广州工作，自觉胃纳不佳，常有腹痛，但无黏液、腹泻便血等症候，最近两天自觉右季肋下疼痛不适，无厌肥滞食物。

个人史：生于山东，到过黄河流域、哈尔滨，未接触水田，无吸烟喝酒嗜好，否认冶游史。父年老病故，母肺结核病故，爱人健康、无小产史，产男女各一，小孩患肝炎。

体格检查：体温36.8℃，心率98次/分，呼吸20次/分，血压120/70mmHg，发育营养好，神志清醒合作，头脑无畸形脱发，双侧瞳孔等圆，对光反射（+），鼻部无压痛，无分泌物，结膜无苍白，巩膜及全身皮肤无黄染，口唇稍干燥，舌有淡白苔，大牙无龋齿，上下四个门牙假牙，咽喉无红肿，双侧扁桃腺无肿大，颈软，甲状腺不肿大，气管正中，胸廓无畸形，两肺叩清音，听诊呼吸音正常，心界不扩大，心尖部听诊未见异常杂音，腹平坦、软，肝浊音界在右锁骨中线上，上界位于第五肋间，下界位于右季肋下2.5cm，剑突下1.5cm，边缘清楚光滑，有压痛，脾未触及，肠鸣音正常。

外科检查：双侧肾脏未触及，膀胱区无压痛，未触到肿块，左肾区有轻度叩击痛，输尿管走行无压痛，肛门无特殊，外生殖器无异常，尿道通过无障碍，未扪及结石。

尿液检验：颜色黄，反应酸，比重1.027，尿蛋白（＋），尿糖（－），管型（－），红细胞（－），白细胞（－），上皮细胞少许。

血液检验：白细胞8.25×10^9/L，中性杆状核粒细胞6%，中性粒细胞71%，嗜酸性粒细胞2%，嗜碱性粒细胞（－），淋巴细胞20%，血型B型，血小板145×10^9/L，血沉2mm/h，出血时间2分钟，凝血时间3分钟。

放射科检验：心肺未发现病变，X线片（H17786号）示左侧肾结石大如绿豆阴影。

脉诊：弦细滑。

舌诊：舌苔白腻，舌尖边红。

诊断：左侧肾结石病。

依表3-4-1定方①及定方②轮流煎服治疗本病，由同年7月30日起至8月20日止，共服中药13剂，20日早晨8时左肾结石由小便排出，如绿豆大1颗，经本院X线片（H17786号）左侧肾石阴影不见，左肾区疼痛及血尿消失，小便通畅正常，精神胃纳均佳，因患肝炎未愈，仍留院至治愈出院。

（八）讨论

《黄帝内经》言，淋无非湿热而已，然有忿怒，有因醇酒，有因炙煿，有因房劳，忿怒伤肝，气动生火，醇酒炙煿，酿成湿热，房劳过度，阴虚火炽，故患石淋皆肾虚为本，而膀胱生热也，虽不外乎坎离未济，心肾气郁，遂使阴阳乖舛，清浊相于自清而浊，自柔而坚，自无形而有形，要皆一火之化，犹水煮为盐，形成肾和输尿管膀胱石淋。治法流行气滞，疏利小便，清解邪热，调平心火，曾如斯法，依上所定二方，轮流服治。近年来，继续治痊本病22例，按以上所定二方，药力颇强，轮流煎服疗效果迅速，比前治法，较进一步。

治痊本病22例，结石速排出，效果优良。由此可见，祖国医学的辨证论治、对症定方堪称宝筏，聊将治痊本病方法效果介绍，作为献芹，以供同道参考。

（九）结语

本文介绍的治痊肾和输尿管膀胱结石22例，由服中药6～15剂全部排出结石，疗程短促，虽则先后尽行排出结石，不敢自是，道从葛士，独擅桐君，安能肯定触手生春、从心得矩，只遵金匮之法，玉版之方治疗本病，堪得效果如斯。

笔者医学简陋，限于水平，对于辨证论治，定法拟方，是否符合医哲规范，未敢肯定，仍希先进同道指正。

三、阴水治验

《素问·水热穴论》："岐伯对曰，肾者至阴也，至阴者盛水也，肺者太阴也，少阴者，冬脉也，故其本在肾，其末在肺，皆积水也。"又曰："肾者胃之关也，关门不利，故聚水而从其类也。"《素问·评热病论》："诸有水气者微肿，先见于目下，水者阴也，目下亦阴也，腹者至阴之所居，故在腹者，必使目下肿也。"《素问·宣明五气论》："下焦溢为水。"《素问·太阴阳明论》："饮食不节，起居不时者，阴受之，阴受之则入五脏，入五脏则填满闭塞。"《素问·异法方宜论》："北方者，其民乐野处，而乳食藏寒生满病。"《素问·灵枢·水胀篇》："肤胀者，寒气容于皮肤之间壅，然不坚腹大，身尽肿皮厚，按其腹满而不起，腹色不变，此其候也。"《诸病源水肿候》："肾者主水，脾胃俱主土，土性克水，脾与胃合，相为表里，胃为水谷之海，今胃虚不能传化水气，使水气渗溢，经络浸渍脏腑，脾得水湿之气，加之则病，脾病则不能制水，故水独归于肾，三焦不泻，经脉闭塞，故水溢于皮肤，而令肿也。"

综上所述，现代医学慢性肾炎的症候，与祖国医学阴水的体征，互相符合。

（一）资料来源

曩时作者曾与谭新洪医师一起治愈慢性肾炎21例，经验介绍曾在《广东中医》1959年第10期408页刊载，此外由作者先后治疗本病36例，是本市或其他各省市县及农村及各医院检查确诊慢性肾炎患者，多为各院中西医久治无效，介绍来本院。经住院或门诊治疗或院外会诊，分别专用中药治疗，由西医协助做常规检查，并将疗效和观察记录总结成资料。

（二）病例分析

本病36例，男性27例，女性9例，其中肾变性期2例，并尿毒症2例，均有中度以上全身浮肿腹水，其中2例无浮肿，据统计住院、门诊及院外会诊治疗时间由30日至240日，平均30日。

（三）辨证论治

治疗本病36例，根据祖国医学的三因、四诊、八纲辨证论治，分为水泛火泯、金寒水冷、土湿金凋3型。如表3-4-3、图3-4-1。

表3-4-3　慢性肾炎病因病机辨证分型治则表

分型	三因	病因	病机	治法	病例
水泛火泯	内因	房劳	肾气损伤	制水益火	9
金寒水冷	外因	罡风外侵	肺阳不宣	温金暖水	15
土湿金凋	不内外因	恣食生冷	脾阳淹没	燥土熏金	12

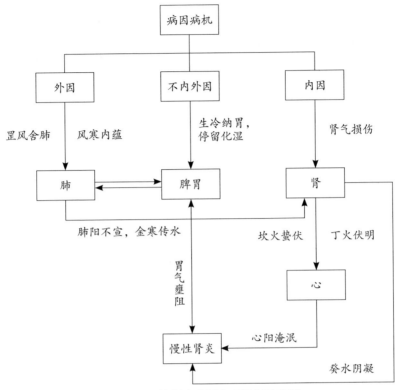

图3-4-1　慢性肾炎病因发病机制示意图

（四）辨证论治

本病36例依表3-4-3分为3型治疗，每型分为初、中、后3期的治法，治疗水泛火泯型，原定初期方剂为姜附琥珀煎，中期方剂为附桂薏仁饮，后期方剂为芪鹿当归汤3方。治疗金寒水冷型，原定初期方剂为麻桂法夏煎，中期方剂为姜桂附子饮，后期方剂为归芪鹿胶汤3方。治疗土湿金凋型，原定初期方剂为苓夏沉香煎，中期方剂为术附豆蔻饮，后期方剂为芪附白术汤3方。见表3-4-4。

表3-4-4　慢性肾炎3型3期治疗方剂

分型	分期	方剂	药物配伍	病例
水泛火泯	初期	姜附琥珀煎	干姜四钱、桂枝四钱、琥珀三钱、熟黑附子四钱、柏子仁四钱、泽泻四钱、熟枣仁四钱	9
	中期	附桂薏仁饮	熟黑附子四钱、桂枝四钱、炒薏苡仁五钱、炮姜四钱、泽泻四钱、远志四钱、当归四钱	
	后期	芪鹿当归汤	炙黄芪五钱、鹿角胶四钱（后下）、当归五钱、丹参四钱、茯神四钱、熟黑附子四钱、肉桂五分（另焗冲服）、干姜四钱	
金寒水冷	初期	麻桂法夏煎	麻黄四钱（后下）、桂枝四钱（后下）、泽泻五钱、生姜四钱、大茴香三钱、法半夏四钱（打碎）、苏梗四钱	15
	中期	姜桂附子饮	炮姜四钱、肉桂五分（另焗冲服）、熟黑附子四钱、麻黄四钱（后下）、艾叶三钱、天南星四钱（打碎）、补骨脂四钱	
	后期	归芪鹿胶汤	当归四钱、炙黄芪五钱、鹿角胶四钱（后下）、法半夏四钱（打碎）、炒白术四钱、延胡索四钱、熟黑附四钱、肉桂五分（另焗冲服）	
土湿金凋	初期	苓夏沉香煎	云茯苓五钱、法半夏四钱（打碎）、正沉香三钱（后下）、苍术四钱、麻黄四钱（后下）、桂枝四钱（后下）、红豆蔻四钱（打碎）	12
	中期	术附豆蔻饮	土炒白术四钱、熟黑附子四钱、肉豆蔻四钱（打碎）、法半夏四钱（打碎）、干姜四钱、苏梗三钱、炒薏苡仁五钱	
	后期	芪附白术汤	炙黄芪五钱、熟黑附子四钱、土炒白术五钱、肉桂五分（另焗冲服）、鹿角胶四钱（后下）、当归四钱、胡椒四钱（打碎）	

注：表内方剂，应按型分期照方灵活运用，均以600mL清水煎至250mL，空腹服，每日1次。

以上每型3方，共9方，但须辨证论治，按型分期照方，灵活运用，切勿泥古不通，胶执罔变，务要以对症施药，审病加减为原则。

分期照方运用，但遇有并发病情，仍须辨证加减，并入何型何期方剂，法则为下：

（1）如并发尿毒症候须加：牛膝一两，杜仲一两，防己五钱。

（2）如并发呕吐症候须加：法半夏五钱（打碎），白豆蔻五钱（打碎），紫苏叶四钱。

（3）如并发泄泻症候须加：土炒白术五钱，石榴皮四钱，腹皮四钱。

（4）如并发便秘症候须加：肉苁蓉五钱，枳实四钱，川朴三钱。

（5）如并发胃纳不佳症候须加：土炒白术五钱，炒谷芽四钱，鸡内金四钱。

（6）如并发高血压症候须加：杜仲八钱，牛膝八钱，豨莶草四钱，黄芩四钱。

（7）如并发皮肤瘙痒症候须加：蛇床子四钱，蒺藜四钱，麻黄四钱（后下）。

（8）如并发有软弱不能起床症候须加：咸秋石五钱，或用咸秋石煎水，当茶饮喝。

（9）如并发高热症候须加：石斛五钱，柴胡四钱。

（10）如并发贫血症候须加：当归五钱，何首乌五钱，鹿角胶五钱，补骨脂五钱。

（11）如并发烦躁症候须加：熟枣仁四钱（打碎），柏子仁四钱，生龙齿六钱（打碎）。

（12）如并发头痛晕眩症候须加：川芎四钱，蔓荆子四钱，白芷四钱，天麻四钱。

（五）治疗方法

本病36例，依据（表3-4-4）分型按期，依照定方审症加减为原则，每型分为3期的治法，每病例定1个月为1个疗程。

1. **水泛火泯型。**治法：制水益火。

（1）初期方剂：以姜附琥珀煎治疗（主要温肾利水），待水肿减退3/4，进入中期。

（2）中期方剂：以附桂薏仁饮治疗（主要温肾化水），待浮肿全消，进入后期。

（3）后期方剂：以芪鹿当归汤治疗（主要制水辅火），待小便血液好转，精神胃纳均佳。

2. **金寒水冷型。**治法：温金暖水。

（1）初期方剂：以麻桂法夏煎治疗（主要温肺化水），待浮肿消退3/4，进入中期。

（2）中期方剂：以姜桂附子饮治疗（主要辅火制水），待水肿消清，进入后期。

（3）后期方剂：以归芪鹿胶汤治疗（主要温金暖水），待小便血液好转，精神胃纳均好。

3. **土湿金凋型。治法：燥土熏金。**

（1）初期方剂：以苓夏沉香煎治疗（主要燥脾渗水），待水肿减退3/4，进入中期。

（2）中期方剂：以术附豆蔻饮治疗（主要补土温金），待浮肿全消，进入后期。

（3）后期方剂：以芪附白术汤治疗（主要燥土熏金），待小便血液好转。

（六）典型病例

【案一】

梁某某，男性，31岁，广东人，已婚，干部，于1959年7月14日入院，住院号：73130。

主诉：全身浮肿，腹水3个月，曾于1943年发现两下肢浮肿，服中药后，浮肿减轻。1953年8月，因患扁桃体炎，住某院手术，尿常规检验：尿蛋白（++++）。1956年10月，因双下肢再浮肿，住某院治疗好转，12月出院。1957年又因双下肢浮肿、腹水，再入某院治疗，9月，无好转出院。至1958年2月，住某院留医，亦无好转出院，后因周身浮肿，腹水膨隆严重，入本院留医。

个人史：婚前有过手淫，1954年新婚性欲过度，否认冶游史。

体格检查：体温37.4℃，血压132/92mmHg，体重47kg，腰围80cm，发育中等，营养不良，消瘦，慢性病容，神清，呼吸短促，心肺无异常，腹部膨胀隆起，全身浮肿，四肢按之均有凹陷，小便短赤，大便溏，面唇苍白，运动自如，无病理神经反射。

尿液化验：尿蛋白（+++），尿糖（±），透明管型2～3，颗粒0～1。

血液检验：白细胞$9.5×10^9$/L，红细胞$3.2×10^{12}$/L，血红蛋白120g/L。

生化检验：非蛋白氮28.6mmol/L。

脉诊：沉细弱。

舌诊：舌苔白滑。

诊断：阴水（慢性肾炎）。

1. **分型**：水泛火泯型。

2. **病因病机**：（内因）房劳过度，肾气损伤，气阳也，气泄阳亡，坎阳蛰伏，肾水纯阴，厥逆寒冷，凝惨寒氛，漂泄沃涌，癸水流衍，水盛贼火，则夫妻反目，妻被夫出，丁火伏明，是以火之长令不彰，而水之藏政反布，火伏变寒，寒清数举，心阳淹泯，营血凝涩，卫气壅塞，其脏合于肾心，其病胀者，形成本病。

3. **治法**：制水益火。

4. **方剂**：依照表3-4-4水泛火泯型：初期以姜附琥珀煎，中期以附桂薏仁饮，后期以芪鹿当归汤，按期治疗。

5. **治疗经过**：自1959年7月15日起，按照本型初期方剂，以姜附琥珀煎治疗，至8月20日止，小便每日1 300mL、色淡，颜面四肢浮肿，腹水减退3/4，腹围缩至73cm，呼吸短促，体重减轻3kg。化验：尿蛋白（++），尿糖（-），透明管型1～2，颗粒（-），白细胞$6.25×10^9$/L，红细胞$3.4×10^{12}$/L，血红蛋白120g/L，非蛋白氮27.1mmol/L，精神胃纳稍好。由当年8月21日起，按照本型中期方剂，以附桂薏仁饮治疗，至9月10日止，周身浮肿腹水完全消清，腹围缩至70cm，体重减轻2kg，化验：尿蛋白（+），尿糖（-），管型（-），白细胞$6.8×10^9$/L，红细胞$3.8×10^{12}$/L，血红蛋白130g/L，非蛋白氮27.1mmol/L，胃口精神均佳。由9月11日起，按照本型后期方剂，以芪鹿当归汤治疗，至9月25日止，面唇稍有血色，大便正常，小便1 400mL，血压92/64mmHg，体温36.6℃，腹围缩至67cm，体重减轻2kg，尿液化验：尿蛋白（－），尿糖（－），管型（－），颗粒（－）。血液检验：白细胞$6.9×10^9$/L，红细胞$4.05×10^{12}$/L，血色素130g/L，非蛋白氮24.3mmol/L，精神恢复，胃纳颇佳，是日出院。因患肝炎，于1963年11月来院诊治，复查前病，健康如常，曾生2个男孩，特带来我寓所与我见面。至1964年3月4日，他因肝炎又复来我院门诊，由我诊治，再检验尿液正常，现仍在原岗位工作，迄今5年余，足证远效。

【案二】

区某某，男性，21岁，广东佛山人，学生，未婚，于1960年5月13日来院门诊部诊治，门诊号：51092。

主诉：周身浮肿，腹水膨胀5月余。曾于1959年元月患感冒咳嗽高热，屡治未愈。至2月间，头面眼眶和两足下肢均有浮肿，仍有咳嗽气喘，头疼发热，小便短少、色黄，曾在当地医院门诊治疗无效。至9月间，曾入某医院留医，经检验：尿蛋白（＋＋＋＋），非蛋白氮46.4mmol/L，确诊为慢性肾炎尿毒症，经中西医治疗无好转，于1960年2月出院，至1960年5月13日，因周身浮肿来院求医，因当时无病床，故在门诊治疗。

个人史：平时有感冒咳嗽史，否认冶游史。

体格检查：体温38℃，血压110/68mmHg，体重52kg，腹围80cm，营养发育中等，慢性病容，神清，呼吸运动受限，恶心呕吐，口臭尿味，颜面周身浮肿，按之没指，腹部膨胀，小便短少，每日400mL，大便鹜溏，唇面苍白，无病理神经反射存在。

尿液化验：尿蛋白（＋＋＋＋），尿糖（－），红细胞0～1，白细胞1～2，管型颗粒0～1。

生化检验：非蛋白氮39.4mmol/L。

血液检验：白细胞$9.5×10^9$/L，红细胞$3.85×10^{12}$/L，血红蛋白110g/L。

脉诊：沉濡弱。

舌诊：舌苔白腻。

诊断：阴水（慢性肾炎尿毒症）。

1. **分型**：金寒水冷型。

2. **病因病机**：（外因）罡风外侵，罡风舍肺，弥留不去，卫气拒闭，风寒内蕴，蕴久阴凝，肺阳不宣，藏气早至，辛金大寒，金寒传水，则母嚚抑子，癸水泛滥，相火潜藏，水冷金寒，寒邪伤肾，其病癃闭，形成本病。

3. **治法**：温金暖水。

4. **方剂**：依照（表3-4-4）金寒水冷型：初期以麻桂法夏煎，中期以姜桂附子饮，后期以归芪鹿胶汤，按期治疗。

5. **治疗经过**：自1960年5月13日起，按照本型初期方剂，以麻桂法夏煎加杜仲一两，怀牛膝一两，防己五钱治疗，至6月3日止，面部四肢浮肿腹水，减退3/4，小便1 500mL，腹围缩至70cm，呼吸运动自如，口气臭尿味，恶心呕吐消失，体温降至37.5℃，体重减轻4kg，尿蛋白（++），红细胞3～4，白细胞1～2，上皮细胞（+），黏液丝（+），管型（-），结晶（-），精神胃纳好转。由6月4日起，按照本型中期方剂，以姜桂附子饮治疗，至当月24日，周身浮肿腹水消清，每日小便1 400mL，腹围缩至67cm，体温降至37.2℃，体重减轻2kg，尿蛋白（+），红细胞0～1，白细胞0～1，上皮细胞少许，黏液丝（±），管型结晶（-），精神、胃纳均好。由6月25日起，按照本型后期方剂，以归芪鹿胶汤治疗，至7月18日止，每日小便1 300mL，大便正常，体温37℃，体重减轻1kg，化验：尿蛋白（-），尿糖（-），红细胞（-），白细胞（-），上皮细胞（-），管型（-），结晶非蛋白氮24.9mmol/L，健康恢复，停止服药，休息两星期，返校上课。

【案三】

患者罗某某，男性，13岁，未婚，兴宁人，学生，于1959年9月8日来院门诊部治疗，门诊号：31919。

主诉：头面周身浮肿，腹水7个月，曾于1958年12月因周身浮肿，小便茶色、短少，入某医院留医，血液化验：红细胞$4.2×10^{12}$/L，白细胞$10.10×10^9$/L。尿液化验：尿蛋白（+++），尿糖（+），红细胞3～4，白细胞（+），黏液丝（+），颗粒1～2，透明0～1，非蛋白氮38.2mmol/L，血压152/110mmHg，腹围85cm，尿量每日约250mL，诊断慢性肾炎肾变期尿毒症。曾由中西医治疗好转，至1959年7月出院，后周身又浮肿，腹水，于9月8日遂来院门诊治疗。

个人史：平素爱食雪条、西瓜，嗜好生冷，有牙痛史。

体格检查：发育、营养中等，神清合作，体温37℃，血压146/100mmHg，面色口唇苍白，面部浮肿，两下肢压凹留痕，腹胀膨隆，腹围75cm，体重39kg，气喘恶心，小便每日约450mL，小便呈浓茶色，大便溏烂，精神倦怠，胃纳不佳。

尿液化验：尿蛋白（+++），红细胞（-），白细胞0～2，透明（-），颗粒（-）。

血液化验：红细胞$4×10^{12}$/L，白细胞$5.5×10^9$/L。

脉诊：沉缓弱。

舌诊：舌苔白滑。

诊断：阴水（慢性肾炎肾变期）。

1. **分型**：土湿金凋型。

2. **病因病机**：（不内外因）恣嗜生冷，生冷纳胃，停留难消，冷化寒湿，脾胃表里，土湿胃逆，肺无降路，阳水不得下行，阴水反逆上泛，水泛侮肺，肺胃不降，脾运不升，升降互逆，己土卑监，化气不施，留满滞湿，则顽父恶子，土湿金凋，宗气隔碍，则为喘满，水入经络，卫气壅塞，则肿胀，形成本病。

3. **治法**：燥土熏金。

4. **方剂**：依照表3-4-4土湿金凋型：初期以苓夏沉香煎，中期以术附豆蔻饮，后期以芪附白术汤，按期治疗。

5. **治疗经过**：自1959年9月8日起，按照本型的初期方剂，以苓夏沉香煎治疗，至11月21日止，体温36.8℃，血压135/90mmHg，周身浮肿腹水，减退3/4，腹围缩至60cm，体重减轻6kg，气喘恶心消失，尿量每日约1 400mL，尿液化验：尿蛋白（＋），红细胞（－），白细胞0～1，透明（－），颗粒（－）。血液检验：红细胞$4.1×10^{12}$/L，白细胞$6.1×10^{9}$/L，精神、胃口好转。

（七）方剂效能

治疗本病36例，依据表3-4-4分为3型，按照每型分为初、中、后3期定方，方剂效果，分述如下：

（1）本病水泛火泯型，9例，依制水益火治法，按照本型初期定方，以姜附琥珀煎治疗。方内附子、沉香，回阳益火，温暖命门，行气温中，消除肿满，则肾气不伤，坎阳不蛰，肾水复温，寒氛自消；琥珀、桂枝、腹皮，燥脾宁心，通调水道，下输膀胱，发汗解肌，下气行水，则肾水不泛，自无漂泄沃涌，癸水静顺，火无水贼，则夫唱妇随，丁火升明，而周身浮肿腹水减退3/4，腹围缩小很多，尿蛋白减少，初期病况减退。按照本型中期定方，以附桂薏仁饮治疗。方内肉桂、附子、沉香、炮姜，补命门火，益阳消阴；炒薏苡仁益土行水，本肾水凌心，以扶土制水之义，当为补血润燥，助心散寒，心火赫曦，故炎令复彰，藏政潜布，心阳不泯，由是周身浮肿腹水消清，腹围缩小，体重减轻，尿蛋白减少，中期病况减退如上。按照本型后期定方，以芪鹿当归汤治疗。方内炙黄芪、鹿角胶、附子、肉桂，补阳升气，益肾生血，助阳消阴，营血不凝，卫气罔塞；补骨脂、当归、炮姜，补相火，通君火，补血强心，体重减轻，腹围缩小，尿蛋白减少或消失。本型1例显效，1例好转，7例痊愈。

（2）本病金寒水冷型15例，依温金暖水治法，按照本型初期定方，以麻桂法夏煎加杜仲、牛膝、防己治疗。方内麻黄、桂枝、生姜、苏梗，入肺发汗，辛温行阳，祛寒消水，则卫气疏泄；法半夏、大茴香，温补命门，能行水气；杜仲、防己、性咸，其中牛膝皂素，能中和酸性尿素，利水消肿，寒不内蕴，肺阳宣化，辛金不寒，自无传水，则母会抑子，癸水不泛，故浮肿腹水减退3/4，腹围缩小，体重减轻，尿蛋白减少；杜仲、防己、牛膝，排除尿毒，非蛋白氮减退，口无臭尿味，呕吐消失，初期病况，减退如上。继按本型中期定方，以姜桂附子饮加杜仲、防己、牛膝治疗。方内炮姜、肉桂、附子，补命门火，回阳消肿，饮火升明；艾叶、制南星、苏梗，温肺降气，逐寒利水，水静无冷，金平不寒，由是浮肿腹水消清，腹围缩小，尿蛋白减少；杜仲、防己、牛膝消除尿毒，非蛋白氮正常，中期病况减退如上。再按本型后期定方，以归芪鹿胶汤治疗。方内炙黄芪，大补阳虚，益中生气，则肾受阴、附子、肉桂、鹿角胶、当归，回阳消阴，益肾生血，则寒邪不能伤肾；法半夏、白术、延胡索，温肺利气，活血行水，健脾燥湿。土胜制水，肾水复温，癃闭自消，大便小便正常，体重减轻，尿蛋白减少或消失，精神、胃纳均佳。本型2例显效，1例好转，1例无效，11例痊愈。

（3）本病土湿金凋型12例，依燥土熏金治法，按照本型初期定方，以苓夏沉香煎治疗。方内苍术、法半夏、红豆蔻，燥脾温胃，行水散寒，虽生冷纳胃，不停易消，自无冷化寒湿，己土备化，戊土不逆；麻黄、桂枝、茯苓，入肺发汗，行水利湿，以通膀胱，清其化源，肺有降路，阳水始得下行，阴水自无上泛，慈父孝子，肺无水侮，故浮肿腹水减退3/4，腹围缩小，体重减轻，尿蛋白减少，初期病况减退如上。应按本型中期定方，以术附豆蔻饮治疗。方内附子、白术、肉豆蔻、法半夏，暖胃逐冷，补气燥湿，益火制水，脾胃湿消；干姜、薏苡仁、苏梗，补脾肺，逐寒邪，利肺气，治水肿，则肺胃得降，脾运能升，升降顺行，土为敦阜，金为坚城，化气弥施，自无滞湿，则慈父爱子，肺无湿熏，金不凋零，故浮肿腹水全消，腹围缩小，尿蛋白减少。中期病况减退如上，应按本型后期定方，以芪附白术汤治疗。方内蜀椒、党参、肉桂，入肺发汗，暖胃散寒，补中和胃，益阳消阴，宗气自无隔碍，喘满悉获消除；附子、炙黄芪、白术、鹿角胶、当归，益气固表，回阳补火，健脾生血，行气消肿，经络无水渗入，卫气通畅罔阻，则肿胀自消，故腹围缩小，尿蛋白减少或消失。本型1例显效，1例好转，1例无效，9例痊愈。

（八）治疗效果

治疗本病36例的结果，其中有痊愈，显效，好转，无效，如表3-4-5。

表3-4-5 本病36例疗效

疗程	痊愈	显效	好转	无效	病例数
1	/	1	1	/	2
2	9	1	1	1	12
3	8	1	/	/	9
4	3	1	/	/	4
5	2	/	1	/	3
6	3	/	/	1	4
7	1	/	/	/	1
8	1	/	/	/	1
合计	27	4	3	2	36
占比	75%	11%	8%	6%	100%

（九）讨论

1. 慢性肾炎，是常见最难根治而易于复发的疾病，本病发生，莫不由脾、肺、肾三脏之失职所致。《黄帝内经》曰："三阴结，谓之水。"三阴者，太阴脾也。太阴为六经之主，三阴邪结，则坤土不能运精。如是而二阴肾独主里，而气更盛，反来侮土，故气盛阳不得入，则肺气不得通调，寒水不行而壅，故成水肿之病。又曰："肺移寒于肾，谓之涌水。"涌水者，水气客于大肠，如囊裹浆者，形寒饮冷，肺气不足，则肺寒，母病传子，则寒可移于肾，肾本寒水，以寒济寒，而且脾土阳虚，命门火衰，既不能自制阴寒，又不能温养脾土，土湿水寒，水逆上行，干犯肺金，渗透经络，流注溪谷，灌入隧道，血亦因而化水，水无所摄，泛滥肌肤，遂成阴水肿病。

2. 综上所述，脾、肺、肾三经失职，是造成本病的因素，由是务须根据表3-14-2，依型分期，按法照方，法以制水益火，治水泛火泯型；以温金暖水，治金寒水冷型；以燥土熏金，治土湿金凋型。故治疗本病，效率颇高，堪称满意，应将点滴经验介绍，以供参考。

3. 倘不依型分期，按法照方的治则，如水冷火泯型，则肾水凌心症，不以制水益火法，反以滋肾抑心剂；金寒水冷型，则肺寒传肾症，不以温金暖水法，反以凝金壮水剂；土湿金凋型，则脾湿传肺症，不以燥土熏金法，反以润脾清肺剂，治疗本病，何异以寒增寒，以热益热，患固弗愈，病更转剧。所以丹溪有云，操古方以治今病，其势不能尽合，洞本卓识，又况百里之内，寒温不同，两人之经，禀赋各异。故祖国医学，辨证分型，论治法则，崇高北斗，恪奉南针。

第五节 外科疾病

一、白癜风治验

白癜风又称白斑病，是很常见也最难治的色素性皮肤疾病，考《诸病源候论》："白癜者，面及颈项身体皮肉色变白，共肉色不同，亦不痒痛，谓之白癜，此亦是风邪搏于皮肤，血气不和所生也。"《太平圣惠方》："夫肺有壅热，又风气外伤于肌肉，热与风交并，邪毒之气，伏留于腠理，与卫气相搏，不能消散，令皮肤皱起生斑点，故名曰癜风也。"《外科正宗》："紫白癜风，乃一体两种，紫因血滞，白因气滞，总由热体风湿所浸，凝滞毛孔，气血不行所致。"多生面项，斑点游走，蔓延成片，初无痒痛，久而微痒。

现代医学认为白癜风的损害为乳白色的斑，边界明显，白斑大小形状不一，也可互相融合而形成一片，分布于任何部位，但是只发生于皮肤，不发生于黏膜，患部毛发间可变白，青年人士，多并感染，可能是黑素细胞（黑色素细胞）不能产生黑色素的结果。

综上所述，祖国医学中白斑病与现代医学所称白癜风的病名、病理、体征，似无迥异。

（一）病例来源

本病23例的来源，均由别省或本市各医院活检确诊，曾在各处医院久治无效，或由各医院函介，或由友人介绍来院门诊治疗。

（二）治疗方法

本病23例均在本院门诊，纯用中药内服外治，定期每周治疗1~2次，每次给中药6剂内服，每日1次，外治用斑疹酊搽患处，每日3次，定1个月为1个疗程，在每次复诊时分别检查，记录病况。

（三）病例分析

1. 本病23例，最低年龄3岁，最高年龄64岁，其中以12~35岁为最多，占全部病例的44%，男女比例约1：3。各患者年龄性别统计如表3-5-1。

表3-5-1　患者年龄性别统计

年龄/岁	1~10	11~20	21~30	31~40	41~50	51~60	61~90	合计
男性	/	2	/	/	1	/	1	4
女性	1	3	5	5	4	1	/	19
合计	1	5	5	5	5	1	1	23

2. 患者病期分析如表3-5-2。

表3-5-2　患者病程统计

病程	1~2年	3~4年	5~6	7~8	15~20	合计
病例	5	5	7	3	3	23

3. 患病部位分析如表3-5-3。

表3-5-3　患者患病部位统计

患病部位	上肢	下肢	上下肢	全身	合计
病例	8	11	2	2	23

（四）辨证分型

治疗本病23例，依据祖国医学三因四诊八纲辨证论治，分为火烁木枯、土裂金销、水涌土崩3型，如表3-5-4。

表3-5-4　分型辨治统计

分型	三因	病因	发病机制	治法	病例
火烁木枯	内因	忧恐过极	水枯火炎	滋水涵木	8
土裂金销	外因	罡风舍肺	火盛益土	熄火扶金	9
水涌土崩	不内外因	嗜好生冷	金旺生水	抑水培土	6

（五）论治方剂

依表3-5-4本病23例分为3型的治法，原定地玄贞麻煎（火烁木枯型）、犀连地葳饮（土裂金销型）、芪术脂附汤（水涌土崩型）3方为范畴。但须辨证论治，变化无定，切勿刻舟求剑、固执不通，务要对症施药，以审病加减为原则，以上3方，按型分别内服，并以斑疹酊搽患处外治，如表3-5-5。

表3-5-5　分型治疗方剂统计

分型	方剂		药物配伍	例数
火烁 木枯	内服	地玄贞 麻煎	熟地黄四钱、玄参四钱、女贞子四钱、胡麻四钱、阿胶四钱、龟甲四钱、山茱萸四钱、鳖甲四钱、何首乌五钱、蒺藜四钱、栀子四钱、百草霜三钱、铁粉四钱	8
	外治	斑疹酊	补骨脂二两、百草霜二两、土茯苓一两、甘草一两、水银一两、黄磠砂一两、腰黄一两、小金丹一两、羽涅一两、没多僧一两、樟脑一两、牙硝三两	
土裂 金销	内服	犀连地 葳饮	犀角两钱、黄连四钱、生地黄五钱、葳蕤四钱、阿胶四钱、芡实四钱、胡麻五钱、沙参四钱、枳实四钱、百部四钱、百草霜四钱	9
	外治	斑疹酊		
水涌 土崩	内服	芪术脂 附汤	炙黄芪五钱、白术四钱、补骨脂五钱、熟附子四钱、葶苈子四钱、黄精四钱、苍术四钱、肉苁蓉四钱、淫羊藿四钱、肉桂两分、党参五钱	6
	外治	斑疹酊		

注：
①内服煎剂：以上3方，分别按型服用，均以600mL水煎至250mL，空腹服，每日1次。
②外治酊剂：斑疹酊，以纯中药制成，先备消毒过的穿山甲1块，并以红汞将患处消毒后，再以75%酒精消毒，待干后，用山甲片刮患处至充血，用消毒棉签蘸斑疹酊搽患处，由外至内，每日3次，至痊愈为止。

（六）斑疹酊制法

（1）先以补骨脂二两、百草霜二两、土茯苓一两、甘草一两共研粗末，用75%乙醇180mL，流浸1周后，取药渣用压榨机榨尽作为第1次储起的药液。

（2）将水银一两、黄硇砂一两、腰黄一两共研至不见星后，为第1次储起的药末。

（3）将小金丹一两、羽涅一两、密陀僧一两、樟脑一两，和第1次储起的药末，混合共研粉末，为第2次储起的药末。

（4）将牙硝三两，用180mL蒸馏水溶解后，再与第1次储起的药液混合，流浸48小时后，为第2次储起的药液。

（5）将第2次储起的药末和第2次储起的药液和匀，加75%乙醇100mL混合，流浸1周后，用压榨机榨尽药渣并过滤，如药液不够500mL，再加75%乙醇，补足分量以高压浓缩，最后用小口磨砂玻璃瓶储存。

（七）典型病例

【案一】

陈某某，男性，64岁，已婚，广东吴川人，干部，于1962年9月16日因患白癜风来院诊治，门诊号：133。

患者年轻时，忧恐过极，于15年前，左手腕突生白癜风5块，腹部3块，无痛痒感，曾经在各地大医院中西医久治，至今无效。患者素有吸烟嗜好，无冶游史，10年前曾患肺气肿，至今未愈，父母生前健康，现均已殁。

体格检查：体温37.2℃，血压140/80mmHg，脉诊弦滑，舌诊苔白腻，发育中等，有慢性病容，颈部淋巴结无肿大，心音正常，肺有湿性啰音，腹软平坦无压痛，肝脾无触及，四肢关节无疼痛，膝反射正常，全身皮肤无外伤，但左手腕白癜风5块损害为乳白色的斑，边界清楚，患部无痒痛、脱屑，血液、尿液、大便检查正常，康氏反应阴性。

诊断：白癜风症。

1. **分型**：火烁木枯。

2. **病因病机**：（内因）忧恐过极，肺志为忧，忧则伤肺。肺病不能生水，肾志为恐，恐则伤肾，肾病水亏，不能涵木，辛金既不能生水，癸水亦难养乙木，水枯火炎，相火无依，孤阳上越，君相互搏，遂至伦常乖圉，子忤逆父，火乘木衰，劫耗肝阴，肝阴消亡，营血瘀塞，卫气遏阻，形成本病。

3. **治法**：滋水涵木。

4. **内服煎剂**：地玄贞麻煎。

5. **外治酊剂**：斑疹酊。

6. **治疗经过**：依上治法，以内服外治药物治疗自1962年9月16日起，以上药剂内外兼治，至同年10月15日止，左手腕白癜风5块和腹部左1块、右2块，患部乳白色，均变为红色，至同年12月24日，所有左手腕和腹部的白癜风，完全消失，患部肤色正常。

【案二】

张某某，女性，29岁，已婚，广东顺德人，教工，于1960年10月18日因患白癜风来院诊治，门诊号：74546。

患者15年前，因外感风邪，咳嗽气促，初始内外阴瘙痒，继则左右外阴唇突生白癜风2块，1959年3月9日，曾在中山医学院作大阴唇活体组织检查，诊断为外阴白斑，经各大医院中西医，屡治无效，患者有常食凉果嗜好，无梅毒史。

体格检查：体温37.0℃，血压125/75mmHg，脉沉、弦、滑，舌质淡红、无苔，发育中等，有慢性苦闷病容，全身淋巴结无肿大，心肺正常，腹软无压痛，肝脾无触及，四肢关节无疼痛，膝反射正常，小阴唇后阴间沟色素消失，呈银白色，左阴唇白斑2.5cm×2cm，右阴唇白斑3cm×2cm，患部边缘清楚，周围附近表皮色素增多，血液、尿液、大便检查正常，康氏反应阴性。

诊断：白癜风症。

1. **分型**：土裂金销。

2. **病因病机**：（外因）罡风舍肺，凡人元真不摄，腠理不闭，罡风直透肌肤，弥留不去，内舍于肺，其气主为燥风，燥极生热，热极生火，心火炽盛，火盛益土，土高敦厚，巍峰崩裂，土既崩裂，辛金无生化之源，子失母侍，母嚣抑子，土裂金销，加以火搏刑金，肺金从革，肺热郁蒸，郁则滞塞，滞塞不降，肺气上逆，收令不行，气伤血滞，形成本病。

3. **治法**：熄火扶金。

4. **内服煎剂**：犀连地葳饮。

5. **外治酊剂**：斑疹酊。

6. **治疗经过**：依上治法，以内服外治药物，治疗自1960年10月18日起，以上药剂内外兼治，至11月7日止，左右阴唇白斑均变为红色，至1961年1月9日，左右阴唇白斑完全消失，患部肤色正常。

【案三】

崔某，男性，13岁，未婚，山东人，学生，于1960年4月5日因患白癜风来院诊治，门诊号：023。

患者平素嗜食凉果生冷，一年前面部生白癜风4块，右背部3块，不痒不痛，经各大医院中西医屡治无效，患者无烟酒嗜好，无梅毒史，父母健存。

体格检查：体温37.2℃，血压115/70mmHg，脉弦滑弱，舌苔白腻，发育中等，有慢性病容，全身淋巴结无肿大，心肺正常，腹软平坦无压痛，肝脾无触及，肾区无压痛，膝反射正常，面部白癜风4块，右背部3块，患部银白色，边界清楚，患部无痒痛，无脱屑，血液、尿液、大便检查正常，康氏反应阴性。

诊断：白癜风症。

1. **分型**：水涌土崩。

2. **病因病机**：（不内外因）嗜食生冷，胃纳生冷，停久化湿，湿盛生寒，土寒阳泯，中气颓败，土湿卑监，适逢令金坚成，助水流行，致使妻逆乘夫，水涌土崩，水既流行，坎阳根绝，肾水增寒，脾土益湿，水寒土湿，卫气闭合，血脉凝滞，形成本病。

3. **治法**：抑水培土。

4. **内服煎剂**：芪术脂附汤。

5. **外治酊剂**：斑疹酊。

6. **治疗经过**：依上治法，以内服外治药物，治疗自1960年4月5日起，以上药剂内外兼治，至10月6日止，面部和背部的白癜风乳白色，均变为红色，至11月6日，所有面部和背部的白癜风完全消失，患部肤色正常。

（八）方剂疗效

治疗本病23例，依据上法，分为3型，按原定方剂，内外兼治效果，分别阐述如下：

（1）本病8例为火烁木枯型，依滋水涵木治法，原定地玄贞麻煎内服治疗。方内阿胶润肺滋肾，养肝补阴，肺固无病，而能生水；熟地黄、山茱萸、胡麻益真阴，补肝肾，填髓养血，则肾水无亏，自能涵木；何首乌、鳖甲、女贞子滋肾益肝，癸水能养乙木；龟甲、玄参补肾滋阴，通心降火，则肾水无枯，相火无炎，相火有依；栀子泄心肺邪热；百草霜，水克火也；铁粉促进血液化生，而奏补血作用，降火潜阳变黑，则肝阴不耗，营血不瘀，卫气不阻。所用上药内服，和斑疹酊外治，本病1例显效，2例好转，5例痊愈。

（2）本病9例为土裂金销型，依熄火扶金治法，原定犀连地葳饮内服治疗。方内阿胶、芡实润肺滋肾补阴，沙参补阴清肺火，罡风难舍于肺，燥风自消，无燥不能生热；枳实泻脾实邪，土高敦厚，变为备化，自无巍峰崩裂，辛金有生化之源，子可侍母，母慈爱子，金自无销；百草霜，水克火也，火焰自熄，金不被刑；胡麻、百部，润肺利气，从革辛金，肺无郁蒸；葳蕤润心肺，补气血，肺气下降，收令政行，气血畅通。所用上药内服，和斑疹酊外治，本病1例显效，8例痊愈。

（3）本病6例为水涌土崩型，依抑水培土治法，原定芪术脂附汤内服治疗。方内炙黄芪、白术补中益气，壮脾胃，温三焦，虽胃纳生冷，自无停久化湿；黄精、苍术益脾胃，补气血，补脾燥湿，升发胃中阳气，则湿无盛，而寒不生，土阳不泯，中气不败；葶苈子制水补土泄肺，辛金坚成而从革，癸水流衍而转枯，水不自涌，土固无崩；肉苁蓉、熟附子、淫羊藿、补骨脂补命门，相火，以通君火，益精气，壮元阳，坎阳复升，肾水回暖；肉桂补命门火，益阳扶土，则水不寒，土亦不湿；党参补中气，和脾胃，则卫气不闭，血脉不凝。所用上药内服，和斑疹酊外治，本病2例好转，4例痊愈。

（九）治疗效果

治疗本病法则，原定1个月为1个疗程，在23例中治疗效果如表3-5-6。

表3-5-6　治疗效果统计

疗程	痊愈例数	显效例数	好转例数	合计
1	4	2	2	8
2	3	/	/	3
3	2	1	1	4
4	1	/	/	1
7	1	/	/	1
9	3	/	/	3
11	2	/	/	2
15	1	/	/	1
合计	17	3	3	23

（十）讨论

1. 白癜风是常见且最难治的皮肤疾病，近阅现代医学皮肤病文献，治疗本病，或应用砷剂，或对患部用紫外线照射，或用含有10%香柠檬油的酒精溶液涂于患部，或用俾斯麦氏褐色素、胭脂红及黑胡桃的酒精流浸膏等药物治疗，效果尚未满意。

2. 笔者早年不依往哲同病异治，辨证分型，论治法则，治疗本病，曾按《外科大成》紫白癜风的古方浮萍茯苓丸内服和《外科正宗》紫白癜风的古方外治，疗效不显，何异汪琪所谓"拘泥古方，以疗今疾，为此者，医杀之耳"。由此可见，古方不适今治，遂依祖国医学，求因辨证，审证分型，据型论治，决治定法，依法立方，治疗本病23例，效果满意，聊将点滴经验介绍，以供参考。

3. 若不按照辨证分型原定方剂治法，以地玄贞麻煎内服治疗火烁木枯型，犀连地葳饮内服治疗土裂金销型，芪术脂附汤服治疗水涌土崩型，不啻阴阳互易，寒热倒施，遂至二竖躲肓，三魂游岱，故祖国医学，辨证分型，论治法则，足称宝筏，笔者医学肤浅，管窥体会，未敢肯定符合医圣之准绳。

二、脱疽治验

血栓闭塞性脉管炎，又名Buerger（卑射）氏病，为动脉及静脉分节段慢性闭锁的疾病，以下肢多见，本病多发生于北方劳动人民，男性多于女性，血管闭塞性脉管炎是现代医学的病名。考祖国医学，如《灵枢·痈疽篇》："发于足趾，名曰脱疽，其状赤黑，死不治，不赤黑不死，不衰急斩之，否则死矣。"《外科启玄》："是足之大趾，次趾，或是溃而脱，故名脱疽，是脾经积毒下注而然，赤色、先肿痛，或不痛，若色紫黑者，急斩之，如黑上至踝肌不治。"《证治准绳》："足趾生疔重者，溃而自脱故曰脱疽。"《外科正宗》："脱疽者，外腐而内坏也，此因平昔房术涩精，丹石补药，消烁肾水，房劳过度，气竭精伤而成。"《冯氏锦囊》："脱疽多因房术，亏损肾水，郁怒有伤肝脾，地位偏僻药力罕到，血气难达。易致筋溃骨脱，故尤有宜补托气血为主。以脉消息，若黑色者不治。"《外科大成》："生于足大趾，亦生于手大指，初起黄泡，次如煮熟红枣，次则黑色浸漫，相传五指，由高粱之变，及丹石热药之所致。"《金鉴外科心法》："脱疽生于足趾之间，手指生者，间或有之，盖手足十指，及脏腑枝干未发疽之先，烦躁发热，颇类消渴，日久始发此病。"综上所述，祖国医学所称脱疽，与现代医学所称血栓闭塞性脉管炎的症状，互相符合。

（一）病例来源

本病15例来源，由各医院久治无效转来，或请会诊治疗的，或由别省县医院治疗无效后由友人介绍来本院治疗。

（二）病因

烟酒曾被认为是本病致病的重要因素，因不少患者重度嗜酒，且吸烟可使病情加重。凡人元真不养，房劳过度，消烁肾阳，肾阳淹泯，肾无热能，殊难暖脾，脾冻无暖，不能温胃，胃气寒冷，谷神将颓，五谷入胃，难以化赤，赤是血液，胃无造血，血液贫乏，无血输络，脉络缺血，血赖气行，脾胃寒氛，不能运血通行脉络，血寒病变。

（三）病理

本病症状主要是由动脉病变引起肢体局部血供不足所致。患者多在寒冷季节发病，发病常从下肢趾端开始，以后逐渐累及其他肢体。本病发展过程，可分为3期：①局部缺血期；②营养障碍期；③坏死期。但同一根血管不同节段可呈现不同期的病理变化，静脉病变与动脉的相仿。依据表现多发生于20～40岁的男性，女性较少，患者有间歇性跛行、足痛或胫后动脉搏动减弱或消失。

（四）鉴别

本病的鉴别，要与其他动脉的病变相鉴别三点：①动脉粥样硬化，患者年龄在40岁以上，常伴有高血压，冠状动脉粥样硬化性心脏病，糖尿病或高脂血症，常为大中动脉受累，两下肢同时发病；②肢端动脉痉挛，患者多为青年女性，发病部位多为上肢手指，两侧对称；③红斑性肢端症，本病为肢端发作疼痛，呈烧灼性痛，局部温度增高，无周围动脉血供不足的表现。肢体下垂时，症状加重，抬高肢体或将肢体浸入冷水中，疼痛减轻。

（五）治疗方法

本病15例，依祖国医学辨证论治，对症施药的法则，诊断为气血两虚、脉络壅塞病，定方鹿田归芪煎治疗。

鹿田归芪煎方：鹿角胶（后下）五钱，正三七五钱，当归五钱，炙黄芪四钱，炮姜四钱，白芥子五钱，泡苍术四钱，野白术五钱，骨碎补五钱，桃仁（打碎）五钱，路路通五钱，何首乌五钱，石菖蒲五钱，乳香四钱，炙甘草四钱。

2周为1个疗程，每周复诊1次，每次照定方给中药6剂，每日服1剂，以600mL清水煎至250mL。

虽定方服药，务须灵活运用，服药后自觉病况如何，依表3-5-7选药加减，切勿胶柱鼓瑟，墨守成规。

表3-5-7 服药后随症加减

症状	药物配伍
如有下肢疼痛务须加	延胡索五钱、汉防己五钱、洋沉香二钱（后下）
如有高热症候务须加	金钗石斛五钱、小环钗五钱、柴胡四钱
如有高血压症务须加	杜仲五钱、怀牛膝五钱、豨莶草五钱
如有胃纳不佳务须加	鸡内金四钱、炒谷芽五钱、大腹皮五钱
如有头晕头痛务须加	川芎四钱、天麻四钱、蝉蜕三钱
如有失眠、多梦务须加	熟枣仁五钱（打碎）、柏子仁四钱、远志五钱
如有大便干燥务须加	尖槟榔五钱、元明粉四钱、肉苁蓉五钱
如有小便短赤务须加	猪苓四钱、泽泻五钱、木通四钱
如有口苦喉痛务须加	青果四钱（打碎）、诃子四钱（打碎）、玄参五钱
中有皮肤瘙痒务须加	蛇床子五钱、蒺藜五钱、麻黄三钱

（六）方剂效能

治痊15例本病，根据论治定方，对症施药的法则处方鹿田归芪煎治疗。方内鹿角胶滋补益肾，逐阴中寒气；炮姜性热回阳，肾阳恢复，相火不蛰，阳长阴消；当归入心肝脾，补血散寒，相佐君炎，心阳复盛，自无寒水凌心，则心火不泯；苍术除湿燥土，升举阳气；炙黄芪补中益气；野白术健脾燥湿；白芥子辛温入肺，利气通络温中，内侵风邪，则祛外达；骨碎补、何首乌补肾入肝，益血破瘀，肾阳自无淹泯，无陷寒氛；乳香、桃仁入肝散瘀，消毒止痛，瘀无凝郁；炙甘草补三焦元气，则心火既盛脾土不温，而中气运行四肢经络；路路通、三七逐瘀通经，而足厥阴血液畅通本病痊愈。

（七）讨论

1. 近阅现代医学文献，对本病的治疗，多用保守性手术，或局部封闭组织疗法，或注射伤寒疫苗发热和肝素及氯化钠的高渗溶液疗法，或动脉移植或施行腰部的透热法，或肾上腺和动脉血栓塞内膜及交感神经切除术等，纵有少数病例，可能缓解症状，间免截肢，但多数病例症状难以减轻，甚至发展到截肢。

2. 笔者过去曾依《外科启玄》古方人参败毒托里剂和蒜灸之，并联合《证治准绳》古方荆防败毒散加减治疗本病，获痊愈者，固属寥寥。所以祖国医学和现代医学治疗本病，仍未得显效。欣逢政府重视中医，做出发扬祖国医学遗产和西医学习中医的指示。我们自应遵照钻研，以期减轻劳动人民罹患本病的痛苦。

3. 笔者曾遵医经治法辨证论治，对症施药的规范，关于本病的因素，据《外科正宗》有云，病因房劳过度，气竭精伤而成。足证所患本病，并无毒素感染，何用荆防败毒散加减古方治疗？不知荆防药性祛风发表，倘祛风发表太过，血汗精液，表泄太多，精血消亡，无血通经，肤无血润，皮硬病变，不啻降离升坎，轻阳重阴伤阳谷于寒氛，零素雪于温崛，苦寒益滋，肾阳尤泯，精血消耗，血栓闭塞，病固难料，而且转剧，由是恪遵医经法规，治疗本病，老少不同，男女各异，南北有别。汪淇有云，古方今治，医杀之耳。由是放弃古方，审症用药，治疗本病从同病异治，定方鹿田归芪煎，依法温肾回阳，补血益精，通经知络，血润皮肤。治疗后血闭畅通，本病痊愈，效果满意。由此可见，祖国医学，辨证论治、对症施药治则，宝如玉璧，珍若隋珠。岂可拘执古方，一病一法，滞古不通，墨守无化？

（八）结语

1. 记录治愈本病15例，依祖国医学辨证论治，结合医者临床经验，定方鹿田归芪煎，效果显著，将点滴经验介绍，以供参考。

2. 结合中西医学文献，对本治法进行讨论，提出我个人体会和判断的病因，是否适合，仍希先进同道指教。

3. 挖掘祖国医学遗产，和现代医学同道共同探讨，打破界限，使中西医术，共冶一炉，群策群力，一德一心，深刻研究，创造治愈本病的特效药品，保障广大人民健康，是所愿望。

三、牛皮癣治验

牛皮癣是常见且顽固难治、容易复发的慢性皮肤疾病。《巢氏病源论》曰："以盆器盛水饮牛，用其余水洗手面而生癣，名曰牛癣，其状皮厚，抓之聊强，而痒是也。"《普济方·诸癣论》："牛犬所饮，刀刃磨砺之余水，取以洗濯，毒气传人，亦能生癣，故得牛毒者，状似牛皮，于诸癣中，最为浑厚，邪毒之甚者，俗谓之牛皮癣。"《医宗金鉴》曰："牛皮癣状如牛颈之皮，厚而且坚。"

现代皮肤病学认为，牛皮癣，有多种类型，散布身体上，常为点状或滴状，损害逐渐扩大，而中央消退时，成为环状、回状或地图状，有的中央不消退，而成为钱币状或盘形，有时污褐色鳞屑痂叠积根厚，而成为蛎壳疮样，牛皮癣界限分明，鳞屑银白色，逐渐增厚，状似云母，故患此病，湿痒滋蔓，顽固难愈，凡人染着斯疾，莫不瑟缩。

（一）病例分析

兹将治疗本病16例患者年龄统计如表3-5-8，性别统计如表3-5-9，患病部位情况如表3-5-10，病程情况如表3-5-11。

表3-5-8　患者年龄分布

年龄/岁	11~20	21~30	31~40	41~50	51~60	61~70	71~80	合计
病例	1	3	3	3	5	0	1	16

表3-5-9　患者性别

性别	男性	女性	合计
病例	11	5	16

表3-5-10　患病部位

患病部位	上肢	下肢	上下肢	全身	合计
病例	1	11	3	1	16

表3-5-11　患者病程

病期	1~2年	3~4年	5~6年	7~8年	9~10年	11~20年	合计
病例	2	5	4	2	1	2	16

（二）辨证分型

祖国医学，治疗牛皮癣16例的辨证论治，依据三因、四诊、八纲，分为水泛侮土、土冷金寒、土胜侮金3型。确定相应治法，如表3-5-12。

表3-5-12　分型治疗法则统计

分型	三因	病因	发病机制	治法	病例
水泛侮土	内因	房劳过度	坎阳沦陷	疏水培土	4
土冷金寒	不内外因	滥食生冷	脾胃寒凝	暖土温金	3
土胜侮金	外因	邪风舍肝	肝阳偏盛	抑木扶土	9

（三）论治方剂

本病16例，依据以上分为3型治疗，原定破萸精术煎、芪术星夏饮、莪藤栀甲煎，3方内服，和顽癣液外治，但须辨证论治，灵活运用，切勿胶柱鼓瑟，务要对症施药，审病加减为原则，如表3-5-13。

表3-5-13　分型治疗方剂

分型	方剂		药物配伍	例数
水泛侮土	内服	破萸精术煎	补骨脂五钱、山茱萸五钱、黄精五钱、白术五钱、何首乌五钱、蛇床子五钱、猪苓四钱、扁豆五钱、土茯苓五钱、花蛇五钱、蒺藜五钱、灵仙四钱	4
	外治	顽癣液	麝香两分、梅片五分、樟脑五分、牙硝四钱、升丹二钱、水银四钱、雄黄三钱、黄硇砂四钱、斑蝥二钱、巴豆三钱、蛇床子三钱、轻粉霜三钱	
土冷金寒	内服	芪术星夏饮	黄芪五钱、白术五钱、制南星四钱、法半夏四钱、苍术四钱、乌药四钱、五味子四钱、砂仁四钱、瓜蒌四钱、白鲜皮四钱、防风四钱、威灵仙四钱	3
	外治	顽癣液	麝香两分、梅片五分、樟脑五分、牙硝四钱、升丹二钱、水银四钱、雄黄三钱、黄硇砂四钱、斑蝥二钱、巴豆三钱、蛇床子三钱、轻粉霜三钱	
木胜侮金	内服	莪藤栀甲煎	莪术四钱、钩藤四钱、栀子四钱、鳖甲四钱、赤芍四钱、蒺藜四钱、沙参四钱、百合四钱、阿胶四钱、白鲜皮四钱、山慈菇四钱	9
	外治	顽癣液	麝香两分、梅片五分、樟脑五分、牙硝四钱、升丹二钱、水银四钱、雄黄三钱、黄硇砂四钱、斑蝥二钱、巴豆三钱、蛇床子三钱、轻粉霜三钱	

注：
①内服煎剂：内服3方，均以600mL水煎至250mL，空腹服，每日1次；
②外治顽癣液制法：先以方内的斑蝥、巴豆、蛇床子，研成粉末，后加入麝香、梅片、樟脑，共研成粉末，第1次储起。再将水银、黄硇砂、雄黄，共研至不见星，加入小升丹及轻粉霜，再研成粉末后，与第一次储起的药粉混匀，第2次储起，再将牙硝用蒸馏水84mL溶解后，加入第1次和第2次储起的药粉混合流浸24h，再加95%乙醇84mL，再流浸48h，过滤即得；

③外治顽癣液用法：牛皮癣患处多增厚，先以红汞将患处消毒，再以75%酒精消毒待干后，用消毒过的小刀，轻刮患处至充血，勿令出血，用消毒棉签，蘸取顽癣液，由患处外围搽入患处中心，每日1次，如遇患部起疮的，即应停止，勿再搽，待疮结痂脱落，如患部皮肤变薄不厚，肤色正常，又无痒感，无须再搽，观察1～2周，如患部又复有痒感，如上法再搽1次，直至痊愈。

（四）治疗效果

治疗本病法则，原定2周为1个疗程，16例患者疗效如表3-5-14。

表3-5-14　疗程与疗效统计

疗程	痊愈	显效	好转	例数
1	／	1	／	1
3	2	／	／	2
4	3	／	／	3
5	2	1	／	3
7	2	／	1	3
10	1	／	／	1
11	1	／	／	1
30	1	／	／	1
48	／	／	1	1
合计	12	2	2	16

（五）典型病例

【案一】

邓某，男性，59岁，已婚，广东南海人，工人，于1959年10月26日因患牛皮癣来院诊治，门诊号：102。

主诉：4年前两肘出现圆形皮疹，有轻痒感，随后两下肢小腿又出现长形隆起皮疹，患处皮肤干燥、有瘙痒、鳞屑，经各医院屡治无效。

过去史：有胃病史，承认有冶游史，20年前曾患梅毒。

个人史：平素健康，生长南海，工人，未到过外省，爱人子女健康，有烟酒嗜好。

家族史：无特殊。

体格检查：体温37.0℃，血压130/80mmHg，神志清晰，发育正常，营养中等，有慢性病容，浅表淋巴结双侧腹股沟3～4粒，如花生米大，有轻压痛，可动，心肺正常，腹软、平坦，肝可触及，有轻压痛及叩击痛，脾肾区无压痛，肠鸣音正常，四肢无畸形，上下肢有痹感，膝反射正常，无病理反射。

皮损情况：两肘关节和两小腿外侧椭圆形隆起牛皮癣，左肘5cm×6cm，右肘4cm×7cm，左小腿11cm×7cm，右小腿10cm×6cm，边界明显，皮肤干燥，有白色鳞屑。

血液检验：白细胞$8.75×10^9$/L，中性杆状核粒细胞1％，中性分叶核粒细胞73％，嗜酸性粒细胞1％，淋巴细胞20％，单核细胞2％，红细胞$3.85×10^{12}$/L，血红蛋白131g/L。

尿液检验：颜色黄，透明微浊，反应酸，尿蛋白（±），尿糖（－），红细胞0～1，白细胞0～3，上皮细胞少许，黏液丝（－），管型（－），结晶（－）。

大便检验：颜色黄，性状软，中华分支睾虫卵未见。

脉诊：尺脉滑数，右关脉濡弱。

舌诊：舌苔白腻。

诊断：牛皮癣。

1. **分型**：水泛侮土。

2. **病因病机**：（内因）房劳过度，肾阳亏损，坎阳沦陷，肾气渐亡，则下寒而病阳虚，阳虚阴盛，阴水流行，水泛侮土，土湿水溢，是以阳明之燥，不敌太阴之湿，土湿不运，升降互逆，清阳下陷，浊阴上逆，土湿水寒，温气颓败，脾脉凝湿，湿蓄肌肉，形成本病。

3. **治法**：疏水培土。

4. **内服煎剂**：破萸精术煎。

5. **外治液剂**：顽癣液。

依上法则，和内服外治药物，治疗本病，自1959年10月26日起，至当年11月16日，双肘和双下肢小腿牛皮癣作痒，鳞屑消失，皮肤变薄，由当月17日起，至12月4日，双肘和双下肢小腿牛皮癣低平、肤色、血液、体温、尿液均已正常。

【案二】

徐某某，男性，38岁，已婚，湖南人，干部，于1962年7月11日，因患牛皮癣来院诊治，门诊号：096。

主诉：于4年前，两下肢和足背、两手腕、臂部，右颈部牛皮癣，干燥鳞屑，皮厚作痒，曾经湖南省医院中西医治疗，未见进步，再经北京各大医院中西医屡治，亦未见效，再经广东省几家大医院治疗，效果极微。现得友人介绍来我院治疗。

过去史：有关节炎及皮肤痛史，否认有冶游史。

个人史：生长于湖南，爱人、子女健康，吸烟，嗜食生冷食物。

家族史：无特殊。

体格检查：体温37.2℃，血压125/98mmHg，心肺正常，腹软平坦，四肢关节反射消失，两下肢足背牛皮癣12cm×12cm，左、右臀部对称20cm×20cm，两手腕5cm×5cm，右颈部5cm×5cm，边缘明显，银白鳞屑，皮肤增厚，突出皮肤1cm，干燥瘙痒。

血液检验：血液正常。

尿液检验：颜色淡黄，透明微浊，反应酸，比重1.011，尿蛋白、尿糖、红细胞、白细胞0～3、上皮细胞、黏液丝、管型、结晶均（－）。

大便检验：颜色黄，性状软，寄生虫原虫（－）。

脉诊：弦滑弱。

舌诊：舌苔白腻。

诊断：牛皮癣。

1. **分型**：土冷金寒。

2. **病因病机**：（不内外因）滥食生冷，生冷纳胃，停留不化，胃阳泯息，脾胃寒湿，土湿胃逆，母病累子，肺气不降，阳分之水不得下行，阴分之水反得上泛，寒湿传肺，收令失政，肺金不清，雾露瘀浊，不能化水，遂致土冷金寒，营卫滞塞，腠理拒闭，外不能泻，内不能降，蓄起莫克，暴发皮毛，形成本病。

3. **治法**：暖土温金。

4. **内服煎剂**：芪术星夏饮。

5. **外治液剂**：顽癣液。

依上法则，和内服外治药物治疗本病，自1962年7月11日起，至当月31日，四肢关节疼痛消失，两手腕和双侧下肢足背、右臀部、右颈部牛皮癣，鳞屑、皮厚减退，自当年8月1日起，至当月21日，所有手足臀部牛皮癣，均已痊愈，大小便均正常。

【案三】

熊某某，女性，55岁，已婚，江西人，家庭主妇，于1962年10月12日，因右足部患牛皮癣来院诊治，门诊号：097。

主诉：于7年前时觉头疼、肝痛，大便秘结、质硬，数天1次，并有高血压、手足关节疼痛、心跳气促，在1957年2月间，左足背初起皮疹1块，大如铜钱，经数月后，皮疹增大，肤厚隆起，鳞屑瘙痒，曾经各大医院中西医治疗，久治无效。

过去史：有高血压、风湿、肾炎，浮肿、经痛和肝炎史。

个人史：处理家务，无烟酒嗜好，无冶游史。

家族史：无特殊。

体格检查：神志清晰，发育正常，营养中等，慢性病容，全身浅表淋巴结无肿大，皮肤无出血点，肺音正常，心界向左扩大，心尖区超出左锁骨线2~3cm，心尖区吹风样杂音，腹稍隆，四肢无浮肿，走路时有少许跛行，左足背有牛皮癣，皮肤增厚，大小7cm×6cm，如颈之皮，白色鳞屑，抓痒。

血液检验：白细胞3.8×10^9/L，中性杆状核粒细胞4%，中性分叶核粒细胞62%，淋巴细胞32%，单核细胞2%，红细胞3.04×10^{12}/L，血红蛋白85g/L，血型O型，血小板142×10^9/L。

尿液检验：颜色黄，透明微浊，反应碱，比重不足，尿蛋白、尿糖、红细胞均（－），白细胞0～2、上皮细胞少许、黏液丝、管型、结晶均（－）。

大便检验：颜色黄，性状软，黏液（＋），血液（－），红细胞（＋），白细胞（＋），原虫（－）。

脉诊：浮弦数。

舌诊：舌苔黄粗边尖红。

诊断：牛皮癣。

1. **分型**：木胜侮金。

2. **病因病机**：（外因）邪风舍肝，肝木生风，风性飘动，风动阳升，肝阳偏盛，木盛生火，火炎烁金，辛金从革，木元无制，木胜侮金，遂致金气埋郁，卫热外来，营瘀内生，气血阻塞，弥漫经络，蒸沁肌肤，形成本病。

3. **治法**：抑木扶金。

4. **内服煎剂**：莪藤栀甲煎。

5. **外治液剂**：顽癣液。

依上法则，和内服外治药物治疗本病，自1962年10月12日起，至当月28日，左足背牛皮癣作痒鳞屑和头疼肝痛，均已消失，皮肤变薄，至当年11月8日，牛皮癣肤色如恒，血液、尿液、大便均正常。

（六）方剂疗效

关于治疗本病16例，依据以上辨证分为3型，原定方剂疗效，逐一叙述如下。

（1）本病水泛侮土4例，以破萸精术煎治疗。方内补骨脂入命门，补相火，壮元阳，肾阳不损，坎阳无陷；山茱萸、何首乌补肾助阳，固肾益气，肾气复旺，自无下寒阳虚，阳既无虚，阴水无盛，阴水之流衍，复为静顺，漂泄沃涌自消；黄精补中益气，强壮脾胃；白术补气生血，健脾燥湿温中，己土之卑监，复为备化，水无泛滥，土无被侮；土茯苓益脾除湿；扁豆调脾和胃，降浊升清，则太阴之湿尽清，而阳明之燥堪敌，中土畅运，清阳上升，浊阴下降；猪苓利湿行水；蒺藜泄肝破瘀；花蛇搜风祛湿，外微皮肤；蛇床子强阳补肾，燥湿杀虫，散寒祛风止痒。则水不寒土无湿，温气罔败，脾脉自无凝湿，湿蓄肌肉肃清。可用上药内服，和顽癣液外洗，本病愈矣。

（2）本病土冷金寒型3例，以芪术星夏饮治疗。方内苍术升发胃中阳气，补脾燥湿，虽则生冷纳胃，易化不留，白术补气生血，健脾燥湿温中，胃阳无泯；炙黄芪益气固表，大补阳虚，温分肉，壮脾胃，燥湿暖胃，理气益血，杀虫制癣，则脾胃之寒湿，变为温燥；法半夏、砂仁，和胃健脾，燥湿化痰，快气调中，土湿尽消，胃降不逆，母既无病，子不受累；乌药辛温顺气，上入脾肺，下通膀胱与肾；北五味能敛肺气，肺有下降之路，则阳分之水已得下行，阴分之水，不得上泛；制南星、白鲜皮、灵仙燥湿养血，搜风治癣，土无寒湿，自无传肺，收政令行，肺金肃清，雾露化源，气血不凝，土变敦阜而不冷，金为坚成而不寒，荣卫畅通，腠理不闭，外固能泄，内亦能降，积蓄荡消，皮毛罔发。所用上药内服，和顽癣液外洗，本病愈矣。

（3）本病木胜侮金型9例，以莪藤栀甲煎治疗。方内赤芍、蒺藜泄肝散瘀，肝木虽则发生，风性飘动，遂变敷和；钩藤平肝风，除心热，风固不动，阳自无升，肝阳不盛；莪术泻肝行气；阿胶除风润燥，养肝清肺，木既不盛，火无从生，升明保持，赫曦平息；沙参补肺阴，清肺火；栀子泄心肺三焦之火；百合润肺宁心清热，火自无焰，金不被烁，故从革之辛金，特为坚成之衍满，木亢承制，金无母侮，金气罔郁，则外来之卫热自消，内发之荣瘀悉除，气血宣通；白鲜皮除湿祛风治癣；山慈菇泄热解毒，经络之血液不瘀，皮肤之润泽不燥。所用上药，和顽癣液外洗，本病愈矣。

（七）讨论

（1）牛皮癣是难治而易发的皮肤疾病，笔者昔时不依辨证分型论治法则，曾本《疡医大全·癣门·牛皮癣》古方外治，再按《医宗金鉴·外科心法·十四卷》的散风苦参丸内服，治疗本病，屡试无效。何异申斗垣说：古贤虽传法传方，况今时今世，人多禀受不同，古方焉合今症耶。故知古方不能今治，遂依先哲辨证分型，论治法则，治疗本病16例，效率颇高，聊将介绍，以供参考。

（2）如不依辨证分型原定方剂治法，以芪术星夏饮，治木胜侮金型，以莪藤栀甲煎，治疗水泛侮木型，以破萸精术煎治土冷金寒型，不啻温泉而为寒渊，化冰屈而成火井，竟致神伤转剧，鬼录殊登。故祖国医学，辨证分型论治法则，堪称价重连城。笔者医学简陋，如斯体会，是否合理，未敢臆断，仍请先进同仁指教。

（八）结语

（1）本总结治疗牛皮癣16例，依照祖国医学辨证分型，用中药内外兼治痊愈12例，显效2例，好转2例，疗效显著，理应介绍，以供同道参考。

（2）本病原属顽固皮肤疾病，殊难根治，笔者虽用中药治疗16例，迄今尚未见复发，但将来是否复发，未敢肯定，仍请先进同道集中智慧，进一步研究治疗本病的特效方药，解除患者痛苦，保障人民健康。

第六节　其他疾病

一、亚急性播散性和盘状红斑狼疮治验

溯旧社会统治，平素放弃卫生业务，不关怀人民健康，倏遇流行新证，昧然不知何病，病因晚治，治用何方，救死无能，扶伤束手，这病于1828年首由比提氏（Biett）称之为"离心性红斑"，1845年海伯拉氏（Hebra）称之为"充血性皮脂溢出"，损害多半发生于面部，皮肤往往萎缩而略微陷落，或伴有皮肤损害全身性的疾病，但对红斑狼疮尚未认识。自中华人民共和国成立以来，国内有钱、米、许、郁、李等五氏，报告红斑狼疮10例，对本病的诊断病因治疗研究，提供新的方向。

（一）病例来源

本病12例，均由别省市或本市各医院检查确认，曾经各医院久治无效，或由各医院函介，或香港同胞和国外华侨，来院门诊治疗。

（二）病因

红斑狼疮，可分两型。①盘状红斑狼疮：此病因是对于微生物和链球菌及结核菌感染等各种病毒的刺激，通过反应的作用，而引起血管神经性的疾病。②亚急性播散性红斑狼疮，此病因可能是组织对于细菌感染化学性，或物理性刺激所起的一种过敏反应，但局部限性盘状和系统性播散性的病因，均属感染菌素病变的外来因素。

（三）病理

盘状和亚急性播散性红斑狼疮的皮肤病理变化基本相同，但盘状本病损害发生于面部红斑，大小不等，均由针头至手掌大，往往作蝶形分布，或是先出现于鼻部，然后向两侧展开，或发生头皮部，起初为鳞屑红斑，后为失去头发的瘢痕，头皮略硬，详细观察，可以发现纤细的毛细管，而鳞屑几乎没有，当皮疹消失后，瘢痕余留不太显著。播散性本病，是一种全身性疾病，很多器官发生病变，基本的病理变化为小，血管周围的结缔组织发生变化，基质膨胀，胶原纤维发生蛋白样变性；甚至患者常有腰酸、耳鸣、足跟痛、脱发、月经不调、五心烦热、升火、盗汗、大便干结、小便短赤，本病往往为急性或亚急性，在发作期中，患者发生胸膜炎或心包炎，或是于短期内死于心肌及肾脏损害或紫癜，有的因发生肺炎等并发症而死亡。

（四）鉴别

盘状红斑狼疮鉴别：①皮脂溢出皮炎，境界较不明显，不发生萎缩性瘢痕，有容易脱落的油脂状鳞屑。②牛皮癣，多半发生于四肢伸出面，不发生萎缩，鳞屑呈银白色，将鳞剥离后可以显出微小的点状出血。③酒渣鼻，边界不大明显，主要为弥漫的毛细管扩张，常有丘疹及脓疮。④寻常狼疮，往往从幼年时期开始发生，逐渐扩张，通常不对称，患部瘢痕萎缩光滑而像薄纸，它容易溃破，并且有"狼疮结节"。⑤肉样瘤，损害为弥漫性浸润、丘疹、结节、块斑或肿瘤，没有底面带刺的鳞屑，组织中有上皮样细胞所构成的肉芽瘤变化。

亚急性播散性红斑狼疮鉴别：①风湿性心脏病，虽然有心脏病症状，有时有结节性红斑，但无弥漫性全身红斑，水疱，大疱及色素沉着等症状，水杨酸制剂内服有效，查不到红斑细胞。②类风湿性关节炎，仅关节疼痛，但无红斑狼疮所特有的皮肤改变,红斑性狼疮检查阴性。③药物性皮炎,可由服药历史,全身为多形性皮疹等足以鉴别。④红皮病,皮肤弥漫性潮红,落屑特别明显,多续发生于其他皮肤病,无光敏感历史。⑤皮肌炎,面部皮疹通常不大显著,横纹肌绵软无力,没有严重的全身性症状尿肌酸增多。⑥多形红斑,损害分布部位较广,病程很短,患者没有内脏损害及全身高热症状。⑦结节性动脉周围炎,患者往往以男性较多,皮疹的变化较大,由红斑及荨麻疹以至坏疽,病理检查后才能确定诊断。⑧陪拉格,皮疹发生于手背及面部等受到日光照晒的部位,患者往往同时发生显著的胃肠及神经症状。⑨丹毒,损害突然出现和迅速蔓延而成一大片,只有数日的历史,血液中白细胞增多。⑩红斑天疱疮,躯干及四肢上有对称发生的大疱及痂,患者的一般健康状态良好。综上本病两型鉴别了然。

(五)治疗方法

本病12例原分两型亚急性播散性和盘状,依祖国医学辨证论治,对症定方,对亚急性播散性红斑狼疮,原定甲方(四黄熊虎煎)治疗;对盘状红斑狼疮,原定乙方(三黄蚕鳖饮)治疗,方药组成见表3-6-1。规定15日为1个疗程,每星期诊症1次,每次规定方给中药6剂,每日煎1剂服治,星期日停服,根据服药后自觉病况如何,酌情加减药物,灵活运用,切勿胶柱鼓瑟,墨守成规(见表3-6-2)。

表3-6-1 分型定方药物组成

病名	方名	药物及剂量
亚急性播散性红斑狼疮	原定甲方(四黄熊虎煎)	黄连四钱、黄芩四钱、黄柏四钱、大黄四钱、金银花五钱、熊胆二分(冲)
		金钗石斛五钱、守宫四钱、蝉蜕五钱、熟枣仁五钱(打碎)、猪苓五钱、甘草二钱
盘状红斑狼疮	原定乙方(三黄蚕鳖饮)	黄连四钱、黄芩四钱、黄柏四钱、僵蚕四钱、土鳖虫四钱、金银花五钱
		蝉蜕三钱、土茯苓八钱、熟枣仁一钱、谷木薵二两、汉防己五钱、甘草二钱

表3-6-2　服药后随症加减用药

症状	药物配方
高热症候务须加	金钗石斛五钱、小环钗五钱、柴胡三钱
足关节痛务须加	汉防己五钱、延胡索五钱、羌活四钱
头疼症候务须加	天麻五钱、苍耳子五钱、蝉蜕三钱
喉痛症候务须加	青果四钱（打碎）、诃子四钱（打碎）、玄参五钱
口苦口渴务须加	干葛根八钱、天花粉六钱、麦冬五钱
失眠烦躁务须加	熟枣仁五钱（打碎）、柏子仁四钱、远志五钱
纳呆症候务须加	川朴三钱、枳实四钱、大腹皮五钱
小便短赤务须加	车前子五钱、猪苓五钱、生薏苡仁八钱
大便秘结务须加	尖槟榔六钱、元明粉四钱、大黄四钱
咳嗽症候务须加	桔梗五钱、苦杏仁五钱（打碎）、紫苏叶三钱

（六）典型病例

【案一】

林某某，女性，34岁，已婚，广东汕头市人，云南省昆明医学院附一院内科医生，因病经本院和各医院中西医久治无效，遄来治疗。

主诉：于1970年10月间发高热，手足关节肌肉疼痛，肝脾淋巴结肿大，各关节均有红斑、心慌、大便干结、小便短赤等症状，曾在本院心电图证明亚急性播散性红斑狼疮症心肌损害，血沉高，曾用激素治疗好转半年。迨1971年7月间曾低热手足关节疼痛和局部手足掌作痒，再以激素治疗两个月无效，至1971年11月13日曾往广州市某医院内科，仍用激素治疗也无效，后由该院皮肤科曾留学西德的黄主任和解放军八〇一工厂革委会1972年2月5日函介来请广东省人民医院陈治平老医师诊治，病历号：7125。

1972年2月23日初诊

主诉：症状同上。

脉诊：浮弦滑数。

舌诊：舌尖边红，舌苔黄起刺。

诊断：亚急性播散性红斑狼疮。

治疗：依照表3-6-1定方甲四黄熊虎煎，照治疗方法规定以中药服治，每日1剂，连服6日，星期日停服，按照定方甲继续服至1972年3月6日诊治。

诉：服药后大小便通畅，手足关节疼痛发热作痒消失，肝脾淋巴肿大和心跳面痒排除，胃纳睡眠均好，拟近日返昆明，请陈治平给处方带返继续抵药服治，病情如何将函报。

迨1972年5月3日昆明医学院附一院李医生因事来广州，林某某托她代报陈治平说，林某某前病蒙给方带回她院，治疗迄今所有病症均已痊愈，她请代表感谢。

【案二】

罗某，女性，51岁，广东台山人，现寓香港九龙上海街105号，工厂工人，于1957年2月14日曾发热和面颧鼻部圆形红斑大小不等，如五分硬币大，手足关节疼痛，起初为鳞屑红斑，曾往香港某医院检验诊断为盘状红斑狼疮，在该院治疗两月迄今无效，后由友人介绍来广东省人民医院请陈治平老医师诊治，病历号：44635。

1971年4月26日初诊

主诉：症状同上。

脉诊：浮滑弦。

舌诊：舌苔厚黄。

诊断：盘状红斑狼疮。

治疗：依照表3-6-1定方乙三黄蚕鳖饮按治疗方法规定捡中药服治，每日1剂，星期日停服。

依照定方乙继续服治至1971年5月2日诊治。患者再诊时述：服药后发热消失，面鼻红斑色淡缩小，手足关节疼痛减轻，拟近日返香港，请陈治平给处方带回港依照规定继续服治，病情如何备函报告。

迨1971年5月10日曾往香港玛丽医院检查证明所患本病，均已完全疗愈，无须服药治疗，当时心情愉快，来广州请陈治平详细复查是否确愈，经检查后确实痊愈。

（七）方剂效能

治疗亚急性播散性和盘状本病病因，均属链球菌和结核感染而成。凡菌毒传入人体，散布血液弥漫脏腑，繁殖病变，对于治疗本病，首先用灭菌烈药扑灭病毒病灶，后用别药治疗，方克有济。务遵医圣。施药效能，如表3-6-1甲方四黄熊虎煎治疗亚急性播散性本病和乙方三黄蚕鳖饮治疗盘状本病。施药难从灵液流春，神香辟恶，还须灭菌消炎，祛风去湿，关节疼痛，腰酸耳鸣，肝脾淋巴肿大排除。石斛与蝉蜕，能退高热，可祛头风，高热头痛自消。猪苓、金银花、甘草清膀胱湿热，通调行气，下行水道，小便短赤畅清。熊胆、守宫、熟枣仁镇定宁心，化痰消炎，祛风止痒。鼻边颧部蝶形红斑，头皮变硬，发脱鳞屑症状尽消。僵蚕、土鳖虫、谷木薁、汉防己、土茯苓益血止疼，通经活络，手足关节疼痛尽痊。熟枣仁、甘草、蝉蜕，祛风止痒，镇定宁神，头皮略硬、鳞屑红斑，烦躁作痒肃清。本型病例全瘥。

（八）讨论

汇览医学文献内载，犀角地黄汤治疗红斑狼疮，不知此病因素，原属结核和链球菌感染，故犀角药性纵属大寒消炎，不能扑灭菌毒治疗本病，而且转剧。红斑未退，方用白附僵蚕治疗，参《本草纲目》，白附子药性气味，辛甘大温有小毒，虽能治赤白汗斑，但本病原无菌感染，讵知两型病因，感染菌毒病灶，如不首先用大量杀菌药剂，芟除菌毒病灶，菌毒传入人体，散播血液，弥留脏腑，蔓延繁殖，疾病丛生，损耗阴液，阴液涸流，无水涵木，肝木萎郁，久郁不宣，肝木刁顽，顽夫克妻，妻威敦阜，脾土厚实，子能扶母，母明赫曦，阳气外荣，炎暑施化，何异变冰雪之坑，转火焰之崛，病固不疗，而且益甚。张元素有云，运气不齐，古今异轨，古方新病，不相能也。由是恪遵医圣治法，原定四黄熊虎煎、三黄蚕鳖饮两方，治愈两型本病，效率颇高，足见祖国医学，辨证论治，对症施药救人的宝筏。

（九）结语

内经纵读，尚昧奥荧，外台虽研，未窥全豹，所以辨证论治，按型定方，就令效果颇良，经拟论文总结，是否符合医范，尚有存在怀疑，第恐洒淅阴谣，客于奇恒之腑，升旺火化，绝于君主之官，还请同道专家，不吝磨涤暇素，钦崇犀明指导，感同燕贺金楹。

二、流行性乙型脑炎治验

《素问·评热论篇》：先夏至日为温病，后夏至日为暑病，温暑之病，本伤寒而得之。又曰，有病温者，汗出辄复热，而脉躁疾，不为汗衰，狂言不能食。

张仲景《伤寒论》：中而即病者，名曰伤寒，不即病者，伤寒藏于皮肤，至春变为温病，至夏变为暑病，暑病者，热极重于温也。

王士雄《温热经纬》：彼春之暖，为夏之暑，夫暖即温也，热之渐也，然夏未至则不热，故病发犹曰温，其首犯肺者，乃外感温邪，若夏至后则渐热，故病发名曰暑，是病暑即病热也。

吴鞠通《温病条辨》：形似伤寒，但右脉洪大而数，左脉反小于右，口渴甚，面赤而汗不出者，名曰暑温。

综上先圣前贤医典所载的暑温，似与现代流行性乙型脑炎的证候，有互相吻合之处。

（一）染病的因素

本病为嗜神经性病毒传染，黑斑蚊为其主要传染媒介，如稚子元真不养，腠理不闭，冬伤于寒，伏于少阴，真气既亏，邪必深入，郁久化热，自内而出，后夏至日，则热邪由内发出，而病毒自外传入，邪毒相传，发为暑病，暑病的传染率，尤以儿童为最高。

1958年夏季，广州附近地区，有流行性乙型脑炎的发生，我院先后曾收到这类患童住院留医20例，其中4岁以下者13例，占65%；5～13岁者7例，占35%。发病月份为5—7月；发病地区计广州市区及郊区8例，其余12例来自番禺、南海、花都、英德、增城及珠海等地。

（二）西医治疗

其中12例，采用乌洛托品静脉注射，谷氨酸口服，有并发症则采用抗生素等，有2例用肾上腺皮质激素。12例中11例在10日左右痊愈出院，但1例合并支气管肺炎入院后3日死亡。死亡率为8.33%。

另8例，经西医诊断明确后，由中医主治，西医配合必要的检查，辅助疗法如鼻饲，必要时用抗生素预防感染。8例中，轻型3例，重型5例。

（三）中医治疗

中医治疗本病的经验，务必运用辨证论治，由于流行性乙型脑炎患者，在病程经过中有不同的表现，治疗方法亦由此而异，总之，以暑温为重点，治疗应采用辛凉甘清，解毒养阴等法为原则，审视患者出现症状，结合舌苔、脉象、四诊八纲，并按患者病情轻重，鉴别属于何种类型，而后施治，所以8个病例均已痊愈无后遗症出院。

（四）结语

我院先以西医治疗本病，效率固高，后用中医辨证论治方法，疗效还更显著，所治疗病例未有1例死亡，有后遗症的也很快恢复。但所有方剂，随证加减，不能墨守成规，更应灵活运用，方克有济，唯本组这次取得点滴经验，端赖党和我院领导指示有方，笔者医学浅陋，希先进同道指正。

（本文曾刊载于《广东中医》1958年10月号第4页）

三、硬皮病治验

硬皮病很少见。祖国医籍记载五硬症，难产赤婴，生肌受挫。呼吸窒息，虽经挽回，血气已耗，时值严冬，寒风外袭，营卫失畅，血气亏泯，精神疲倦，两目紧闭，神志呆滞，肤乏血润，肌肉冷凉，故肤色青紫极硬，本症称为五硬。至现代医学详录硬皮病三型：弥漫性硬皮病和急性弥漫性硬皮病、肢端硬化病、限界性硬皮病，又称为硬红斑病。综上所述，中外硬皮病名，殊属相符。

（一）病例来源

本病14例病例来源，由各院诊断和久治无效转来，或由外院久治未觉好转函请会诊，或由友人介绍香港同胞和海外华侨来院治疗。

（二）病因

在14个病例中，并无弥漫性硬皮病和肢端硬化病两型，唯有限界性硬皮病一型。患者以成年妇女为较多，发现下肢患带状硬皮病的患者，常常有隐性脊柱裂或脊椎异常；如将一小块正常皮肤移植在硬皮病处，也逐渐变成硬化的组织，因此，目前多认为感染病因（特别是链球菌感染）可能性最大。认为限界性硬皮病是一种神经营养性病；祖国医学认为与肾阳虚相关。

（三）病理

本病表皮萎缩，真皮及毛细管壁水肿，血管周围有细胞浸润，主要为淋巴细胞，皮肤及皮下组织的胶原组织肥厚，以后真皮变薄，皮下脂肪减少，血管周围只有少量的细胞浸润，血管往往因为外压或管壁发炎而闭塞，纤维组织变性，汗腺等皮肤附件都萎缩。

（四）鉴别

①萎缩性扁平苔藓，白色点状皮疹中央常有毛囊栓，或微小的凹窝，身体别处往往有瘙痒，有扁平苔藓性丘疹；②白癜风，除了色素消失以外，皮肤组织没有任何改变；③红斑皮肤萎缩；皮肤萎缩和柔软，较周围的正常皮肤略微陷凹或是像脐疝似的鼓起。按上所述各病比硬皮病的鉴别了然。

（五）典型病例

【案一】

梁某某，女性，31岁，广东梅县人，已婚，现为广州市汽油公司职员，住址：广州沙面珠江路，于1962年开始双手遇冷后，出现青紫，一年后手和面皮肤变黑、发紧、变硬，并逐渐蔓延躯干等处，体力日渐减退。当年元月，手指疼痛月余，而伴有心慌不适，两手由肘至指硬皮。右足跌阳脉不跳动，右足二趾疼痛紫黑，手术截去一节，于1962年6月间，曾在本院皮肤科治疗6月余无效；于1964年3月间转本市某医院皮肤科治疗年余亦无效；于1965年6月转本市另一医院治疗半年亦无效；当时她的同事余某某介绍陈治平老中医治疗她的病，她不赞成，于1965年12月14日入天津某医院皮肤科曾用中西治疗亦无效；至1966年10月7日出院，延1967年9月12日，她自觉本病虽经过以上各大医院中西医久治5年余时间，本病不仅不能治痊，而且手术截去右足二趾一节，病症尤甚。复请同事余某某再介绍广东省人民医院老中医陈治平治疗，病历号：816216。

1967年9月12日初诊

主诉如上。

脉诊：濡弦细缓。

舌诊：苔白。

诊断：限界性硬皮病症。

治疗，依照表3-6-3定方①附桂姜谷煎和定方②老母鸡一只、谷木蕙五两，按照以下治疗方法，自1967年9月12日开始，依照定方①及定方②治疗至1968年7月28日止，本病完全疗愈，无须服药，胃纳、睡眠、精神恢复，可以上班工作。

【案二】

茹某某，男性，32岁，广东阳江人。寓广州市和吉新街，现为广州市橡胶五社工人，于1961年1月间，感觉右上额开始皮肤变硬，并蔓延头顶皮肤变硬，毛发脱落，疲倦，或受刺激右边头疼，本病开始经8年余。渐有自外发展。于1961年2月10日曾往天津某医院皮肤科治疗，至11月20日止，无效出院。1962年2月14日转入另一医院治疗，至1963年1月20日止无效出院。1966年2月20日入广州某医院治疗，至1966年10月3日无效，同时转到广州另一医院治疗，至1967年12月24日止，无效，且恶化，迨1968年2月9日得友人介绍来广东省人民医院中医科请老中医陈治平治疗，病历号：04821。

1968年2月9日初诊

主诉：病症如上。

脉诊：濡、弦、缓。

舌诊：舌苔白腻。

诊断：限界性硬皮病症。

治疗：依照表3-6-3定方①附桂姜谷煎和定方②老母鸡一只、谷木蕙五两，按照以下治疗方法，由1968年2月9日起，按照定方①、定方②治疗至1968年7月12日止，头顶额堂硬皮软化，脱发复生，胃纳、睡眠、精神均好，病时体重51kg，现增加至53.5kg，拟上班工作。

表3-6-3　硬皮病一型对症定方药物组成

病名	方名	药物或用法
限界性硬皮病	定方① 附桂姜谷煎	熟黑附子四钱、全当归五钱、鸡血藤五钱、肉桂五分焗服、胡芦巴五钱、路路通六钱、干姜四钱、熟地黄四钱、王不留行五钱、谷木蕴五两、川厚朴三钱、川黄连四钱、炙黄芪五钱、枳实四钱、山楂六钱
	定方② 老母鸡一只 谷木蕴五两	老母鸡宰好，弃脏、去油、剥皮，切成十块洗净，切碎谷木蕴并洗净和老母鸡合一，以3 000mL水煎至300mL饮服，每周2次，切勿间断

（六）治疗方法

本病14例，只是限界性硬皮病一型，依祖国医范，辨证论治，对症施药的法则，按照表3-6-3所定方①附桂姜谷煎治疗，规定20日为1个疗程，每7日诊症1次，每次给定方中药6剂，每日服1剂，周日停服。和定方②老母鸡一只，谷木蕴五两，劏老母鸡，弃脏去油，剥皮，切开10块洗净，谷木蕴切碎，洗洁消毒和母鸡合一，以3 000mL清水煎至300mL饮服，每周服2次。但服药后，仍需视病情如何酌情按照表3-6-4选药加减，灵活运用，切勿胶柱鼓瑟，墨守成规。

表3-6-4　服药后随症加减用药

症状	药物配方
头晕头疼	川芎五钱、蔓荆子四钱、天麻四钱
胃纳不好	土白术五钱（炒）、鸡内金四钱、谷芽五钱
高热症状	金钗斛五钱、小环钗五钱、柴胡四钱
大便泄泻	石榴皮五钱、大腹皮四钱、山楂五钱
呕吐症候	法半夏五钱（打碎）、白蔻五钱（打碎）、枳壳四钱
大便干结	肉苁蓉五钱、枳实四钱、川朴三钱
小便短赤	车前子五钱、泽泻四钱、猪苓四钱
失眠做梦	熟枣仁五钱（打碎）、柏子仁四钱、生龙齿六钱（打碎）

（七）治疗效果

据中西医范，本病病因，可能是链球菌感染，和肾阳虚有关，酿成限界性硬皮病变的内外因素。由是论治定方。依表3-6-3原定方①附桂姜谷煎、定方②老母鸡一只、谷木薽五两，共煎服治。方内川黄连药性烈苦，芟灭细菌，先除感染菌毒病灶，皮硬发热作痒，头痛骨痛自消；熟黑附子、肉桂、干姜温肾回阳，活络通经，手足关节疼痛恶除；路路通、王不留行、全当归、鸡血藤、胡芦巴、熟地黄活血行气，散结软坚，硬皮病肃消；川厚朴、枳实、山楂、炙黄芪、胡芦巴化气消滞，纳呆复强；故治疗本病务遵医圣治法，方能对症施药，效果优良，殊堪满意。

（八）讨论

（1）依方治疗本病14例，虽效果颇良，但须以辨证论治，对症施药为法则。本病多为链球菌感染和神经营养性，与祖国医学认为肾阳虚有关。治疗原定方①附桂姜谷煎、定方②老母鸡一只、谷木薽五两，分别服治，症果痊瘳。谨遵医圣治法，审病用药，效能优良。

（2）本病因素，既知链球菌感染，原定方内用黄连杀菌。如果不遵医圣治法，不对症施药，不用黄连芟除菌毒病灶，病固难瘳，不知菌毒传达人体，播散血液，波及脏腑，弥漫繁殖，疾病丛生，难堪扑灭，病转垂危，梦枣摧病，倘用四黄杀菌猛药，消灭菌毒，易如推枯；不知四黄苦寒，苦寒伤阴，阴伤火炽，火炽耗血，无血输经，经络涸血，罔血润肤，皮硬从茸，病难痊愈，而且恶化。由是治病用药，固不可不及，亦不可太过。

（3）本病为神经营养疾病，原定方内用川朴、枳实、山楂、熟地黄、炙黄芪。如减去此药治疗本病，只执己见，认本病理血管壁发炎闭塞和汗腺皮肤萎缩，用生石膏合剂服治，以期消炎通塞，发汗润肤，治痊本病。不知生石膏大寒入胃，胃气卑监，脾运不彰，血难输肤，硬皮病变转剧。

（4）本病与肾阳虚有关，原定方内，熟黑附子、肉桂、干姜、老母鸡、谷木薽。如减去此药，任用已见，加入鹿茸合剂治疗，不但无愈，而且恶化。不知鹿茸药性大补，本病邪尚未去。医药有云：邪未去，先扶正，如遇盗兵，而济盗粮如斯。治病不遵医法，罔严审症，任意施药，何异涉海问津，登天寻路，浩津无边，未得其岸。病痊子虚，游岱堪雾。治病救人必须审症，谨慎施药，切勿任己偏见草菅人命，引发医疗事故，抵触国法，怵抱隐忧，提高警惕，谨慎勉冉。

（九）结语

金鉴曾读，尚属窦奥荧光，玉机纵研，难达彻明犀烛，治疗本病效能虽优，对症是否符合内经，勿泥一孔之窥，宜依六微之证，斯乃医经之心髓，救疾之枢机，所谓脱牙角于象犀，收羽毛于翡翠。前圣确论，往哲格言，还希同道先进，南针常赐，俾无前愆再踏北斗崇高。

第四章 医案采菁

陈治平 学术精华与临床应用

第一节　癌症

一、鼻咽癌

【案一】

韩某某，男性，35岁，已婚，广东省广州市人，职业：吉林三源浦7210-332空军职员，因患鼻咽癌于1966年3月22日特来本院用中药治疗，门诊号：669071。

1966年3月22日初诊

主诉：于1964年7月因左侧颞部及枕部头痛5个月之久，并有左侧鼻咽堵塞，流血样鼻涕，听力下降，左颊部麻木感，张口受限，同时曾入沈阳空军医院留医。活检病理报告：鼻咽癌（淋巴上皮癌）。X线片：颅底有骨质破坏。

即于1964年11月13日，该院应用Co_{60}放射疗法：耳前部用6cm×8cm每日600R，至4100R时改用8cm×10cm，至7 100R换用深部X线放射疗法，两眶下每日200～300R，总量12日3 600R，颈部68日6 400R。

经放射疗法，鼻咽部肿瘤虽减退，张口困难改善，下颌及颈部淋巴结肿大减小，但经该院治疗后，时经年余，病体复发仍旧，遂转送空军广州医院治疗。

于1965年10月转来空军广州医院耳鼻喉科施行半身疗法，应用氨甲蝶呤10mg，每边2次，总量80mg，虽经该院治疗，初时稍有好转，但经过8个月时间，病情复发如前，得友人介绍余用中药治疗各种癌瘤，研究多年，效果颇佳，由是于1966年3月22日请该院负责函介到省人民医院请我治疗。

现在病情：口歪，张开受限，舌不能伸出，说话不清，时有鼻衄，鼻塞，头痛耳鸣，失眠，胃纳、精神不好，口干渴饮。

脉诊：弦滑。

舌诊：舌质绛。

诊断：鼻咽癌。

治疗：依法以石膏蜂虎煎。

（1）生石膏一两（打碎）、莐茎四钱、沙参四钱、蜂房三钱、守宫三钱、蛇蜕二钱、土鳖虫四钱、浙贝母三钱（打碎）、百合五钱、桑白皮五钱、黄柏四钱、甘草三钱。14剂，水煎服。

（2）平癌素Ⅰ 28粒，每日服2粒。

1966年4月5日次诊

主诉：左面麻木减轻，鼻衄消失。

脉诊：弦细滑。

舌诊：舌质绛。

治疗：

（1）生石膏一两（打碎）、芦根四钱、昆布四钱、海藻四钱、夏枯草三钱、蜂房三钱、守宫四钱、土鳖虫四钱、水蛭三钱、三棱四钱、莪术四钱、甘草三钱。10剂，水煎服。

（2）平癌素Ⅰ 20粒，每日服2粒。

1966年4月15日三诊

主诉：头疼消失，但仍有头晕、口干。

脉诊：弦滑。

舌诊：舌苔黄。

治疗：

（1）生石膏一两（打碎）、芦根四钱、茜根四钱、昆布四钱、海藻四钱、土鳖虫四钱、水蛭三钱、蜂房三钱、蜈蚣三条、金银花四钱、守宫四钱、甘草三钱。20剂，水煎服。

（2）平癌素Ⅰ 40粒。

1966年5月13日四诊

主诉：鼻衄、耳鸣、声哑均减轻。

脉诊：弦细滑。

舌诊：舌苔薄黄。

治疗：

（1）生石膏一两（打碎）、芦根四钱、干葛根一两、乌梅四钱、麦冬五钱、玄参四钱、生地黄五钱、土鳖虫四钱、水蛭三钱、蜂房三钱、守宫四钱、甘草三钱。20剂，水煎服。

（2）平癌素Ⅰ 40粒。

1966年6月14日五诊

主诉：鼻衄消失，胃纳佳，声哑亦无。

脉诊：弦细滑。

舌诊：舌质红。

治疗：

（1）生石膏一两（打碎）、芦根四钱、乌梅四钱、干葛根一两、生地黄五钱、麦冬四钱、昆布四钱、海藻四钱、鸡内金三钱、三棱五钱、莪术四钱、土鳖虫四钱。20剂，水煎服。

（2）平癌素Ⅰ 40粒。

1966年7月12日六诊

主诉：头疼、口干、鼻衄消失，耳鸣仍有，大便秘结。

脉诊：弦滑。

舌诊：舌质红。

治疗：

（1）大黄四钱（后下）、枳实四钱、石菖蒲四钱、麦冬四钱、生石膏一两

（打碎）、土鳖虫四钱、昆布四钱、海藻四钱、生地黄四钱、鸡内金三钱、芦根四钱、干葛一两。20剂，水煎服。

（2）平癌素Ⅰ40粒。

1966年8月16日七诊

主诉：大便已通，头疼、鼻衄、鼻塞消失，精神、胃纳、睡眠均佳，但口仍干而渴。

脉诊：脉细滑。

舌诊：舌质红。

治疗：

（1）生石膏一两（打碎）、干葛根一两、麦冬四钱、土鳖虫四钱、炒鳖甲五钱（打碎）、昆布四钱、海藻四钱、夏枯草三钱、三棱四钱、莪术四钱、土茯苓一两、甘草三钱。30剂，水煎服。

（2）平癌素Ⅰ60粒。

1966年9月13日八诊

主诉：左右颈肿块、鼻衄、头疼、口干而渴均消失，精神、胃纳、睡眠均佳。

血液检查：白细胞7.35×10^9/L，中性分叶核粒细胞69%，淋巴细胞26%，嗜酸性粒细胞5%，血红蛋白146g/L，血小板133×10^9/L，血沉15mm/h。

脉诊：弦细滑。

舌诊：舌苔薄黄。

治疗：

（1）生石膏二两（打碎）、芦根四钱、昆布四钱、海藻四钱、夏枯草三钱、石耳四钱、土鳖虫三钱、炒鳖甲五钱（打碎）、鸡内金三钱、天花粉五钱、土茯苓一两、甘草三钱。25剂，水煎服。

（2）平癌素Ⅰ50粒。

1966年10月18日九诊

主诉：各病同前，但鼻涕无血，大便秘结。

脉诊：弦细滑。

舌诊：舌尖边红。

治疗：

（1）生石膏二两（打碎）、枳实四钱、秦艽五钱、尖槟榔四钱、何首乌四钱、茵陈四钱、芦根四钱、天花粉一两、昆布四钱、夏枯草三钱、土鳖虫四钱、甘草三钱。20剂，水煎服。

（2）平癌素Ⅰ 40粒。

1966年11月15日十诊

主诉：大便已通，但手指麻痹，鼻涕多。

脉诊：脉滑细。

舌诊：舌质红。

治疗：

（1）生石膏一两（打碎）、芦根四钱、茜根三钱、昆布四钱、海藻四钱、夏枯草三钱、天花粉一两、生地黄四钱、五味子四钱、土鳖虫三钱、蜂房二钱、甘草三钱。20剂，水煎服。

（2）平癌素Ⅰ 40粒。

1966年12月13日十一诊

主诉：手指麻痹、鼻涕多均消失。

血液检验：红细胞$4.66×10^{12}$/L，血红蛋白133g/L，白细胞$7.05×10^{9}$/L，多核细胞72%，嗜酸性粒细胞2%，淋巴细胞26%。

脉诊：弦细滑。

舌诊：舌质红。

治疗：

（1）生石膏一两（打碎）、芦根四钱、生地黄四钱、干葛根一两、麦冬四钱、蜈蚣三条、土鳖虫三钱、炒鳖甲五钱（打碎）、乌梅四钱、藕节四钱、甘草三钱。

（2）平癌素Ⅰ 40粒。

1967年1月10日十二诊

主诉：周身有些麻痹。

脉诊：弦细弱。

舌诊：舌苔薄白。

治疗：

（1）当归五钱、何首乌五钱、白术四钱、防风三钱、王不留行五钱、路路通五钱、黄精四钱、麦冬四钱、白芥子四钱、生地黄五钱、天花粉五钱、怀山药五钱。20剂，水煎服。

（2）平癌Ⅰ 40粒。

1967年2月11日十三诊

主诉：周身麻痹消失。

脉诊：脉细滑。

舌诊：舌苔薄白。

治疗：

（1）黄芪五钱、党参四钱、生石膏一两（打碎）、生地黄四钱、守宫三钱、五味子四钱、何首乌四钱、炒鳖甲五钱（打碎）、乌蛇四钱、海桐皮四钱、木瓜四钱、甘草三钱。20剂，水煎服。

（2）平癌素Ⅰ 40粒。

1967年3月11日十四诊

主诉：头疼、鼻衄及左右颈肿块消失。

脉诊：弦细滑。

舌诊：舌苔薄白。

治疗：

（1）黄芪四钱、党参四钱、何首乌五钱、昆布四钱、海藻四钱、夏枯草三钱、鸡内金三钱、生石膏一两（打碎）、生地黄四钱、天冬四钱、天花粉五钱、土茯苓一两。20剂，水煎服。

一号丸八两。

（2）平癌素Ⅰ40粒。

1967年4月15日十五诊

主诉：胃纳、精神、睡眠均好，但有些咳嗽。

脉诊：弦细。

舌诊：舌苔薄白，质红。

治疗：

（1）川贝母三钱（打碎）、胆南星四钱（打碎）、苏半夏四钱（打碎）、生石膏一两（打碎）、芦根四钱、炒鳖甲五钱（打碎）、鸡内金三钱、党参四钱、何首乌四钱、土鳖虫三钱、磁石一两（打碎）、甘草二钱。20剂，水煎服。

（2）平癌素Ⅰ40粒。

1967年5月13日十六诊

主诉：口干而渴，有些鼻衄。

脉诊：弦滑。

舌诊：舌苔黄。

治疗：仍同前方加减。

（1）藕节五钱、生石膏一两（打碎）、芦根四钱、生地黄五钱、仙鹤草五钱、麦冬四钱、天冬四钱、天葵四钱、冬虫夏草二钱、土鳖虫三钱、土茯苓一两、甘草二钱。15剂，水煎服。

（2）平癌素Ⅰ30粒。

1967年6月3日十七诊

主诉：因听人介绍用桐油树寄生煎水服治癌病，以致中毒，头面剧烈浮肿，恶心呕吐。

脉诊：脉弦数。

舌诊：舌质褐红。

诊断：植物中毒。

治疗：依法以土甘牛黄煎。

土茯苓一两、甘草五钱、牛黄一分（冲服）、防风三钱、朱砂一分（冲服）。3剂，水煎服。

1967年6月10日十八诊

主诉：误服桐油树寄生中毒症状完全消失。

脉诊：弦细滑。

舌诊：舌苔薄黄。

治疗：服植物中毒症状已经消失，依法应以治疗鼻咽癌的处方。

（1）藕节四钱、川贝母三钱（打碎）、胆南星四钱（打碎）、法半夏四钱（打碎）、紫背天葵四钱、冬虫夏草三钱、生石膏一两（打碎）、芦根四钱、石耳四钱、昆布四钱、土鳖虫三钱、甘草三钱。20剂，水煎服。

（2）平癌素Ⅰ 40粒。

1967年7月15日十九诊

主诉：头疼、咳嗽、口干而渴和左右颈肿块、鼻衄均已消失，但左面似有些麻痹。

脉诊：弦细滑。

舌诊：舌苔薄黄。

治疗：

（1）生石膏一两（打碎）、天麻四钱、芦根四钱、生地黄四钱、麦冬四钱、苍耳子三钱、炒鳖甲五钱（打碎）、炮山甲五钱（打碎）、天花粉一两、黄芪四钱、党参四钱、甘草二钱。20剂，水煎服。

（2）平癌素Ⅰ 40粒。

1967年8月26日二十诊

主诉：头疼、鼻衄、鼻塞、面痹、痰带血均消失，精神、胃纳、睡眠均佳，大小便正常，近日返部工作。

空军广州医院耳鼻喉科复查：

耳：双耳叮咛并取出。

鼻：双下甲左侧鼻腔黏膜干燥，左侧下甲与中隔后方粘连。

咽：无特殊，咽后有少许分泌物。

据以上检查，经放射疗法治疗，及中药疗法联合治疗，患者目前未见复发，较为稳定。

本院耳鼻喉科检查：鼻腔无特殊，鼻咽部有痂皮，无明显新生物，双侧颈淋巴结无明显肿大。

血压检查：120/80mmHg。

血液检验：白细胞9.0×10^9/L，中性杆状核粒细胞2%，中性分叶核粒细胞48%，嗜酸性粒细胞7%，嗜碱性粒细胞1%，淋巴细胞40%，单核细胞2%。

脉诊：弦细滑。

舌诊：舌苔薄黄。

治疗：予中药带回部队继续服治，巩固根治，但须3～4个月再来检查。

（1）生地黄四钱、麦冬四钱、苍耳子三钱、鹅不食草四钱、辛夷花三钱、防风三钱、浮萍三钱、党参四钱、炒鳖甲五钱（打碎）、炮山甲五钱（打碎）、甘草二钱。水煎服，日一剂。

（2）一号丸10两。

平癌素Ⅰ 30粒。

【自按】此鼻咽癌患者，先经空军沈阳医院用放射疗法，和空军广州医院半身疗法未愈，后转来本院门诊部，由本人用中药治疗，癌肿完全消失，基本痊愈，患者经返部队工作。聊将治疗经过总结，以供同道参考，但医术低能，水平有限，治癌法则，辨证施药，难免无乖，仍请先进指正。

【案二】

朱某某，男性，51岁，已婚，广东台山县人，现寓广州市光孝路陶家巷七号之一，广州市余典家具五厂生产工人。因鼻衄、头痛于1967年9月28日往市一医院活检，证实为低分化鼻咽癌，特来本院门诊部中医科诊治，门诊号：816254。

1967年10月13日初诊

主诉：我因鼻塞，鼻衄，头痛，曾往市一医院活检诊断为鼻咽癌，第二女要我往肿瘤医院电疗，我不同意，后得邻居介绍到广东省人民医院门诊部中医科陈治平老中医用中药治疗。

脉诊：弦滑。

舌诊：舌苔黄厚。

诊断：鼻咽癌。

治疗：依法以石耳土鳖煎。

（1）石耳四钱、土鳖虫三钱、昆布四钱、生石膏一两（打碎）、鸡内金三钱、蜈蚣三条、土茯苓一两、夏枯草三钱、甘草二钱、守宫三钱、海藻四钱、生地黄四钱。12剂，水煎服。

（2）一号丸四两。

1967年10月28日次诊

主诉：鼻衄、头痛减少，胃纳、精神好转。

脉诊：弦滑。

舌诊：舌苔薄白。

治疗：按前方加减。

（1）藕节四钱、血余炭三钱、生石膏一两（打碎）、昆布四钱、土鳖虫三钱、守宫三钱、石耳四钱、生地黄四钱、土茯苓一两、甘草三钱、芦根四钱、海藻四钱。28剂，水煎服。

（2）一号丸七两。

1967年11月28日三诊

主诉：鼻衄减少，病情好转。

血液检验：白细胞8.0×10^9/L，红细胞4.75×10^{12}/L，血红蛋白130g/L，血小板102×10^9/L。

脉诊：弦滑。

舌诊：舌苔薄黄。

治疗：仍按前方加减。

（1）血余炭三钱、茜根三钱、藕节五钱、土鳖虫三钱、生地黄四钱、土茯苓一两、甘草三钱、芦根四钱、炒鳖甲五钱（打碎）、炒山甲五钱（打碎）、生石膏一两（打碎）、蜈蚣三条。60剂，水煎服。

（2）一号丸十四两。

1968年2月2日四诊

主诉：鼻衄减少，耳鸣。左右颈部肿块均消失。

脉诊：弦滑。

舌诊：舌苔薄黄。

治疗：仍按前方加减。

藕节五钱、茜根四钱、仙鹤草四钱、黄芩四钱、玄参四钱、麦冬四钱、干葛一两、生石膏一两（打碎）、守宫三钱、甘草三钱、桑白皮四钱、茅根四钱。60剂，水煎服。

1968年4月5日五诊

主诉：鼻涕带有血，仍耳鸣，胸翳。

脉诊：弦滑。

舌诊：舌苔薄白。

治疗：仍按前方加减。

蜂房三钱、守宫三钱、沙参四钱、藕节四钱、茅根四钱、何首乌四钱、土茯苓一两、甘草二钱、石耳四钱、土鳖虫三钱、乌豆衣四钱。60剂，水煎服。

1968年6月11日六诊

主诉：病情同前。

脉诊：弦滑。

舌诊：舌苔薄黄。

治疗：仍按前方加减。

（1）秦艽四钱、枳壳四钱、尖槟榔四钱、茜根四钱、黄柏四钱、藕节五钱、血余炭三钱、黄芩四钱、守宫三钱、甘草三钱、郁李仁四钱（打碎）、黄土五钱。70剂，水煎服。

（2）平癌素 I 50粒

1968年9月14日七诊

主诉：鼻衄减少、耳鸣仍有。

脉诊：弦滑。

舌诊：舌苔薄白。

治疗：仍按前方加减。

蜂房三钱、茅根四钱、土茯苓一两、藕节一两、夏枯草三钱、生地黄五钱、蝉蜕二钱、菊花三钱、甘草二钱。80剂，水煎服。

1968年12月13日八诊

主诉：头痛、耳鸣、少量鼻衄。

脉诊：弦濡。

舌诊：舌质淡红。

治疗：仍按前方加减。

生地黄五钱、蜂房二钱、黑栀子三钱（打碎）、鳖甲一两（打碎）、茅根五钱、藕节一两、夏枯草四钱、甘草三钱、菊花四钱、蝉蜕二钱、土茯苓五钱。水煎服。

1969年3月8日九诊

主诉：鼻无衄、耳仍鸣。

脉诊：弦滑。

舌诊：舌质红。

治疗：仍按前方。80剂，水煎服。

1969年6月20日十诊

主诉：鼻衄减少。

脉诊：弦滑。

舌诊：舌质红。

治疗：仍按前方加减。

蜂房三钱、栀子三钱（打碎）、土茯苓一两、昆布四钱、生地黄七钱、茅根五钱、藕节五钱、生石膏一两（打碎）、石菖蒲三钱、甘草二钱。40剂，水煎服。

1969年8月7日十一诊

主诉：病情同前。

脉诊：弦滑。

舌诊：舌质红。

治疗：仍同前方加减。

蜂房三钱、鳖甲四钱（打碎）、仙鹤草四钱、蜈蚣二条、生石膏一两（打碎）、沙参四钱、夏枯草三钱、土茯苓一两、甘草二钱、蝉蜕二钱、茅根四钱。80剂，水煎服。

1970年1月22日十二诊

主诉：头无疼、耳无鸣、左右颈项肿块消失，但鼻涕中有血丝。

检查：鼻腔尚有些肿物、尚未痊愈。

脉诊：弦缓。

舌诊：舌苔薄白。

治疗：仍按前方加减。

处方同十一诊，加守宫四钱。7剂，水煎服。

【案三】

冯某某，男性，34岁，已婚，湖南人。1963年下半年开始左颈部淋巴结逐渐肿大，1964年11月2日由221医院转沈阳军区总医院，同月17日入院留医治疗，住院号：60209。

病史：1963年下半年开始鼻腔少量衄血，鼻腔塞，在入院（1964年11月）前半年开始有左颈部包块逐渐肿大，颈部淋巴结经活检，病理诊断为鼻咽腔淋巴上皮癌（分化低）。经放射疗法：两耳前野（每34日6 000R）、两眶下野（每16日3 000R）、两颈部（上每72日4 704R，下每72日4 200R），肿瘤局部放射剂量计算为每34日7 000R+每16日1 500R。自1964年11月17日入沈阳军区总医院治疗起，至1965年4月7日止，计住院140日。出院小结：完成了根治性放射治疗。目前检查胸部透视无肿病转移，颈部未触及包块，左颈下淋巴结活动不硬，12对颅神经无受累，鼻通气良好，没有衄血。鼻咽腔检查有少许黏液脓性分泌物以外，无异常改变。咽干，间接喉不正常。综合以上检查：患者的鼻咽癌经治疗后，比较稳定，目前无复发征象。

1966年12月13日因前患鼻咽癌放射治疗后复发，转来广东省人民医院门诊部请余用中药治疗，门诊号：755461。

1966年12月13日初诊

主诉：我患鼻咽癌曾入沈阳军区总医院放射治疗，当时好转，迄今复发，左颈肿块约鸽蛋大，坚硬固定，鼻衄，鼻塞，喉痛，咽干，胸部疼痛，得友人介绍，特来广东省人民医院门诊部请陈治平专用中药治疗。

脉诊：弦滑数。

舌诊：舌质红，唇焦。

诊断：鼻咽癌放射治疗复发。

治疗：依法以水蛭石膏煎。

（1）水蛭三钱、生石膏一两（打碎）、石耳四钱、芦根四钱、昆布四钱、海藻四钱、夏枯草三钱、麦冬四钱、蜈蚣三条、干葛根一两、蜂房三钱、炒鳖甲五钱（打碎）。27剂，水煎服。

（2）一号丸十两，每日2次，每次二钱，开水送下。

1967年1月10日次诊

主诉：痰带血丝，喉仍疼，咽干消失。

脉诊：弦滑数。

舌诊：舌苔白。

治疗：按前方加减。

（1）玄参四钱、诃子四钱（打碎）、麦冬四钱、藕节四钱、血余炭三钱、仙鹤草四钱、昆布四钱、海藻四钱、夏枯草三钱、石耳四钱、甘草二钱、生石膏一两（打碎）。30剂，水煎服。

（2）一号丸十二两。

1967年2月11日三诊

主诉：鼻衄、鼻塞、喉疼、左颈肿块均消失。口腔糜烂仍有。

脉诊：弦细滑。

舌诊：舌苔薄白。

治疗：按前方加减。

（1）仙鹤草四钱、藕节五钱、五味子四钱、远志四钱、黄芪四钱、党参四钱、何首乌四钱、生石膏一两（打碎）、生地黄四钱、麦冬四钱、天冬四钱、甘草二钱。28剂，水煎服。

（2）一号丸十两。

1967年3月8日四诊

主诉：口干而渴和头疼消失，但口腔糜烂、胸闷仍有。

脉诊：弦细滑。

舌诊：舌苔薄黄。

治疗：仍按前方加减给药5剂，并给处方带返单位继续服用，巩固根治，半年时间再来检查。

（1）昆布四钱、海藻四钱、夏枯草三钱、石耳四钱、白豆蔻四钱（打碎）、炒鳖甲五钱（打碎）、鸡内金三钱、守宫三钱、蜈蚣三条、土茯苓一两、黄芪四钱、甘草二钱。5剂，水煎服。

（2）一号丸十两。

1967年11月17日五诊

主诉：头疼、口干、胸闷，左颈肿块、口腔糜烂、耳鸣早已减轻，精神、睡眠、胃纳均好。

脉诊：弦细。

舌诊：舌苔薄黄。

治疗：依法以二甲蜈虎煎。

（1）炒鳖甲五钱（打碎）、炮山甲五钱（打碎）、蜈蚣三条、守宫三钱、石耳四钱、昆布四钱、海藻四钱、夏枯草三钱、鸡内金三钱、生石膏一两（打碎）、怀山药一两、甘草三钱。40剂，水煎服。

（2）一号丸十六两。

1967年12月27日六诊

主诉：鼻衄、鼻塞、左颈肿块、胸闷、口腔糜烂均已消失，精神、睡眠、胃纳等均佳。

脉诊：弦细滑。

舌诊：舌苔薄黄。

治疗：仍按前方加减。

（1）生石膏一两（打碎）、生地黄四钱、藕节五钱、血余炭三钱、侧柏叶三钱、水蛭三钱、蜂房三钱、苍耳子三钱、玄参四钱、天花粉一两、甘草三钱、怀山药一两。13剂，水煎服。

（2）一号丸六两。

1968年1月10日七诊

主诉：口干而渴、头疼鼻衄均消失，仍有耳鸣、腰疼、左颌下淋巴结肿大。

广州军区总医院（门诊号：15262）五官科检查：鼻咽部无新生物，但有黏液痰少许，咽后壁咽膜干燥，颈部淋巴结无肿大，左颌下淋巴结肿大无压痛，鼻咽癌治疗后。

放射科检查：腰椎轴线正常，排列整齐，外观完整，椎间隙等宽，腰骶关节清楚，未见骨质破坏现象，仅在第三、第五椎体前上缘有轻度骨质增生及唇样改变，余附件正常，两侧腰大肌清晰。

胸透：心肺正常，未见新生物。

尿液检验：色素黄，反应酸中碱，尿蛋白（－），红细胞（－），白细胞0～1，上皮细胞（－）。

该院建议：可继续服中药。

脉诊：弦细滑。

舌诊：舌苔薄黄。

治疗：仍按前方加减。

（1）石耳四钱、石菖蒲四钱、狗脊四钱、杜仲四钱、昆布四钱、侧柏叶四钱、藕节五钱、炒鳖甲五钱（打碎）、鸡内金三钱、水蛭三钱、天花粉一两、甘草三钱。20剂，水煎服。

（2）平癌素Ⅰ 40粒。

1968年2月2日八诊

主诉：左颈肿块、耳鸣、头疼、鼻衄早已消失，精神、睡眠、胃纳均佳，准备返部队工作。

血液检验：红细胞4.58×10^{12}/L，血红蛋白132g/L，血小板208×10^{9}/L，白细胞13.55×10^{9}/L，中性分叶核粒细胞49%，嗜酸性粒细胞11%，淋巴细胞39%，单核细胞1%。

脉诊：弦滑细。

舌诊：舌质红。

治疗：仍按前方加减。

（1）石菖蒲四钱、藁本四钱、苍耳子四钱、川芎四钱、守宫三钱、土鳖虫三钱、蝉蜕三钱、土茯苓一两、甘草二钱、生地黄四钱、麦冬四钱、冬瓜子四钱（打碎）。29剂，水煎服。

（2）平癌素Ⅰ 58粒。

1968年3月1日九诊

主诉：左颈肿块、鼻衄、头痛、耳鸣已经完全消失，精神、胃纳、睡眠均佳，经广州军区陆军总医院详细检查证实本病基本痊愈，本月4日返回工作岗位。

脉诊：弦细。

舌诊：舌质红。

治疗：仍同前方加减。处方给他带返部继续服治，巩固根治，半年后仍再来检查。

（1）狗脊四钱、杜仲四钱、远志四钱、龙骨四钱（打碎）、牡蛎五钱（打碎）、土鳖虫三钱、水蛭三钱、干地龙三钱、土茯苓一两、甘草三钱、当归四钱、何首乌四钱。水煎服。

（2）平癌素Ⅰ 50粒。

【案四】

黎某某，男性，35岁，未婚，原籍广东东莞，牙医，侨居马来西亚吉隆坡怡保列沽街76号。因患鼻咽癌来广东省人民医院门诊部治疗，门诊号：2830。

1967年12月16日初诊

主诉：于1967年7月间，因鼻衄左右颈肿块为鸽蛋大、鼻塞、头疼，当时曾在马来西亚中央医院活检，病理报告为鼻咽癌，该院嘱放射治疗，不同意，因当地无治癌的中医生，迫于同年10月28日返广州，于同年11月22日在华南肿瘤医院检验，与马来西亚吉隆中央医院诊断相同，同时在该院注射噻替派20次，不特罔效，而且头疼、脱发、鼻衄、呕吐、疲倦，左右颈肿块大如鸡蛋、坚硬推不移动，得友人介绍到广东省人民医院请陈治平专用中药治疗。

血液检验：红细胞3.55×10^{12}/L，血红蛋白99g/L，血小板288×10^{9}/L，白细胞2.75×10^{9}/L，中性杆状核粒细胞1%，中性分叶核粒细胞75%，淋巴细胞23%，单核细胞1%。

脉诊：弦滑。

舌诊：舌苔薄黄。

诊断：鼻咽癌。

治疗：依法以石耳水蛭煎。

（1）石耳四钱、水蛭三钱、昆布四钱、海藻四钱、夏枯草三钱、蜈蚣三条、蜂房三钱、土鳖虫三钱、甘草三钱、炒鳖甲三钱（打碎）、炮山甲五钱（打碎）、土茯苓一两。30剂，水煎服。

（2）平癌素Ⅰ 60粒

（3）鼻咽素二两。

（4）癌肿平六两。

1968年1月16日次诊

主诉：左右颈肿块缩小、软化很多，头疼、鼻衄、呕吐、鼻塞消失，但胸腰有些疼，两下肢有痹。

血液检验：红细胞4.3×10^{12}/L，血红蛋白122g/L，血小板222×10^9/L，白细胞12.4×10^9/L，中性杆状核粒细胞7%，中性分叶核粒细胞63%，嗜酸性粒细胞3%，淋巴细胞23%，单核细胞4%。

脉诊：弦细滑。

舌诊：舌苔淡红。

治疗：仍按前方加减。

（1）蜈蚣三条、水蛭三钱、守宫三钱、乌蛇四钱、羌活四钱、独活四钱、防己四钱、桂枝三钱、制川乌四钱、当归四钱、薤白四钱、瓜蒌子四钱（打碎）。28剂，水煎服。

（2）平癌素Ⅰ 56粒。

（3）鼻咽素二两。

（4）癌肿平四两。

1968年3月13日三诊

主诉：左右颈肿块均已消失，鼻衄、鼻塞、头疼亦无，精神、睡眠、胃纳、脱发正常，准备返马来西亚吉隆坡工作。

脉诊：弦缓。

舌诊：舌苔薄白。

治疗：仍按前方加减，给药3剂，并给处方带返马来西亚，继续巩固根治可也。

（1）礞石四钱、法半夏四钱（打碎）、制南星四钱（打碎）、石耳四钱、昆布四钱、海藻四钱、夏枯草三钱、守宫三钱、鸡内金三钱、炒鳖甲五钱（打碎）、党参四钱、甘草二钱。水煎服。

（2）平癌素Ⅰ 50粒。

（3）癌肿平三两。

【案五】

庄某某，女性，42岁，已婚，家庭妇女，原籍福建同安，侨居马来西亚槟城，因患鼻咽癌，来广东省人民医院门诊部治疗，门诊号：4849。

1968年3月1日初诊

主诉：于1967年4月间，发现右颈肿块和鼻衄，同时曾在马来亚吉隆坡中央医院活检，病理报告为鼻咽癌转移。患者不同意放射治疗，因当地无治癌病的中医生，迫于1968年2月25日返祖国广州市东风大厦二楼246号房，得华侨潘先生介绍往广东省人民医院陈治平老中医诊治。

现病史：右颈肿为鸡蛋大，坚硬基底相连，鼻衄、鼻塞，右耳聋，右眼视物模糊，右面麻痹，头疼，口干而渴，右牙疼痛，癌已淋巴结转移，精神、睡眠、胃纳均不好。

脉诊：弦滑。

舌诊：舌苔薄白。

诊断：鼻咽癌转移晚期。

治疗：依法以石耳水蛭煎。

（1）石耳四钱、水蛭三钱、昆布四钱、海藻四钱、夏枯草三钱、土茯苓一两、甘草二钱、蛇蜕三钱、蝉蜕二钱、炒鳖甲五钱（打碎）、鸡内金三钱、石菖蒲四钱。15剂，水煎服。

（2）癌肿平二两。

（3）平癌素Ⅰ 30粒。

1968年3月15日次诊

主诉：眼蒙、耳聋、鼻衄、鼻塞消失，右颈肿物缩小软化。

脉诊：弦细滑。

舌诊：舌苔黄。

治疗：仍按前方加减。

（1）石耳四钱、昆布四钱、海藻四钱、夏枯草四钱、水蛭三钱、土茯苓一两、甘草二钱、蛇蜕二钱、蝉蜕二钱、炒鳖甲五钱（打碎）、鸡内金三钱。14剂，水煎服。

（2）鼻癌素五钱。

（3）平癌素Ⅰ28粒。

（4）癌肿平二两。

1968年4月6日三诊

主诉：右颈肿块缩小、软化很多，头疼、牙痛消失，右侧面部麻痹减轻。

脉诊：弦滑弱。

舌诊：舌苔薄黄。

治疗：仍按前方加减。

（1）处方同次诊，20剂，水煎服。

（2）平癌素Ⅰ40粒。

（3）癌肿平二两。

1968年5月7日四诊

主诉：右颈肿块、右面麻痹、口干、渴饮、转移淋巴结完全消失，精神、睡眠、胃纳均佳。准备返马来西亚调养，继续服药巩固。

脉诊：弦缓。

舌诊：舌苔薄白。

治疗：仍按前方加减给药3剂，并给以下处方带返家继续根治可也。

（1）石耳四钱、党参四钱、当归四钱、炙黄芪四钱、守宫三钱、炒鳖甲四钱（打碎）、鸡内金三钱、夏枯草三钱、白术四钱、怀山药五钱、土茯苓四钱、甘草二钱。水煎服。

（2）平癌素Ⅰ 50粒。

（3）癌肿平三两。

【案六】

魏某某，男性，53岁，已婚，原籍福建，侨居马来西亚槟城，因患鼻咽癌来广东省人民医院门诊部治疗，门诊号：2819。

1967年12月12日初诊

主诉：患鼻咽癌于1967年8月间，曾在马来西亚槟城中央医院活组织检验病理报告为鼻咽癌，不同意放射治疗，因该地无中医师治疗癌病，迫乘轮返祖国，寓广州市长堤曙光旅店238号房，于同年12月12日往广东省人民医院门诊部请陈治平老中医专用中药治疗。

现在病情：左颈肿块如鸭蛋大、坚硬基底相连、推不移动，右颈肿块如鸡蛋大，坚硬固定，转移左颈淋巴如白果大、能推动，头疼、耳鸣、咳痰和鼻衄时有。

血液检验：红细胞4.06×10^{12}/L，血红蛋白110g/L，血小板140×10^9/L，白细胞8.5×10^9/L，中性杆状核粒细胞5%，中性分叶核粒细胞71%，淋巴细胞15%，单核细胞9%。

脉诊：弦滑。

舌诊：舌苔白。

诊断：鼻咽癌。

治疗：依法以石耳水蛭煎。

（1）石耳四钱、水蛭三钱、蜈蚣三钱、蜂房三钱、昆布四钱、海藻四钱、夏枯草三钱、土茯苓一两、甘草三钱、礞石四钱、法半夏四钱（打碎）、制南星四钱（打碎）。7剂，水煎服。

（2）鼻咽素一两：吹鼻用。

（3）癌肿平四两：外敷患处。

（4）平癌素Ⅰ 14粒。每日上下午各吞服1粒。

1967年12月19日次诊

主诉：左右颈肿块缩小软化、咳嗽带血、鼻衄消失，仍头疼、耳鸣，左颈淋巴缩小。

脉诊：弦滑。

舌诊：舌苔薄白。

治疗：仍按前方加减。

（1）蝉蜕三钱、蜂房三钱、水蛭三钱、土茯苓一两、甘草三钱、石耳四钱、昆布四钱、海藻四钱、夏枯草三钱、土鳖虫三钱。7剂，水煎服。

（2）平癌素Ⅰ 14粒。

（3）癌肿平二两。

（4）鼻癌素五钱。

1967年12月26日三诊

主诉：左右颈肿块和右颈淋巴结软化、缩小，鼻衄、咳嗽、痰带血、耳鸣均消失，胃纳、精神、睡眠均好，准备2星期后返马来西亚。

脉诊：弦滑。

舌诊：舌苔薄白。

治疗：仍同前方加减。

（1）蜂房三钱、蝉蜕三钱、水蛭三钱、土茯苓一两、甘草二钱、石耳四钱、昆布四钱、海藻四钱、土鳖虫三钱、党参四钱、礞石四钱、炒鳖甲五钱（打碎）。7剂，水煎服。

（2）平癌素Ⅰ 4粒。

（3）癌肿平三两。

1968年1月3日四诊

主诉：左右颈肿缩小、软化9/10，左颈淋巴结和头疼、耳鸣均消失，精神好。

脉诊：弦细滑。

舌诊：舌苔薄白。

治疗：仍按前方加减。

（1）石耳四钱、水蛭三钱、守宫三钱、蜂房三钱、蝉蜕二钱、土鳖虫三钱、昆布四钱、海藻四钱、党参四钱、礞石四钱、土茯苓一两、甘草二钱。20剂，水煎服。

（2）平癌素Ⅰ40粒。

（3）癌肿平三两。

1968年1月20日五诊

主诉：左右颈肿块完全消失，精神、胃纳、睡眠均佳，准备返马来西亚槟城工作。

脉诊：弦缓。

舌诊：舌苔白。

治疗：仍按前方加减给药3剂，并给以下处方带回马来西亚，继续服药，巩固根治可也。

（1）黄芪四钱、党参四钱、白术四钱、守宫三钱、炒鳖甲四钱（打碎）、石耳四钱、夏枯草三钱、生地黄四钱、蜂房三钱、蝉蜕三钱、甘草三钱、鸡内金三钱。水煎服。

（2）平癌素Ⅰ50粒。

（3）癌肿平5两。

【案七】

招某某，女性，37岁，已婚，干部，广州顺德人，寓海珠区厚德路，因鼻咽癌扩散恶化往广东省人民医院门诊部诊治，门诊号：776427。

1967年2月15日初诊

主诉：因1966年11月18日，发现鼻衄，左右颈肿块大如鸡蛋、坚硬不移，往华南肿瘤医院活检病理报告为鼻咽癌。同时该院以Co_{60}放射治疗16次，左右颈肿块缩小，而左右颈肿块仍有鸽蛋大，鼻衄、头疼、耳鸣、口干渴饮、吞咽困难，不能进食，痛苦难堪，舌不能伸出，恶化如斯，特来诊治。

脉诊：弦滑。

舌诊：舌不能伸出。

诊断：鼻咽癌放射治疗恶化晚期垂危。

治疗：依法以石膏守宫煎。

（1）生石膏一两（打碎）、芦根四钱、天花粉一两、玄参四钱、诃子四钱（打碎）、人中白四钱、沙参四钱、玉竹四钱、守宫三钱、土茯苓一两、甘草二钱、乌梅一两。18剂，水煎服。

（2）一号丸20两。

1967年3月3日次诊

主诉：鼻衄、口干、渴饮、头疼消失。

血液检验：红细胞$3.92×10^{12}$/L，血红蛋白105g/L，血小板$248×10^9$/L，白细胞$6.5×10^9$/L，中性杆状核粒细胞3%，中性分叶核粒细胞66%，嗜酸性粒细胞4%，淋巴细胞21%，单核细胞6%。

脉诊：弦滑。

舌诊：舌苔黄。

治疗：仍按前方加减。

（1）太子参四钱、生石膏一两（打碎）、芦根四钱、麦冬四钱、天冬四钱、干葛根一两、土茯苓一两、甘草二钱、藕节五钱、昆布四钱、海藻四钱、夏枯草四钱。30剂，水煎服。

（2）一号丸30两。

1967年4月4日三诊

脉诊：弦滑。

舌诊：舌苔黄。

治疗：仍同前方加减。

（1）藕节五钱、仙鹤草四钱、生石膏一两（打碎）、芦根四钱、昆布四钱、夏枯草三钱、石耳四钱、鸡内金三钱、谷芽四钱、怀山药一两、甘草二钱。60剂，水煎服。

（2）一号丸60两。

1967年6月9日四诊

主诉：感冒发热、喉干而渴均消，鼻塞减轻。

血液检验：红细胞3.72×10^{12}/L，血红蛋白110g/L，血小板150×10^{9}/L，白细胞5.0×10^{9}/L，中性杆状核粒细胞1%，中性分叶核粒细胞58%，淋巴细胞40%，单核细胞1%。

脉诊：弦细滑。

舌诊：舌苔薄黄。

治疗：仍同前方加减。

（1）生石膏一两（打碎）、芦根四钱、昆布四钱、海藻四钱、夏枯草三钱、玄参四钱、青果四钱（打碎）、人中白三钱、乌梅四钱、麦冬四钱、太子参四钱、甘草二钱。40剂，水煎服。

（2）平癌素Ⅰ80粒。

1967年7月15日五诊

主诉：鼻衄、头疼早经消失。

脉诊：弦细滑。

舌诊：舌苔薄黄。

治疗：仍同前方加减。

（1）生石膏一两（打碎）、芦根四钱、麦冬四钱、蜂房二钱、蝉蜕二钱、蜈蚣三条、藁本四钱、土茯苓一两、甘草二钱、炒鳖甲五钱（打碎）、玄参四钱。30

剂，水煎服。

（2）平癌素Ⅰ 60粒。

1967年8月15日六诊

主诉：鼻衄、头疼、鼻塞均消失。

脉诊：弦滑。

舌诊：舌质红。

治疗：仍按前方加减。

（1）蝉蜕三钱、蜂房三钱、蜈蚣三条、土鳖虫三钱、生石膏一两（打碎）、土茯苓一两、甘草二钱、芦根四钱、生地黄四钱、炒鳖甲五钱（打碎）、鸡内金三钱、麦冬四钱。30剂，水煎服。

（2）平癌素Ⅰ 60粒。

1967年9月16日七诊

主诉：头疼、耳鸣消失。

血液检验：红细胞4.06×10^{12}/L，血红蛋白120g/L，血小板200×10^9/L，白细胞10.10×10^9/L，中性杆状核粒细胞1%，中性分叶核粒细胞77%，嗜酸性粒细胞4%，淋巴细胞17%，单核细胞1%。

脉诊：弦滑弱。

舌诊：舌苔薄白。

治疗：仍按前方加减。

（1）黄芪四钱、党参四钱、当归四钱、干葛根一两、生地黄四钱、川芎四钱、藁本四钱、石菖蒲四钱、何首乌四钱、炒鳖甲五钱（打碎）、鸡内金三钱、麦冬四钱。30剂，水煎服。

（2）平癌素Ⅰ 60粒。

1967年10月13日八诊

主诉：鼻衄、头疼、咳嗽仍有。

血液检验：红细胞4.0×10^{12}/L，血红蛋白120g/L，血小板150×10^9/L，白细胞7.3×10^9/L，中性分叶核粒细胞79%，嗜酸性粒细胞1%，淋巴细胞19%，单核细胞1%。

脉诊：弦滑。

舌诊：舌苔薄白。

治疗：仍按前方加减。

（1）石耳四钱、昆布四钱、夏枯草三钱、藁本四钱、旋覆花四钱、赭石一两（打碎）、磁石一两（打碎）、桔梗四钱、瓜蒌子四钱（打碎）、蝉蜕三钱、守宫三钱、甘草二钱。28剂，水煎服。

（2）平癌素Ⅰ50粒（陈治平医生赠送）。

1967年12月1日九诊

主诉：左右颈肿块、鼻衄、鼻塞、口干、喉疼均已消失。

耳鼻喉科会诊检验：鼻咽部尚光滑，唯右侧附近黏膜稍充血。

脉诊：弦缓。

舌诊：舌苔薄白。

治疗：仍按前方加减给药3剂，并将处方带回家，继续服治巩固根治，仍须定时来检查可也。

（1）川芎四钱、白芷四钱、党参四钱、干地四钱、守宫三钱、鸡内金三钱、炒鳖甲五钱（打碎）、五味子四钱、白术四钱、怀山药一两、甘草二钱、茯苓四钱。水煎服。

（2）平癌素Ⅰ20粒。

【案八】

黎某，女性，45岁，已婚，广东罗岗公社沙步大队，居罗岗公社沙步村，因患鼻咽癌于1965年7月30日往广东省人民医院门诊部治疗，门诊号：608393。

1965年7月30日初诊

主诉：患鼻咽癌于1965年7月22日往广州市中山医学院附属一院活检，病理报告为鼻咽大圆形细胞癌（病理号：A75057）。右颈肿如鸡蛋大、坚硬固定，鼻衄、鼻塞、头疼，同时曾在该院治疗罔效，特来诊治。

脉诊：濡弱。

舌诊：舌苔微黄。

诊断：鼻咽癌。

治疗：依法以石耳水蛭煎。

（1）石耳四钱、芦根四钱、水蛭三钱、土鳖虫三钱、守宫三钱、全蝎三钱、三棱四钱、莪术四钱、昆布四钱、海藻四钱、土茯苓一两、甘草二钱。30剂，水煎服。

（2）一号丸30两。

1965年8月31日次诊

主诉：右颈肿块缩小、软化，头疼、鼻衄消失。

脉诊：弦细。

舌诊：舌苔白腻。

治疗：仍按前方加减。

（1）石耳四钱、芦根四钱、生地黄四钱、百合四钱、土鳖虫三钱、炮鳖甲四钱（打碎）、僵蚕四钱、全蝎二钱、炮山甲四钱（打碎）、蜂房三钱、蛇蜕二钱、守宫三钱。38剂，水煎服。

（2）一号丸30两。

1965年10月8日三诊

主诉：右颈肿块、头疼消失。

脉诊：弦细。

舌诊：舌苔白。

治疗：仍按前方加减。

（1）生石膏一两（打碎）、芦根四钱、干葛根五钱、僵蚕二钱、全蝎三钱、蜈蚣三条、土鳖虫三钱、苍耳子四钱、白芷四钱、天麻四钱、蜂房三钱、甘草三钱。36剂，水煎服。

（2）平癌素I 36粒。

1965年12月14日四诊

主诉：右颈肿块早已消失，但仍有鼻塞，余无变化。

脉诊：细弱。

舌诊：舌苔薄白。

治疗：仍按前方加减。

（1）蜂房三钱、守宫三钱、夏枯草三钱、乌梅四钱、桑白皮四钱、石菖蒲四钱、苍耳子四钱、白芷四钱、黄芪四钱、沙参四钱、何首乌四钱、甘草二钱。30剂，水煎服。

（2）平癌素I 30粒。

1966年1月18日五诊

主诉：右颈肿块早均消失，感冒解除，无恶寒，但仍有头疼、鼻塞、腹痛。

脉诊：弦细滑。

舌诊：舌苔白。

治疗：仍按前方加减。

（1）生石膏一两、苇茎四钱、桑白皮四钱、桔梗四钱、天花粉四钱、白芷四钱、蜂房三钱、瓜蒌皮四钱、何首乌四钱、蜈蚣三条、甘草二钱。30剂，水煎服。

（2）平癌素I 30粒。

1966年3月18日六诊

主诉：头疼消失，腹股沟有小淋巴结核1粒，头晕，胃纳一般，精神好。

脉诊：弦细滑。

舌诊：舌质淡红。

治疗：仍按前方加减。

（1）处方同五诊。30剂，水煎服。

（2）平癌素Ⅰ 30粒。

1966年10月4日七诊

主诉：鼻塞已通，鼻涕无带血，大便已通，腹股沟淋巴结消失。

脉诊：弦滑。

舌诊：舌苔薄黄。

治疗：仍按前方加减。

（1）蜂房三钱、蝉蜕二钱、蜈蚣三条、土茯苓一两、夏枯草三钱、海藻四钱、昆布四钱、白茅根五钱、知母四钱、甘草二钱。30剂，水煎服。

（2）平癌素Ⅰ 30粒。

1966年11月18日八诊

主诉：右颈肿块、鼻衄、头疼而晕均消失，精神、胃纳均佳。

脉诊：细弱。

舌诊：舌苔白。

治疗：仍按前方加减，给药3剂，并给处方继续服治巩固根治，定时来检查。

（1）生黄芪四钱、党参四钱、守宫三钱、鸡内金三钱、茯苓四钱、川贝母四钱（打碎）、熟地黄四钱、当归四钱、白茅根四钱、甘草二钱。水煎服。

（2）平癌素Ⅰ 10粒。

【案九】

梁某，男性，33岁，已婚，工人，广东省广州市人，寓广州市花地口四居民2511号。因患鼻咽癌，于1966年11月26日往广东省人民医院门诊部治疗，门诊号：750364。

1966年11月26日初诊

主诉：于1965年3月发现患鼻咽癌。于1966年3月往华南肿瘤医院活检，病理报告为鼻咽大圆形细胞癌，$T_2N_1M_0$。同年9月曾在该院以Co_{60}放射治疗25次，不但罔效，而且恶化，左右颈肿块如鸡蛋大，鼻衄、鼻塞、头疼、痰多、口干渴饮。特来诊治。

脉诊：弦滑。

舌诊：舌苔黄。

诊断：鼻咽癌晚期。

治疗：依法以土鳖石耳煎。

（1）土鳖虫三钱、石耳四钱、蜈蚣三条、昆布四钱、海藻四钱、夏枯草三钱、炮山甲五钱（打碎）、炒鳖甲五钱（打碎）、鸡内金三钱、甘草二钱、天花粉一两、生石膏一两（打碎）。20剂，水煎服。

（2）平癌素Ⅰ 20粒。

1966年12月16日次诊

主诉：口干、渴饮、鼻衄消失。

脉诊：弦细滑。

舌诊：舌苔白。

治疗：仍按前方加减。

（1）藁本四钱、白芷四钱、蔓荆子四钱、昆布四钱、海藻四钱、夏枯草三钱、石耳四钱、蜈蚣三条、土鳖虫三钱、炒鳖甲五钱（打碎）、三棱四钱、甘草二钱。20剂，水煎服。

（2）平癌素Ⅰ 40粒。

1967年1月11日三诊

主诉：左右颈肿块缩小、软化，口干、渴饮、痰多消失，头疼减轻。

脉诊：脉细滑。

舌诊：舌苔白。

治疗：仍按前方加减。

（1）藁本四钱、白芷四钱、土鳖虫三钱、蜈蚣三条、蜂房三钱、昆布四钱、海藻四钱、石耳四钱、何首乌四钱、怀山药五钱、藕节五钱、甘草二钱。25剂，水煎服。

（2）平癌素Ⅰ 50粒。

1967年2月20日四诊

主诉：头疼、鼻衄、鼻塞、痰多和左右肿块均消失，精神、胃纳、睡眠均佳，自觉病情完全好了。

脉诊：弦细。

舌诊：舌苔薄白。

治疗：仍按前方加减，给药7剂，并给以下处方与他带回家，继续服治巩固以防复发，暂时休息可工作，仍需定时来检查。

（1）生地黄四钱、川芎四钱、土鳖虫三钱、生石膏一两（打碎）、芦根四钱、石耳四钱、鸡内金三钱、夏枯草三钱、蜂房三钱、土茯苓一两、甘草二钱。水煎服。

（2）平癌素Ⅰ 20粒。

【案十】

刘某某，男性，47岁，已婚，广东阳江人，阳江江城镇竹帽社干部，居阳江江城镇红卫路98号。因患鼻咽癌于1967年4月25日，往广东省人民医院门诊部治疗，门诊号：792975。

1967年4月25日初诊

主诉：曾在华南肿瘤医院活检证实患鼻咽癌，同时该院以噻替派注射6次，无效，现在病情：左右颈肿块大如鸡蛋、固定坚硬、鼻衄、鼻塞、呕吐、头疼，特来诊治。

脉诊：弦细弱。

舌诊：舌苔白。

诊断：鼻咽癌。

治疗：依法以石耳鳖甲煎。

（1）石耳四钱、土茯苓一两、昆布四钱、海藻四钱、夏枯草三钱、蜈蚣三条、土鳖虫三钱、水蛭三钱、蜂房三钱、胡黄连三钱、黄芩四钱、甘草二钱。7剂，水煎服。

（2）平癌素Ⅰ 14粒。

1967年5月1日次诊

主诉：呕吐、头疼消失，病情好转。

脉诊：弦滑。

舌诊：舌苔黄。

治疗：仍按前方加减。

（1）石耳四钱、昆布四钱、海藻四钱、夏枯草三钱、蜈蚣三条、土鳖虫三钱、水蛭三钱、蜂房三钱、胡黄连三钱、苦参四钱、土茯苓一两、甘草二钱。7剂，水煎服。

（2）平癌素Ⅰ 14粒。

1967年5月8日三诊

主诉：左右颈肿块软化、缩小很多，头疼、鼻塞、痰多好转。

脉诊：弦细滑。

舌诊：舌苔薄黄。

治疗：仍按前方加减。

（1）昆布四钱、海藻四钱、夏枯草三钱、石耳四钱、蜈蚣三条、土茯苓一两、甘草二钱、蜂房三钱、蝉蜕三钱、鸡内金三钱、炒鳖甲五钱（打碎）、炮山甲五钱（打碎）。7剂，水煎服。

（2）平癌素 I 14粒。

1967年6月9日四诊

主诉：左右颈肿块、鼻衄、头疼、痰带血均消失，精神、胃纳、睡眠均佳。

脉诊：弦细滑。

舌诊：舌苔薄白。

治疗：仍按前方加减7剂，给他带回阳江巩固根治，定时来检查。

（1）昆布四钱、海藻四钱、夏枯草三钱、石耳四钱、天花粉一两、炒鳖甲五钱（打碎）、生地黄四钱、蜂房三钱、守宫三钱、土鳖虫三钱、土茯苓一两、甘草二钱。水煎服。

（2）平癌素 I 14粒。

【案十一】

潘某某，女性，38岁，已婚，广东佛山人，佛山市螺丝社职工，居佛山市麒麟社119号，因患鼻咽癌于1967年7月7日往广东省人民医院门诊部诊治，门诊号：811215。

1967年7月7日初诊

主诉：经华南肿瘤医院活检证实患鼻咽癌，曾在该院放射治疗，不但罔效，而且恶化。左颈肿块如鸭蛋大、坚硬基底相连，鼻衄、头疼、口渴欲饮。

脉诊：弦滑。

舌诊：舌苔黄。

诊断：鼻咽癌晚期。

治疗：依法以土鳖石膏煎。

（1）土鳖虫三钱、生石膏一两（打碎）、石耳四钱、昆布四钱、海藻四钱、夏枯草三钱、鸡内金三钱、蜈蚣三条、蝉蜕三钱、土茯苓一两、甘草二钱、天花粉一两。28剂，水煎服。

（2）平癌素 I 50粒。

1967年8月4日次诊

主诉：左颈肿块缩小、软化，耳鸣、口干渴饮消失。

脉诊：弦细。

舌诊：舌苔薄黄。

治疗：仍按前方加减。

（1）石耳四钱、昆布四钱、海藻四钱、夏枯草三钱、炒鳖甲五钱（打碎）、蜈蚣三条、蝉蜕三钱、蜂房三钱、水蛭二钱、土茯苓一两、甘草三钱、鸡内金三钱。30剂，水煎服。

（2）平癌素Ⅰ 60粒。

1967年9月8日三诊

主诉：鼻衄消失，左颈肿块消失。

脉诊：弦滑。

舌诊：舌质淡黄。

治疗：仍按前方加减。

（1）昆布四钱、海藻四钱、夏枯草三钱、蜂房三钱、蜈蚣三条、炒鳖甲五钱（打碎）、土茯苓一两、甘草二钱、守宫三钱、鸡内金三钱。40剂，水煎服。

（2）平癌素Ⅰ 80粒。

1967年10月21日四诊

主诉：左颈肿块、鼻衄、口渴、头疼均已消失，精神、胃纳均佳。

血液检验：红细胞4.12×10^{12}/L，白细胞7.3×10^9/L，血红蛋白122g/L，血小板190×10^9/L，中性杆状核粒细胞4%，中性分叶核粒细胞58%，嗜酸性粒细胞12%，淋巴细胞22%，单核细胞4%。

脉诊：弦滑弱。

舌诊：舌质无苔。

治疗：仍按前方加减给药3剂，并将处方带回家继续服治，巩固根治，定时来检查可也。

（1）苍耳子三钱、大腹皮四钱、山楂肉四钱、谷芽四钱、石耳四钱、昆布四钱、夏枯草三钱、生石膏一两（打碎）、干葛根一两、守宫三钱、天葵四钱、甘草三钱。3剂，水煎服。

（2）平癌素Ⅰ20粒。

【案十二】

彭某，男性，33岁，已婚，广东广宁人，广宁县农械厂工人，现寓广州市小北下塘花木公司。因患鼻咽癌，于1966年10月14日往广东省人民医院门诊部诊治，门诊号：733262。

1966年10月14日初诊

主诉：于本年9月22日发现患鼻咽癌。华南肿瘤医院活检，病理报告为鼻咽癌（证字19539），同时在该院半身化疗法3次，不特罔效，而且呕吐恶化，左右颈肿块增大如鸭蛋大，鼻衄鼻塞头疼喉痛口干渴饮，特来诊治。

脉诊：弦滑。

舌诊：舌苔白。

诊断：鼻咽癌。

治疗：依法以土鳖昆布煎。

（1）土鳖虫三钱、昆布四钱、海藻四钱、夏枯草三钱、守宫三钱、蜂房三钱、蜈蚣三条、炒鳖甲五钱（打碎）、炮山甲五钱（打碎）、鸡内金三钱、土茯苓一两、甘草二钱。40剂，水煎服。

（2）平癌素Ⅰ80粒。

1966年12月30日次诊

主诉：喉痛、头痛、口干、渴饮、鼻衄、鼻塞消失，左右颈肿块软化、缩小9/10。

脉诊：弦细滑。

舌诊：舌苔白。

治疗：仍按前方加减。

（1）藁本四钱，昆布四钱，海藻四钱，夏枯草三钱，石耳四钱，守宫三钱，土鳖虫三钱，蜈蚣三条，水蛭三条，炒鳖甲五钱（打碎），土茯苓一两，甘草二钱。

（2）平癌素 I 56粒。

1966年12月31日三诊

主诉：左右颈肿块消失，鼻衄、头疼均无。

脉诊：弦细滑。

舌诊：舌苔薄白。

治疗：仍按前方加减给药3剂，并将处方带回家继续服，巩固根治，仍须定时来检查可也。

（1）藁本四钱、白芷四钱、党参四钱、土鳖虫三钱、守宫三钱、石耳四钱、昆布四钱、三棱四钱、莪术四钱、炮山甲五钱（打碎）、甘草二钱。水煎服。

（2）平癌素 I 20粒。

【案十三】

罗某某，男性，25岁，已婚，广东连南人，连南县电影院宣传文书，寓址该院，因患鼻咽癌于1965年来广东省人民医院门诊部诊治，门诊号：510714。

1965年4月30日初诊

主诉：患鼻咽癌，于1964年1月份曾来你院耳鼻喉科活组织检验，病理报告为鼻咽大细胞癌，左颈肿块如鸽蛋大，于1964年4月到广州军区陆军总医院放射治疗45天，稍好转，现觉复发转移，左颈肿块为鹌鹑蛋大，推不移动，口干渴饮，喉干鼻衄，头疼，由人介绍，特来诊治。

脉诊：弦滑。

舌诊：舌苔白舌尖边红。

诊断：鼻咽癌放射治疗复发转移。

治疗：依法以石膏守宫煎。

（1）生石膏一两（打碎）、守宫三钱、苇茎四钱、土鳖虫三钱、石耳四钱、昆布四钱、海藻四钱、夏枯草三钱、三棱四钱、莪术四钱、炒鳖甲四钱（打碎）、甘草三钱。17剂，水煎服。

（2）平癌素Ⅰ。

1965年5月17日次诊

主诉：喉干、渴饮、头疼减轻。

脉诊：弦滑。

舌诊：舌苔粗黄。

治疗：仍按前方加减。

（1）生石膏一两（打碎）、苇茎四钱、土鳖虫三钱、守宫三钱、水蛭三钱、石耳四钱、昆布四钱、蜈蚣三条、土茯苓一两、甘草二钱、天花粉一两、苍耳子三钱。25剂，水煎服。

（2）平癌素Ⅰ50粒。

1965年6月10日三诊

主诉：头疼、鼻塞、鼻衄、喉干、渴饮、左颈肿块消失，胃纳好。

脉诊：弦滑。

舌诊：舌苔薄白。

治疗：仍按前方加减给药3剂，并将处方带回家继续服药，巩固根治，仍须定时来检查可也。

（1）生石膏一两（打碎）、守宫三钱、鸡内金三钱、党参四钱、乌梅四钱、白术四钱、怀山药五钱、炒鳖甲五钱（打碎）、炮山甲五钱（打碎）、何首乌四钱、甘草二钱、生地黄四钱。水煎服。

（2）平癌素Ⅰ20粒。

1967年3月10日四诊

主诉：鼻咽癌经陈治平治愈，今来检查。自觉左颈肿块迄今无复发。前头疼、鼻衄、鼻塞、渴饮早已消失，精神、睡眠、胃纳均佳。

脉诊：弦细滑。

舌诊：舌苔薄白。

治疗：仍按前方加减3剂，并将处方给他带返家继续服治，巩固以防复发，仍需定时再来检查。

（1）生石膏一两（打碎）、莐茎四钱、皂角刺四钱、昆布四钱、海藻四钱、夏枯草三钱、鸡内金三钱、何首乌四钱、党参四钱、黄芪四钱、炒鳖甲五钱（打碎）、甘草二钱。水煎服。

（2）平癌素Ⅰ 50粒。

【案十四】

李某某，男性，40岁，已婚，广东连南人，连南县民政局干部。因患鼻咽癌于1966年8月2日来广东省人民医院门诊部诊治，门诊号：71029。

1966年8月2日初诊

主诉：患鼻咽癌，于本年春节后发现，同年4月间，曾来华南肿瘤医院活检，病理报告为鼻咽癌。同年6月20日，曾在该院放射治疗，不特无效，而且恶化。现口干渴饮、头疼、鼻衄，左右颈肿块肿疼，纳呆、失眠，特来诊治。

脉诊：弦滑。

舌诊：舌苔黄。

诊断：鼻咽癌放射治疗复发。

治疗：依法以石膏土鳖煎给药6剂，并将这处方带返单位继续服治可也。

（1）生石膏一两（打碎）、土鳖虫三钱、守宫三钱、芦根四钱、昆布四钱、海藻四钱、生地黄四钱、苍耳子四钱、石耳四钱、干葛根四钱、甘草三钱、夏枯草三钱。水煎服。

（2）平癌素 I 12粒。

1966年9月30日次诊

主诉：头晕而疼减轻，口干渴饮消失。

脉诊：弦细。

舌诊：舌苔薄黄。

治疗：仍按前方加减。

（1）生石膏一两（打碎）、芦根四钱、守宫三钱、昆布四钱、天花粉一两、夏枯草三钱、石耳三钱、麦冬四钱、苍耳子四钱、土鳖虫三钱、海藻四钱、甘草三钱。30剂，水煎服。

（2）平癌素 I 60粒。

1966年11月2日三诊

主诉：头晕、左右颈肿块疼痛均消失。

脉诊：弦滑。

舌诊：舌苔薄白。

治疗：仍按前方加减给药6剂，并将这处方予他带回连南继续治疗，巩固防止复发，仍须定时来检查可也。

（1）藁本四钱、白芷四钱、生石膏一两（打碎）、芦根四钱、昆布四钱、海藻四钱、夏枯草三钱、石菖蒲三钱、石耳四钱、鸡内金三钱、煅瓦楞子五钱（打碎）、砂仁三钱（打碎）。水煎服。

（2）平癌素 I 20粒。

1967年3月10日四诊

主诉：头疼、耳鸣、心慌、视力均恢复正常，左右颈肿块消失，精神、胃纳、睡眠均好。

脉诊：弦细缓。

舌诊：舌苔薄黄。

治疗：仍同前方加减6剂，继续巩固，返连南休息，定时再来检查。

（1）生石膏一两（打碎）、芦根四钱、玄参四钱、麦冬四钱、天冬四钱、干葛一两、土鳖虫三钱、昆布四钱、海藻四钱、石耳四钱、守宫三钱、甘草二钱。水煎服。

（2）平癌素Ⅰ20粒。

【案十五】

黄某某，男性，52岁，已婚，浙江省杭州人，湖北武汉市人民委员会参事室参事，寓址：汉口天津路11号。因患鼻咽癌放射治疗未愈，特来广东省人民医院中医科治疗。

1962年8月21日初诊

主诉：因患咽癌，经已年余。曾在上海广慈医院Co_{60}放射治疗40次，坚持2个月，好转出院。仍有头晕、面部浮肿、鼻梁作疼，左右颈和颊部褐色的放射灼伤仍存在、口干渴饮、精神疲倦，得黄某某介绍特来请陈治平老中医专用中药治疗。

脉诊：弦滑弱。

舌诊：舌苔薄白。

诊断：鼻咽癌放射治疗未愈。

治疗：依法以一号丸。

一号丸四两，每天上下午各服二钱，空腹用开水送下。

1962年8月25日次诊

主诉：精神、胃纳仍不佳。

脉诊：弦缓。

舌诊：舌苔薄白。

血压：80/64mmHg。

治疗：依法以补中益气汤加减。

（1）炙黄芪四钱、熟地黄四钱、黄精四钱、升麻四钱、丹参四钱、蛇蜕二钱、补骨脂四钱、怀山药四钱、甘草二钱。30剂，水煎服。

（2）一号丸十二两。

同日，耳鼻喉科检查：见两耳前壁显映浅褐色，左右颈亦有同样色素沉着。后鼻镜检查：鼻咽部清楚，未见明显新生物，左右颈扪不到肿块，无脑神经侵犯症状。

1962年9月25日三诊

主诉：面部浮肿、口渴、鼻梁疼痛消失，左右颈颊部褐色减淡。

脉诊：弦滑细。

舌诊：舌苔薄白。

治疗：仍按前方加减。

（1）炙黄芪四钱、熟地黄四钱、黄精四钱、升麻四钱、麦冬四钱、丹参四钱、补骨脂四钱、怀山药五钱、守宫三钱、蜂房三钱、甘草三钱。17剂，水煎服。

（2）一号丸六两。

1962年10月12日四诊

主诉：胃纳、睡眠正常，面部微肿消失，准备返家休养。

脉诊：弦滑。

舌诊：舌苔薄白。

治疗：仍按前方加减3剂，并将处方给他带返武汉，继续服治巩固，以防复发，仍定期来检查。

（1）炙黄芪四钱、熟地黄四钱、黄精四钱、升麻四钱、麦冬四钱、丹参四钱、补骨脂四钱、怀山药五钱、守宫三钱、当归四钱、何首乌四钱、炙甘草二钱。水煎服。

（2）一号丸八两。

1963年2月16日五诊

主诉：带处方和药丸返武汉服治好转，前有耳鸣，现已消失，鼻较前通畅，左右颈和两颊部褐色的放射灼伤，现肤色已正常，但间有头疼、右肩关节疼痛。

脉诊：弦滑。

舌诊：舌苔薄白。

诊断：鼻咽癌并发风湿。

治疗：依法以独活寄生汤加减。

（1）独活四钱、桑寄生四钱、白芍四钱、炙甘草二钱、千年健四钱、薤白四钱、全瓜蒌四钱、干地龙三钱、乌蛇四钱、木瓜四钱、五加皮四钱、法半夏四钱。20剂，水煎服。

（2）一号丸二十两。

1963年3月12日六诊

主诉：右侧肩关节仍有疼痛，头昏。

放射科检验：右肩关节片未发现病变（X线号：H17463）。

脉诊：弦细。

舌诊：舌苔白腻。

治疗：按前方加减3剂，并将处方带返回家服治，定期再来检查。

（1）独活四钱、桑寄生四钱、白芷四钱、苍耳子四钱、秦艽四钱、防风四钱、怀山药五钱、白术五钱、油松节四钱、干地龙三钱、甘草二钱。水煎服。

（2）一号丸二十两。

同日检查结果：心率50次/分，血压114/78mmHg。神清，精神欠佳，未见贫血、衰弱状态，未见恶病质，全身浅淋巴未见肿大（颈部无可疑肿大淋巴结），眼球运动无异常，皱眉吹口哨，舌无异常，口腔颊部有蓝色斑块，黏膜不突出，萎缩不明显。心：心音变钝而弱，未见杂音，无心界扩大；肺：呼吸稍延长，右侧肺稍粗糙，无呼吸音分节征象；肝脾未检查。鼻咽腔：未见明显新生物。意见：①鼻咽癌放射后近一年，已愈；②放射性损伤已愈。

【案十六】

谭某某，男性42岁，已婚，外贸建筑木工，广东高鹤人，寓广州市河南同福东171号。因患鼻咽癌来广东省人民医院门诊部诊治，门诊号：703375。

1966年7月12日初诊

主诉：于本年5月31日曾往华南肿瘤医院检验证实患鼻咽癌，同时曾在该院放射治疗29次。现仍有头疼、鼻衄、耳聋、口渴、喉疼、胸部疼痛。

脉诊：弦滑。

舌诊：舌苔粗黄。

诊断：鼻咽癌放射治疗未愈。

治疗：依法以石膏守宫煎。

（1）生石膏一两（打碎）、芦根四钱、昆布四钱、海藻四钱、夏枯草三钱、守宫三钱、蜂房三钱、土鳖虫三钱、炒鳖甲五钱（打碎）、法半夏四钱（打碎）、浙贝母三钱（打碎）、甘草二钱。60剂，水煎服。

（2）一号丸二十四两。

1966年9月16日次诊

主诉：耳聋、鼻塞、头疼、喉疼、口渴消失。

脉诊：弦滑。

舌诊：舌苔粗黄褐色。

治疗：仍按上方加减。

（1）生石膏一两（打碎）、芦根四钱、昆布四钱、海藻四钱、夏枯草三钱、石耳四钱、土鳖虫三钱、蜂房三钱、水蛭三钱、炒鳖甲五钱（打碎）、天花粉五钱、甘草三钱。60剂，水煎服。

（2）一号丸二十四两。

1966年11月16日三诊

主诉：鼻衄减少，头脑有疼、口渴、胸翳、面有微浮。

脉诊：弦滑。

舌诊：舌苔薄白。

治疗：仍按前方加减。

（1）蜈蚣三条、土鳖虫三钱、薏苡仁一两、滑石一两（打碎）、昆布四钱、海藻四钱、夏枯草三钱、甘草三钱、炒鳖甲五钱（打碎）、炮山甲五钱（打碎）、天花粉六钱、藁本四钱。50剂，水煎服。

（2）一号丸二十两。

1967年1月10日四诊

主诉：鼻衄、口渴、面浮均消失。

脉诊：弦细滑。

舌诊：舌苔薄黄。

治疗：仍按前方加减。

（1）生石膏一两（打碎）、芦根四钱、生地黄四钱、炒鳖甲五钱（打碎）、干葛根一两、麦冬四钱、乌梅五钱、甘草二钱、土鳖虫三钱、白芥子四钱、何首乌四钱。40剂，水煎服。

（2）一号丸十六两。

1967年2月25日五诊

主诉：口干而渴、颈微疼、头痛消失。

脉诊：弦滑。

舌诊：舌苔粗，黄褐色。

治疗：仍按前方加减。

（1）干葛根一两、生石膏一两（打碎）、芦根四钱、麦冬四钱、生地黄四钱、沙参四钱、炒鳖甲五钱（打碎）、昆布四钱、海藻四钱、鸡内金三钱、何首乌四钱、甘草二钱。50剂，水煎服。

（2）一号丸二十两。

1967年4月21日六诊

主诉：鼻衄、颈疼早已消失。

脉诊：弦滑细。

舌诊：舌苔薄白。

治疗：仍按前方加减给药3剂，并给处方带返家，继服巩固，以防复发，定期检查。

（1）苇茎五钱、薏苡仁四钱、冬瓜子四钱、杏仁三钱（打碎）、桔梗四钱、茅根五钱、甘草二钱、蛇蜕二钱、蝉蜕二钱、沙参五钱。

（2）一号丸四两。

1968年1月17日七诊

主诉：鼻衄早经消失，头晕、喉疼、脑痛完全消失。

脉诊：弦细。

舌诊：舌苔黄厚。

治疗：仍按前方加减，给药和处方带返家，继续服治以防复发，仍需定期再来复查。

（1）苇茎四钱、生地黄四钱、麦冬四钱、生石膏一两（打碎）、藁本四钱、苍耳子四钱、干葛根一两、甘草二钱、冬瓜子四钱（打碎）、瓜蒌仁四钱（打碎）、薤白四钱、法半夏四钱（打碎）。3剂，水煎服。

（2）一号丸十两。

【案十七】

卢某某，女性，36岁，已婚，南县塑料厂工人，寓广州市龙津西路恩洲直宫寿里25号。因患鼻咽癌于1966年3月15日来广东省人民医院门诊部治疗，门诊号：667650。

1966年3月15日初诊

主诉：两颊下疼痛，张口也觉不适，经4个多月，于1966年1月19日曾往华南肿瘤医院活检，病理报告为鼻咽大圆形细胞癌（病理号：4366）。曾在该院接受放射治疗，后复发，现在病况：左右颈锁骨肿块各如鸡蛋大、坚硬、固定不移，鼻衄、头疼、口干渴饮，特来诊治。

脉诊：弦、稍数。

舌诊：舌苔薄白。

诊断：鼻咽癌。

治疗：依法以石膏蜂房煎。

（1）生石膏一两、芦根四钱、蜂房三钱、蛇蜕二钱、土鳖虫三钱、蜈蚣三条、昆布四钱、海藻四钱、夏枯草三钱、守宫三钱、甘草三钱、玄参四钱。23剂，水煎服。

（2）一号丸十四两（每日上下午各服两钱，开水送下）。

1966年4月12日次诊

主诉：左颈肿块缩小、软化，口干、鼻衄消失。

脉诊：弦细滑。

舌诊：舌苔白。

治疗：仍按前方加减。

（1）蜂房三钱、蛇蜕二钱、守宫四钱、何首乌四钱、浮小麦一两、白术四钱、党参四钱、干葛根一两、蔓荆子四钱、白芷四钱、昆布四钱、甘草三钱。30剂，水煎服。

（2）平癌素Ⅰ 60粒。

1966年5月17日三诊

主诉：左右颈肿块缩小，鼻衄消失。

脉诊：弦细滑。

舌诊：舌苔薄黄。

治疗：仍按前方加减。

（1）蜂房三钱、蛇蜕二钱、夏枯草三钱、昆布四钱、海藻四钱、天花粉六钱、炮山甲五钱（打碎）、白茅根四钱、苇茎四钱、白芷四钱、苍耳子四钱、生石膏一两（打碎）。30剂，水煎服。

（2）平癌素Ⅰ 60粒。

1966年7月29日四诊

主诉：因停药2月余，左右颈肿仍如前。

脉诊：弦滑。

舌诊：舌苔薄白。

治疗：仍按前方加减。

（1）昆布四钱、海藻四钱、夏枯草三钱、干葛根一两、炮山甲五钱（打碎）、炒鳖甲五钱（打碎）、蜂房三钱、水蛭三钱、土鳖虫三钱、石菖蒲四钱、土茯苓一两、甘草三钱。30剂，水煎服。

（2）平癌素Ⅰ 60粒。

1966年9月2日五诊

主诉：左右颈肿块和锁骨肿块缩小、软化很多。

脉诊：弦细滑。

舌诊：舌苔微黄。

治疗：仍按前方加减。

（1）昆布四钱、海藻四钱、夏枯草三钱、石耳四钱、石菖蒲四钱、炒鳖甲五钱（打碎）、守宫三钱、土鳖虫三钱、蜂房三钱、水蛭三钱、土茯苓一两、甘草三钱。40剂，水煎服。

（2）平癌素Ⅰ 60粒。

1966年10月21日六诊

主诉：左右颈肿块消失。

脉诊：弦细滑。

舌诊：舌苔白。

治疗：仍按前方加减。

（1）生石膏一两（打碎）、芦根四钱、昆布四钱、海藻四钱、夏枯草三钱、三棱四钱、莪术四钱、炒鳖甲五钱（打碎）、鸡内金三钱、秦艽四钱、枳实四钱、尖槟榔四钱。40剂，水煎服。

（2）平癌素Ⅰ 80粒。

1966年12月2日七诊

主诉：左右颈和锁骨肿块均早已消失，头疼、鼻衄亦无，胃纳极佳，大便已通。

脉诊：弦细滑。

舌诊：舌苔薄白。

治疗：仍按前方加减。

（1）昆布四钱、海藻四钱、夏枯草三钱、石耳四钱、蜈蚣三条、蛇蜕二钱、生石膏一两（打碎）、甘草二钱、赤芍四钱、皂角刺四钱。40剂，水煎服。

（2）平癌素Ⅰ 80粒。

1967年1月20日八诊

主诉：左右颈肿块消失、出汗不明显。

脉诊：弦细滑。

舌诊：舌苔薄白。

治疗：仍按前方加减。

（1）黄芪五钱、浮小麦一两、白术四钱、怀山药五钱、何首乌四钱、干葛根一两、土鳖虫三钱、蜈蚣三条、守宫三钱、石耳四钱、土茯苓一两、甘草二钱。60

剂，水煎服。

（2）平癌素Ⅰ100粒。

1967年3月24日九诊

主诉：左右颈肿块和左锁骨小结核均消失。

脉诊：弦细滑。

舌诊：舌苔薄黄。

治疗：仍按前方加减。

（1）炒鳖甲五钱（打碎）、炮山甲五钱（打碎）、石耳四钱、昆布四钱、海藻四钱、夏枯草三钱、藁本四钱、苍耳子四钱、鸡内金三钱、甘草二钱、守宫三钱。60剂，水煎服。

（2）平癌素Ⅰ100粒。

1967年5月24日十诊

主诉：心慌、左右颈肿块消失，头疼亦无。

脉诊：弦滑。

舌诊：舌苔薄白。

治疗：仍按前方加减。

（1）石耳四钱、昆布四钱、海藻四钱、夏枯草三钱、鸡内金三钱、土鳖虫三钱、水蛭三钱、蜈蚣三条、土茯苓一两、甘草二钱、薤白四钱、瓜蒌皮四钱。60剂，水煎服。

（2）平癌素Ⅰ100粒。

1967年8月5日十一诊

主诉：左右颈和锁骨肿块、鼻衄、头疼均消失。

脉诊：弦细。

舌诊：舌苔薄白。

治疗：仍按前方加减，给药3剂，并给处方带回家，继续治疗巩固，以防复发，仍定期来复查可也。

（1）黄芪四钱、党参四钱、白术四钱、怀山药五钱、茯苓四钱、炒鳖甲五钱（打碎）、鸡内金三钱、守宫三钱、薏苡仁五钱、何首乌四钱、甘草三钱、五味子四钱。水煎服。

（2）平癌素 I 20粒。

【案十八】

陈某，男性，40岁，已婚，广东中山人，广州市文安服务站工作，寓广州市从桂路从桂新广21号。因患鼻咽癌，于1967年4月15日来广东省人民医院门诊部诊治，门诊号：795425。

1967年4月15日初诊

主诉：于1966年10月间发现患鼻咽癌，于同年1月中旬，往华南肿瘤医院活检，病理报告为鼻咽癌，该院嘱咐我等候放射治疗我不同意，曾往外院用中药治疗了一个多月，不特罔效，而且恶化。现左右颈肿块如鸭蛋大、坚硬、固定不移、心慌、头疼、鼻衄、内耳发炎、流脓、耳聋、口干，特来诊治。

脉诊：弦细滑。

舌诊：舌苔黄。

诊断：鼻咽癌晚期。

治疗：依法以昆布鳖甲煎。

（1）昆布四钱、海藻四钱、炒鳖甲五钱（打碎）、炮山甲五钱（打碎）、蜈蚣三条、土鳖虫三钱、土茯苓一两、甘草二钱、生石膏一两（打碎）、鸡内金三钱、守宫三钱、天花粉一两。26剂，水煎服。

（2）一号丸十两。

1967年5月12日次诊

主诉：口干、渴饮、头疼、鼻衄消失，耳聋减轻。

脉诊：弦细滑。

舌诊：舌苔薄白。

治疗：仍按前方加减。

（1）石耳四钱、昆布四钱、海藻四钱、夏枯草三钱、土鳖虫三钱、蜈蚣三条、蝉蜕三钱、土茯苓一两、炒鳖甲五钱（打碎）、守宫三钱、甘草三钱、天花粉一两。30剂，水煎服。

（2）一号丸十二两。

1967年6月13日三诊

主诉：左右颈肿块软化、缩小很多。

脉诊：弦滑。

舌诊：舌苔薄黄、舌质红。

治疗：仍按前方加减。

（1）炮山甲五钱（打碎）、炒鳖甲五钱（打碎）、水蛭三钱、蜈蚣三条、土鳖虫三钱、蝉蜕二钱、生石膏一两（打碎）、生地黄四钱、土茯苓一两、甘草二钱、白芍四钱、鸡内金三钱。30剂，水煎服。

（2）一号丸十二两。

1967年7月25日四诊

主诉：左右颈肿块、左锁骨淋巴结、耳聋均消失。

脉诊：弦细滑。

舌诊：舌苔薄黄舌尖边红。

治疗：仍按前方加减给药3剂，并将处方带回继续服治。

（1）水蛭三钱、蜈蚣三条、蝉蜕三钱、土茯苓一两、甘草二钱、石耳四钱、昆布四钱、夏枯草三钱、炒鳖甲五钱（打碎）、鸡内金三钱、海藻四钱、生石膏一两（打碎）。水煎服。

（2）一号丸四两。

1968年2月27五诊

主诉：左右颈肿块、左锁骨上淋巴结、鼻衄、耳聋早经消失，精神、胃纳、睡眠均好。

脉诊：弦细。

舌诊：舌质绛。

治疗：仍按前方加减给药3剂，并给处方带回继续服治，巩固根治，仍需定期复查可也。

（1）生石膏一两（打碎）、昆布四钱、海藻四钱、夏枯草三钱、土茯苓一两、甘草三钱、石耳四钱、炒鳖甲五钱、熟地黄四钱、山茱萸四钱、鸡内金三钱、白芍四钱。水煎服。

（2）平癌素Ⅰ 10粒。

【案十九】

陈某某，男性，34岁，已婚，广东番禺人，广西南宁建工局木工，现寓广州市中山路130号2楼。因患鼻咽癌，于1967年3月15日来广东省人民医院门诊部诊治，门诊号：775075。

1967年3月15日初诊

主诉：于1966年8月间发现患鼻咽癌，迄1966年11月11日，曾在广西南宁医学院活检，病理报告为鼻咽癌Ⅲ级。自1966年12月6日开始放射治疗鼻咽部仅有2 550R，颈部仅有1 700R，共放射22次。颈部肿块虽缩小，但未消完。现在病况：头疼、口干、渴饮、喉疼痰多、大便秘结、右颈肿块仍如鸭蛋大、坚硬基底相连、推移不动，右颈和右面部灼焦皮肤褐色，特来诊治。

脉诊：弦滑。

舌诊：舌苔黄。

诊断：鼻咽癌晚期。

治疗：依法以守宫蟾虫煎。

（1）生石膏一两（打碎）、守宫三钱、土鳖虫三钱、土茯苓一两、甘草二钱、蜈蚣三条、麦冬四钱、天冬四钱、大腹皮四钱、山楂四钱、谷芽四钱。30剂，水煎服。

（2）一号丸十二两。

1967年4月18日次诊

主诉：口干、头疼、喉痛减轻，咳嗽、纳呆仍有。

脉诊：弦细滑。

舌诊：舌苔白。

治疗：仍按前方加减。

（1）磁石一两（打碎）、赭石一两（打碎）、旋覆花四钱、苦杏仁三钱（打碎）、桔梗三钱、款冬花三钱、前胡三钱、白豆蔻四钱（打碎）、大腹皮四钱、山楂四钱、谷芽四钱、神曲三钱。30剂，水煎服。

（2）一号丸十二两。

1967年5月17日三诊

主诉：鼻衄、头疼、口干、喉痛、大便秘结均消失。

脉诊：弦细弱。

舌诊：舌苔白。

治疗：仍按前方加减。

（1）玄参四钱、诃子四钱（打碎）、青果三钱（打碎）、生石膏一两（打碎）、芦根四钱、乌梅四钱、土鳖虫三钱、水蛭三钱、土茯苓一两、甘草二钱、干葛根一两、昆布四钱。30剂，水煎服。

（2）一号丸十二两。

1967年6月24日四诊

主诉：右颈肿块缩小、软化很多，胃纳好，鼻有些塞。

脉诊：弦细滑。

舌诊：舌苔白。

治疗：仍按前方加减。

（1）胖大海四钱（打碎）、蝉蜕二钱、玄参四钱、诃子四钱（打碎）、生石膏一两（打碎）、芦根四钱、麦冬四钱、天花粉一两、土鳖虫三钱、蜈蚣三条、土茯苓一两、甘草二钱。30剂，水煎服。

（2）一号丸十二两。

1967年8月9日五诊

主诉：右颈和右面灼焦、皮肤褐色、大便秘结、鼻塞、痰多均消失。

脉诊：弦滑。

舌诊：舌苔薄白。

治疗：仍按前方加减。

（1）桔梗三钱、旋覆花四钱、赭石一两（打碎）、磁石一两（打碎）、水蛭三钱、蝉蜕二钱、土鳖虫三钱、蜈蚣三条、土茯苓一两、甘草二钱、鸡内金三钱、昆布四钱。20剂，水煎服。

（2）一号丸十两。

1967年10月24日六诊

主诉：因事外出，停药迄今，喉和头有疼痛，其他无不适。

血液检验：红细胞3.7×10^{12}/L，血红蛋白110g/L，血小板170×10^9/L，白细胞2.90×10^9/L，中性分叶核粒细胞51%，嗜酸性粒细胞15%，淋巴细胞34%。

脉诊：弦细滑。

舌诊：舌苔薄白。

治疗：仍按前方加减。

（1）玄参四钱、青果三钱（打碎）、诃子四钱（打碎）、麦冬四钱、藁本四钱、苍耳子三钱、石耳四钱、昆布四钱、海藻四钱、夏枯草三钱、守宫三钱、甘草二钱。3剂，水煎服。

（2）一号丸四两。

1967年12月1日七诊

主诉：头疼，痰多、喉痛、右颈肿块均消失。

脉诊：弦滑。

舌诊：舌苔薄白。

治疗：仍按前方加减。

（1）藁本四钱、川芎四钱、白芷四钱、生石膏一两（打碎）、芦根四钱、生地黄四钱、水蛭三钱、蝉蜕二钱、蜈蚣三条、土茯苓一两、甘草二钱、蜂房三钱。50剂，水煎服。

（2）一号丸十六两。

1968年2月10日八诊

主诉：右颈肿块、鼻衄、头疼、耳鸣、喉疼均完全消失。

血液检验：红细胞3.84×10^{12}/L，血红蛋白115g/L，白细胞4.60×10^{12}/L，中性杆状核粒细胞5%，中性分叶核粒细胞48%，嗜酸性粒细胞4%，淋巴细胞41%，单核细胞2%。

脉诊：弦细滑。

舌诊：舌苔白。

治疗：仍按前方加减给药3剂，并给处方带返南宁继续服治巩固，以防复发，仍需定期来复查。

（1）石耳四钱、海藻四钱、昆布四钱、夏枯草三钱、炒鳖甲五钱（打碎）、生地黄四钱、玄参四钱、礞石四钱、法半夏四钱（打碎）、麦冬四钱、怀山药一两、生石膏一两（打碎）。水煎服。

（2）一号丸十两。

同日耳、鼻、喉科会诊检查：鼻咽部未有新生物。

【案二十】

苏某某，男性，33岁，已婚，广东琼州人，琼涛水利工程局干部，现寓广州市大沙头水电厂第二招待所。因患鼻咽癌，于1967年7月8日来广东省人民医院门诊部治疗，门诊号：806446。

1967年7月8日初诊

主诉：于1966年12月29日往华南肿瘤医院活检，病理报告为鼻咽癌大圆形细胞癌，同时在该院放射治疗。迄今复发，鼻衄，头疼，喉干，鼻塞，左右颈肿块如鸭蛋大、坚硬固定不移、基底相连，特来诊治。

脉诊：弦滑。

舌诊：舌苔薄黄。

诊断：鼻咽癌放射治疗复发晚期。

治疗：依法以石膏土鳖煎。

（1）生石膏一两（打碎）、芦根四钱、石耳四钱、昆布四钱、海藻四钱、麦冬四钱、土鳖虫三钱、守宫三钱、蜈蚣三条、鸡内金三钱、土茯苓一两、甘草二钱。30剂，水煎服。

（2）一号丸十四两。

1967年7月11日 华南肿瘤医院检查结果：该患者于1966年12月29日，作鼻咽活检为"鼻咽大圆形细胞癌"，曾在我院作K_2及Co_{60}放射治疗，现已复发。

1967年8月9日次诊

主诉：鼻衄、喉干、头疼减轻很多。

脉诊：弦细滑。

舌诊：舌苔薄黄。

治疗：仍按前方加减，给药和处方返家服治。

（1）生石膏一两（打碎）、芦根四钱、生地黄四钱、麦冬四钱、石耳四钱、昆布四钱、海藻四钱、夏枯草三钱、水蛭三钱、蜈蚣三条、土茯苓一两、甘草二钱。30剂，水煎服。

（2）一号丸十四两。

1967年9月15日三诊

主诉：鼻衄、鼻塞、头疼、喉干、耳鸣，左右颈肿块缩小、软化很多。

脉诊：弦滑。

舌诊：舌苔薄黄、舌尖边红。

治疗：仍按前方加减给药6剂，将处方予他带返家，继续服治巩固，预防复发，仍需定期复查。

（1）生石膏一两（打碎）、芦根四钱、守宫三钱、蜈蚣三条、土鳖虫三钱、石耳四钱、炒鳖甲五钱（打碎）、炮山甲五钱（打碎）、鸡内金三钱、土茯苓一两、甘草二钱、石菖蒲四钱。水煎服。

（2）一号丸十两。

1968年6月11日四诊

主诉：自觉左右颈肿块早经完全消失，鼻衄、鼻塞、头疼、喉干、耳鸣均已消失，精神、胃纳、睡眠均佳，大小便正常。

脉诊：弦缓。

舌诊：舌苔薄白。

治疗：仍按前方加减给药6剂，并给处方带返家，继续服治巩固，预防复发，仍需定期复查。

（1）守宫三钱、炒鳖甲五钱（打碎）、炮山甲五钱（打碎）、鸡内金三钱、熟地黄四钱、五味子四钱、石耳四钱、昆布四钱、夏枯草三钱、怀山药五钱、法半夏四钱（打碎）、礞石四钱。水煎服。

（2）平癌素Ⅰ 20粒。

【案二十一】

陈某某，男性，60岁，已婚，新加坡华侨，居新加坡百兰福道25号。因患鼻咽癌，于1966年10月25日来广东省人民医院中医科门诊部治疗，门诊号：737764。

1966年10月25日初诊

主诉：于1964年发现鼻咽癌，因新加坡无中医治疗癌症，迫得返祖国医治，寓广州市华侨大厦二楼251号房。于同年9月29日曾往华南肿瘤医院活检，诊断为鼻咽癌，已在该院白癜净行半身皮肤外用治疗6次，稍好转，特来诊治。

脉诊：弦滑。

舌诊：舌苔白。

诊断：鼻咽癌。

治疗：依法以水蛭昆布煎。

（1）水蛭三钱、土鳖虫四钱、蜂房三钱、鸡内金三钱、石耳五钱、三棱四钱、莪术四钱、海藻四钱、甘草二钱、延胡索四钱、昆布四钱、蜈蚣三钱。7剂，水煎服。

（2）一号丸四两。

1966年11月1日次诊

主诉：左右颈肿块头疼均已消失，精神、胃纳、睡眠亦好，但有些咳嗽。

脉诊：弦细滑。

舌诊：舌苔黄。

治疗：仍按前方加减。

（1）昆布四钱、海藻四钱、夏枯草三钱、甘草二钱、炒鳖甲五钱（打碎）、炮山甲五钱（打碎）、何首乌五钱、生姜黄四钱、桔梗四钱、礞石六钱、石耳五钱、鸡内金三钱。3剂，水煎服。

（2）一号丸十两。

1966年11月5日三诊

主诉：咳嗽消失，其余均好。

脉诊：弦细滑。

舌诊：舌苔薄黄。

治疗：仍按前方加减。

（1）昆布四钱、夏枯草三钱、石耳五钱、炮山甲五钱（打碎）、蜂房三钱、炒鳖甲五钱、鸡内金三钱、蜈蚣三条、水蛭三钱、甘草二钱、土鳖虫四钱、生姜黄四钱。3剂，水煎服。

（2）一号丸十两。

1966年11月8日四诊

主诉：鼻衄、头疼、左右颈肿块均消失，是日返新加坡，后由家属来取药丸。

脉诊：弦细滑。

舌诊：舌苔白腻。

治疗：仍按前方加减10剂，并给药方带返继续服治。

（1）石耳五钱、昆布四钱、生姜黄四钱、炮山甲五钱（打碎）、炒鳖甲五钱（打碎）、土鳖虫四钱、海藻四钱、鸡内金三钱、夏枯草三钱、甘草二钱。水煎服。

（2）一号丸二十两。

【案二十二】

李某，男性，42岁，已婚，广东省台山人，广海公社拱山水产负责人，佳台山港海镇。患鼻咽癌，于1967年12月15日来广东省人民医院中医科门诊部诊治，门诊号：2828。

1967年12月15日初诊

主诉：于2个月前发现时鼻衄、头疼，曾于本年12月10日往华南肿瘤医院活检，病理诊断为鼻咽癌，患者不同意化疗。现右颈肿块如鸡蛋大小、坚硬固定不移，头疼、咳痰带血、耳鸣，得友人介绍来广东省人民医院中医科门诊部，专请陈治平老中医用中药治疗。

脉诊：弦滑。

舌诊：舌苔黄。

诊断：鼻咽癌。

治疗：依法以石耳水蛭煎。

（1）石耳四钱、水蛭三钱、昆布四钱、海藻四钱、蜈蚣三条、蜂房三钱、土茯苓一两、甘草二钱、升麻四钱、血余炭三钱、侧柏叶三钱、夏枯草三钱。30剂，水煎服。

（2）平癌素Ⅰ 60粒。

1968年1月12日次诊

主诉：右颈肿块软化、缩小十分之八，鼻衄、鼻塞消失，但仍有头疼，耳鸣减轻。

脉诊：弦滑。

舌诊：舌苔薄白。

治疗：仍按前方加减。

（1）石耳四钱、昆布四钱、海藻四钱、夏枯草三钱、水蛭三钱、蜈蚣三条、蜂房三钱、土茯苓一两、甘草三钱、石菖蒲四钱、藁本四钱、川芎四钱。30剂，水煎服。

（2）平癌素Ⅰ 60粒。

1968年2月16日三诊

主诉：左右颈肿块消失，咳嗽带血、头疼均消失，但大便秘结。

脉诊：弦滑。

舌诊：舌苔薄白。

治疗：仍按前方加减。

（1）石耳四钱、海藻四钱、昆布四钱、夏枯草三钱、水蛭三钱、蝉蜕三钱、土鳖虫三钱、黄芩四钱、黄柏四钱、大黄四钱、枳实四钱、尖槟榔四钱。30剂，水煎服。

（2）平癌素Ⅰ 60粒。

1968年4月6日四诊

主诉：左右颈肿块、头疼、大便秘结均消失。

脉诊：弦滑。

舌诊：舌苔薄黄。

治疗：仍按前方加减，给药6剂，并将处方带返家继续服治，巩固疗效，仍需定期前来检查。

（1）川黄连三钱、秦艽四钱、枳实四钱、尖槟榔四钱、茯苓四钱、石耳四钱、水蛭三钱、昆布三钱、土鳖虫三钱、海藻四钱、甘草三钱、夏枯草三钱。水煎服。

（2）平癌素Ⅰ 20粒。

【案二十三】

高某某，男性，52岁，已婚，广东惠阳人，第四航务工程局机队船员，寓广州市先烈路黄花岗永泰村新巷。因患鼻咽癌，于1966年9月6日往广东省人民医院门诊部中医治疗，门诊号：718534。

1966年9月6日初诊

主诉：1966年1月间开始，觉上颚有疼感、左边头痛、嗅觉不灵、喉疼、耳聋、鼻衄，晨起床时，咳嗽带血，午睡起床，咳嗽亦带血。精神、胃纳、睡眠均不佳。曾经中西医治疗罔效，于同年9月14日往华南肿瘤医院行活检，病理报告诊为鼻咽癌，该院嘱住院放射治疗，患者不同意放疗，特来请陈治平用中药治疗。

脉诊：弦滑。

舌诊：舌苔黄。

诊断：鼻咽癌。

治疗：依法以蜂虎天麻煎。

（1）生石膏一两（打碎）、芦根四钱、蜂房三钱、守宫四钱、土鳖虫四钱、天麻四钱、蔓荆子三钱、白芷三钱、延胡索四钱、藕节五钱、夏枯草三钱、甘草三钱。10剂，水煎服。

（2）平癌素Ⅰ 20粒。

1966年9月16日次诊

主诉：胃纳不佳，头仍疼，痰带血减少。

脉诊：弦细滑。

舌诊：舌苔黄。

治疗：仍按前方加减。

（1）血余炭三钱、仙鹤草四钱、芦根四钱、守宫四钱、白芷四钱、昆布四钱、海藻四钱、夏枯草三钱、石耳四钱、水蛭三钱、藕节五钱、甘草三钱。10剂，水煎服。

（2）平癌素Ⅰ 20粒。

1966年9月27日三诊

主诉：喉疼消失、痰带血减少。

脉诊：弦细滑。

舌诊：舌苔薄黄。

治疗：仍按前方加减。

（1）生石膏一两（打碎）、芦根四钱、藕节五钱、仙鹤草四钱、昆布四钱、海藻四钱、夏枯草四钱、土鳖虫四钱、石耳四钱、青果（橄榄）四钱（打碎）、黄芪四钱、甘草三钱。10剂，水煎服。

（2）平癌素Ⅰ 20粒。

1966年10月8日四诊

主诉：头痛、喉疼、鼻衄消失。

脉诊：弦细滑。

舌诊：舌苔薄黄。

治疗：仍按前方加减。

（1）昆布四钱、海藻四钱、夏枯草三钱、石耳四钱、生石膏一两（打碎）、芦根四钱、藕节四钱、生地黄四钱、甘草三钱、土鳖虫四钱、蜂房三钱、炒鳖甲五钱（打碎）。10剂，水煎服。

（2）平癌素Ⅰ 20粒。

（3）一号丸四两。

1966年10月29日五诊

主诉：上颚无疼，耳聋减轻。

脉诊：弦细滑。

舌诊：舌苔黄。

治疗：仍按前方加减。

（1）生石膏一两（打碎）、芦根四钱、藁本四钱、生地黄五钱、天花粉一两、玄参四钱、仙鹤草四钱、蜂房三钱、蛇蜕二钱、怀山药一两、甘草三钱。20剂，水煎服。

（2）平癌素Ⅰ 40粒。

1966年11月19日六诊

主诉：鼻衄、头痛消失，嗅觉转灵，耳鸣仍有。

脉诊：弦滑。

舌诊：舌苔黄。

治疗：仍按前方加减。

（1）藁本四钱、青蒿四钱、白芷四钱、生石膏一两（打碎）、藕节四钱、茜根四钱、谷芽四钱、大腹皮四钱、山楂四钱、土鳖虫四钱、炒鳖甲五钱（打碎）、甘草三钱。20剂，水煎服。

（2）平癌素Ⅰ 40粒。

1966年12月21日七诊

主诉：头仍微痛，上颚疼减轻很多。

脉诊：弦细滑。

舌诊：舌苔薄白。

治疗：仍按前方加减。

（1）藁本四钱、白芷四钱、蔓荆子四钱、昆布四钱、海藻四钱、夏枯草三钱、石耳四钱、土鳖虫四钱、蜈蚣四条、三棱四钱、石菖蒲四钱、甘草三钱。20剂，水煎服。

（2）一号丸四两。

（3）平癌素Ⅰ 40粒。

1967年1月21日八诊

主诉：头疼、耳鸣、痰带血均消失。

脉诊：弦细滑。

舌诊：舌苔薄白。

治疗：仍按前方加减，将处方给他带返乡服治。

（1）昆布四钱、海藻四钱、夏枯草三钱、石耳四钱、鸡内金三钱、土鳖虫四钱、木瓜四钱、甘草三钱、何首乌四钱、当归四钱、蜈蚣三条、水蛭三钱。水煎服。

（2）平癌素Ⅰ 50粒。

（3）一号丸四两。

1967年3月18日九诊

主诉：左面麻痹减轻。

脉诊：弦细滑。

舌诊：舌苔白。

治疗：仍按前方加减。

（1）海桐皮四钱、昆布四钱、海藻四钱、夏枯草三钱、炒鳖甲五钱（打碎）、炮山甲五钱（打碎）、鸡内金三钱、何首乌四钱、蜈蚣二条、全蝎二钱、土茯苓一两、甘草三钱。20剂，水煎服。

（2）一号丸 四两。

（3）平癌素 I 40粒。

1967年4月15日十诊

主诉：鼻衄、痰带血、头疼均消失。

脉诊：弦细。

舌诊：舌苔薄白。

治疗：仍按前方加减，给他带回乡服治。

（1）石菖蒲四钱、昆布四钱、守宫三钱、炒鳖甲五钱（打碎）、炮山甲五钱（打碎）、鸡内金三钱、三棱四钱、黄芪四钱、党参四钱、何首乌四钱、甘草三钱。

（2）平癌素 I 60粒。

（3）一号丸四两。

1967年6月17日十一诊

主诉：因返乡将近2个月，暂停服药，现头疼、纳呆、失眠，因此回来复诊。

脉诊：弦细滑。

舌诊：舌苔薄黄。

治疗：仍按前方加减。

（1）藁本四钱、苍耳子四钱、生石膏一两（打碎）、芦根四钱、石耳四钱、大腹皮四钱、谷芽四钱、山楂四钱、夏枯草三钱、五味子四钱、龙齿六钱（打碎）、甘草二钱。20剂，水煎服。

（2）平癌素 I 40粒。

1967年7月18日十二诊

主诉：头疼、纳呆、失眠均减轻，鼻衄有些。

脉诊：弦细滑。

舌诊：舌苔薄黄。

治疗：仍同前方加减。

（1）藁本四钱、川芎四钱、苍耳子三钱、白芷四钱、石耳四钱、昆布四钱、夏枯草三钱、藕节五钱、仙鹤草四钱、怀山药五钱、土鳖虫二钱、甘草三钱。20剂，水煎服。

（2）平癌素Ⅰ 40粒。

1967年8月5日十三诊

主诉：鼻衄消失，耳鸣减轻。

脉诊：弦细滑。

舌诊：舌苔黄。

治疗：仍同前方加减。

（1）藕节四钱、石菖蒲四钱、生石膏一两（打碎）、芦根四钱、生地黄四钱、干葛根一两、水蛭二钱、蜈蚣二条、藁本四钱、甘草三钱。20剂，水煎服。

（2）平癌素Ⅰ 40粒。

1967年9月12日十四诊

主诉：头疼、鼻衄仍有。

脉诊：弦滑。

舌诊：舌苔粗黄。

治疗：仍按前方加减。

（1）藕节五钱、血余炭三钱、伏龙肝四钱（打碎）、藁本四钱、升麻四钱、生石膏一两（打碎）、芦根四钱、玄参四钱、天花粉一两、冬瓜子四钱（打碎）、守宫二钱、甘草三钱。20剂，水煎服。

（2）平癌素Ⅰ 40粒。

1967年10月10日十五诊

主诉：鼻衄、头疼、左面麻痹均减轻。

检查：鼻咽部无明显新生物存在，鼻腔和颅正常。

脉诊：弦细。

舌诊：舌苔黄。

治疗：仍按前方加减。给此方继续服用，巩固根治。

（1）生地黄四钱、麦冬四钱、藕节五钱、血余炭三钱、芦根四钱、玄参四钱、干葛根一两、石耳四钱、昆布四钱、海藻四钱、夏枯草三钱、甘草二钱。水煎服。

（2）一号丸四两。

（3）平癌素Ⅰ40粒。

1967年10月21日十六诊

主诉：鼻衄、头疼、左面麻痹均消失，精神好。

血液检查：白细胞4.3×10^9/L，中性杆状核粒细胞1%，中性分叶核粒细胞56%，嗜酸性粒细胞2%，淋巴细胞41%，红细胞3.86×10^{12}/L，血红蛋白120g/L，血小板92×10^9/L。

治疗：

（1）藕节五钱、血余炭三钱、茜根三钱、麦冬四钱、藁本四钱、苍耳子四钱、蝉蜕二钱、蜂房二钱、蜈蚣三条、土茯苓一两、甘草三钱、怀山药五钱。水煎服。给此方继续服用，巩固根治。

（2）平癌素Ⅰ30粒。

（3）鼻渊粉五钱。

综上专用中药治疗，由1966年9月6日起至1967年10月21日止，患者基本痊愈，聊将治疗经过总结，以供同道参考。但医术谬陋，对于治癌的辨证施治，难免有错，希先进指正。

【案二十四】

王某某，男性，41岁已婚，广东广州人，自力工程队泥水工人，现寓白鹤洞白鹤新村11号。因喉疼、头疼，于1966年3月13日来本院门诊部中医科诊治，门诊号：666735。

1966年3月13日初诊

主诉：因喉疼、头痛、耳鸣，曾往华南肿瘤医院行活检，病理报告诊断为鼻咽癌，已2年，深部放射22次。现病情复发：咳嗽，左侧面部及耳下有手掌大的皮肤呈棕色，鼻衄，左颈有肿块如鸡蛋大小，特来广东省人民医院中医科诊治。

脉诊：弦滑。

舌诊：舌苔白腻。

诊断：鼻咽癌放射后复发。

治疗：依法以石膏藕节煎。

生石膏一两（打碎）、茅根一两、蜂房三钱、苦杏仁四钱（打碎）、藕节五钱、甘草三钱、玄参三钱、全蝎三钱、桔梗四钱、紫苏叶二钱、守宫三钱、侧柏叶三钱。50剂，水煎服。

1966年6月29日次诊

主诉：喉干、头疼、咳嗽减少。

脉诊：弦滑。

舌诊：舌苔白。

治疗：仍按前方加减。

生石膏一两（打碎）、守宫三钱、石耳四钱、桔梗三钱、炮山甲三钱、炒鳖甲四钱（打碎）、藕节五钱、法半夏四钱（打碎）、甘草二钱、全蝎三钱、昆布四钱。40剂，水煎服。

1966年9月9日三诊

主诉：病情同前。

脉诊：弦滑。

舌诊：舌苔白。

治疗：仍按前方加减。

生石膏一两（打碎）、芦根四钱、石耳五钱、炒鳖甲五钱（打碎）、昆布四钱、海藻四钱、夏枯草三钱、乌梅四钱、天花粉一两、甘草三钱、麦冬五钱、鸡内金三钱。水煎服。

1966年11月23日四诊

主诉：病情好转，没有头痛、衄血。

脉诊：弦滑。

舌诊：舌苔薄黄。

治疗：仍按前方加减。

守宫四钱、生石膏一两（打碎）、芦根四钱、蜂房三钱、昆布四钱、石耳五钱、海藻四钱、土鳖虫四钱、藕节四钱、仙鹤草五钱、蜈蚣四条、炒鳖甲五钱。水煎服。

1966年12月7日五诊

主诉：鼻衄消失，头痛、耳鸣减少。

脉诊：弦细滑。

舌诊：舌苔白。

治疗：仍按前方加减。

生石膏一两（打碎）、芦根四钱、生地黄四钱、水蛭四钱、土鳖虫四钱、蜈蚣四条、蜂房三钱、昆布四钱、海藻四钱、石耳五钱、石菖蒲四钱、藕节四钱。30剂，水煎服。

1967年1月11日六诊

主诉：喉干、头疼、衄血完全消失，仍有耳鸣。

脉诊：弦细弱。

舌诊：舌苔白。

治疗：仍按前方加减，让患者带回家继续服治，后再来检查。

生石膏一两（打碎）、芦根四钱、生地黄四钱、蜂房三钱、土鳖虫四钱、蜈蚣四条、藁本四钱、何首乌五钱、石耳六钱、甘草二钱、石菖蒲四钱、昆布四钱。15

剂，水煎服。

【案二十五】

吴某某，35岁，未婚，会计，广东保安人，寓香港深水埗福荣街50号A3楼。因患鼻咽癌，于1968年4月20日，特由香港来广东省人民医院门诊部中医科诊治，门诊号：7666。

主诉：于1967年发现患鼻咽癌，同年5月间往香港伊丽莎白医院检查未发现鼻咽癌病变。迄1968年4月11日特由香港来广州市，往华南肿瘤医院行活检，病理报告诊断为鼻咽癌，该院嘱放射治疗，患者不同意。现在病情：右侧头痛、鼻衄、鼻疼、耳鸣、咳痰带血、视物模糊，右颈肿块如白鸽蛋大小、推不移动，特来请陈治平用中药治疗。

脉诊：弦滑。

舌诊：舌苔白腻。

血液检验：红细胞4.34×10^{12}/L，血红蛋白135g/L，血小板80×10^9/L，白细胞7.00×10^9/L，中性杆状核粒细胞2%，中性分叶核粒细胞71%，嗜酸性粒细胞3%，淋巴细胞19%，单核细胞5%。

华南肿瘤医院活检病理报告：诊断鼻咽癌Ⅳc期（鳞癌），颅底现斜坡，骨质破坏，未经治疗。

诊断：鼻咽癌晚期。

治疗：依法以昆布守宫煎。

（1）昆布四钱、守宫三钱、海藻四钱、夏枯草三钱、藁本三钱、苍耳子三钱、白芷三钱、石耳三钱、天花粉一两、生地黄四钱、正熊胆二分（冲服）、甘草钱半。7剂，水煎服。

（2）平癌素Ⅰ 28粒。

1968年4月27日次诊

主诉：右边头刺痛、鼻衄减少、耳鸣、视力不清楚仍有，右颈肿块软化。

脉诊：弦滑。

舌诊：舌苔白腻。

治疗：依法仍按前方加减。

（1）昆布四钱、守宫三钱、海藻四钱、夏枯草三钱、藁本四钱、苍耳子四钱、白芷三钱、石耳三钱、天花粉一两、正熊胆一分（冲服）、生地黄四钱、正麝香一分（冲服）。7剂，水煎服。

（2）平癌素Ⅰ 28粒。

1968年5月11日三诊

主诉：右边头刺痛、鼻衄均减十分之八，仍耳鸣，视力稍清楚。

脉诊：弦细滑。

舌诊：舌苔薄黄。

治疗：以熊蜈蜂蝉煎。

（1）苍耳子三钱、天麻三钱、蝉蜕二钱、蜂房三钱、蜈蚣二条、干葛根一两、正熊胆一分（冲服）、干地龙三钱、藁本四钱、苇茎四钱、甘草钱半。10剂，水煎服。

（2）平癌素Ⅰ 40粒。

1968年5月21日四诊

主诉：右边头刺痛、鼻衄减少很多，耳鸣、视力均好转。

脉诊：弦滑细。

舌诊：舌苔白。

治疗：依法仍按前方加减。

（1）正熊胆一分（冲服）、蜈蚣二条、蜂房三钱、蝉蜕二钱、苍耳子三钱、天麻三钱、干葛根一两、干地龙三钱、藁本三钱、苇茎三钱、甘草三钱。10剂，水煎服。

（2）平癌素Ⅰ 40粒。

1968年6月1日五诊

主诉：病况大致同前。

脉诊：弦细滑。

舌诊：舌苔白腻。

治疗：依法仍按前方加减。

（1）蜂房三钱、蝉蜕二钱、蜈蚣二条、苍耳子三钱、天麻三钱、土茯苓一两、甘草二钱、苇茎三钱、正熊胆一分（冲服）、干地龙二钱、菊花三钱。4剂，水煎服。

（2）平癌素Ⅰ 16粒。

1968年6月4日六诊

主诉：右边头刺痛减轻，鼻衄消失。

脉诊：弦细滑。

舌诊：舌苔薄黄。

治疗：依法仍按前方加减。

（1）苍耳子三钱、天麻三钱、蝉蜕二钱、蜂房三钱、蜈蚣二条、干葛根一两、干地龙三钱、正熊胆一分（冲服）、藁本三钱、苇茎三钱、甘草二钱、谷精草三钱。3剂，水煎服。

（2）平癌素Ⅰ 12粒。

1968年6月18日七诊

主诉：右边头疼减轻，右颈肿块缩小、软化。

脉诊：弦细。

舌诊：舌苔白腻。

治疗：依法仍按前方加减。

（1）苍耳子四钱、天麻三钱、蝉蜕二钱、蜂房三钱、蜈蚣二条、干葛根一两、藁本四钱、正熊胆一分（冲服）、谷精草三钱、甘草二钱、干地龙三钱、苇茎三钱。21剂，水煎服。

（2）平癌素 I 84粒。

1968年7月12日八诊

主诉：右边头疼减轻很多，右眼视物仍模糊。

脉诊：细弱。

舌诊：舌苔薄白。

治疗：仍按前方加减。

（1）谷精草四钱、白芍四钱、正熊胆一分（冲服）、蜂房三钱、蝉蜕二钱、藁本四钱、苍耳子三钱、蜈蚣二条、守宫二钱、正牛黄一分（冲服）、猴枣一分（冲服）、甘草二钱。7剂，水煎服。

（2）平癌素 I 28粒。

1968年10月18日九诊

主诉：因停药迄今，以致右边头刺痛、咳嗽、痰有血、胃纳不佳、失眠，右颈肿块由鸽蛋大小缩到白果大小。

脉诊：细弦滑。

舌诊：舌苔薄白。

治疗：依法以藕麻杏贝煎。

（1）藕节四钱、天麻四钱、苦杏仁三钱（打碎）、川贝母三钱（打碎）、蜈蚣二条、紫菀三钱、胆南星三钱（打碎）、桔梗三钱、山楂四钱、血余炭二钱、守宫三钱、甘草二钱。30剂，水煎服。

（2）平癌素 I 120粒。

1969年1月10日十诊

主诉：右边头刺痛减少十分之八，咳痰减少，胃口好，眠安，右颈肿块由白果大小缩到花生米大小、软化，推可移动。

脉诊：细弱。

舌诊：舌苔薄白。

治疗：依法以田七守宫煎。

（1）三七二钱、仙鹤草三钱、藕节四钱、血余炭二钱、阿胶珠三钱（后下）、桔梗三钱、苦杏仁三钱（打碎）、守宫三钱、川贝母三钱（打碎）、法半夏三钱（打碎）、山楂四钱、大枣三枚。30剂，水煎服。

（2）平癌素Ⅰ 120粒。

1969年2月10日十一诊

主诉：右边头刺痛减少十分之九，咳痰带血丝极少，胃口佳，右颈肿块缩到黄豆大小、软化，推能移动。

脉诊：细弱。

舌诊：舌苔薄白。

治疗：依法以地黄田七煎。

（1）生地黄四钱、三七二钱、藕节四钱、仙鹤草四钱、苍耳子四钱、天麻四钱、山楂四钱、守宫三钱、昆布四钱、海藻四钱、石耳四钱、甘草二钱。30剂，水煎服。

（2）平癌素Ⅰ 120粒。

1969年3月10日十二诊

主诉：右边头疼和咳嗽、痰带血丝均消失，胃口佳，眠安，右颈肿块缩为绿豆大小。

脉诊：细弱。

舌诊：舌苔白。

治疗：依法仍以前方加减30剂，并让其带方返香港服治，定期来检查。

（1）天麻三钱、苍耳子三钱、蝉蜕二钱、夏枯草三钱、石耳四钱、守宫三钱、蜈蚣二条、藕节四钱、生地黄三钱、甘草二钱、山楂四钱、法半夏三钱（打碎）。水煎服。

（2）平癌素Ⅰ 120粒。

【案二十六】

何某某，36岁，已婚，广东省广州市人，会计，寓芳村大涌口杏花三巷6号。因患咽癌，于1966年3月29日来广东省人民医院门诊部请中医治疗，门诊号：523438。

1966年3月29日初诊

主诉：于1965年11月间发现鼻衄，曾到本院耳鼻喉科治疗。至1966年3月26日往华南肿瘤医院行活检，病理报告为鼻咽癌，该院嘱放射治疗，患者不同意。现在病情：鼻衄、头痛，左右颈肿块如鸡蛋大小，口干而渴。特来广东省人民医院请陈治平老中医用中药治疗。

脉诊：弦滑。

舌诊：舌苔黄。

诊断：鼻咽癌。

治疗：依法以石膏守宫煎。

（1）生石膏一两（打碎）、苇茎四钱、桑白皮四钱、守宫四钱、土鳖虫四钱、蜂房三钱、干葛根五钱、昆布四钱、海藻五钱、夏枯草三钱、水蛭三钱、甘草三钱。20剂，水煎服。

（2）平癌素Ⅰ 20粒。

1966年4月26日次诊

主诉：鼻衄消失。

脉诊：弦滑。

舌诊：舌苔黄。

治疗：仍按前方加减。

（1）生石膏一两（打碎）、苇茎四钱、侧柏叶三钱、藕节五钱、昆布四钱、土鳖虫三钱、海藻四钱、夏枯草三钱、葛根一两、甘草三钱。20剂，水煎服。

（2）平癌素Ⅰ 20粒。

1966年5月31日三诊

主诉：鼻腔有微疼，有些鼻衄。

脉诊：弦滑。

舌诊：舌苔薄黄。

治疗：仍按前方加减。

（1）昆布四钱、海藻四钱、夏枯草三钱、石耳四钱、蛇蜕二钱、侧柏叶五钱、茅根四钱、藕节六钱、茜根四钱、土茯苓一两、甘草三钱、蜂房三钱。20剂，水煎服。

（2）平癌素Ⅰ 20粒。

1966年6月28日四诊

主诉：鼻腔疼痛减轻，右颈肿块缩小。

脉诊：弦细滑。

舌诊：舌苔黄。

治疗：仍按前方加减。

（1）三棱四钱、莪术四钱、昆布四钱、海藻四钱、夏枯草三钱、守宫四钱、蜈蚣三条、土鳖虫四钱、土茯苓一两、甘草三钱、蜂房三钱、何首乌四钱。20剂，水煎服。

（2）平癌素Ⅰ 20粒。

1966年7月26日五诊。

主诉：头疼、鼻衄、耳鸣均消失。

脉诊：弦滑细。

舌诊：舌苔白腻。

治疗：仍按前方加减。

（1）蜂房三钱、守宫三钱、蜈蚣三条、昆布四钱、海藻四钱、夏枯草三钱、三棱四钱、莪术四钱、土鳖虫三钱、葛根四钱、土茯苓一两、甘草三钱。20剂，水煎服。

（2）平癌素Ⅰ 20粒。

1966年9月6日六诊

主诉：头疼、鼻衄消失，已经上班工作。

脉诊：弦细滑。

舌诊：舌苔黄。

治疗：仍按上前方加减。

（1）生石膏一两半（打碎）、芦根四钱、昆布四钱、海藻四钱、夏枯草三钱、土鳖虫三钱、水蛭三钱、蜂房三钱、炒鳖甲五钱（打碎）、藕节四钱、侧柏叶三钱、土茯苓一两、谷精草四钱。20剂，水煎服。

（2）平癌素Ⅰ 20粒。

1966年10月4日七诊

主诉：眼疼微肿消失，痰仍带血丝。

脉诊：弦滑。

舌诊：舌苔薄黄。

治疗：仍按前方加减。

（1）生石膏二两（打碎）、芦根四钱、石菖蒲四钱、藕节五钱、仙鹤草五钱、茜根四钱、干葛根一两、土茯苓一两、海藻四钱、麦冬四钱、鹅不食草四钱。20剂，水煎服。

（2）平癌素Ⅰ 20粒。

1966年11月8日八诊

主诉：鼻仍有些衄，肝区有疼。

脉诊：弦滑。

舌诊：舌苔薄黄。

治疗：仍同前方加减。

（1）生石膏二两（打碎）、芦根四钱、干葛根一两、土茯苓一两、甘草二钱、龙胆草四钱、栀子四两（打碎）、茵陈四钱、郁金四钱、怀山药一两、茜根四钱、血余炭三钱。20剂，水煎服。

（2）平癌素Ⅰ 20粒。

1966年12月20日九诊

主诉：右颈肿块缩小，但发热恶寒。

脉诊：弦数滑。

舌诊：舌苔薄白。

诊断：鼻咽癌并发温疟。

治疗：依法以常山石耳煎。

常山四钱（酒炒）、草果四钱（打碎）、石耳四钱、石斛四钱、连翘四钱、柴胡四钱、乌梅四钱、黄芩四钱、知母四钱、尖槟榔四钱、生石膏一两、干葛根一两。3剂，水煎服。

1967年1月24日十诊

主诉：鼻衄消失，温疟早已消失。

脉诊：弦细滑。

舌诊：舌苔白。

治疗：仍按前方加减。

（1）法半夏四钱（打碎）、浙贝母三钱（打碎）、守宫四钱、冬瓜子四钱（打碎）、生石膏一两（打碎）、芦根四钱、石耳四钱、海藻四钱、何首乌四钱、党参四钱、甘草二钱。20剂，水煎服。

（2）平癌素Ⅰ 20粒。

1967年2月25日十一诊

主诉：痰多、黄色，右颈肿块缩小，鼻塞消失。

脉诊：弦细滑。

舌诊：舌苔薄黄。

治疗：仍按前方加减。

（1）生石膏一两、芦根四钱、麦冬四钱、天冬四钱、干葛根一两、桑白皮五钱、冬瓜子四钱、昆布四钱、海藻四钱、夏枯草三钱、石耳四钱、鸡内金三钱。20剂，水煎服。

（2）平癌素Ⅰ 20粒。

1967年4月22日十二诊

主诉：痰仍多黄色、带血，头疼、鼻衄均消失。

脉诊：弦细。

舌诊：舌质红。

治疗：仍按前方加减。

（1）生石膏一两、芦根四钱、生地黄四钱、麦冬四钱、天葵四钱、川贝母三钱（打碎）、黄芩四钱、炒鳖甲五钱（打碎）、土鳖虫三钱、蜈蚣二条、土茯苓一两、甘草二钱。20剂，水煎服。

（2）平癌素Ⅰ 30粒。

1967年5月27日十三诊

主诉：右颈肿块缩小，肝疼早已消失。

脉诊：弦细滑。

舌诊：舌苔黄。

治疗：仍按前方加减。

（1）冬虫夏草二钱、天葵四钱、怀山药一两、土鳖虫二钱、水蛭二钱、土茯苓一两、甘草二钱、浙贝母三钱（打碎）、生地黄四钱、麦冬四钱、炒鳖甲四钱（打碎）、鸡内金三钱。20剂，水煎服。

（2）平癌素Ⅰ 30粒。

1967年7月8日十四诊

主诉：头疼、鼻衄早已消失。

脉诊：弦细滑。

舌诊：舌苔薄黄。

治疗：仍按前方加减。

（1）生石膏一两、芦根四钱、生地黄四钱、土鳖虫二钱、蝉蜕二钱、天葵四钱、蜈蚣二条、土茯苓一两、甘草二钱、冬虫夏草二钱、怀山药五钱、川贝母三钱（打碎）。20剂，水煎服。

（2）平癌素Ⅰ 30粒。

1967年8月5日十五诊

主诉：大便通畅，痰黄，现无胸闷、头重。

脉诊：弦滑。

舌诊：舌苔薄黄。

治疗：仍按前方加减。

（1）黄柏四钱、黄芩四钱、知母四钱、生石膏一两（打碎）、芦根四钱、生地黄四钱、干葛根一两、滑石一两（打碎）、麦冬四钱、天葵四钱、法半夏四钱（打碎）、川贝母三钱（打碎）。20剂，水煎服。

（2）平癌素Ⅰ 20粒。

1967年9月9日十六诊

主诉：无黄痰，但口干而渴。

血液检验：白细胞6.5×10^9/L，中性杆状核粒细胞3%，中性分叶核粒细胞55%，嗜酸粒细胞1%，淋巴细胞39%，单核细胞2%，红细胞4.48×10^{12}/L，血红蛋白138g/L，血小板310×10^9/L。

脉诊：弦细滑。

舌诊：舌苔薄黄。

治疗：仍按前方加减。

（1）天葵四钱、生石膏一两（打碎）、芦根四钱、生地黄四钱、麦冬四钱、石耳四钱、昆布四钱、夏枯草三钱、土鳖虫三钱、炒鳖甲五钱、苍耳子三钱、川贝母三钱（打碎）。20剂，水煎服。

（2）平癌素 I 20粒。

1967年9月30日十七诊

主诉：右颈肿块、鼻衄、鼻塞、头疼早已消失，但左颈肿块缩小软化至如白果大小、无痛。

脉诊：弦细滑。

舌诊：舌苔薄黄。

治疗：仍按前方加减。

（1）正牛黄一分（冲服）、生石膏一两（打碎）、芦根四钱、粉葛一两、天葵四钱、生地黄四钱、鸡内金三钱、炒鳖甲五钱（打碎）、麦冬四钱、守宫三钱、石耳四钱、甘草三钱。20剂，水煎服。

（2）平癌素 I 20粒。

1967年10月7日十八诊

主诉：头痛、鼻衄均消失，但左颈肿块如白果大小，较前缩小、无痛。

脉诊：弦细滑。

舌诊：舌苔薄黄。

治疗：仍同前方加减。

（1）石耳四钱、昆布四钱、海藻四钱、夏枯草三钱、天葵四钱、正牛黄一分（冲服）、水蛭三钱、守宫三钱、炒鳖甲五钱（打碎）、鸡内金三钱、生地黄四钱、甘草三钱。20剂，水煎服。

（2）平癌素 I 20粒。

1967年10月28日十九诊

主诉：头疼、鼻衄、口干而渴、右颈肿块均已消失，左颈肿块基本痊愈，精神、胃纳、睡眠均佳，早已上班工作。

血液检验：白细胞7.7×10^9/L，中性杆状核粒细胞3%，中性分叶核粒细胞71%，淋巴细胞23%，单核细胞3%，红细胞5.35×10^{12}/L，血红蛋白155g/L，血小板270×10^9/L。

脉诊：弦细滑。

舌诊：舌苔薄黄。

治疗：仍按上方加减。将处方交与患者继续服用，巩固根治，无须再来诊治。

（1）昆布四钱、海藻四钱、夏枯草三钱、天葵四钱、鸡内金三钱、石耳四钱、生地黄四钱、麦冬四钱、生石膏一两（打碎）、守宫三钱、甘草三钱、芦根四钱。

（2）平癌素Ⅰ 14粒。

综上纯用中药治疗鼻咽癌，基本痊愈，聊将治疗经过总结，以供参考。

【案二十七】

刘某某，男性，37岁，已婚，广东省广州人，广州市百货公司采购员，寓广州市东风二路新村东巷二号。因患鼻咽癌于1968年3月15日来广东省人民医院门诊部诊治，门诊号：7067。

1968年3月15日初诊

主诉：左颈肿块如鸡蛋大、坚硬固定、推不移动，头疼、鼻衄。于本年2月20日曾往华南肿瘤医院行活检，病理报告诊断为鼻咽癌。同时，该院嘱21日放射治疗，患者不同意。现在病情：头疼、鼻衄，左颈肿块如鸡蛋大小、基底相连、坚硬不移、疼痛，左锁骨有2个淋巴结如白果大小。得友人介绍来广东省人民医院门诊部中医科请陈治平老中医师专用中药治疗。

脉诊：弦细滑。

舌诊：舌苔薄黄。

诊断：鼻咽癌。

治疗：依法以土鳖石耳煎。

（1）土鳖虫三钱、石耳四钱、水蛭三钱、海藻四钱、夏枯草三钱、蜈蚣三条、土茯苓一两、甘草二钱、鸡内金三钱、炒鳖甲五钱（打碎）、炮山甲五钱（打碎）、昆布四钱。30剂，水煎服。

（2）平癌素Ⅰ 60粒。

1968年4月13日次诊

主诉：左颈肿块软化、缩小、低平，精神、睡眠均好，鼻衄减少很多，头疼消失。

脉诊：弦细滑。

舌诊：舌苔黄。

治疗：仍按前方加减。

（1）土鳖虫三钱、夏枯草三钱、鸡内金三钱、蜈蚣三条、石耳四钱、炒鳖甲五钱（打碎）、水蛭三钱、土茯苓一两、甘草二钱、炮山甲五钱（打碎）、海藻四钱、昆布四钱。30剂，水煎服。

（2）平癌素Ⅰ 60粒。

1968年5月14日三诊

主诉：左颈肿块软化、缩小，鼻衄消失。

脉诊：弦细滑。

舌诊：舌苔薄黄。

治疗：仍按前方加减。

（1）土鳖虫三钱、夏枯草三钱、石耳四钱、炒鳖甲五钱（打碎）、鸡内金三钱、蜈蚣三条、炮山甲五钱（打碎）、土茯苓一两、甘草二钱、礞石四钱、水蛭三钱、苍耳子三钱。水煎服。

（2）平癌素Ⅰ 60粒。

1968年6月11日四诊

主诉：左颈肿块完全消失，左颈锁骨2粒淋巴结缩小。

脉诊：弦细滑。

舌诊：舌苔薄黄。

治疗：仍按前方加减。

（1）藕节五钱、土鳖虫三钱、夏枯草三钱、石耳四钱、炒鳖甲五钱（打碎）、鸡内金三钱、蜈蚣三条、炮山甲四钱（打碎）、土茯苓一两、水蛭三钱、昆布四钱、海藻四钱。20剂，水煎服。

（2）平癌素Ⅰ 40粒。

1968年7月2日五诊

主诉：咳痰带些血丝，其余无不适。

脉诊：弦细滑。

舌诊：舌苔薄黄。

治疗：仍同前方加减。

（1）藕节五钱、土鳖虫三钱、夏枯草三钱、石耳四钱、炒鳖甲五钱（打碎）、炮山甲五钱（打碎）、鸡内金三钱、蜈蚣三条、水蛭三钱、昆布四钱、海藻四钱、山楂四钱。14剂，水煎服。

（2）平癌素Ⅰ 28粒。

1968年7月8日耳鼻喉科会诊检查：鼻咽左侧咽隐窝稍微隆起，未见明显肿物，左颈锁乳突肌上段有2粒淋巴结肿大，约2cm×2cm及1.5cm×1.5cm，活动。

1968年7月16日六诊

主诉：左颈肿块已经消失，颈2粒淋巴结缩至如绿豆大小，精神、胃纳、睡眠均佳，大小便正常。

脉诊：弦滑。

舌诊：舌苔薄黄。

治疗：仍按前方加减6剂，给药和处方让患者带回继续服用，巩固根治，定期前来检查。

（1）藕节五钱、土鳖虫三钱、夏枯草三钱、石耳四钱、炒鳖甲五钱（打碎）、炮山甲五钱（打碎）、鸡内金三钱、蜈蚣三条、生石膏一两（打碎）、昆布四钱、土茯苓一两、甘草二钱。水煎服。

（2）平癌素Ⅰ 20粒。

【按】鼻咽癌在华南地区最为高发，陈治平根据三因学说和脏腑辨证理论，认为鼻咽癌的发生与气候、环境、饮食嗜好、情志以及体质等因素相关。在这些因素的综合作用下，导致肺经血气瘀郁、痰浊、火毒、瘀血结于肺窍而形成癌肿。陈治平将鼻咽癌分为3个临床证型，创立了对应的治法，并自拟方剂加减治疗。例如，土湿金燥型-渗土清金-莱石蜂守煎；木旺金衰型-平肝润肺-羚莪郁桃饮；肾阳亏损型-育阳潜阴-鹿附芪甲煎。陈治平坚持以继承与创新相结合的发展思路，总结出了一系列中医治疗鼻咽癌的特色诊疗经验，在改善患者临床症状、延缓疾病发展、提高生存质量等方面取得了良好疗效。

二、口颊癌

【病案】

黄某某，男性，45岁，已婚，广东省灵山县人，广州市河南广东纺织厂职工，寓厂内。因患右口颊癌于1966年6月21日来广东省人民医院门诊部中医科诊治，门诊号：694627。

1966年6月21日初诊

主诉：患右口颊癌，于1966年6月16日往广东省口腔医院做手术，后复发，溃疡翻花渗液、疼痛，特来本院中医门诊部诊治。

脉诊：弦滑。

舌诊：舌苔黄。

诊断：右口颊癌晚期。

治疗：依法以守宫土鳖煎。

（1）守宫四钱、土鳖虫四钱、蜂房三钱、蜈蚣三条、生石膏一两（打碎）、黄芩四钱、皂角刺四钱、昆布四钱、海藻四钱、夏枯草三钱、土茯苓一两、甘草二钱。25剂，水煎服。

（2）平癌素Ⅰ 50粒。

1966年7月11日往华南肿瘤医院检查未发现复发或转移现象。

1966年7月15日次诊

主诉：右口颊溃疡已愈合消失。

脉诊：弦细。

舌诊：舌苔黄。

治疗：仍按前方加减。

（1）蜂房三钱、守宫三钱、土鳖虫三钱、蜈蚣三条、生石膏一两（打碎）、黄芩四钱、昆布四钱、海藻四钱、夏枯草三钱、土茯苓一两、甘草二钱、川黄连三钱。15剂，水煎服。

（2）平癌素Ⅰ 30粒。

1966年7月26日三诊

主诉：右口颊肿块均消失，溃疡愈合。

脉诊：弦滑。

舌诊：舌质红。

治疗：仍按前方加减。

（1）生石膏一两（打碎）、土鳖虫三钱、蜈蚣三条、守宫三钱、蜂房三钱、昆布四钱、海藻四钱、夏枯草三钱、川黄连三钱、黄芩四钱、黄柏四钱、甘草三钱。25剂，水煎服。

（2）平癌素Ⅰ50粒。

1966年9月16日四诊

主诉：右口颊肿块、溃疡早已消失愈合。

脉诊：弦细滑。

舌诊：舌苔白。

治疗：仍按前方加减10剂。让患者带处方回家继续服治，以防复发，定期前来检查。

（1）蜂房三钱、蛇蜕二钱、昆布四钱、海藻四钱、夏枯草三钱、鸡内金三钱、土鳖虫三钱、生石膏一两（打碎）、皂角刺四钱、甘草二钱、何首乌四钱、黄芪四钱。水煎服。

（2）平癌素Ⅰ20粒。

【按】这是一例口颊癌患者术后复发，陈治平采用纯中医治疗并取效的典型病案。口颊癌由于病邪久郁化火，火毒内困，火与气血停聚，则灼腐癌肿而致局部溃破腐烂。火热还可灼伤肌肉脉络，致肉腐脉损，故癌肿及周边亦会溃破腐烂、出血、流腥臭液。若火毒困结，局部经脉瘀阻，则癌痛剧烈。陈治平立足口颊癌火毒内困、火与气血结聚的病机，采用泻火解毒、化痰散结、祛瘀通络的治则，自拟了守宫土鳖煎治疗，临证先攻后补，随邪正的消长灵活加减处方，而终取良效。

三、舌癌

【案一】

余某某，女性，32岁，已婚，广东省台山人，广州市红梅影相店职工，寓广州永汉南路215号五楼。因患舌癌于1961年10月30日往广东省人民医院门诊科中医治疗，门诊号：501951。

1961年10月30日初诊

主诉：于1960年10月间，左舌边中段突起如豆大硬红肿痛，食饭觉有不适，至同年12月22日入本院耳鼻喉科住院，经活检，病理报告诊断为舌鳞状上皮癌，肿瘤占舌左中1/3，面积4cm×2cm，并有同侧颌下淋巴结炎。经放射治疗，外观病变已基本消失，但血液检查：白细胞6.0×10^9/L，红细胞3.5×10^{12}/L，血红蛋白85g/L。于1961年2月7日出院后，自觉左腮和左边舌癌仍疼痛不适，吞咽亦痛，身体消瘦。适同年8月7日，到本院门诊部耳鼻喉科就诊，检查发现左中舌癌及左颌部有凹下的溃疡，溃疡大小如米粒或针头。因此，同年10月30日到本院中医门诊治疗。

脉诊：弦细弱。

舌诊：舌苔薄白。

诊断：舌癌放射治疗后复发。

治疗：依法以滋水制火煎。

（1）熟地黄四钱、山茱萸四钱、白术四钱、熟枣仁四钱（打碎）、怀山药一两、麦冬四钱、天冬四钱、阿胶四钱（后下）、甘草二钱、玉竹四钱、正牛黄一分（冲服）、青果三钱（打碎）。14剂，水煎服。

（2）舌癌素四两内服。

（3）癌溃平一两。

1961年11月16日次诊

脉诊：弦细。

舌诊：舌苔薄白。

治疗：仍按前方。

（1）处方同上，继续服治1个月。

（2）舌癌素二十两（每日上午、下午各服二钱，温开水送下）。

（3）癌溃平三两（外擦患处，每日3次）。

1962年3月12日三诊

主诉：舌疼好转，但有头晕、头痛。

脉诊：弦细弱。

舌诊：舌苔薄白。

治疗：仍按前方加减。

（1）熟地黄四钱、山茱萸四钱、白术四钱、熟枣仁四钱（打碎）、怀山药一两、麦冬四钱、阿胶四钱（后下）、甘草二钱、天麻四钱、藁本四钱。14剂，水煎服。

（2）舌癌素六两。

（3）癌溃平一两。

1962年3月27日四诊

主诉：舌疼、头痛均减轻，纳呆。

脉诊：沉细弱。

舌诊：舌苔白。

治疗：仍同上方加减。

（1）大腹皮四钱、谷芽四钱、远志四钱、麦冬四钱、怀山药四钱、五味子四钱、熟枣仁四钱（打碎）、生龙齿六钱（打碎）。水煎服。

（2）舌癌素二十两。

（3）癌溃平三两。继续服治1个月。

1962年4月27日五诊

主诉：仍有头晕，舌疮仍疼，口腔仍痛。

脉诊：沉细弱。

舌诊：舌苔薄白。

治疗：仍同上方加减。

（1）熟枣仁四钱（打碎）、远志四钱、射干四钱、没药四钱、龟甲四钱（打碎）、炒鳖甲四钱（打碎）、麦冬四钱、天冬四钱、甘草二钱、正牛黄一分（冲服）、玉竹四钱。水煎服。

（2）舌癌素二十两。

（3）癌溃平三两。继续服治2个月。

1962年6月27日六诊

主诉：讲话食饭时仍有不适。

脉诊：沉细弱。

舌诊：舌苔白。

治疗：仍按前方加减。

（1）处方同上，继续服治1个月。

（2）舌癌素二十两。

（3）癌溃平二两。

1962年7月27日七诊

主诉：舌疼减轻，讲话食饭时不适的状况减轻。

脉诊：沉细弱。

舌诊：舌苔厚白。

治疗：仍按前方加减。

（1）怀山药一两、射干四钱、炒鳖甲四钱（打碎）、天冬四钱、龟甲四钱（打碎）、没药三钱、蜂房三钱、皂角刺四钱。水煎服。

（2）舌癌素二十两。

（3）癌溃平二两，继续服治1个月。

同日耳鼻喉科检查：舌癌之瘢痕同样、硬度较软，目前不似恶变。

1963年9月21日西医会诊检查：患者主诉近几天来觉颈部及胸骨有不适，常有嗳气。检查：左舌仍有不光滑改变，颈部淋巴结未触及，心肺（－），上腹部剑突下有轻压痛，肝脾未触及。

1963年10月31日八诊

主诉：近来头晕、腹疼，胃纳不好。

脉诊：弦弱。

舌诊：舌苔薄白，质淡红。

粪便检查：发现蛔虫卵（+++）。

诊断：舌癌；蛔虫。

治疗：依法以君子雷丸煎。

（1）使君子四钱（打碎）、雷丸四钱（打碎）、榧子四钱、蜂房三钱、守宫四钱、何首乌四钱、山楂四钱、白豆蔻四钱（打碎）、昆布四钱、木香二钱、蕲蛇四钱、木瓜四钱。7剂煎服。

（2）舌癌素四两。

（3）癌溃平二两。

1963年11月7日九诊

主诉：检查发现蛔虫卵，阵发性腹痛，胃纳不佳。

脉诊：弦弱。

舌诊：舌苔白，质淡红。

粪便检查：蛔虫卵（阴性）。

治疗：仍按前方加减。

（1）使君子肉四钱（打碎）、榧子四钱、萹蓄四钱、乌梅三钱、郁李仁四钱（打碎）、雷丸四钱（打碎）、尖槟榔四钱、川黄连三钱、苦楝树皮三钱、枳实四钱、川厚朴三钱、黄芪四钱。3剂，水煎服。

（2）舌癌素四两。

（3）癌溃平一两。

1963年12月19日十诊

主诉：排出蛔虫多条，腹疼完全消失，但现发热、头痛、喉疼、腰酸、流涕、口干。

脉诊：浮弦数。

舌诊：舌苔薄黄。

诊断：舌癌并发冬温。

治疗：依法银翘散加减。

金银花四钱、连翘四钱、石斛四钱、白芷四钱、蔓荆子三钱、皂角刺四钱、夏枯草三钱、荆芥三钱、薄荷五分、诃子四钱（打碎）、玄参四钱、蜂房三钱。3剂，水煎服。

1964年2月6日十一诊

主诉：发热早已消失，但近日有头疼、鼻衄、足下肢痹痛。

脉诊：弦滑。

舌诊：舌质红。

治疗：以冬温未清，仍按前方加减。

苍耳子四钱、白芷四钱、蔓荆子三钱、木瓜四钱、干地龙三钱、皂角刺三钱、蜂房三钱、怀山药六钱、藕节四钱、侧柏叶四钱、仙鹤草三钱、五加皮四钱。3剂，水煎服。

主诉：近日鼻塞，左鼻孔小量鼻衄，间中有头痛。

1964年3月6日，西医会诊检查：左舌部表面光滑，无明显新生组织物存在。左鼻中隔黏膜轻度溃烂，鼻腔、鼻咽部均无异常，颈淋巴结（－）。

1964年3月26日十二诊

主诉：头、腰有痛，左舌疼痛处红肿。

脉诊：弦浮数。

舌诊：舌苔薄白，舌尖边红。

诊断：舌癌并发头风。

治疗：依法以守宫天麻煎。

（1）守宫四钱、天麻四钱、苍耳子四钱、白芷四钱、蜂房三钱、柴胡三钱、防风二钱、薄荷五钱、甘草三钱、牛黄一分（冲服）、玉竹四钱。

（2）舌癌素六两。

（3）癌溃平二两。继续服治1个月。

1964年4月30日十三诊

主诉：舌癌好转，但头痛、腰痛仍有。

脉诊：弦细滑。

舌诊：舌苔薄白。

治疗：仍按前方加减。

（1）吴茱萸三钱、党参四钱、生姜三钱、大枣二枚、白芷四钱、苍耳子三钱、蔓荆子三钱、川芎三钱、天麻三钱、蜂房三钱、守宫四钱、狗脊四钱。

（2）舌癌素十两。

（3）癌溃平二两，继续服治1个月。

1964年5月4日西医会诊检查：颈部下淋巴结无明显肿大，右胸锁乳突肌有疼，舌部及颈未见肿瘤现象。

1964年6月4日十四诊

主诉：头晕目眩、纳呆、腰痛均消失。

脉诊：濡弱。

舌诊：舌薄白。

治疗：仍同前方加减。

（1）何首乌四钱、当归四钱、党参四钱、补骨脂四钱、干地黄四钱、白芷四钱、蔓荆子四钱、怀山药四钱、白术四钱、大腹皮四钱、甘草钱半。16剂，水煎服。

（2）舌癌素十两。

（3）癌溃平二两。

1964年6月25日十五诊

主诉：头痛、腰痛、干呕。

脉诊：细弱。

舌诊：舌苔薄白。

治疗：仍按前方加减。

何首乌四钱、当归四钱、杜仲四钱、狗脊四钱、白芷四钱、蔓荆子四钱、怀山药四钱、白术四钱、白豆蔻三钱（打碎）、补骨脂四钱、甘草一钱。水煎服。

1964年11月17日十六诊

主诉：头晕而痛、欲呕、腰疼、足麻痹、纳呆。

脉诊：细弱。

舌诊：舌苔白，质淡红。

治疗：仍同前方加减。

黄芪四钱、白术四钱、党参四钱、何首乌四钱、白芷四钱、蔓荆子四钱、天麻三钱、吴茱萸四钱、法半夏四钱（打碎）、白豆蔻四钱（打碎）、守宫四钱、麦芽四钱。3剂，水煎服。

1964年12月1日十七诊

主诉：头晕而痛、欲呕、腰疼减少，纳呆，足痹，仍有咳、无痰。

脉诊：细弱。

舌诊：舌苔薄白。

治疗：仍按前方加减。

黄芪四钱、白术四钱、党参四钱、何首乌四钱、白芷四钱、蔓荆子四钱、天麻三钱、吴茱萸四钱、法半夏四钱（打碎）、白豆蔻四钱（打碎）、磁石一两（打碎）、守宫四钱。3剂，水煎服。

1965年1月5日十八诊

主诉：左侧舌癌作痛，额堂刺痛，腰痛，无脘闷、呕吐，精神见佳，大小便正常。

脉诊：沉细弱。

舌诊：舌白，舌质红。

治疗：仍按前方加减。

（1）黄芪四钱、白术四钱、党参四钱、何首乌四钱、白芷四钱、蔓荆子四钱、天麻三钱、牛黄一分（冲服）、熊胆一分（冲服）、磁石一两（打碎）、守宫四钱。6剂，水煎服。

（2）舌癌素四两。

（3）癌溃平一两。

1965年2月15日西医会诊检查：舌癌放射后瘢痕处有充血。

1965年2月16日十九诊

主诉：舌左侧痛减退，仍有头痛、脘闷，欲呕，腰疲肢倦，二便正常，但左口颊黏膜有裂伤。

脉诊：沉细弱。

舌诊：舌苔薄白。

治疗：仍按前方加减。

（1）法半夏四钱（打碎）、白豆蔻四钱（打碎）、天麻四钱、吴茱萸四钱、黄芪四钱、大枣三枚、玄参四钱、青果三钱（打碎）、狗脊四钱、杜仲四钱、木瓜四钱、熊胆一分（冲服）。3剂，水煎服。

（2）舌癌素四两。

（3）癌溃平一两。

1965年2月23日西医会诊检查：左颊部黏膜裂伤处基本愈合，左舌边癌无炎症或新生物。

1965年3月2日二十诊

主诉：呕吐减少，仍有头痛，腰痛，纳呆，左口颊有裂伤无痛。

脉诊：濡弱。

舌诊：舌苔微白。

治疗：仍按前方加减。

怀山药一两、白术四钱、麦冬四钱、天冬四钱、玄参四钱、白芷四钱、蔓荆子四钱、苍耳子四钱、狗脊四钱、甘草二钱。3剂，水煎服。

1965年3月9日二十一诊

主诉：呕吐减少，但有腹痛、头痛，舌癌仍有痛。

脉诊：弦弱。

舌诊：舌质淡红。

治疗：仍按前方加减。

（1）守宫四钱、正熊胆一分（冲服）、藿香四钱、正牛黄一分（冲服）、砂仁四钱（打碎）、白豆蔻四钱（打碎）、天麻四钱、白芷四钱、狗脊四钱、山楂四钱、神曲四钱、大腹皮四钱。3剂，水煎服。

（2）舌癌素四两。

（3）癌溃平一两。

1965年3月15日西医会诊检查：舌溃疡未愈。

1965年3月30日二十二诊

主诉：舌左边溃疡未愈，有微头痛，但较前减轻。

脉诊：弦滑细。

舌诊：舌无苔，质淡红。

治疗：仍按前方加减。

（1）蜈蚣三条、僵蚕四钱、水蛭三钱、守宫四钱、白豆蔻四钱（打碎）、法半夏四钱（打碎）、正熊胆一分（冲服）、何首乌四钱、黄芪四钱、当归四钱、怀山药四钱、正牛黄一分（冲服）。3剂，水煎服。

（2）舌癌素四两。

（3）癌溃平一两。

同日西医会诊检查：左颊部腮腺管稍下有约1cm之白斑，触诊稍粗，无硬块物。

1965年4月6日二十三诊

主诉：头痛消失，胃纳不好。

脉诊：弦细弱。

舌诊：舌苔白。

治疗：仍按前方加减。

黄芪五钱、何首乌四钱、党参四钱、蜈蚣三条、守宫三钱、白术四钱、怀山药五钱、玄参四钱、白芍四钱、正牛黄一分（冲服）、大腹皮四钱、甘草钱半。3剂，水煎服。

1965年4月12日西医会诊检查：舌及颈部均未见肿物。左颊黏膜通腮腺口有一溃疡物，有瘢痕性变，但无硬变。

1965年4月13日二十四诊

主诉：左内腮腺溃疡将愈合。

脉诊：濡弱。

舌诊：舌苔微黄。

治疗：仍按前方。

（1）处方同前，3剂，水煎服。

（2）舌癌素四两。

（3）癌溃平一两。

1965年4月22日西医会诊检查：左颊溃疡处变小及浅。

1965年4月27日二十五诊

主诉：左颊黏膜溃疡有微痛，头疼，纳呆。

脉诊：弦缓。

舌诊：舌苔白。

治疗：仍按前方加减。

怀山药五钱、何首乌四钱、大枣三枚、谷芽三钱、白术四钱、白芷四钱、白芍四钱、防风三钱、天麻三钱、正熊胆一分（冲服）、珍珠末一分（冲服）。6剂，水煎服。

1965年5月18日二十六诊

主诉：舌癌和腮腺溃疡处无痛，头痛、纳呆均消失。

脉诊：濡弱。

舌诊：舌苔微白。

治疗：仍按前方加减。

（1）怀山药四钱、麦冬四钱、沙参四钱、玉竹四钱、玄参四钱、青果四钱（打碎）、生地黄四钱、甘草二钱、川贝母三钱（打碎）、珍珠末一分（冲服）、牛黄一分（冲服）。10剂，水煎服。

（2）舌癌素四两。

（3）癌溃平一两。

1965年5月27日西医会诊检查：左颊部白斑较前范围减小，肉芽面恢复愈合。

1965年5月28日二十七诊

主诉：左腮内溃疡白点基本消失。

脉诊：濡弱。

舌诊：舌苔微白。

治疗：仍按前方加减。

（1）珍珠末一分（冲服）、正牛黄一分（冲服）、川贝母一分（打碎）、麦冬四钱、沙参四钱、玉竹四钱、天竹黄三钱、生地黄四钱、玄参四钱、青果三钱（打碎）、甘草二钱。15剂，水煎服。

（2）舌癌素四两。

（3）癌溃平一两。

1965年7月2日二十八诊

主诉：舌癌好转，无疼，左腮内溃疡愈合，肉芽生满。

脉诊：濡弱。

舌诊：舌苔微白。

治疗：仍按前方加减。

（1）怀山药一两、麦冬四钱、天冬四钱、生地黄四钱、玄参四钱、甘草二钱、青果四钱（打碎）、天竹黄三钱、桑葚四钱、山楂四钱、僵蚕四钱。3剂，水煎服。

（2）舌癌素四两。

（3）癌溃平一两。

同日西医会诊检查：舌癌同前左颊部瘢痕好转、缩小。

1965年7月16日二十九诊

主诉：舌癌无痛，左颊瘢痕愈合，精神、胃纳均不佳。

脉诊：濡弱。

舌诊：舌苔微黄。

治疗：仍按前方加减。

怀山药一两、白术四钱、麦冬四钱、桑葚四钱、枸杞子四钱、玄参四钱、青果四钱（打碎）、天竹黄四钱、谷芽四钱、党参四钱、甘草二钱。6剂，水煎服。

1967年4月19日追踪前来复查三十诊

主诉：因患左侧舌癌、左内腮腺溃疡白斑及左颈项淋巴结肿大，于1960年12月22日入本院放射治疗，现病变基本消失。于1961年2月7日出院后，自觉左腮部肿，左侧舌癌仍疼及左颈淋巴结仍有微肿，吞咽亦痛，伴消瘦。迄同年8月7日起到广东省人民医院门诊部耳鼻喉科检查，左中舌癌及左腮肿部有白色凹下的溃疡，大小如米粒或针头。于同年10月30日到本院门诊请陈治平治疗，迄今上述各病，均已痊愈，接到通知，特来复查。近因精神疲倦，胃纳不佳，手足麻痹，特请诊治。

检查：左侧舌瘤，触诊光滑软化，左内腮溃疡愈合软滑，白斑消失，左颈淋巴结肿大完全消失。

血液检验：白细胞6.2×10^9/L，中性杆状核粒细胞2%，中性粒细胞72%，嗜酸性粒细胞3%，嗜碱性粒细胞2%，淋巴细胞4%，单核细胞4%，红细胞4.62×10^{12}/L，血红蛋白81g/L。

脉诊：弦细滑。

舌诊：舌苔薄白。

诊断：血气两虚。

治疗：依法以补中益气汤加减，舌癌左腮溃疡和颈淋巴结肿大，已经痊愈，无须服药治疗，故无另处方。

炙黄芪四钱、炙党参四钱、当归四钱、何首乌四钱、神曲三钱、白术四钱、乌蛇四钱、桂枝四钱、制川乌四钱、防己四钱、干地龙三钱、鸡血藤四钱。3剂，水煎服。

综上，患者舌癌，先由西医用放射治疗未愈，后由中医中药治愈，聊将治疗经过总结，以供同道参考。

【案二】

董某，男性，52岁，已婚，广东佛山人，佛山饮服公司理发门市部理发工人，寓佛山创新5街14号。因患舌癌，于1967年11月4日来广东省人民医院中医科门诊部治疗，门诊号：822647。

1967年11月4日初诊

主诉：患右舌边癌，于同年8月间曾在佛山专区人民医院行活检，病理报告诊断为舌癌，于同月25日转往广州某医院检验，右舌腹面鳞状上皮癌，同年9月14日入该院放射治疗7日，不特罔效，而且舌红肿刺痛，溃疡恶化，舌伸不出，说话不清，饮食舌疼，同月28日出院，至同年10月30日往该院复查，该院嘱手术治疗，患者不同意，特来诊治。

血液检验：红细胞3.6×10^{12}/L，血红蛋白126g/L，血小板190×10^9/L，白细胞7.7×10^9/L，中性杆状核粒细胞3%，中性分叶核粒细胞71%，嗜酸性细胞8%，嗜碱性细胞1%，淋巴细胞17%。

脉诊：弦滑。

舌诊：舌苔薄黄。

诊断：右舌癌晚期。

治疗：依法以牛黄川贝煎。

（1）牛黄一分（冲服）、沙参四钱、川贝母三钱（打碎）、怀山药五钱、麦冬四钱、玉竹四钱、玄参四钱、青果三钱（打碎）、生地黄四钱、甘草三钱、土鳖虫三钱、守宫三钱。60剂，水煎服。

（2）一号丸二十两。

1968年1月10日次诊

主诉：右边舌癌溃疡愈合、能伸出，说话清楚，饮食舌无疼，但胸翳，有肺气肿和胃病史。

脉诊：弦细滑。

舌诊：舌苔薄黄。

治疗：仍按前方加减。

（1）沙参四钱、玉竹四钱、生地黄四钱、怀山药一两、藁本四钱、川芎四钱、苍耳子三钱、守宫三钱、蝉蜕三钱、法半夏四钱（打碎）、桔梗四钱、海螵蛸五钱、甘草二钱。60剂，水煎服。

（2）一号丸二十两。

1968年1月11日请耳鼻喉科会诊：4个月前右侧舌部癌肿病变，曾经华南肿瘤医院放射针组织插入治疗，目前看来局部病变已控制，颌下淋巴结未见明显转移，近期疗效满意。又服用我院中医科陈治平开的中药，患者自觉局部不疼痛，胃纳及精神均有进步，因此，建议继续服中药。

1968年3月16日三诊

主诉：右舌癌溃疡早已愈合，胸翳消失。

脉诊：弦细。

舌诊：舌苔薄黄。

治疗：仍按前方加减。

（1）沙参四钱、玄参四钱、玉竹四钱、青果三钱（打碎）、正牛黄一分（冲服）、麦冬四钱、薤白四钱、法半夏四钱（打碎）、瓜蒌子四钱（打碎）、生地黄四钱、甘草二钱、石耳四钱。60剂，水煎服。

（2）平癌素Ⅰ120粒。

1968年5月21日四诊

主诉：舌癌早已痊愈，但头面、耳作痒。

脉诊：弦浮滑。

舌诊：舌苔黄。

治疗：仍按前方加减。

（1）蛇蜕三钱、蝉蜕三钱、防风三钱、浮萍三钱、苍术四钱、冰片一分（冲服）、正麝香一分（冲服）、麦冬四钱、蜂房三钱、守宫三钱、蜈蚣三条、甘草三钱。60剂，水煎服。

（2）平癌素Ⅰ120粒（陈治平赠予）。

1968年7月2日五诊

脉诊：弦细。

舌诊：舌苔薄黄。

治疗：仍按前方加减给药，继续服治，定期来检查。

（1）黄芩四钱、知母四钱、桔梗四钱、苦杏仁三钱（打碎）、蛇蜕四钱、蝉蜕三钱、防风三钱、蜂房三钱、麦冬四钱、守宫三钱、蜈蚣三条、正麝香一分（冲服）、甘草二钱。7剂，水煎服。

（2）平癌素Ⅰ 20粒。

【案三】

叶某某，男性，53岁，已婚，广东省南海大沥人，大沥公社东方红大队农民，寓居大沥公社东方红路。因舌癌来广东省人民医院门诊部中医科诊治，门诊号：892。

1967年11月18日初诊

主诉：患舌癌于1967年5月份曾往中山附属二院行活检，病理报告诊断为舌癌，至同年6月5日转往广州某医院治疗，该院安排手术治疗不及，须拖延时间，但患者右舌溃疡突起、凹下颇深、刺痛难堪、舌不能伸出、说话不清、饮食困难、不能忍耐，特来本院门诊部中医科诊治。

脉诊：弦滑。

舌诊：舌质淡红。

诊断：舌癌晚期。

治疗：依法以蜂蝉蜈鳖煎。

（1）蜂房三钱、蝉蜕二钱、蜈蚣三条、土鳖虫三钱、土茯苓一两、甘草二钱、玄参四钱、青果三钱（打碎）、怀山药五钱、麦冬四钱。40剂，水煎服。

（2）舌癌素五钱。

1967年12月30日次诊

主诉：右舌边癌突起、低平、凹下、高平基本愈合，吞咽饮食无疼。

脉诊：弦滑。

舌诊：舌苔白。

治疗：仍按前方加减。

（1）胡黄连三钱、黄芩四钱、麦冬四钱、沙参四钱、玉竹四钱、生石膏一两（打碎）、丹皮四钱、炒鳖甲五钱（打碎）、炮山甲五钱（打碎）、怀山药一两、冬瓜子四钱、甘草二钱。40剂，水煎服。

（2）平癌素Ⅰ 80粒。

1968年2月10日三诊

主诉：右舌癌溃疡愈合、无疼痛，饮食利便。

脉诊：弦细滑。

舌诊：舌苔白。

治疗：仍按前方加减。

（1）沙参四钱、玉竹四钱、生地黄四钱、麦冬四钱、怀山药一两、水蛭三钱、土鳖虫三钱、蜂房三钱、胆南星四钱（打碎）、土茯苓一两、礞石四钱、甘草二钱。80剂，水煎服。

（2）平癌素Ⅰ 160粒。

1968年5月4日四诊

主诉：右舌癌愈合，无疼。

脉诊：弦滑。

舌诊：舌苔黄。

治疗：仍按前方加减。

（1）沙参四钱、玉竹四钱、生地黄四钱、麦冬四钱、怀山药一两、水蛭三钱、土鳖虫三钱、蜂房三钱、土茯苓一两、甘草二钱、礞石四钱、胆南星四钱（打碎）。80剂，水煎服。

（2）平癌素Ⅰ 100粒。

1968年7月2日五诊

主诉：右舌癌愈合，无疼。

脉诊：弦滑。

舌诊：舌苔黄。

治疗：仍按前方加减。

（1）沙参四钱、玉竹四钱、生地黄四钱、麦冬四钱、怀山药一两、防己四钱、土鳖虫三钱、蜂房三钱、胆南星四钱（打碎）、土茯苓一两、甘草二钱、礞石四钱。50剂，水煎服。

（2）平癌素Ⅰ 100粒。

1968年8月12日六诊

主诉：右舌癌经已愈合，饮食利便。

血液检验：红细胞3.98×10^{12}/L，血红蛋白110g/L，血小板4.24×10^9/L，白细胞4.4×10^9/L，中性杆状核粒细胞1%，中性分叶核粒细胞71%，嗜酸性粒细胞1%，嗜碱性粒细胞1%，淋巴细胞26%。

脉诊：弦细滑。

舌诊：舌苔白。

治疗：仍按前方加减给药和处方继续服治，定期来检查。

（1）沙参四钱、玉竹四钱、麦冬四钱、怀山药五钱、生地黄四钱、玄参四钱、守宫三钱、蜂房三钱、生石膏五钱（打碎）、甘草二钱、茯苓四钱、青果三钱（打碎）。7剂，水煎服。

（2）平癌素Ⅰ 20粒。

【案四】

吴某某，女性，57岁，已婚，原籍广东汕头，现为新加坡华侨。因患舌癌，特返祖国来本院治疗，门诊号：795913。

1967年4月18日初诊

主诉：于1966年3月间，发现舌右边初起一粒黄豆大肿块，红肿硬痛，日渐增大，肿块溃疡翻花。迄同年9月间，曾在新加坡中央医院行活检，病理报告诊断为舌癌。于同年10月间，往香港利沙伯医院放射治疗2个月余，不特罔效，而且恶化。现在病情：右舌边癌瘤长3cm，横1cm，溃疡翻花，红肿痛，化脓渗液，间有出血。因当地无医生能治，得知何某某患胃癌转移肝癌，经祖国陈治平老中医治愈，经何介绍，于同年4月17日乘飞机返广州市寓东风大厦，于同月18日往广东省人民医院请陈治平行中药治疗。

脉诊：弦细弱。

舌诊：舌苔薄黄。

诊断：舌癌晚期。

治疗：依法以熊虎蜈蝎煎。

正熊胆一分（冲服）、守宫二钱、蜈蚣二条、全蝎二钱、蜂房二钱、生地黄四钱、麦冬四钱、天冬四钱、生石膏一两（打碎）、芦根四钱、土茯苓一两、甘草二钱。3剂，水煎服。

1967年4月21日次诊

主诉：病情同前。

脉诊：弦细弱。

舌诊：舌苔薄黄。

治疗：仍同上方加减。

（1）犀角五分（先煎）、黄芩四钱、生地黄四钱、玉竹四钱、蝉蜕二钱、芦根四钱、麦冬四钱、淡竹叶二钱、金银花四钱、灯心草三扎、茵陈四钱、甘草二钱。10剂，水煎服。

（2）舌癌素四两（上午、下午各服二钱）。

（3）癌溃平一两（擦癌肿处，每日3次）。

1967年5月2日三诊

主诉：舌癌疼减轻。

脉诊：弦细弱。

舌诊：舌苔黄。

治疗：仍按前方。

（1）处方同前10剂，水煎服。

（2）舌癌素六两。

（3）癌溃平一两。

1967年5月12日四诊

主诉：舌癌有微痛，但翻花、红肿、出血消失。

脉诊：弦细滑。

舌诊：舌苔黄。

治疗：仍按前方加减。

（1）处方同前，去犀角，加羚羊角五分（先煎）。10剂，水煎服。

（2）舌癌素六两。

（3）癌溃平一两。

1967年5月23日五诊

主诉：右面部有微肿，舌癌化脓渗液减少。

脉诊：濡弱。

舌诊：舌质红。

治疗：依法按前方加减。

（1）生石膏一两（打碎）、藁本四钱、苍耳子四钱、正熊胆一分（冲服）、白芷四钱、麦冬四钱、玄参四钱、土鳖虫二钱、蝉蜕二钱、蜈蚣二条、土茯苓一两、甘草二钱。7剂，水煎服。

（2）舌癌素六两。

（3）癌溃平一两。

1967年5月30日六诊

主诉：舌癌疼减轻很多，面部微肿消失。

脉诊：弦细弱。

舌诊：舌苔黄。

治疗：仍按前方加减。

（1）川黄连三钱、黑山栀四钱（打碎）、木通三钱、羚羊角五分（先煎）、连翘四钱、生地黄四钱、丹皮四钱、甘草二钱、赤芍四钱、生石膏一两（打碎）、熊胆一分（冲服）、何首乌五钱。3剂煎服。

（2）舌癌素四两。

（3）癌溃平一两。

1967年6月2日七诊

主诉：舌癌无疼，溃疡基本愈合。

脉诊：弦细弱。

舌诊：舌质红。

治疗：仍按前方加减。

洋沉香二钱（后下）、羚羊角五分（先煎）、生石膏一两（打碎）、芦根四钱、生地黄四钱、天花粉一两、藁本四钱、甘草二钱、全蝎二钱、蝉蜕二钱、土茯苓一两、何首乌四钱。3剂，水煎服。

1967年6月5日八诊

主诉：舌癌愈合，无疼，红肿早消失，食饭利便。

脉诊：弦细弱。

舌诊：舌质淡红。

治疗：仍按前方加减，给处方和药丸予患者带回新加坡继续治疗，巩固根治，是日乘飞机返新加坡。

（1）川黄连三钱、麦冬四钱、莲子心三钱、生石膏一两（打碎）、生地黄四钱、全蝎二钱、守宫三钱、干葛根一两、土茯苓一两、甘草二钱、羚羊角五分（先煎）、西红花一钱（焗）。水煎服。

（2）舌癌素二十两。

（3）癌溃平六两。

综上纯用中药治愈本病，患者于1967年6月8日已返新加坡工作。

【按】中医认为"舌为心之苗""心开窍于舌",故舌病多与心相关。正如《外科集腋》曰:"舌菌……乃心火气滞而成。"陈治平治疗舌癌亦多辨证为心火炽盛,热毒蕴结。临证多选用入心经、清心火、解热毒性质的中药,如麦冬、莲子心、羚羊角、牛黄、熊胆、犀角、川黄连、灯心草、淡竹叶、珍珠末等。即便如此,陈治平临证仍然墨守"辨证论治"的准绳,我们从上面几个病案可窥一斑。如舌癌放疗后复发投以滋水制火煎、舌癌并发蛔虫治以君子雷丸煎加减、舌癌并发冬温转方以银翘散加减、舌癌并发头风依法以守宫天麻煎等,无不反映出陈治平治疗癌肿审证度因、处方灵动的特点和特色。

四、甲状腺滤泡癌术后复发

【病案】

黄某某,男性,28岁,已婚,广东番禺人,市头矿厂工人。因患甲状腺滤泡癌,手术后复发。至1966年9月27日来本院中医科门诊部请陈治平老中医师治疗,门诊号:799800。

患者于1964年5月发现颈部有一肿物,初如拇指头大小,局部肿物无压痛,不妨碍吞咽,但肿物增大较快,现如鸡蛋大。当时曾到市桥人民医院检查,诊断为甲状腺瘤,患者要求入院手术。于1964年10月28日入广东省人民医院治疗,入院后检查:右颈侧可见一肿物隆起、表面皮肤无红肿,肿块大小约为3cm×3cm×4cm,质软、表面平滑无结节、无压痛。

入院诊断为甲状腺囊肿,于1964年11月2日在颈椎旁神经阻滞麻醉下行肿物摘除,手术后,病理报告诊断为甲状腺滤泡癌,手术后伤口一期愈合,全身局部无明显不适。

出院诊断:甲状腺滤泡癌。

出院情况:伤口一期愈合,全身局部无明显不适。

但于1964年11月9日出院后，均用甲状腺素继续治疗。至1966年9月5日患者再来门诊部由西医检查：术后3个月，即觉右甲状腺软骨外侧有一豆大的肿物，日后渐渐增大，位置随伤口瘢痕下降。目前该肿物有些压痛，右侧头痛。

检查：咽红充血，右锁骨上2cm处有一皮内肿物，直径约1.3cm，高约0.5cm，质中硬，耳下无明显肿块及肿大淋巴结，诊断为甲状腺滤泡癌术后复发。

1966年9月27日初诊

主诉：患甲状腺滤泡癌术后出院，仍由西医继续治疗，现肿瘤复发，咽红肿疼痛，右锁骨上2cm处有一皮内肿物直径约1.3cm，高约0.5cm，质中硬。实因本病复发，特来诊治。

脉诊：弦细滑。

舌诊：舌苔白。

诊断：甲状腺滤泡癌术后复发咽痛。

治疗：依法以蜂房棱莪煎。

（1）蜂房三钱、三棱四钱、莪术四钱、水蛭三钱、守宫三钱、昆布四钱、海藻四钱、夏枯草三钱、石耳四钱、鸡内金三钱、延胡索四钱、甘草三钱。40剂，水煎服。

（2）一号丸十六两，上午、下午各服二钱，温开水送下。

1966年11月9日次诊

主诉：甲状腺滤泡癌手术后复发，右颈肿块缩小，咽痛减轻。

血液检验：红细胞4.55×10^{12}/L，血红蛋白146g/L，血小板178×10^9/L，白细胞4.7×10^9/L，中性杆状核粒细胞2%，中性分叶核粒细胞60%，嗜酸性粒细胞1%，淋巴细胞37%。

脉诊：弦细滑。

舌诊：舌苔白。

治疗：仍按前方加减。

（1）昆布四钱、海藻四钱、人中白四钱、玄参四钱、鸡内金三钱、炒鳖甲五钱（打碎）、三棱四钱、石耳四钱、石菖蒲四钱、土鳖虫三钱、守宫三钱、甘草二钱。60剂，水煎服。

（2）一号丸二十四两。

1967年1月18日三诊

主诉：咽痛消失。

脉诊：弦细弱。

舌诊：舌苔白。

治疗：仍按前方加减。

（1）石耳四钱，白芍四钱，昆布四钱，海藻四钱，夏枯草三钱，鸡内金三钱、三棱四钱、莪术四钱、蜈蚣三条、土鳖虫三钱、守宫三钱、甘草三钱。50剂，水煎服。

（2）一号丸二十两。

1967年3月14日四诊

主诉：右颈肿块缩小很多，头痛、背痛消失。

脉诊：弦细弱。

舌诊：舌苔薄白。

治疗：仍按前方加减。

（1）昆布四钱、海藻四钱、夏枯草三钱、石耳四钱、白豆蔻四钱（打碎）、藁本四钱、白芷四钱、甘草二钱、薤白四钱、何首乌四钱、乌药四钱、法半夏四钱（打碎）。57剂，水煎服。

（2）一号丸二十四两。

1967年5月25日五诊

主诉：右颈肿块、头疼、胸痛均消失，精神、胃纳均佳。

脉诊：弦细。

舌诊：舌苔薄白。

治疗：仍按前方加减给药和处方，带回家中继续服治巩固，以防复发，定期前来检查。

（1）昆布四钱、海藻四钱、川贝母三钱（打碎）、升麻四钱、石耳四钱、鸡内金三钱、法半夏四钱（打碎）、制南星四钱（打碎）、守宫三钱、蝉蜕三钱、藁本四钱、甘草二钱。7剂，水煎服。

（2）一号丸二十两。

1967年12月15日六诊

主诉：缘右耳有微痛，特来检查，甲状腺无肿痛，吞咽无疼。

外科会诊检查：右侧甲状腺无肿大，没有复发征象。

脉诊：弦滑。

舌诊：舌苔薄白。

治疗：仍按前方加减给药和处方，带返家中继续服治，以防复发，仍需定期来复查。

（1）石耳四钱、昆布四钱、海藻四钱、夏枯草三钱、蜂房三钱、水蛭三钱、蜈蚣三条、守宫三钱、土茯苓一两、甘草二钱、礞石四钱、法半夏四钱（打碎）。7剂，水煎服。

（2）一号丸十两。

1968年1月3日七诊

主诉：第二次复查甲状腺滤泡癌术后复发，曾遵医嘱专用中药治愈，现精神、睡眠、胃纳均佳，曾经外科会诊检查证实病愈。

脉诊：弦细。

舌诊：舌苔薄白。

治疗：仍同前方加减给药和处方，带回家中继续服治以防复发，仍需定期前来检查，患者要求证明本病经已治愈，可上班工作。

（1）石耳四钱、昆布四钱、玄参四钱、藕节五钱、木香三钱、何首乌四钱、香附三钱（打碎）、陈皮二钱、甘草二钱、海藻四钱、夏枯草三钱。7剂，水煎服。

（2）一号丸 四两。

【按】对于甲状腺癌术后出现复发或转移的患者，多采用活血、软坚、散结、清热解毒等治则治疗。在本病案中，陈治平明辨病邪，有的放矢。其用自拟蜂房棱莪煎为基本方，用海藻、昆布、川贝母、夏枯草、守宫化痰散结；三棱、莪术、土鳖虫、蜈蚣等活血化瘀；陈皮、木香、香附等调理气机。病患血凝气滞、痰结日久，往往容易郁而化热，且癌肿复发更是毒热燔盛，再投以石耳、土茯苓、玄参、礞石等清热解毒。诊治过程治有标本，张弛有度，终以癌肿控制收功。

五、乳腺癌

【案一】

赵某某，女性，39岁，已婚，安徽太湖人，广州市文化公园干部，寓广州市和平中路29号4楼。因患乳腺癌手术后复发，并肺转移，于1967年7月7日来广东省人民医院中医科门诊部请陈治平用中药治疗，门诊号：805922。

1967年7月7日初诊

主诉：患左乳腺癌，于1963年1月份曾在中山二院手术治疗，后复发，并转移双侧肺，左肘肿疼，牵动限制，特来诊治。

脉诊：弦滑。

舌诊：舌苔薄黄。

诊断：左乳腺癌术后复发并肺转移。

治疗：依法以苇茎蜈鳖煎。

苇茎四钱、蜈蚣三条、土鳖虫三钱、冬瓜子四钱、桑白皮四钱、石耳四钱、前胡四钱、旋覆花四钱、蒲公英四钱、黄芩四钱、土茯苓一两、甘草二钱。70

剂，水煎服。

1967年9月16日次诊

主诉：因停药半月，病情恶化，神倦、纳呆、头疼、咳嗽、痰带血。

脉诊：濡弱。

舌诊：舌苔黄薄。

治疗：仍按前方加减。

（1）苇茎四钱、冬瓜子四钱（打碎）、藕节四钱、茜根四钱、旋覆花四钱、赭石一两（打碎）、磁石一两、麦冬四钱、天花粉五钱、藁本四钱、桔梗三钱、守宫三钱。50剂，水煎服 。

（2）一号丸二十两（上午、下午各服二钱，温开水送下）。

1967年11月11日三诊

主诉：咳痰无血，胸疼消失，精神好转。

血液检验：红细胞3.82×10^9/L，血红蛋白97g/L，血小板140×10^9/L，白细胞10.4×10^9/L，中性杆状核粒细胞2%，中性分叶核粒细胞55%，嗜酸性粒细胞13%，淋巴细胞27%，单核细胞3%。

脉诊：弦细弱。

舌诊：舌苔白。

治疗：依前方加减。

（1）川贝母三钱（打碎）、柏子仁四钱、冬瓜子四钱（打碎）、百合四钱、藁本四钱、狗脊四钱、守宫三钱、大腹皮三钱、谷芽四钱、熟地黄四钱、旋覆花四钱、赭石一两（打碎）。50剂，水煎服。

（2）一号丸二十两。

1968年1月17日四诊

主诉：胸疼早消失，咳嗽少，但喉有微干，左肘肿疼消失，牵动如常。

血液检验：红细胞3.52×10^9/L，血红蛋白132g/L，血小板140×10^9/L，白细胞

$6.9 \times 10^9/L$，中性杆状核粒细胞1%，中性分叶核粒细胞66%，嗜酸性粒细胞1%，淋巴细胞32%。

脉诊：弦细。

舌诊：舌苔白腻。

治疗：仍按前方加减。

（1）苇茎四钱、冬瓜子四钱（打碎）、百合四钱、生地黄四钱、礞石四钱、法半夏四钱（打碎）、麦冬四钱、制南星四钱（打碎）、守宫三钱、蝉蜕二钱、川贝母三钱（打碎）、甘草二钱。60剂，水煎服。

（2）平癌素Ⅰ 120粒。

1968年3月30日五诊

主诉：胸疼、喉疼、痰带血早已消失，但胃肝有微疼。

脉诊：弦细弱。

舌诊：舌苔黄。

治疗：仍按前方加减。

（1）香附四钱（打碎）、陈皮二钱、山楂四钱、谷芽四钱、大腹皮四钱、薤白四钱、瓜蒌子四钱（打碎）、法半夏四钱（打碎）、海螵蛸四钱、何首乌四钱、川楝子四钱（打碎）、大枣三枚。60剂，水煎服。

（2）平癌素Ⅰ 120粒。

1968年4月5日往华南肿瘤医院检查，胸透及全肺正位片（5号）：与1968年1月26日照片比较，双肺之病较两月前更缩减些，部分病灶已呈纤维性改变，双膈顶仍呈幕状突起。

意见：①双肺转移性肿瘤较2个月前好转，与11个月前相比部分病灶已消退，部分呈纤维化，部分显著缩细。②双侧胸膜增厚粘连。

1968年5月31日六诊

主诉：胸疼、肝、腰疼均消失，原体重80kg，现在体重增加12.5kg。

血液检验：红细胞$3.76×10^{12}$/L，血红蛋白121g/L，血小板$144×10^9$/L，白细胞$4.9×10^9$/L，中性杆状核粒细胞3%，中性分叶核粒细胞50%，嗜酸性粒细胞7%，淋巴细胞40%。

脉诊：弦滑细。

舌诊：舌苔白。

治疗：仍按前方加减。

（1）旋覆花四钱、赭石五钱（打碎）、礞石五钱（打碎）、桔梗四钱、陈皮二钱、法半夏四钱（打碎）、川贝母三钱（打碎）、甘草二钱、礞石四钱、制南星四钱（打碎）、柏子仁四钱（打碎）、五味子四钱。60剂，水煎服。

（2）平癌素Ⅰ 120粒。

1968年8月2日七诊

主诉：胸、肝、肺痛亦消失，咳嗽带血早经排除，现精神、胃纳、睡眠均好。

血液检验：红细胞$4.15×10^{12}$/L，血红蛋白118g/L，血小板$194×10^9$/L，白细胞$6.2×10^9$/L，中性杆状核粒细胞1%，中性分叶核粒细胞44%，嗜酸性粒细胞12%，淋巴细胞4%，单核细胞2%。

脉诊：弦细。

舌诊：舌苔薄白。

治疗：仍按前方加减给药和处方，让患者带回家中继续服治以防复发，定期前来检查。

（1）旋覆花四钱、赭石四钱（打碎）、磁石五钱（打碎）、五味子四钱、陈皮二钱、法半夏四钱（打碎）、川贝母三钱（打碎）、礞石四钱、制南星四钱（打碎）、冬瓜子四钱（打碎）、桔梗三钱、甘草二钱。7剂，水煎服。

（2）平癌素Ⅰ 20粒。

【案二】

李某某，女性，67岁，已婚，广东顺德人，寓广州市光孝路陶家巷5号之1楼下。因患右乳腺癌，于1966年11月22日前往广东省人民医院门诊部诊治，门诊号：726377。

1966年11月22日初诊

主诉：因患右乳腺癌，于1966年9月27日曾在广东省人民医院行活检，病理报告诊断为乳腺癌，同年10月9日再往华南肿瘤医院行活检，病理报告诊断与广东省人民医院相同，两院均嘱入院手术治疗，但患者不同意。现病况：右乳内上有2.5cm×2cm肿物、质硬有移动、无压痛，特来请陈治平专用中药治疗。

脉诊：弦滑。

舌诊：舌苔白。

诊断：乳腺癌。

治疗：依法以土鳖石耳煎。

（1）土鳖虫三钱、石耳四钱、昆布四钱、海藻四钱、夏枯草三钱、鸡内金三钱、三棱四钱、莪术四钱、炒鳖甲五钱（打碎）、蒲公英四钱、甘草三钱、蜈蚣三条。30剂，水煎服。

（2）二号丸十二两。

1966年12月9日次诊

主诉：右乳腺癌缩小、软化。

脉诊：弦滑。

舌诊：舌苔薄黄。

治疗：仍按前方加减。

（1）蒲公英四钱、甘草三钱、水蛭三钱、蜈蚣三条、蜂房三钱、炒鳖甲五钱（打碎）、炮山甲五钱（打碎）、鸡内金三钱、三棱四钱、莪术四钱、昆布四钱、夏枯草三钱。60剂，水煎服。

（2）二号丸二十两。

1967年2月16日三诊

主诉：右乳腺癌缩小、软化十分之九。

脉诊：弦细滑。

舌诊：舌苔薄黄。

治疗：仍按前方加减。

（1）蒲公英四钱、昆布四钱、海藻四钱、夏枯草三钱、炒鳖甲五钱（打碎）、炮山甲五钱（打碎）、石耳四钱、守宫三钱、鸡内金三钱、土茯苓一两、甘草二钱、蜈蚣三条。30剂，水煎服。

（2）二号丸十四两。

1967年3月24日四诊

主诉：右乳腺癌肿块基本消失。

脉诊：弦细滑。

舌诊：舌苔薄黄。

治疗：仍按前方加减给药和处方，带回家中继续服治巩固，定期来复查。

（1）蒲黄五钱、蒲公英五钱、昆布四钱、海藻四钱、夏枯草三钱、石耳四钱、炮山甲五钱（打碎）、炒鳖甲五钱（打碎）、三棱四钱、莪术四钱、鸡内金三钱、甘草二钱。6剂，水煎服。

（2）二号丸十两。

1967年6月24日五诊（第一次来复查）

主诉：口干而渴，右乳腺癌肿块均消失。

脉诊：弦细弱。

舌诊：舌苔薄黄。

治疗：仍同前方加减给药和处方，带回家中继续服用，巩固根治，仍需定期再来复查。

（1）紫花地丁四钱、山慈菇四钱、连翘四钱、白芷四钱、瓜蒌皮四钱、甘草四钱、陈皮二钱、茜根四钱、乳香三钱（打碎）、没药四钱、金银花四钱、石耳四钱。6剂，水煎服。

（2）二号丸四两。

1967年10月10日六诊（第二次来复查）

主诉：前右乳腺癌有微痛，迄今4月余追踪再来复查，现右乳腺癌的痛肿块基本消失，口渴亦无，精神、胃纳、睡眠均佳，大小便正常。

血液检验：红细胞4.32×10^{12}/L，血红蛋白143g/L，血小板180×10^9/L，白细胞2.2×10^9/L，中性分叶核粒细胞62%，淋巴细胞35%，单核细胞3%。

脉诊：弦缓。

舌诊：舌苔薄黄。

治疗：仍按前方加减给药和处方，带回家中继续服用，巩固根治，仍须定期再来复查。

（1）石耳四钱、昆布四钱、夏枯草三钱、蝉蜕二钱、鸡内金三钱、赭石一两（打碎）、旋覆花四钱、磁石一两、橘红二钱、法半夏三钱（打碎）、甘草二钱。6剂，水煎服。

（2）二号丸四两。

【案三】

孙某某，女性，45岁，已婚，山东省蓬莱长山岛人，广州氮肥厂幼儿园职工，寓沙河369号。因患左乳腺癌手术后复发转移，于1965年1月8日来广东省人民医院门诊部诊治，门诊号：545709。

1965年1月8日初诊

主诉：因患左乳腺癌于1963年11月18日曾在广州军区陆军总医院手术治疗，后复发转移，左腋部和右乳腺各如鸡蛋大小，局部微疼，四肢关节有痛，胸疼。曾经中西医久治罔效，特来诊治。

尿液检验：反应酸，尿蛋白（－），红细胞0~2，白细胞0~4，上皮细胞

（＋），其余正常。

脉诊：弦弱。

舌诊：舌苔薄白。

诊断：乳腺癌手术后复发转移并发风湿性关节炎。

治疗：依法以虎鳖龙蛇煎。

守宫三钱、土鳖虫三钱、干地龙三钱、乌蛇四钱、桂枝三钱、白芍四钱、全当归四钱、油松节三钱、柏子仁四钱（打碎）、茯苓四钱、鸡内金三钱、炙甘草三钱。40剂，水煎服。

1965年2月18日次诊

主诉：右乳和左腋部肿块疼、手足关节痛均减轻。

脉诊：弦细。

舌诊：舌苔微白。

治疗：仍按前方加减。

独活四钱、桑寄生四钱、防风三钱、防己四钱、乌蛇四钱、守宫四钱、瓜蒌子四钱、薤白四钱、法半夏四钱（打碎）、羌活四钱、当归四钱、蒲公英四钱、甘草二钱。40剂，水煎服。

1965年4月2日三诊

主诉：右乳和腋部肿块基本消失，但右部仍有微疼，失眠、自汗仍有。

脉诊：弦滑。

舌诊：舌苔白腻。

治疗：似按前方加减。

昆布四钱、海藻四钱、夏枯草四钱、三棱四钱、莪术四钱、炮山甲五钱（打碎）、炒鳖甲五钱（打碎）、蒲公英四钱、甘草三钱、浮小麦一两、海螵蛸五钱、炙黄芪五钱。26剂，水煎服。

同日外科检查：左侧乳房处可见10cm长手术瘢痕，右侧乳房乳头正常，皮肤正常，未触及肿块，腋下未触及淋巴结，右外上象限有轻度触痛。

1965年5月24日四诊

主诉：左、右乳腺和左腋部疼痛消失，精神、胃纳均好，但左手关节有微痛。

血液检验：红细胞4.53×10^{12}/L，血红蛋白137g/L，白细胞4.65×10^9/L，多核细胞62%，嗜酸性粒细胞4%，淋巴细胞32%，单核细胞2%。

脉诊：细弱。

舌诊：舌苔白。

治疗：仍按前方加减。

（1）乌蛇四钱、木瓜四钱、炮山甲五钱（打碎）、炒鳖甲五钱（打碎）、乌药四钱、蒲公英四钱、防己四钱、当归四钱、独活四钱、昆布四钱、海藻四钱、炙甘草二钱。40剂，水煎服。

（2）平癌素Ⅶ 80粒。

1965年7月30日五诊

主诉：左、右乳房和腋部疼痛消失，手足关节疼亦无。

脉诊：弦细弱。

舌诊：舌苔微黄。

治疗：仍按前方加减。

（1）昆布四钱、海藻四钱、夏枯草三钱、土鳖虫三钱、防己四钱、蜂房三钱、蛇蜕三钱、全蝎三钱、三棱四钱、莪术四钱、蜈蚣三条、甘草三钱。50剂，水煎服。

（2）平癌素Ⅶ 100粒。

1965年9月24日六诊

主诉：左、右乳腺和腋部疼痛消失，手足关节疼痛亦无。

脉诊：细弱。

舌诊：舌苔白。

治疗：仍按前方加减。

（1）昆布四钱、海藻四钱、夏枯草三钱、石耳四钱、炮山甲五钱（打碎）、莪术四钱、三棱四钱、僵蚕四钱、土鳖虫三钱、全蝎三钱、蜈蚣三条、甘草三钱。6剂，水煎服。

（2）平癌素Ⅶ 20粒。

1968年3月15日七诊（复查）

主诉：前患左乳腺癌，经广州军区陆军总医院手术治疗后复发转移，左腋部和右乳腺肿块如鸡蛋大小，及手足关节疼痛。于1965年1月8日，曾请陈治平用中药治疗，早已痊愈。曾于1965年9月24日，由广州氮肥厂调往湖南零陵某部队工作迄今，特来复查，左、右乳腺肿块和左、右腋部淋巴结，均早消失，手足头节疼痛亦经排除，现精神、睡眠、胃纳均佳，体重增加10.5kg。

脉诊：弦滑。

舌诊：舌苔白。

治疗：仍按前方加减给药和处方，让患者带回部队继续服治巩固，以防复发，仍需定期再来复查可也。

（1）石耳四钱、昆布四钱、海藻四钱、夏枯草三钱、守宫三钱、炒鳖甲五钱（打碎）、炮山甲五钱（打碎）、礞石四钱、制南星四钱（打碎）、鸡内金三钱、皂角刺三钱、甘草二钱。6剂，水煎服。

（2）平癌素Ⅶ 20粒。

【案四】

陆某某，女性，47岁，已婚，家属，广东省广州市人，寓广州市纸行路张胜苑。因患左乳腺癌手术后复发转移肺，于1966年9月16日来广东省人民医院门诊部诊治，门诊号：675566。

1966年9月16日初诊

主诉：患左乳腺癌3年余，曾在香港广华医院做手术，后于本年4月间复发。曾经广东省人民医院X线片证实肿瘤转移肺和腋部，肿块如鸡蛋大小，创口疼痛，左手红肿痛，不能举动，指疼痛、不能弯曲，两下肢浮肿，关节刺疼，特来请陈治平用中药治疗。

脉诊：弦滑。

舌诊：舌苔薄黄。

诊断：左乳腺癌手术后复发转移肺，晚期。

治疗：依法以二甲蜂鳖煎。

（1）炒鳖甲五钱（打碎）、炮山甲五钱（打碎）、蜂房三钱、土鳖虫三钱、蒲公英四钱、苇茎四钱、鸡内金三钱、水蛭三钱、延胡索四钱、天花粉五钱、大腹皮四钱、甘草三钱。30剂，水煎服。

（2）平癌素Ⅶ 60粒。

1966年10月15日次诊

主诉：左手红肿、手指疼痛、两下肢浮肿均减轻。

脉诊：弦滑弱。

舌诊：舌苔黄，舌尖边红。

治疗：仍按前方加减。

（1）蒲公英四钱、昆布四钱、海藻四钱、夏枯草三钱、延胡索四钱、乌药四钱、没药四钱、鸡内金三钱、三棱四钱、炒鳖甲五钱（打碎）、莪术四钱、甘草三钱。50剂，水煎服。

（2）平癌素Ⅶ 50粒。

1966年12月10日三诊

主诉：足趾和手指关节疼痛、两下肢浮肿、创口疼痛均消失。

脉诊：弦细滑。

舌诊：舌苔黄。

治疗：仍按前方加减。

（1）白花蛇四钱、木瓜四钱、海桐皮四钱、延胡索四钱、乌药四钱、蒲公英四钱、蒲黄四钱、土鳖虫三钱、蜈蚣三条、水蛭三钱、蜂房三钱、甘草三钱。50剂，水煎服。

（2）平癌素Ⅶ 50粒。

1967年2月18日四诊

主诉：胸无疼，咳嗽，痰无血，左腋部肿块消失。

脉诊：弦细滑。

舌诊：舌苔白。

治疗：仍按前方加减。

（1）乳香三钱（打碎）、没药四钱、蒲黄四钱、蒲公英四钱、木瓜四钱、冬瓜子四钱（打碎）、制川乌四钱、干地龙三钱、千年健四钱、当归四钱、何首乌四钱、炙甘草二钱。60剂，水煎服。

（2）平癌素Ⅶ 60粒。

1967年4月19日五诊

主诉：左乳腺手术创口疼痛消失，左手与手指疼及左腋部肿块消失，手指弯曲消失。

脉诊：弦细弱。

舌诊：舌苔薄黄。

治疗：仍按前方加减。

（1）黄芪四钱、党参四钱、当归四钱、何首乌四钱、蒲公英四钱、蒲黄四钱、黄芩四钱、白芍四钱、甘草二钱、白术四钱、守宫三钱。30剂，水煎服。

（2）平癌素Ⅶ 60粒。

1967年5月24日六诊

主诉：左手肿疼早已消失，左乳腺创口亦无疼痛。

脉诊：弦细弱。

舌诊：舌苔薄黄。

治疗：仍同前方加减给药和处方，让患者带回家中继续服治巩固，以预防复发，定期来检查。

（1）蒲公英四钱、蒲黄四钱、黄芩四钱、赤芍四钱、刘寄奴四钱、苏铁叶一两、全蝎二钱、蟑螂粉三分（冲服）、水蛭三钱、蜈蚣三条、土茯苓一两、甘草二钱。6剂，水煎服。

（2）平癌素Ⅶ 20粒。

1967年10月11日七诊（第一次来复查）

主诉：患左乳腺瘤，于1961年在香港广华医院手术，后至1966年4月底复发转移至肺和左腋部，肿块如鸡蛋大小，左手红肿痛、不能举起，创口常疼。同年9月16日请陈治平专用中药治愈，检查所患各病，早已完全消失，余无不适。

脉诊：弦细。

舌诊：舌苔薄黄。

治疗：仍按前方加减给药和处方，让患者带回家中继续服治以防复发，仍需定期再来复查。

（1）旋覆花四钱、赭石五钱（打碎）、磁石五钱（打碎）、鸡内金三钱、蒲公英四钱、蒲黄四钱、蜂房三钱、蛇蜕二钱、甘草二钱、蜈蚣三条、土茯苓一两、黄芪四钱。6剂，水煎服。

（2）平癌素Ⅶ 20粒。

1968年5月28日八诊（第二次前来复查）

主诉：前患乳腺癌术后复发转移，经陈治平用中药治疗已痊愈，今再来复查，患者各病早已痊愈，现精神、睡眠、胃纳均佳，大小便正常，健康恢复如常。

脉诊：弦细。

舌诊：舌苔白。

治疗：仍按前方加减给药和处方，让患者带回家中继续服治，以防复发，仍需定期来复查。

（1）石耳四钱、海藻四钱、昆布四钱、夏枯草三钱、守宫二钱、炒鳖甲五钱（打碎）、鸡内金三钱、甘草二钱、礞石四钱、法半夏四钱（打碎）、土鳖虫三钱、党参四钱。6剂，水煎服。

（2）平癌素Ⅶ 20粒。

【案五】

梁某，女性，45岁，已婚，广西桂平人，家庭妇女，寓广西桂平城厢镇工农街。因患乳腺癌于1968年5月4日来广东省人民医院门诊部中医科诊治，门诊号：8859。

1968年5月4日初诊

主诉：于1965年间发现患左乳腺癌，曾在广西玉林人民医院行活检，病理报告诊断为左乳腺癌，同时在该院手术治疗。至1966年6月间复发，曾经民间生草医生治疗，不特罔效，而且溃疡翻花9cm×8cm，化脓渗液，疼痛难堪，特来诊治。

血液检验：红细胞$3.2×10^9$/L，血红蛋白99g/L，血小板$140×10^9$/L，白细胞$5.5×10^9$/L，中性杆状核粒细胞2%，中性分叶核粒细胞74%，淋巴细胞23%，单核细胞1%。

脉诊：弦滑。

舌诊：舌苔薄黄。

诊断：左乳腺癌术后复发晚期。

治疗：依法以石耳象皮煎。

（1）石耳四钱、黄芩四钱、知母四钱、栀子四钱（打碎）、象皮四钱、炒鳖甲五钱（打碎）、炮山甲五钱（打碎）、鸡内金三钱、白术四钱、何首乌四钱、甘草二钱、黄芪四钱。30剂，水煎服。

（2）平癌素 60粒。

（3）癌溃平二两。

1968年6月7日次诊

主诉：左乳腺癌术后复发，溃疡缩小，翻花低平，化脓疼痛消失。

脉诊：弦细弱。

舌诊：舌苔白。

治疗：仍按前方加减。

（1）石耳四钱、黄芩四钱、知母四钱、栀子四钱（打碎）、象皮四钱、炒鳖甲五钱（打碎）、炮山甲五钱（打碎）、鸡内金三钱、白术四钱、何首乌四钱、怀山药一两、黄芪五钱。30剂，水煎服。

（2）平癌素 60粒。

（3）癌溃平二两。

1968年7月5日三诊

主诉：左乳腺癌手术后复发溃疡行将愈合。

脉诊：弦细。

舌诊：舌苔薄白。

治疗：仍同前方加减。

（1）石耳四钱、黄芩四钱、知母四钱、栀子四钱（打碎）、象皮四钱、炒鳖甲五钱（打碎）、炮山甲五钱（打碎）、鸡内金三钱、黄芪五钱、白术四钱、怀山药一两、甘草二钱。水煎服。

（2）平癌素 60粒。

（3）癌溃平一两。

1968年7月26日四诊

主诉：左乳腺癌术后复发溃疡经已愈合，精神、胃纳均佳，要求多开些药丸带回家中继续服用以预防复发。

脉诊：弦细。

舌诊：舌苔薄白。

治疗：仍按前方加减给药，让患者带处方和药丸100粒回家中继续服治，以防复发，定期来检查。

（1）黄芪五钱、党参四钱、石耳四钱、黄芩四钱、象皮四钱、怀山药一两、鸡内金三钱、白术四钱、炒鳖甲五钱（打碎）、炮山甲五钱（打碎）、茯苓四钱、甘草二钱。水煎服。

（2）平癌素 100粒。

（3）癌溃平二两。

【按】乳腺癌属于中医"乳岩""石痈"等范畴，陈治平认为其发生主要与情志不畅和膏粱厚味等引发机体出现气滞、血瘀、痰凝，日久导致癌毒聚结而发病。针对此病因、病机，陈治平临床治疗乳腺癌时常以攻为主，注重解毒散结、理气通络、化瘀祛痰。对不愿意进行手术者，治以清热解毒、化痰散结，兼以理气活血为主；乳腺癌术后转移或复发者，偏重解毒散结、活血化瘀。陈治平治疗乳腺癌的临床经验证明，中医药从整体出发，调整人体阴阳、气血、脏腑功能的平衡，治疗乳腺癌有着独特的优势。但是，随着社会、经济、医疗的进步，人们所经历的生活、工作、医疗条件等又与以往有很大不同，例如，现代医学用内分泌疗法和分子靶向疗法治疗乳腺癌取得了很大的进展和很好的疗效。因此，我们在继承陈治平治疗乳腺癌的临床经验的同时，不能泥古和守旧，更应该与时俱进，结合现今时代的特点和人群的体质变化以及医学的进步而适当调整用药，以期最大化体现中医药的优势。

六、胃癌

【案一】

房某某，男性，40岁，已婚，山东省沂源人，广东省石油公司经理，寓广州市大新路480号。因胃癌术后有局部淋巴结转移，胃仍胀痛，到广东省人民医院门诊部治疗，门诊号：806453。

1967年6月27日初诊

主诉：因胃胀刺痛，时常呕吐，已十余年。曾由中西医久治罔效。于1967年1月21日在中山医学院第二附属医院住院治疗，先以X线片检查，怀疑胃癌，仍未确诊，于同月30日剖腹检查，证实为胃癌，并有局部淋巴结转移，做胃次全切除术，病理证实为腺癌，临近组织上有转移。同年2月10日病情好转出院。请中医治疗，服药30余剂无效。虽然术后4个月该院曾做钡餐胃肠检查，胃吻合口和钡剂通过过程均良好，无胃肠道倾斜症状，体重有所增加，无腹水及其他症状，但胃癌淋巴转移痛常发作，左肋间痛仍未排除，精神疲劳，胃纳不佳，幸得余某某介绍，前来广东省人民医院请陈治平老中医师专用中药治疗。

脉诊：弦滑。

舌诊：舌苔白腻。

诊断：胃癌局部淋巴结转移，术后胃仍胀痛。

治疗：依法以瓦楞内金煎。

（1）煅瓦楞子四钱（打碎）、煅牡蛎四钱（打碎）、洋沉香钱半（后下）、陈皮二钱、鸡内金三钱、青皮二钱、何首乌四钱、白术四钱、怀山药五钱、乌药四钱。30剂，水煎服。

（2）二号丸十二两。

1967年7月28日次诊

主诉：胃胀疼减轻，左肋间微痛。

脉诊：弦细滑。

舌诊：舌苔白腻。

治疗：仍按前方加减。

（1）香附四钱（打碎）、青皮二钱、佛手四钱、旋覆花四钱、赭石一两（打碎）、煅瓦楞子一两（打碎）、煅牡蛎六钱（打碎）、乌药四钱、木香三钱、瓜蒌子四钱（打碎）、薤白四钱、枳实四钱、秦艽四钱。30剂，水煎服。

（2）二号丸十二两。

1967年9月1日三诊

主诉：胃痛、肋痛均好转，痰减少，精神、睡眠、胃纳均好，体重增加5kg。

脉诊：弦细滑。

舌诊：舌苔厚黄。

治疗：仍按前方加减。

（1）黄芪四钱、党参四钱、白芍四钱、春砂仁四钱（打碎）、藿香四钱、青皮三钱、鸡内金三钱、香附三钱、炮山甲五钱（打碎）、炒鳖甲五钱（打碎）、土鳖虫三钱、甘草三钱。30剂，水煎服。

（2）二号丸十二两。

1967年9月22日四诊

主诉：疲倦仍有，胃胀减轻，体重增加5kg。

血液检验：红细胞4.95×10^{12}/L，血红蛋白140g/L，血小板88×10^{9}/L，白细胞8.6×10^{9}/L，中性分叶核粒细胞58%，嗜酸性粒细胞3%，淋巴细胞37%，单核细胞2%。

脉诊：弦细。

舌诊：舌苔薄黄。

治疗：仍按前方加减。

（1）正丽参三钱（另炖）、煅瓦楞子五钱（打碎）、煅牡蛎五钱（打碎）、鸡内金三钱、青皮二钱、春砂仁四钱（打碎）、香附三钱（打碎）、炒鳖甲五钱（打碎）、法半夏四钱（打碎）、木香三钱、藿香四钱、甘草钱半。28剂，水煎服。

（2）二号丸十两。

1967年10月20日次五诊

主诉：胃痛、左肋疼消失，胃纳、精神、睡眠均好。

脉诊：弦细滑。

舌诊：舌苔黄。

治疗：仍按前方加减。

（1）瓜蒌子四钱（打碎）、薤白四钱、法半夏四钱（打碎）、木香三钱、乌药四钱、延胡索四钱、守宫三钱、煅瓦楞子五钱（打碎）、煅牡蛎五钱（打碎）、山楂四钱、大腹皮四钱、白术四钱、甘草二钱。30剂，水煎服。

（2）二号丸十二两。

1967年11月6日六诊

主诉：胃疼、嗳酸、肋痛早已消失，精神、睡眠、胃纳均好，体重增加7kg，共计增加17kg。

同日曾在华南肿瘤医院经X线钡餐检查：①心肺、食管未见异常；②胃未见明显肿瘤复发征；③小肠未见异常。

脉诊：弦细滑。

舌诊：舌苔薄白。

治疗：仍按前方加减给药3剂，并给二号丸四两，让患者带回家中，并给处方继续服治，以期巩固根治，两个月后来检查。

（1）炒鳖甲五钱（打碎）、煅瓦楞子一两（打碎）、煅牡蛎五钱（打碎）、白术四钱、川厚朴三钱、青皮二钱、法半夏四钱（打碎）、胆南星三钱、香附四钱（打碎）、怀山药五钱（土炒）、守宫三钱、甘草二钱。3剂，水煎服。

（2）二号丸四两。

1968年1月19日七诊（第一次来复查）

主诉：胃肋无痛，精神、睡眠、胃纳均佳。

脉诊：弦缓。

舌诊：舌苔薄黄。

治疗：仍按前方加减给药3剂，以巩固根治。

（1）煅瓦楞子六钱（打碎）、煅牡蛎六钱（打碎）、砂仁四钱（打碎）、香附四钱（打碎）、白术四钱、怀山药一两（土炒）、陈皮二钱、礞石四钱、海螵蛸五钱、何首乌四钱、干葛根一两、大枣四枚。3剂，水煎服。

（2）二号丸四两。

1968年4月6日八诊（第二次来复查）

主诉：胃疼、肋痛早已痊愈，精神、胃纳、睡眠均佳，自治疗之日起，迄今体重共计增加17kg。

脉诊：细滑。

舌诊：舌苔薄黄。

治疗：依法以丁香柿蒂汤加减。

（1）丁香三钱、柿蒂三钱、法半夏四钱（打碎）、白豆蔻四钱（打碎）、薤白四钱、瓜蒌子四钱（打碎）、谷芽四钱、麦芽四钱、礞石四钱、白术四钱、甘草二钱、竹茹三钱（姜片炒）。3剂，水煎服。

（2）二号丸四两。

【案二】

陈某某，男性，41岁，已婚，原籍福建，马来西亚华侨，自行车零件商人，寓该埠浮罗岸门牌145号。因患胃癌转移，特返祖国广东省人民医院门诊部诊治，门诊号：7055。

1968年3月2日初诊

主诉：患胃癌，经往新加坡中央医院剖腹探查活检，病理报告诊断为胃贲门癌侵犯食管下段，并有肝及腹腔淋巴结转移。已行胃造瘘，再复查带来该院X线片证实同上。患者来广州后再往华南肿瘤医院检查，该院根据临床表现及所携来中央医院病历介绍和X线片进行复查，认同晚期癌症的诊断，认为不能再进行手术治疗，建议行化学药物治疗，患者不同意。现病情：胃癌晚期，不能起床，疲倦失眠，口干渴饮，不能进食，由腹部插胶管开孔引灌流质，维持营养，需由两人抬来门诊部诊治。

脉诊：濡弱。

舌诊：舌苔薄黄。

诊断：胃癌转移下段食管，晚期垂危。

治疗：依法以鱼古沉香煎。

（1）海螵蛸五钱（打碎）、煅瓦楞子（打碎）六钱、煅牡蛎六钱（打碎）、洋沉香二钱、正猴枣一分（冲服）、正牛黄一分（冲服）、砂仁四钱（打碎）、陈皮二钱、桑螵蛸三钱、守宫三钱、青果三钱（打碎）、甘草三钱。水煎服。

（2）胃癌素6粒。

（3）食道癌素6粒。

1968年3月6日次诊

家属代诉：病情好转。

脉诊、舌诊：患者未来不知。

治疗：仍按前方加减。

（1）处方同前。6剂，水煎服。

（2）胃癌素16粒。

（3）食道癌素16粒。

1968年3月12日三诊

主诉：胃癌转移食管有好转，吞咽流质，无呕吐，无疼，大小便正常，精神、睡眠均好些。当时到门诊诊治，需由两人抬上二楼，现虽能起立缓行，较以前病况好较多，但仍不能上二楼，特用小汽车接陈治平到东风大厦二楼诊治。

脉诊：弦细弱。

舌诊：舌苔薄白。

治疗：仍按前方加减。

（1）煅瓦楞子六钱（打碎）、煅牡蛎（六钱打碎）、海螵蛸五钱、洋沉香二钱（后下）、正熊胆一分（冲服）、正牛黄一分（冲服）、正猴枣一分（冲服）、陈皮二钱、砂仁四钱（打碎）、白豆蔻四钱（打碎）、大枣三枚、青果三钱（打碎）。40剂，水煎服。

（2）食道癌素40粒。

（3）胃癌素40粒。

1968年4月29日四诊

主诉：胃、胸、喉疼均消失，吞咽无痛，胃部开孔插的胶管已拔除，胃纳、精神均佳。

脉诊：弦细。

舌诊：舌苔白。

治疗：仍按前方加减

（1）煅瓦楞子一两、煅牡蛎一两、海螵蛸六钱（打碎）、青皮三钱、砂仁四钱、法半夏四钱（打碎）、诃子四钱（打碎）、守宫三钱、土鳖虫三钱、川厚朴三钱、鸡内金三钱、甘草二钱。6剂，水煎服。

（2）胃癌素16粒。

（3）食道癌素16粒。

1968年5月6日五诊

主诉：胃癌转移食管和喉疼早已消失，现能进食，吞咽无痛，步行如常，口干渴饮亦无，胃纳、精神、睡眠均佳，准备明天回福建家乡，再返马来西亚休息后工作。

脉诊：弦细。

舌诊：舌苔白。

治疗：仍按前方加减给药和处方，让患者带回马来西亚继续服治巩固，定期来复查。

（1）陈皮三钱、砂仁四钱（打碎）、守宫三钱、土鳖虫三钱、蜂房三钱、鸡内金三钱、炒鳖甲五钱（打碎）、炮山甲五钱（打碎）、玄参四钱、党参四钱、何首乌四钱、甘草二钱。10剂，水煎服。

（2）胃癌素40粒。

（3）食道癌素40粒。

【案三】

何某某，女性，53岁，未婚，华侨学校教师，原籍广东省番禺人，现属新加坡华侨，寓该埠牙龙29巷罗朗布兰笃21号。因患胃癌转移肝，于1966年8月26日，由新加坡乘飞机返祖国，寓广州市东风大厦239号房，继续访医治疗，于同年10月5日到广东省人民医院门诊部中医科治疗，门诊号：730856。

1966年10月5日初诊

主诉：自1966年2月间，肝、胃经常疼痛，于是同年4月25日起请医生治病，至同年5月2日前往新加坡阿瓦尼山住院检查，当月13日钡餐X线分区显影看出在胃小弯上一个渗入一些淋巴结的胃腺癌。做了部分胃切手术，发现蔓延至附近器官和肝脏组织，当月18日据该医生病理报告：检查部分胃切除样本，离幽门5cm的胃壁上（在大弯12cm、小弯8cm处）有一个2.5cm×1cm，深凹缘的肿瘤，当时医生保密，没有将上述病况告诉患者。

至同年8月医生复查后，备函说明胃癌转移肝继续发展扩散和生长快速之虞，最近一次血球素试验是66%，体重渐减，体容也越憔悴。于是，同年8月26日乘飞机返祖国广州市访医治疗。于同年9月20日往广州市华南肿瘤医院门诊，注射噻替哌14次，治疗无效。当时血液检验白细胞2.9×10⁹/L，并伴头晕、目眩、呕吐，不敢再注射。同月15日改往广州市某中医院由某中医生用中药治疗，不特罔效，而且肝脏突起剧痛。于同年10月5日，蒙友人介绍到广东省人民医院门诊部请陈治平纯用中药治疗。

现在病情：原患胃癌转移肝，目前肝疼突起，口苦而干，头痛，疲倦，小便短黄，精神、胃纳、睡眠均不佳。

脉象：弦滑弱。

舌诊：舌苔薄白。

体查：肝区突起、凹凸不平，有压痛、叩痛，坚硬不软，胃部手术缝痕，脾无触及。

诊断：胃癌转移肝。

治疗：依法以蜂房鳖甲煎。

蜂房三钱、炒鳖甲五钱（打碎）、炮山甲五钱（打碎）、蛇蜕三钱、川楝子四钱（打碎）、五加皮四钱、延胡索四钱、乌药四钱、栀子四钱（打碎）、茵陈四钱、大腹皮四钱、党参四钱、甘草二钱。3剂，水煎服。

1966年10月8日次诊

主诉：肝疼稍减轻些。

脉象：弦细弱。

舌诊：舌苔薄白。

治疗：仍按上方加减。

（1）土鳖虫四钱、煅瓦楞子一两（打碎）、煅牡蛎一两（打碎）、三棱四钱、莪术四钱、鸡内金三钱、炒鳖甲五钱（打碎）、川楝子四钱（打碎）、延胡索四钱、乌药四钱、佛手四钱、山楂四钱。7剂，水煎服。

（2）二号丸四两（每天上午、下午各服二钱，温开水送下）。

1966年10月15日三诊

主诉：肝疼减轻、小便黄减淡。

脉象：弦滑弱。

舌诊：舌苔微黄。

治疗：仍按上方加减。

（1）延胡索四钱、乌药四钱、蜂房二钱、煅瓦楞子一两（打碎）、煅牡蛎一两（打碎）、三棱四钱、莪术四钱、炒鳖甲五钱（打碎）、川楝子四钱（打碎）、茵陈四钱、龙胆草四钱、甘草二钱。 7剂，水煎服。

（2）二号丸四两。

1966年10月21日四诊

主诉：肝突起减轻，无疼，小便多白色。

脉象：弦细滑。

舌诊：舌苔微黄。

治疗：仍按上方加减。

煅瓦楞子一两（打碎）、煅牡蛎一两（打碎）、延胡索四钱、乌药四钱、三棱四钱、莪术四钱、鸡内金三钱、炒鳖甲五钱（打碎）、川楝子四钱（打碎）、枳实四钱、秦艽五钱、土鳖虫四钱。7剂，水煎服。

1966年10月28日五诊

主诉：肝肿块软化、缩小，口干而苦，头疼、疲倦均消失，精神、胃纳、睡眠均佳，但大便秘结。

脉象：弦细滑。

舌诊：舌苔薄黄。

治疗：仍按上方加减。

（1）枳实四钱、秦艽六钱、蜂房三钱、炒鳖甲五钱（打碎）、炮山甲五钱（打碎）、蒲公英五钱、瓜蒌皮四钱、川楝子四钱（打碎）、法半夏四钱（打碎）、海螵蛸八钱、延胡索四钱。7剂，水煎服。

（2）二号丸四钱。

1966年11月5日六诊

主诉：便秘消失、肝肿再缩小，但胸部微疼。

脉象：弦滑。

舌诊：舌苔薄白。

治疗：仍按上方加减。

（1）瓜蒌子四钱（打碎）、薤白四钱、法半夏四钱（打碎）、延胡索四钱、乌药四钱、炒鳖甲五钱（打碎）、鸡内金三钱、川楝子四钱（打碎）、水蛭三钱、蜈蚣三条、炮山甲五钱（打碎）、甘草三钱。7剂，水煎服。

（2）二号丸十两。

1966年11月12日七诊

主诉：胸微疼、肝大、肿痛均消失，胃纳不佳，右肋骨有微疼。

脉象：弦细滑。

舌诊：舌苔微白。

治疗：仍按上方加减。

（1）延胡索四钱、乌药四钱、川楝子四钱（打碎）、茵陈四钱、龙胆草四钱、栀子四钱（打碎）、鸡内金三钱、香附四钱（打碎）、生砂仁四钱（打碎）、干地龙三钱、山楂四钱、白芍五钱。7剂，水煎服。

（2）二号丸十两。

1966年11月18日八诊

主诉：胃纳佳、右肋骨仍微疼。

脉象：弦细滑。

舌诊：舌苔薄白。

治疗：仍按上方加减。

延胡索四钱、乌药四钱、洋沉香末一钱（冲服）、龙胆草四钱、茵陈四钱、鸡内金三钱、龙胆草四钱、栀子四钱（打碎）、川楝子四钱（打碎）、乌蛇四钱、干地龙三钱、薤白四钱。7剂，水煎服。

1966年11月25日九诊

主诉：肝、胃、胸微疼消失，右肋骨微痛消失，胃纳、精神、睡眠均佳。

脉象：弦细滑。

舌诊：舌苔薄黄。

治疗：仍按上方加减。

（1）川楝子四钱（打碎）、栀子四钱（打碎）、郁金四钱、素馨花三钱、龙齿六钱（打碎）、牡蛎六钱（打碎）、延胡索五钱、乌药四钱、土鳖虫四钱、蜈蚣四条、鸡内金三钱、甘草二钱。7剂，水煎服。

（2）二号丸十两。

1966年12月2日十诊

主诉：肝软化缩小、无痛、无触及。

脉象：弦细滑。

舌诊：舌苔白。

治疗：仍按上方加减。

郁金四钱、川楝子四钱（打碎）、栀子四钱（打碎）、鸡内金三钱、延胡索四钱、乌药四钱、三棱四钱、莪术四钱、土鳖虫四钱、炒鳖甲五钱（打碎）、蜈蚣四条、薏苡仁一两、甘草三钱。7剂，水煎服。

1966年12月9日十一诊

主诉：胃癌转移肝不做手术，特回国到广东省人民医院用中药治疗，迄今痊愈。

脉象：弦细滑。

舌诊：舌苔薄黄。

治疗：仍按上方加减。

（1）郁金四钱、川楝子四钱（打碎）、栀子四钱（打碎）、鸡内金三钱、延胡索四钱、乌药四钱、白芍五钱、甘草二钱、水蛭四钱、蜈蚣四条、炒鳖甲五钱（打碎）、土鳖虫四钱、土茯苓五钱、甘草三钱。7剂，水煎服。

（2）二号丸二十两（带回新加坡巩固根治）。

1966年12月13日十二诊

主诉：胃癌转移肝已经完全消失，精神、胃纳、睡眠均佳。

脉象：弦细滑。

舌诊：舌苔薄黄。

治疗：仍按上方加减。

（1）白芍四钱、甘草二钱、川楝子四钱（打碎）、栀子四钱（打碎）、龙齿六钱（打碎）、蜈蚣四条、水蛭四钱、蜂房三钱、煅瓦楞子一两（打碎）、延胡索四钱、黄芪四钱。7剂，水煎服。

（2）二号丸二十两（带回新加坡巩固根治）。

1966年12月20日十三诊

主诉：胃癌转移肝，因新加坡无治癌医生，特回国求医，蒙友人介绍，请陈治平自本年10月5日起，纯用中药治疗迄今止，经两个月又15天时间，曾先后在本院用X线和超声波详细检查证明痊愈，准备本月21日乘飞机返回新加坡工作。

脉象：弦细缓。

舌诊：舌苔薄白。

1966年12月7日放射科检查胃肠钡餐透视病理报告（X线号89827）：胸部，两肺未发现实质性病变，心呈主动脉型。食道未发现病变。胃呈次全切除，胃空肠吻合术后改变，吻合口良好，没有倾泻征，钡通过正常，手术切口有明显压痛，胃小弯侧似有一龛影，照片3张未排除龛影之可能。空回肠，钡在2、3组，所见小肠未见特殊，2小时后复查，钡在小肠5、6组，无特殊发现。

意见：胃呈次全切除，胃空肠吻合术后改变，存留之胃近小弯侧疑有溃疡。

1966年12月5日超声波检查：肝脾区报告单（超声波号13-1466）。

检查部位：肝脾区。

肝脏边界：肝绝对浊音上界第6肋间，右锁中线第6肋间厚度6.5cm；

肝在右锁骨中线肋弓下刚见0cm，右腋前线第7肋间厚度6.5cm；

肝在正中线剑突下1.0cm，右腋中线第8肋间厚度6.5cm；

肝进波（－）　脾肋下0cm。

肝区波型：稀疏—较密微波，波型活跃。

超声提示：肝癌波不显。

血液检验：白细胞6.9×10^9/L，红细胞3.8×10^{12}/L，血红蛋白90g/L，血小板272×10^9/L。

体查：肝脏突起、凹凸不平、坚硬均已消失，无叩压痛，无触及。

临床诊断：胃癌术后转移肝。

治疗：依蜂房鳖甲煎加减，让患者带回新加坡巩固根治。

（1）绵茵陈五钱、川楝子四钱（打碎）、守宫四钱、土鳖虫四钱、炒鳖甲六钱（打碎）、煅瓦楞子一两（打碎）、海螵蛸一两、三棱四钱、炮山甲五钱（打碎）、鸡内金三钱、黄芪四钱、甘草二钱。水煎服。

（2）二号丸三十两（让患者带回新加坡继续服用，巩固根治）。

1966年12月21日，患者由广州乘飞机返回新加坡工作，于1967年1月2日，致函中国卫生部。原函照录如下。

中国卫生部：

敬启者，敝人患癌，经在新加坡天主堂医院洛根医生手术切除胃癌，经转移肝脏，在本埠无医生能治此病，由新加坡乘飞机返祖国广州市寓东风大厦。经友人介绍，访广东省人民医院名老医师陈治平，悉心用中药煎剂和二号丸治疗，治疗两月余渐好。曾在该院西医详细证明，肝、胃癌痊愈，返新加坡工作。陈医生治疗癌肿，医术高明，特函表扬。仍请贵部嘱陈医生将治癌肿方药，公开介绍，给癌病者，能除痛苦，此致

何××上

1月2日

卫生部接阅何××来函，经于1967年1月20日，将该函连同本办公室（66）卫

厅群字第1号文转

广东卫生厅：

兹特去来信一件，请阅处并答复来信人。

1967年1月20日（卫生部办公室章）

省卫生厅接到卫生部转来何××来函，经于1967年5月16日，连同信函转

广东省人民医院：

一患者来信表扬你院陈治平医生，该信转你们一阅。对治疗的经验，希帮助总结，要支持他去研究，发扬祖国医学遗产。

1967年5月16日（卫生厅公章）

何××并给陈治平一函，顺录如下。

慈爱的陈医生：

贱躯患胃、肝癌，幸而回国，求得陈医生为我治疗，解除疾苦，万分感激，铭记不忘。慈母及舍妹亦嘱笔致谢，亲友均为我祝贺，对医生的医术高明处的奇方妙药，均赞誉非常。余因戒口，不敢乱吃，以致体重未能增加，带回的二号丸，尚存十余两。余曾托陈应时先生的女婿邢先生代余取领，余于1月6日，曾具函至广东省卫生厅、广东省人民医院、北京卫生部、香港文汇报，表扬陈医生治疗癌肿的医术高明，并嘱其向陈医生索取药方公开诊治。新加坡患癌症侨胞均求医无门，该症于人类健康，确是一个很大的威胁。本埠同济医院，为本地患病侨胞服务，医药兼施，分文不取，余欲要求陈医生能否将各类癌症药方，直接寄至同济医院，济世贫病，为患癌症侨胞无力归国求医者，以能解除痛苦，又可表扬祖国医术高明，为祖国增光。余友吴娥贞女士，患上舌癌，于本月12日，乘机回国求医，特为介绍，祈为治疗，药到病除，使其早日恢复健康，幸甚，敬颂。

安康愉快！

何××上

3月10日

【按】中医认为脾气宜升，胃气宜降；五行之中，脾胃属中焦属土，肝属木，脾胃的健运有赖于肝木气机的疏泄有度。"大道至简"，陈治平治疗胃癌，特别是胃癌晚期远处转移的这种"不治之症"，遵循《黄帝内经》所言，"顺其性而养其真"。临证中，陈治平拟方喜用煅瓦楞子、煅牡蛎、洋沉香、旋覆花、丁香、柿蒂、竹茹、枳实等降胃气；黄芪、党参、怀山药、白术、干葛根等升脾气；川楝子、佛手、郁金、延胡索、青皮、砂仁等疏肝气。瘀毒是导致癌症发展的关键，胃癌晚期特别是出现远处转移，出现实体毒瘤时，常是气滞血瘀、瘀毒互结内盛的表现。这时，陈治平的遣方用药中常加入活血化瘀药和解毒散结药合用，使得疗效增加。

七、肾癌

【病案】

张某，男性，37岁，已婚，兴宁人，干部，寓广州市珠玑路迪隆里5号。因左上腹肿块发现1个月，于1967年9月25日来广东省人民医院住院治疗，住院号：145887。

患者自1965年秋起，每于劳动后则全身疲倦、面淡黄，后服中药，无其他不适。最近2个多月来，面色更黄，面部浮肿，继而脚肿，尤以午后尿量颜色异常，日间小便4～5次，夜间小便1～2次，无腰痛，无尿频、尿急、尿痛，无血尿，无发热，无恶心呕吐。于其他医院检查未发现异常。但浮肿不消，而于本院门诊检查时发现左上腹部有肿块，起病后，明显消瘦，食欲尚好，大小便正常，便秘腹泻、伴黏液或血，无排便之困难。

过去曾有疟疾病史，其他无特殊，无肝病史，亦无日本血吸虫接触史，家族史中无特殊。

体格检查：体温37.6℃，心率84次/分，呼吸18次/分，血压110/80mmHg。神志清楚，营养发育中等，自动体位，全身皮肤瘙痒存在，无出血点或皮疹，浅表淋巴结无肿大，头颅五官端正，外耳及外鼻无分泌物，瞳孔等大，对光反射好，咽轻度充血，扁桃体不大，颈软，甲状腺不大，气管居中，胸对称，肺清音，无病理性干湿啰音，心脏各瓣膜无病理性杂音，膝反射存在，无病理性神经反射。

腹部不胀，全腹呼吸运动不受限，无压痛，肝脾不触及，左上腹部可触及包块、质硬、边界不清、无压痛、边迹不明显、随呼吸而上下移动，双侧骨区无叩痛。

血液检查：出血时间2分钟，凝血时间2分钟，红细胞2.00×10^{12}/L，血红蛋白52g/L，血型O，血小板158×10^9/L，白细胞8.4×10^9/L，中性杆状核粒细胞3%，中性分叶核粒细胞75%，嗜酸性粒细胞1%，淋巴细胞21%。

生化检验：转氨酶250U/L。

同年9月28日，剖腹检查及腹膜肿块活检术。

手术所见：打开腹腔后，有中等量清的淡黄色腹腔液，脾脏大小、硬度正常，打开后腹膜内可见拳头大小之肿块，但手触及该肿块境界，上内方不清，因与中线脊椎及上侧腹壁之大血管粘连，仅能看清下界1cm不等质硬突，表面血管怒张，而且下界固定，与肾脏边界不清，肿块脆，非囊样。

手术经过：右肋缘下切口5cm，切开皮肤皮下，与离腹外斜肋，打开腹腔及后腹膜，所见如上述。因肿块不固定粘连与大血管粘连，勉强切除则危险性极大，而且也不一定能根治，决定活检，冰冻切片为癌（透明样癌），疑肾脏来源。常规关闭腹膜，手术过程良好，患者安返病房。

活体检验报告书［医检列号（43688）］：石蜡切片结果为：①肿块癌（疑为

肾的透明细胞癌）；②淋巴结呈慢性炎症。

诊断：左肾透明细胞样癌。

1967年10月5日请中医科陈治平中医会诊

主诉：左上腹包块2个多月。全身间歇浮肿，面部发黄，精神、胃纳、睡眠不好，肾区上腹疼痛、疲倦。

血液检验：红细胞2.00×10^{12}/L，血红蛋白52g/L，血小板158×10^9/L，白细胞8.3×10^9/L，中性杆状核粒细胞3%，中性分叶核粒细胞75%，嗜酸性粒细胞1%，淋巴细胞21%。

脉诊：弦滑。

舌诊：舌苔薄黄。

体温：37.8℃。

诊断：左肾透明细胞样癌。

治疗：依法以土鳖牛黄煎。

土鳖虫三钱、正牛黄一分（冲服）、水蛭三钱、炮山甲五钱（打碎）、炒鳖甲五钱（打碎）、鸡内金三钱、皂角刺四钱、桃仁四钱（打碎）、黄芪四钱、法半夏四钱（打碎）、土茯苓一两、甘草三钱。5剂，水煎服。

1967年10月9日次诊

主诉：肾区疼痛减少。

脉诊：弦滑。

舌诊：舌苔薄黄。

治疗：仍按上方加减。

（1）蝉蜕二钱、水蛭三钱、土鳖虫三钱、土茯苓一两、甘草三钱、炮山甲五钱（打碎）、鸡内金三钱、桃仁三钱（打碎）、炒鳖甲五钱（打碎）、黄芪四钱、胡黄连三钱、乳香三钱（打碎）。10剂，水煎服。

（2）三号丸四两（每日上午、下午各服二钱，温开水送服）。

1967年10月19日三诊

主诉：肾区无痛，较前舒服。

脉诊：弦细。

舌诊：舌苔薄白。

治疗：仍按前方加减。

（1）炒鳖甲五钱（打碎）、炮山甲五钱（打碎）、鸡内金三钱、土鳖虫三钱、黄芪四钱、党参四钱、仙茅三钱、乳香三钱（打碎）、没药三钱、何首乌四钱、全当归四钱、甘草三钱。10剂，水煎服。

（2）三号丸四两。

（3）平癌素Ⅸ 20粒。

1967年11月2日四诊

主诉：腰疼消失，能起床运动，面色、唇红润，精神、胃纳、睡眠均佳，面部、两下肢浮肿减轻很多。

脉诊：弦细滑。

舌诊：舌苔薄黄。

尿液检验：颜色黄、透明度浊，反应酸，比重（－），尿蛋白（±），尿糖（－），红细胞、白细胞、上皮细胞、黏液丝、管型均（－），结晶：非结晶盐类。

生化检验：非蛋白氮19.1mol/L，CO_2结合力20.0mmol/L，氯化物176.3mmol/L，麝香草酚浊度2U，脑磷脂胆固醇絮状试验（－）。

治疗：仍按上方加减。

（1）琥珀三钱（打碎）、洋沉香二钱、冬葵子四钱（打碎）、瞿麦一两、薏苡仁一两、茯苓四钱、没药四钱、黄芪四钱、水蛭三钱、土鳖虫三钱、炒鳖甲五钱（打碎）、土茯苓一两、甘草三钱。15剂，水煎服。

（2）三号丸十两。

（3）平癌素Ⅸ 30粒。

1967年11月16日五诊

主诉：面部、两下肢浮肿减轻很多，肾区无疼。

脉诊：弦细滑。

舌诊：舌苔薄黄。

治疗：仍按上方加减。

（1）大腹皮四钱、泽泻四钱、炮山甲五钱（打碎）、炒鳖甲五钱（打碎）、守宫三钱、土鳖虫三钱、蜈蚣三条、水蛭三钱、三棱四钱、鸡内金三钱、土茯苓一两、甘草三钱。11剂，水煎服。

（2）平癌素Ⅸ 22粒。

1967年11月27日六诊

主诉：面部、两下肢唯下午有些肿。

脉诊：弦细。

舌诊：舌苔薄黄。

治疗：仍按前方加减。

（1）炒鳖甲五钱（打碎）、炮山甲五钱（打碎）、土鳖虫三钱、当归四钱、没药四钱、何首乌四钱、仙茅三钱、补骨脂四钱、茯苓四钱、大腹皮四钱、泡苍术三钱、甘草三钱。10剂，水煎服。

（2）平癌素Ⅸ 22粒。

1967年12月7日七诊

主诉：肾区早已无疼，面部、两下肢浮肿完全消失，精神、胃纳、睡眠均佳，大小便正常，体重增加，准备出院。

脉诊：细滑。

舌诊：舌苔薄黄。

治疗：仍按前方加减，仍需继续观察，治疗巩固。

（1）蜈蚣三条、全蝎三钱、水蛭三钱、守宫三钱、土茯苓一两、甘草三钱、炒鳖甲五钱（打碎）、炮山甲五钱（打碎）、鸡内金三钱、当归四钱、黄芪四钱、党参四钱。7剂，水煎服。

（2）平癌素Ⅸ 14粒。

1967年12月13日八诊

主诉：病情良好同前，出院继续治疗。

脉诊：弦细滑。

舌诊：舌苔薄黄。

治疗：仍按前方加减，给药3剂带出院后巩固，仍需来门诊继续治疗根治。

（1）鸡内金三钱、当归四钱、黄芪四钱、青皮二钱、炒鳖甲五钱（打碎）、炮山甲五钱（打碎）、土茯苓一两、甘草三钱、蜈蚣三条、全蝎三钱、蜂房三钱、薏苡仁一两。7剂，水煎服。

（2）平癌素Ⅸ 14粒。

1967年12月13日出院。

1967年12月19日九诊

主诉：自出院带药回去继续服治后，肾区无疼，面部、两下肢浮肿消失，精神、胃纳、睡眠均好，仍来门诊继续请陈治平治疗。

脉诊：弦细弱。

舌诊：舌苔薄黄。

治疗：依法以玄胡水蛭煎。

（1）延胡索四钱、水蛭三钱、蜈蚣三条、蜂房三钱、土鳖虫三钱、土茯苓一两、甘草三钱、薏苡仁一两、泽泻四钱、木通三钱、黄芪四钱、何首乌四钱。30剂，水煎服。

（2）平癌素Ⅸ 60粒。

1968年1月16日十诊

主诉：肾区早已无疼，胃纳、精神、睡眠均可，两下肢浮肿消失。

脉诊：弦细。

舌诊：舌苔黄厚。

治疗：仍按前方加减。

（1）牛膝四钱、杜仲四钱、黄芪四钱、炙党参四钱、白术四钱、乌药四钱、薏苡仁一两、茯苓四钱、泽兰四钱、蜈蚣三条、守宫三钱、甘草二钱。30剂，水煎服。

（2）平癌素IX 60粒。

1968年2月20日十一诊

主诉：体重增加6kg，肾区早已无疼，胃纳、睡眠均好，大小便正常。

脉诊：弦细。

舌诊：舌苔薄黄。

治疗：依法以芪党虎鳖煎。

（1）炙黄芪四钱，炙党参四钱，守宫三钱，炒鳖甲五钱（打碎），黄精四钱、熟地黄四钱、茯苓四钱、蜂房三钱、乌药四钱、土茯苓五钱、甘草二钱、白术四钱。30剂，水煎服。

（2）平癌素IX 60粒。

1968年4月23日十二诊

主诉：两下肢微肿消失，肾区疼早无，睡眠、精神、胃纳均好，大小便正常。

血液检验：红细胞3.1×10^{12}/L，血红蛋白90g/L，血小板250×10^9/L，白细胞9.8×10^9/L，中性杆状核粒细胞4%，中性分叶核粒细胞73%，嗜酸性粒细胞1%，淋巴细胞23%，单核细胞2%。

放射科检查（X线片号：95755）：第2片，腹平片，前片（1968.3.7）可见左腹米粒大小可疑之阴影，现已不见，而其上方（肾影内）见一高粱粟米大小阴影，其余所见与前相似，疑为原米粒大小阴影之横断面，疑为位置变动所致。

脉诊：弦细。

舌诊：舌苔薄白。

治疗：肾癌经检验痊愈，邪已去，应扶正，依法以八珍汤加减，服药巩固根治。

（1）川芎四钱、当归四钱、白芍四钱、熟地黄四钱、炙党参四钱、白术四钱、茯苓四钱、炙甘草钱半、炙黄芪四钱、陈皮二钱。10剂，水煎服。

（2）平癌素Ⅸ 20粒。

【按】肾癌的发生多由正气不足，复因七情郁结，饮食内伤，邪毒入侵，使机体阴阳失调，气血逆乱，并与气、痰、湿、瘀、热等搏结积聚而成。本病案中，病患虽已开刀手术，但因术中情况复杂，癌肿并未切除，术后仍属于正邪俱盛阶段。陈治平一诊以自拟土鳖牛黄煎加减祛湿泄浊，化瘀消癥，重在祛邪，兼顾益气健脾扶正。之后，患者邪渐去而正亦渐虚，一来肾癌属本虚标实之证，正气亏虚是其病机关键；二来随诊治的开展，化瘀消癥类中药久用易伤正气。故陈治平紧扣肾癌的关键病机（脾肾亏虚），后期用药注意加入补肾健脾、益气养血之品，先后天兼顾，助正气而去菀陈莝，提高患者整体康复机能，最终取得良效。

八、直肠癌

【病案】

丁某某，女性，61岁，已婚，原籍广东潮安人，家庭主妇，马来西亚吉隆坡华侨。因患直肠癌，于1966年11月8日乘飞机返祖国访医治疗，门诊号：744525。

1966年11月15日初诊

主诉：于去年元月间，大便秘结，便血腹疼不适，同时往马来西亚吉隆医院活检证实直肠癌，因本埠无医生能治肿瘤，于1966年11月8日乘飞机返祖国，寓广州市东风大厦238号房，访医治疗。于同年11月12日往广州市中山医学院附属第一医院行活检，证实确是直肠癌。现大便秘结，时常带便血、黏液，每天10余次，肛门剧痛，腹疼，纳呆，精神疲倦，腰痛，该院嘱手术治疗，患者不同意，得友人介绍广东省人民医院陈治平，特来诊治。

脉诊：弦滑细。

舌诊：舌苔薄黄。

诊断：直肠癌。

治疗：依法以守宫鳖甲煎。

守宫四钱、炒鳖甲五钱（打碎）、土鳖虫四钱、蜈蚣三条、蜂房三钱、桑白皮四钱、仙鹤草五钱、茜草根四钱、藕节四钱、地榆炭四钱、紫草四钱、荆芥炭三钱。6剂，水煎服。

1966年11月22日次诊

主诉：之前大便每天10余次，里急后重，现减至每天3次。

脉诊：弦细滑。

舌诊：舌苔薄白。

治疗：仍按前方加减。

（1）地榆炭四钱、荆芥四钱、秦皮五钱、乌梅五钱、山楂肉五钱、升麻五钱、鸡内金三钱、白头翁五钱、白术五钱、石榴皮四钱、紫草四钱、荆芥炭三钱。水煎服。

（2）一号丸四两（每日上午、下午各服二钱，温开水送下）。

1966年11月29日三诊

主诉：胸部微疼，咳嗽，腹股沟有些痛。

脉诊：弦细滑。

舌诊：舌苔薄黄。

治疗：仍按前方加减。

苦杏仁三钱（打碎）、旋覆花四钱、赭石一两（打碎）、薤白四钱、瓜蒌皮三钱、法半夏四钱（打碎）、乌药四钱、炮山甲五钱（打碎）、炒鳖甲五钱（打碎）、守宫四钱、蜂房三钱、地榆五钱。6剂，水煎服。

1966年12月6日四诊

主诉：胸疼、咳嗽、腹股沟痛均减轻，大便秘结、有些血。

脉诊：弦细滑。

舌诊：舌苔白。

治疗：仍按前方加减。

（1）地榆炭三钱、荆芥四钱、小蓟四钱、仙鹤草五钱、白头翁五钱、前胡四钱、款冬花四钱、磁石一两（打碎）、乌药五钱、延胡索五钱、水蛭四钱、甘草三钱。6剂，水煎服。

（2）一号丸十两。

1966年12月13日五诊

主诉：大便秘结、胸疼仍有，两下肢有痛。

脉诊：弦滑。

舌诊：舌苔白。

治疗：仍按上方加减。

大黄五钱（后下）、芒硝四钱、枳实四钱、黄芪五钱、当归四钱、乌蛇四钱、木瓜四钱、海桐皮四钱、薤白四钱、瓜蒌皮五钱、蜈蚣四钱、土鳖虫四钱、甘草三钱。6剂，水煎服。

1966年12月20日六诊

主诉：大便秘结稍通，两下肢痛减轻，胸仍有微痛。

脉诊：弦细滑。

舌诊：舌苔白。

治疗：仍按前方加减。

（1）枳实五钱、郁李仁四钱（打碎）、肉苁蓉四钱、延胡索四钱、乌药四钱、地榆炭三钱、木香三钱（后下）、仙鹤草五钱、蜈蚣四条、土鳖虫四钱、黄芪四钱、甘草三钱。6剂，水煎服。

（2）一号丸十两。

1966年12月27日七诊

主诉：大便仍未畅通，胸和两下肢痛消失，但腹有微疼。

脉诊：弦细滑。

舌诊：舌苔薄黄。

治疗：仍按前方加减。

（1）枳实四钱、秦艽五钱、郁李仁四钱（打碎）、尖槟榔四钱、黄芪五钱、当归五钱、何首乌五钱、党参四钱、乌药五钱、延胡索五钱、木香三钱（后下）、生砂仁四钱（打碎）。7剂，水煎服。

（2）一号丸十两。

1967年1月4日八诊

主诉：大便畅通，腹无痛，但口干、喉疼。

脉诊：弦细滑。

舌诊：舌苔白。

治疗：仍按前方加减。

（1）麦冬四钱、人中白三钱、天花粉一两、川厚朴三钱、桃仁五钱（打碎）、当归五钱、黄芪五钱、何首乌五钱、乌药四钱、延胡索五钱、玄参五钱、青果三钱（打碎）。6剂，水煎服。

（2）一号丸十两。

1967年1月8日九诊

主诉：大便畅通，无血、有黏液，腹无疼，口干、喉痛消失，肛门无痛，胃纳、精神、睡眠均佳，无疲倦、腰痛，准备是日乘飞机返吉隆坡。

脉诊：弦细缓。

舌诊：舌苔白。

治疗：仍按前方加减给处方，带返吉隆坡继续服用，巩固根治。

（1）荆芥四钱、侧柏叶三钱、枳壳三钱、炒槐花四钱、地榆四钱、金银花四钱、黄参三钱、乌药四钱、川黄连四钱、槟榔四钱、升麻五钱、小蓟四钱。水煎服。

（2）一号丸二十两（让患者带回吉隆坡继续服治，巩固根治）。

综上用中药治疗直肠癌，由1966年11月15日起，至1967年1月8日止，基本痊愈，聊将治疗经过总结，以供同道参考。

【按】受限于当时国内的医疗条件和随访时间，患者还不能完全达到"痊愈"标准。但不可否认的是，本病案是一例陈治平用中药治疗直肠癌，并且在改善直肠癌不适症状和提高患者生活质量上奏良效的典型医案。一诊时，患者瘀毒内结证候明显，陈治平以自拟守宫鳖甲煎加减重在化瘀解毒，凉血止血。二诊大便次数仍多，伴里急后重，陈治平在祛湿解毒的基础上，运用"调气""升提""固涩""疏风"的综合治法加减组方奏效。纵观患者的诊治过程，陈治平无不是在立足直肠癌气滞脾虚、瘀毒内结的病机特点上组方用药，临证均不离辨证+辨病+辨症为纲。

九、子宫颈癌

【案一】

陈某某，女性，54岁，已婚，原籍广东东莞人，寓广州市德政中路62号楼下。因患子宫颈癌于1959年5月2日往广东省人民医院门诊部治疗，门诊号：22829。

1959年5月2日初诊

主诉：于1959年2月间，自觉阴道间有血流出，既已停经，子宫仍时有胀痛渗血。于同年3月18日往广东省人民医院妇科活检证实子宫颈癌，3月24日入院行放射治疗1次，引发直肠炎。每天大便脓血10余次，小腹疼痛难堪，阴道似有少量流血，精神、胃纳、睡眠均不好，头晕目眩，疲倦乏力，因此，于同年4月28日出院，请中医治疗。

脉诊：濡弱。

舌诊：舌苔薄白。

诊断：子宫颈癌。

治疗：依法以姜附榴榆煎。

炮姜四钱、熟黑附子四钱、石榴皮四钱、地榆炭三钱、黑栀子四钱（打碎）、小蓟四钱、延胡索四钱、泽兰四钱、秦皮四钱、木香三钱（后下）、党参四钱、甘草二钱。7剂，水煎服。

1959年5月9日次诊

主诉：大便由10余次减至6次，阴道流血减少，腹痛减轻。

脉诊：濡弱。

舌诊：舌苔白。

治疗：仍按前方加减。

（1）乌药四钱、木香三钱（后下）、石榴皮四钱、地榆炭三钱、黄芪四钱、泽兰四钱、延胡索四钱、炮姜三钱、大腹皮四钱、龙骨五钱（打碎）、海螵蛸六钱、小蓟四钱。7剂，水煎服。

（2）三号丸四两。

1959年5月16日三诊

主诉：胃纳、睡眠均好转，大便次数减至4次，无脓血，头晕目眩减轻。

脉诊：细弱。

舌诊：舌苔白。

治疗：仍按前方。

（1）处方同前，7剂，水煎服。

（2）三号丸四两。

1959年5月23日四诊

主诉：阴道流血减少，小腹疼减轻。

脉诊：濡弱。

舌诊：舌苔薄白。

治疗：仍按前方加减。

（1）黄芪四钱、党参四钱、何首乌四钱、白术四钱、延胡索四钱、泽兰四钱、土鳖虫三钱、守宫三钱、石榴皮四钱、甘草三钱、地榆炭四钱。10剂，水煎服。

（2）三号丸六两。

1959年6月3日五诊

主诉：头晕目眩、疲倦消失，胃纳、睡眠均好转，大便次数减至3次，小腹无疼。

脉诊：细弱。

舌诊：舌质淡红。

治疗：仍按前方加减。

（1）处方同前，去石榴皮、加川芎四钱。14剂，水煎服。

（2）三号丸七两。

1959年6月17日六诊

主诉：病情同前。

脉诊：濡弱。

舌诊：舌质红。

治疗：仍按前方加减。

（1）处方同前，去地榆炭、加熟地黄四钱。14剂，水煎服。

（2）三号丸七两。

1959年7月2日七诊

主诉：大便由3次减至2次，无脓血，腹无痛。

脉诊：细弱。

舌诊：舌苔薄白。

治疗：仍按前方加减。

（1）熟地黄四钱、川芎四钱、白芍四钱、黄芪四钱、守宫三钱、蜂房二钱、党参四钱、蝉蜕二钱、乳香四钱（打碎）、没药四钱、延胡索四钱、甘草三钱。14剂，水煎服。

（2）三号丸七两。

1959年7月15日八诊

主诉：病情同前。

脉诊：细弱。

舌诊：舌质淡红。

治疗：仍按前方。

（1）处方同上。14剂，水煎服。

（2）三号丸七两。

1959年8月2日九诊

主诉：病情好转。

脉诊：细弱。

舌诊：舌质淡红。

治疗：仍按前方加减。

（1）黄芪四钱、党参四钱、延胡索四钱、泽兰四钱、何首乌四钱、川芎四钱、白术四钱、守宫三钱、鸡内金三钱、熟地黄四钱、小蓟四钱、甘草三钱。14剂，水煎服。

（2）三号丸七两。

1959年8月17日十诊

主诉：阴道无流血，但有黄水渗出，腹无疼。

脉诊：细缓。

舌诊：舌质红。

治疗：仍按前方加减。

（1）川芎四钱、当归头四钱、白芍四钱、熟地黄四钱、党参四钱、白术四钱、炙黄芪四钱、炙甘草二钱、芡实一两（打碎）、牡蛎一两（打碎）、延胡索四钱、泽兰四钱。14剂，水煎服。

（2）三号丸七两。

1959年9月16日十一诊

主诉：阴道流黄水减少，精神佳。

脉诊：细缓。

舌诊：舌质淡红。

治疗：仍按前方加减。

（1）炙黄芪四钱，党参四钱，白术四钱，茯苓四钱，川芎四钱，当归头四钱，白芍四钱，熟地黄四钱，芡实一两（打碎），牡蛎一两（打碎），延胡索四钱，升麻四钱。14剂，水煎服。

（2）三号丸七两。

1959年9月16日十二诊

主诉：阴道无血黄水流出，大小便正常，肛门无下坠，小腹疼早已消失，睡眠、胃纳、精神均佳，手足有力，无倦。

脉诊：缓细。

舌诊：舌质淡红。

治疗：仍按前方加减巩固。

（1）川芎四钱、当归四钱、白芍四钱、熟地黄四钱、党参四钱、白术四钱、茯苓四钱、小蓟四钱、芡实一两（打碎）、牡蛎一两（打碎）、延胡索四钱、鸡内金三钱。14剂，水煎服。

（2）三号丸七两。

自1959年5月2日起，患者陈某某患子宫颈癌，由陈治平用纯中药治疗至1967年8月止，经8年3个月，曾经随访，屡经西医检查，现在子宫颈癌并无复发，精神佳体健。特此说明。

【案二】

李某某，女性，36岁，已婚，广西人。广州市中山路越秀茶楼服务员，寓广州市朝阳北卜家巷。因患子宫颈癌，于1967年12月19日来广东省人民医院门诊部诊治，门诊号：2835。

1967年12月19日初诊

主诉：患子宫颈癌。于1966年11月12日往市一医院行活检，病理报告诊断为子宫颈癌。该院嘱手术治疗，患者不同意。现在病情：阴道大量流血、渗液很多、味臭、腹胀，特来请陈治平老中医专用中药治疗。

脉诊：弦滑。

舌诊：舌苔黄，舌尖边红。

诊断：子宫颈癌。

治疗：依法以蜂房泽兰煎。

（1）蜂房三钱、泽兰四钱、水蛭三钱、蜈蚣三条、土鳖虫三钱、土茯苓一两、甘草二钱、芡实一两（打碎）、赭石一两（打碎）、鸡内金三钱、小蓟四钱、延胡索四钱。28剂，水煎服。

（2）平癌素Ⅸ 60粒。

1968年1月16日次诊

主诉：阴道流血、腹胀均消失，精神好转。

血液检验：红细胞4.8×10^{12}/L，血红蛋白142g/L，血小板192×10^9/L，白细胞7.9×10^9/L，中性杆状核粒细胞3%，中性分叶核粒细胞56%，嗜酸性粒细胞3%，淋巴细胞35%，单核细胞3%。

脉诊：弦滑。

舌诊：舌苔白。

治疗：仍按前方加减。

（1）小蓟四钱、茜草根四钱、血余炭三钱、芡实一两（打碎）、牡蛎五钱（打碎）、水蛭三钱、蜈蚣三条、蜂房三钱、川芎四钱、何首乌四钱、土茯苓一两、甘草二钱。30剂，水煎服。

（2）平癌素Ⅸ60粒。

1968年2月16日三诊

主诉：阴道大量流血、渗液、味臭、腹胀均消失，精神好转，大小便正常。

脉诊：弦滑。

舌诊：舌苔薄白。

治疗：仍按前方加减。

（1）水蛭三钱、蜈蚣三条、土鳖虫三钱、土茯苓一两、甘草二钱、何首乌四钱、川芎四钱、党参四钱、芡实一两（打碎）、牡蛎一两（打碎）、小蓟四钱、血余炭三钱。30剂，水煎服。

（2）平癌素Ⅸ60粒。

1968年3月19日四诊

主诉：腹疼消失，阴道流血、渗液、臭味完全消失，体重增加2.5kg，精神、睡眠、胃纳均好。

血液检验：红细胞4.32×10^{12}/L，血红蛋白145g/L，血小板90×10^9/L，白细胞5.5×10^9/L。

脉诊：弦缓。

舌诊：舌苔薄黄。

治疗：仍按前方加减给药和处方，继续服治巩固，仍需定期前来检查。

（1）小蓟四钱、茜草根四钱、黄芪四钱、乌药四钱、沉香末一钱（冲服）、守宫三钱、升麻四钱、何首乌四钱、炒鳖甲五钱（打碎）、蜂房三钱、芡实一两、甘草二钱。10剂，水煎服。

（2）平癌素Ⅸ 20粒。

【案三】

张某，女性，48岁，已婚，原籍广东惠州，马来西亚华侨，商人。因患子宫颈癌，于1967年10月18日来广东省人民医院门诊部诊治，门诊816270。

1967年10月18日初诊

主诉：患子宫颈癌。于1967年7月间，曾在新加坡行活检，病理报告诊断为子宫颈癌，同时，曾在该院注射治疗月余罔效。于同年10月8日乘机到香港，当月13日返祖国广州市东风大厦，寓2楼252房，当月15日往华南肿瘤医院行活检，病理报告诊断：子宫颈鳞状上皮癌（病理号14650）。是日，特来请陈治平专用中药治疗。

病史：阴道不时流血及黄水，外右阴道唇有2粒结核如白果大小，红色无翻花，有压痛，无渗液。

血液检验：红细胞3.92×10^{12}/L，血红蛋白120g/L，血小板246×10^9/L，白细胞7.5×10^9/L，中性杆状核粒细胞3%，中性分叶核粒细胞50%，嗜酸性粒细胞3%，单核细胞2%，淋巴细胞42%。

脉诊：弦滑。

舌诊：舌苔薄黄。

诊断：子宫颈癌并发外阴结核晚期。

治疗：依法以玄胡守宫煎。

（1）延胡索（又名玄胡）四钱、守宫三钱、蜂房三钱、升麻四钱、蝉蜕三钱、黄芪四钱、牡蛎五钱（打碎）、芡实一两（打碎）、土茯苓一两、甘草二钱、小蓟四钱、何首乌四钱。30剂，水煎服。

（2）平癌素Ⅸ 60粒。

1967年11月25日次诊

主诉：外阴2粒结核软化、缩小，阴道无血流、无渗液。

脉诊：弦细滑。

舌诊：舌苔薄黄。

治疗：仍同前方加减。

（1）炮山甲五钱（打碎）、炒鳖甲五钱（打碎）、水蛭三钱、蜈蚣三条、土鳖虫三钱、土茯苓一两、甘草三钱、玄参四钱、青果四钱（打碎）、诃子四钱（打碎）、芡实一两、小蓟四钱。30剂，水煎服。

（2）平癌素IX 60粒。

1967年12月23日三诊

主诉：阴道流血渗液、白带、外阴2粒结核均经消失，精神、睡眠、胃纳均好，准备近日返马来西亚继续服药治疗。

脉诊：弦细。

舌诊：舌苔薄黄。

治疗：仍按前方加减给药和处方，带返马来西亚继续服用，巩固根治，定期前来复查。

（1）炮山甲五钱（打碎）、炒鳖甲五钱（打碎）、水蛭三钱、蜂房三钱、蜈蚣三条、芡实一两（打碎）、牡蛎六钱（打碎）、乌药四钱、土茯苓一两、甘草二钱、黄芪四钱、莪术四钱。10剂，水煎服。

（2）平癌素IX 50粒。

【案四】

吴某，女性，50岁，已婚，广东中山人，广州市二联社工人，居广州市东华东路28号。因患子宫颈癌，曾入广东省人民医院妇科，镭疗和Co-60放射治疗子宫颈癌直肠转移，经该科久治罔效。于1966年11月25日，由该科转来本院门诊部中医科请陈治平老中医专用中药治疗，门诊号：625267。

病史：前2个月曾在本院门诊部妇科行活检，病理诊断报告为子宫颈鳞状上皮癌（医检列号37562）。近数天来有咳嗽痰少，无发热、无不适。妇科情况：外阴无炎症，宫体前倾，大小、硬度正常，可转动，无压痛，子宫颈肥大约3倍，呈结节状，右侧穹窿可触及如鸡蛋大囊性肿块，质软无压痛，左侧穹窿未见异常，两侧宫旁组织软，宫颈直径4cm，宫颈长5.5cm，糜烂面约3cm×4cm。入院诊断：①宫颈癌；②右侧输卵管积水。1966年4月2日在硬膜外麻醉下进行右侧输卵管、卵巢摘除。左侧输卵管、卵巢正常；右侧输卵管囊性变，大小约10cm×5cm×4cm，表面光滑透明，与子宫全壁及大网膜粘连，右侧卵巢管看不清楚，子宫颈大小、硬度正常，与周围组织粘连、不能移动，大网膜与腹股沟及右侧输卵管粘连。术后经过镭疗，同年5月23日复查：子宫表面较硬，凹凸不平，脆易出血，宫颈有坏死细胞。

于同年5月13日至7月29日行Co-60对照放射，其中因机器故障中断16天，两下腹野、两臂野＝4 000R/野，放射量为4 800R/侧。治疗过程中经常腹胀疼痛不适，右上肢无力，经对症治疗后无好转，白细胞减少，余无特殊。

同年11月1日来诊，自诉：大便每日20余次，有黏液血流，里急后重，胃纳欠佳。

同年11月14日来诊，自诉：每日大便10余次，有黏液血块，里急后重，急坠不适，四肢酸痛。检查：直肠周围增厚结节样，但肠腔仍发炎，右侧增厚较著。肛窥：直肠前后方有溃疡面，并有坏死细胞，是证子宫颈癌直肠转移可能性极大。

血液检验：红细胞3.9×10^{12}/L，血红蛋白110g/L，白细胞11×10^{12}/L，中性杆状核粒细胞5%，中性分叶核粒细胞65%，淋巴细胞22%，单核细胞5%。

自1966年3月4日患者入院妇科治疗起，至同年11月25日止，共8个月余之久，不特罔效，而且恶化，癌转移直肠，该科自动转来中医科要求陈治平医生治疗。

1966年11月25日初诊

主诉：患子宫颈癌，曾入院妇科镭疗3次，并Co-60放射治疗，不特罔效，而且癌肿转移直肠，每日大便15次，黏液血块，腹胀绞痛，阴道流血，痛楚难堪，四肢酸痛，精神疲倦，胃纳欠佳，苦楚失眠，特来请陈治平专用中药治疗。

脉诊：弦细滑。

舌诊：舌苔薄黄。

诊断：子宫颈癌镭疗后直肠转移（晚期）。

治疗：依法以土鳖玄胡煎。

土鳖虫三钱、延胡索四钱、乌药四钱、蜈蚣三条、仙鹤草四钱、小蓟四钱、蛇蜕三钱、炮山甲五钱（打碎）、炒鳖甲五钱（打碎）、怀山药五钱、土茯苓一两、甘草三钱。50剂，煎服。

1967年1月17日次诊

主诉：大便一次量颇多，腹疼减轻，大便干结。

脉诊：弦细滑。

舌诊：舌苔薄黄。

治疗：仍按前方加减。

大黄四钱、枳实四钱、尖槟榔四钱、延胡索四钱、乌药四钱、泽兰四钱、全当归四钱、甘草二钱、黄芪四钱、木香三钱（后下）、何首乌四钱、守宫四钱。50剂，水煎服。

1967年3月17日三诊

主诉：大便通畅、无血及黏液，腹疼消失。

脉诊：弦细滑。

舌诊：舌苔薄白。

治疗：仍按前方加减。

枳实四钱、尖槟榔四钱、黄芪四钱、当归四钱、何首乌四钱、车前四钱、薏苡仁一两、蜈蚣三条、全蝎三钱、茯苓五钱、胡黄连三钱、甘草二钱。50剂，水煎服。

1967年5月13日四诊

主诉：大便通畅，腹胀疼痛消失。

脉诊：弦细弱。

舌诊：舌苔白。

治疗：仍按前方加减。

台乌药四钱、延胡索四钱、木香三钱（后下）、香附三钱（打碎）、枳实四钱、郁李仁五钱（打碎）、尖槟榔四钱、当归四钱、远志四钱、五味子四钱、北黄芪四钱、甘草二钱。60剂，水煎服。

1967年7月28日五诊

主诉：大便秘结，腹有微疼，阴道无血。

脉诊：弦细弱。

舌诊：舌苔白。

治疗：仍按前方加减。

藿香四钱、香附三钱（打碎）、青皮二钱、佛手三钱、乌药四钱、木香三钱（后下）、防己四钱、小蓟四钱、茜草根三钱、秦艽五钱、郁李仁四钱（打碎）、枳实四钱。60剂，水煎服。

1967年9月19日妇科检查：腹软，无肿块及压痛，外阴无炎症，阴道穹窿肿块消失，宫颈肥大消失。肛查：检指见有少许淡红色血。

1967年10月14日六诊

主诉：阴道无血流、无渗液，腹无疼，大便已通。

脉诊：弦细弱。

舌诊：舌苔薄白。

治疗：仍按前方加减。

（1）延胡索四钱、乌药四钱、泽兰四钱、佩兰四钱、鸡内金三钱、全蝎三钱、蜈蚣三条、甘草二钱、何首乌四钱、当归四钱、秦艽五钱、枳实四钱。60剂，水煎服。

（2）平癌素IX 120粒。

1967年12月13日七诊

主诉：阴道无血流，大便正常，无血黏便。

脉诊：弦滑细。

舌诊：舌苔薄黄。

治疗：仍按前方加减。

（1）藿香四钱、香附四钱（打碎）、木香三钱（后下）、苦杏仁三钱（打碎）、桔梗三钱、陈皮三钱、神曲三钱、大腹皮四钱、石斛四钱、赭石一两（打碎）、旋覆花四钱、大枣三枚。40剂，水煎服。

（2）平癌素IX 80粒。

1968年2月28日八诊

主诉：阴道无流血，大便通畅，左腹股沟疝如鸡蛋大小已消失，胃胀已无，但喉有些痛。

脉诊：细滑。

舌诊：舌苔薄白。

治疗：仍按前方加减。

（1）藿香四钱、香附四钱（打碎）、乌药四钱、木香三钱（后下）、紫苏叶二钱、桔梗三钱、金佛草四钱、赭石一两（打碎）、陈皮二钱、秦艽四钱、枳实四钱、甘草二钱。40剂，水煎服。

（2）平癌素IX 80粒。

1968年6月18日九诊

主诉：左腹股沟疝早消失，但咳嗽未好，虽恶寒发热消失，感冒仍未痊愈。

脉诊：弦细滑。

舌诊：舌苔薄白。

治疗：仍按前方加减。

（1）桑叶三钱、菊花三钱、石斛四钱、柴胡三钱、黄皮核四钱（打碎）、荔枝核四钱（打碎）、川楝子四钱（打碎）、大茴香三钱（打碎）、小茴香三钱、橘核四钱（打碎）、甘草二钱、薄荷一钱。7剂，水煎服。

（2）平癌素Ⅸ 14粒。

1968年6月24日十诊

主诉：咳嗽、感冒均消失，精神、胃纳均好。

脉诊：弦细。

舌诊：舌苔白。

治疗：仍按前方加减，给药和处方继续服治，巩固以防复发，仍需定期前来复查。

（1）金银花四钱、桑叶三钱、菊花三钱、连翘四钱、杏仁四钱（打碎）、桔梗三钱、磁石六钱（打碎）、赭石六钱（打碎）、旋覆花四钱、枳实四钱、尖槟榔四钱、黄芪五钱。10剂，水煎服。

（2）平癌素Ⅸ 20粒。

【案五】

张某某，女性，34岁，已婚，吉林省，长春人，家属，居广州市广华道。因患子宫颈癌直肠转移，入广东省人民医院妇科上Co-60放射治疗，转来本院中医科门诊部治疗，门诊号：811719。

病史：1964年5月26日，因患者月经周期缩短及间歇阴道流液、恶臭，伴下腹疼痛3个月而入住本院妇科。妇科检查：腹软无压痛，无包块触及，两侧腹股沟淋巴结及锁骨上淋巴结无肿大，外阴未产式，无炎症，阴道平滑可容二指，宫体前倾，硬度正常可动，无触痛，宫旁组织无增厚，附件触诊不满意，因腹壁阴道较深。窥视：宫颈糜烂，有些白膜，探宫腔深4cm，行活检，病理报告诊断为子宫颈鳞状上皮癌第3级，未见结核。入院诊断：子宫颈癌（Ⅰ期）。行Co-60放疗，至1965年1月11日止，不特罔效，而且腹疼、阴道流血、味臭，大便黏液有血，里急后重，纳呆，恶心，疲倦，于是转来中医科门诊诊治。

1965年1月12日初诊

脉诊：弦滑。

舌诊：舌苔微黄，舌边尖红。

诊断：子宫颈癌直肠转移。

治疗：依法以玄胡守宫煎。

延胡索四钱、泽兰四钱、守宫三钱、蜂房三钱、青蒿四钱、木香三钱（后下）、白芷四钱、蔓荆子四钱、秦皮四钱、白头翁五钱、槐花子五钱、甘草二钱。30剂，水煎服。

1965年2月12日次诊

主诉：阴道流血、渗液消失，大便次数减少，但子宫颈仍有微痛。

脉诊：弦细滑。

舌诊：舌苔白腻。

治疗：仍按前方加减。

砂仁四钱（打碎）、泽兰四钱、木香三钱（后下）、蜈蚣三条、僵蚕四钱、全蝎三钱、守宫四钱、佩兰四钱、青蒿四钱、黄芪四钱、山楂四钱、香附四钱（打碎）。60剂，水煎服。

1965年4月23日三诊

主诉：小腹胀疼，里急后重，大便黏液、脓血已减少很多，每天4～5次，纳呆，口干。

脉诊：沉细滑。

舌诊：舌苔白。

治疗：仍按前方加减。

（1）紫草三钱、秦皮四钱、黄连二钱、黄柏三钱、当归四钱、木香二钱（后下）、甘草三钱、苦参四钱、槐子四钱（打碎）、地榆五钱、蜈蚣三条、守宫三钱。60剂，水煎服。

（2）三号丸十四两（每日上午、下午各服二钱，温开水送服）。

同日妇科会诊检查：左锁骨上及腹股沟淋巴结（－），腹软，外阴正常，阴道光滑，子宫颈已萎缩，光滑，宫体萎缩，宫旁双侧均未触及增厚包块。

1965年7月30日四诊

主诉：阴道流血、渗液和大便黏液血均消失。

血液检验：红细胞4.24×10^{12}/L，血红蛋白140g/L，白细胞6.65×10^{9}/L，中性分叶核粒细胞66%，嗜酸性粒细胞2%，淋巴细胞29%，单核细胞3%。

脉诊：弦细。

舌诊：舌苔薄白。

治疗：仍按前方加减。

（1）延胡索四钱、血余炭三钱、仙鹤草五钱、乌药四钱、木香三钱（后下）、土鳖虫三钱、水蛭三钱、全蝎三钱、炮山甲四钱（打碎）、泽兰四钱、黄芪五钱、甘草三钱。70剂，水煎服。

（2）三号丸二十两。

1965年11月9日五诊

主诉：阴道无流血，大便黏液、腹疼均消失。

脉诊：细弱。

舌诊：舌苔白。

治疗：仍按前方加减。

（1）延胡索四钱、泽兰四钱、佩兰四钱、土鳖虫三钱、煅牡蛎六钱（打碎）、煅瓦楞子五钱（打碎）、木香三钱（后下）、砂仁四钱（打碎）、大腹皮四钱、蜂房三钱、白豆蔻四钱（打碎）、甘草二钱。70剂，水煎服。

（2）三号丸二十两。

1966年2月11日六诊

主诉：阴道早经无血、无渗液，但因患痔，大便有些血。

脉诊：细弱。

舌诊：舌苔薄黄。

治疗：仍按前方加减。

（1）藿香四钱、香附四钱（打碎）、砂仁四钱（打碎）、干地龙三钱、木香三钱（后下）、羌活四钱、木瓜四钱、地榆炭四钱、仙鹤草四钱、黄芪四钱、五倍子四钱、甘草二钱。70剂，水煎服。

（2）三号丸二十两。

1966年5月17日七诊

主诉：阴道无血、无渗液，但两下肢疼痛，大便痔血消失。

脉诊：弦细。

舌诊：舌苔白。

治疗：仍按前方加减。

（1）延胡索四钱、泽兰四钱、佩兰四钱、木瓜四钱、白花蛇四钱、守宫三钱、黄芪四钱、茯苓四钱、香附四钱（打碎）、土鳖虫三钱、甘草二钱、僵蚕四钱。70剂，水煎服。

（2）三号丸二十两。

1966年8月30日八诊

主诉：病情同前好转，余无不适，但喉疼。

脉诊：弦滑。

舌诊：舌苔薄黄。

治疗：仍按前方加减。

（1）蜂房三钱、守宫三钱、川芎四钱、延胡索四钱、蛇蜕三钱、党参四钱、黄芪四钱、青果四钱（打碎）、芡实一两（打碎）、炙甘草二钱。60剂，水煎服。

（2）三号丸二十两。

1967年1月3日九诊

主诉：子宫颈无血流、无疼，喉痛消失。

脉诊：弦细滑。

舌诊：舌苔白。

治疗：仍按前方加减。

（1）炙党参四钱、炙黄芪五钱、白术四钱、怀山药五钱、黄精四钱、熟地黄四钱、当归四钱、炙甘草二钱、守宫二钱。70剂，水煎服。

（2）三号丸二十两。

1967年5月6日十诊

主诉：子宫颈早经无血、无渗液，大便正常，喉疼消失。

脉诊：弦细。

舌诊：舌苔白。

治疗：仍按前方加减。

（1）黄芪四钱、党参四钱、当归四钱、何首乌四钱、守宫三钱、蜈蚣二条、全蝎二钱、茯苓五钱、甘草二钱、白术四钱、怀山药五钱、白芍四钱。70剂，水煎服。

（2）三号丸二十两。

1967年9月30日十一诊

主诉：病情好转，余无不适。

脉诊：弦细。

舌诊：舌苔薄黄。

治疗：仍按前方加减。

（1）香附四钱（打碎）、藿香四钱、青皮三钱、乌药四钱、泽兰四钱、延胡索四钱、何首乌四钱、川芎四钱、白术四钱、怀山药五钱、甘草二钱、当归四钱。水煎服。

（2）三号丸二十两。

1968年3月22日十二诊

主诉：子宫颈流血渗液、大便黏液血块、上肢关节疼痛、痔疮均早消失，现精神、睡眠、胃纳均佳，大小便正常，健康恢复。

脉诊：弦缓。

舌诊：舌苔薄白。

治疗：依法按前方加减6剂，给药和处方带回继续服治巩固，以防复发，仍需定期前来检查。

（1）黄芪四钱、党参四钱、白术四钱、怀山药五钱、白芍四钱、茯苓四钱、守宫三钱、熟地黄四钱、黄精四钱、五味子四钱、熟枣仁四钱（打碎）、炙甘草二钱。水煎服。

（2）三号丸二十两。

【按】子宫颈癌属于中医"崩漏""五色带下""瘕聚"范畴。发病在于长期忧思郁怒、七情内伤、六淫邪毒、胎产房事刺激，伤肝损脾及肾，使冲任失调而致气血紊乱、湿毒内蕴而发病。陈治平节选的5个医案中，既有纯中医治疗的，亦有配合放疗、中西医结合治疗的，均使得患者症状改善、生活质量提高、带瘤生存、甚或随访9年余而治愈。分析陈治平自拟治疗子宫颈癌的方剂，有温肾健脾、收敛止泻功效的姜附榴榆煎；化瘀止血、祛湿解毒功效的蜂房泽兰煎；疏肝理气、化湿解毒功效的玄胡守宫煎和理气化瘀、通络散结功效的土鳖玄胡煎等。我们在当今临证时在辨证论治的基础上，对于体质较好、正邪俱盛或者因实致虚的宫颈癌患者可以参考选用。

十、网状细胞肉瘤

【病案】

詹某某，男性，64岁，已婚，广东饶平人，广州中山大学中文系教师。因患网状细胞肉瘤，于1966年11月2日来广东省人民医院中医科诊治。

1966年11月2日初诊

主诉：经华南肿瘤医院检验证实患网状细胞肉瘤。曾在该院住院40天，未愈出院。现在病况：左右颈肿块和颌下肿块各有鸡蛋大小、坚硬固定，咳嗽，特来诊治。

脉诊：弦细滑。

舌诊：舌苔薄黄。

诊断：网状细胞肉瘤。

治疗：依法以土鳖水蛭煎。

（1）土鳖虫三钱、水蛭三钱、蜈蚣三条、蜂房三钱、胆南星四钱（打碎）、炮山甲五钱（打碎）、昆布四钱、海藻四钱、藁本四钱、土茯苓一两、甘草二钱。7剂，水煎服。

（2）平瘤素14粒。

1966年11月9日次诊

主诉：咳嗽、右颈和下颌肿块基本消失，左颈肿块缩小、软化。

脉诊：弦细滑。

舌诊：舌苔白。

治疗：仍按前方加减。

（1）苦杏仁四钱（打碎）、紫苏叶三钱、桔梗四钱、磁石一两、土鳖虫三钱、蜈蚣三条、昆布四钱、海藻四钱、夏枯草三钱、鸡内金三钱、甘草三钱。30剂，水煎服。

（2）平瘤素60粒。

1966年12月10日三诊

主诉：咳嗽、左右颈及下颌肿块均消失。

脉诊：弦滑。

舌诊：舌苔白。

治疗：仍按前方加减。

（1）胆南星四钱（打碎）、法半夏四钱（打碎）、蜈蚣三条、蜂房三钱、水蛭三钱、炒鳖甲五钱（打碎）、石耳四钱、昆布四钱、海藻四钱、鸡内金三钱、炮山甲五钱（打碎）、甘草二钱。30剂，水煎服。

（2）平瘤素60粒。

1967年1月18日四诊

主诉：左右颈和下颌肿块已经消失。

脉诊：弦细滑。

舌诊：舌苔薄黄。

治疗：仍同前方加减。

（1）守宫三钱、水蛭三钱、蜈蚣三条、土鳖虫三钱、昆布四钱、夏枯草三钱、石耳四钱、炒鳖甲五钱（打碎）、鸡内金三钱、海藻四钱、蜂房三钱、甘草二钱。50剂，水煎服。

（2）平瘤素100粒。

1967年3月10日五诊

主诉：左右颈和下颌肿块早经消失，现精神、胃纳均佳。

脉诊：弦细滑。

舌诊：舌苔黄。

治疗：仍按前方加减给药和处方，继续服治巩固，预防复发，定期前来检查。

（1）守宫三钱、水蛭三钱、蜈蚣三条、土鳖虫三钱、昆布四钱、夏枯草三钱、石耳四钱、炒鳖甲五钱（打碎）、鸡内金三钱、海藻四钱、蜂房三钱、甘草二钱。10剂，水煎服。

（2）平瘤素20粒。

【按】网织细胞肉瘤多见于男性青壮年，临床上比较少见。常发生于躯干骨，以肩胛骨、髂骨、脊柱多见，也可累及四肢长骨，以股骨、胫骨、肱骨多见。其病程较长，症状比其他恶性肿瘤轻，主要症状为局部肿胀和疼痛，肿瘤所在部位骨皮质膨大，侵犯到软组织后形成包块。本病案以左右颈肿块和下颌肿块坚硬固定，咳嗽为主证，陈治平结合病患的舌脉，从痰瘀互结病机入手论治，首投土鳖水蛭煎加减服用，获效后加强软坚散结之力，继续辨证服治巩固而痊愈。

第二节　心系疾病

一、痫症

【案一】

黄某某，女童，1岁，南海人，寓大南路83号3楼，因患痫症于1965年8月14日往广东省人民医院门诊部中医科诊治，门诊号：614493。

1965年8月14日初诊

母亲代诉：患儿每天抽搐眼翻，不省人事，每隔1小时后自行苏醒，每日1次或两三日1次，特来诊治。

脉诊：滑数浮。

舌诊：苔白腻。

指纹：紫蓝。

诊断：痫症。

治疗：依法蝎蚕钩藤煎加减。

全蝎二钱、法半夏二钱（打碎）、白芍三钱、僵蚕二钱、胆南星二钱（打碎）、甘草半钱、双钩藤三钱、龙骨二钱（打碎）、橘红二钱、正朱砂一分（冲）、牡蛎二钱（打碎）、茯神二钱。3剂，水煎服。

1965年9月7日次诊

代诉：服药后，四五日发痫症1次。

脉诊：滑数浮。

舌诊：苔舌白厚。

治疗：按前方加减。

蝉蜕二钱、钩藤二钱、茯神二钱、礞石二钱（打碎）、川贝母二钱（打碎）、法半夏二钱（打碎）、全蝎二钱、白芍三钱、甘草钱半、僵蚕二钱、胆南星二钱（打碎）、朱砂一分（冲）。3剂，水煎服。

1965年9月18日三诊

代诉：痫症10余日发1次，痰少。

脉诊：浮滑。

舌诊：舌苔白。

指纹：淡蓝。

治疗：按前方加减。

礞石二钱（打碎）、钩藤二钱、甘草钱半、胆南星二钱（打碎）、法半夏二钱（打碎）、龙齿三钱（打碎）、蝉蜕二钱、朱砂一分（冲）、正牛黄（冲）一分、僵蚕二钱、白芍三钱、大枣二枚。3剂，水煎服。

1965年10月28日四诊

代诉：痫症经月余未见发作，无痰，精神、胃纳、二便均正常。

脉诊：滑细。

舌诊：苔微白。

指纹：淡蓝。

治疗：按前方加减，巩固预防。

全蝎二钱、礞石二钱（打碎）、甘草钱半、蝉蜕二钱、川贝母二钱（打碎）、正牛黄一分（冲）、僵蚕二钱、陈皮钱半、朱砂一分（冲）、钩藤二钱、白芍二钱、远志二钱。3剂，水煎服。

【案二】

陈某某，男性，24岁，未婚，广东廉江人，技术干部，住址为湛江市赤坎双十街十五号，因患痫症，于1965年9月10日来广东省人民医院门诊部中医科诊治，门诊号：621556。

1965年9月10日初诊

主诉：少时曾有脑膜炎症，现患痫症，1963年11月起，反复发作，久治罔效。

脉诊：缓滑。

舌诊：舌苔白。

诊断：痫症。

治疗：依法以朱砂牛黄煎。

正朱砂一分（冲）、龙骨六钱（打碎）、五味子四钱、正牛黄一分（冲）、牡蛎六钱（打碎）、川贝母三钱（打碎）、胆南星四钱（打碎）、白芍八钱、石菖蒲四钱、法半夏四钱（打碎）、甘草三钱、正麝香一分（冲）。3剂，水煎服。

1965年9月14日次诊

主诉：近几天病情稳定，无痫症发作，但痰多，睡眠、胃纳均欠佳。

脉诊：弦滑。

舌诊：舌苔薄白。

治疗：仍按前方加减。

正朱砂一分（冲）、法半夏四钱（打碎）、防风三钱、正牛黄一分（冲）、胆南星四钱（打碎）、川贝母五钱（打碎）、龙骨六钱（打碎）、白芍八钱、全蝎三钱、牡蛎八钱（打碎）、甘草三钱、钩藤四钱。25剂，水煎服。

1965年10月8日三诊

主诉：服药后痫症未见发作，精神、胃纳、睡眠均佳。

脉诊：细滑。

舌诊：舌苔薄白。

治疗：仍按前方加减给药，并配药丸长期服治。

正朱砂一分（冲）、法半夏四钱（打碎）、白芍五钱、正牛黄一分（冲）、胆南星四钱（打碎）、甘草二钱、僵蚕四钱、龙骨六钱（打碎）、浙贝母三钱（打碎）、全蝎二钱、牡蛎六钱（打碎）、肉桂五分（焗）。7剂，水煎服。

药丸处方如下（共20味药，重十六两八钱）：金箔二十张、石菖蒲一两、正牛黄一钱、胆南星二两、正朱砂三钱、钩藤一两、防风六钱、熟枣仁二两、正川麝一钱、法半夏一两、郁金一两、天麻一两、皂角八钱、全蝎一两、牙硝（即芒硝）四钱、僵蚕一两、茯神一两、白附子一两、高丽参一两、明矾五钱。共研细末，以酒煮糊为丸如梧子大（约9g），朱砂为衣，日服二钱，温开水送下。

1968年1月19日四诊

主诉：痫症前经治疗，因近日在北方工作，严寒感冒，经年余复发，经时8分钟，恢复正常。

脉诊：弦滑。

舌诊：苔薄白。

治疗：依法以朱砂礞石煎。

正朱砂一分（冲）、法半夏四钱（打碎）、胆南星四钱（打碎）、肉桂五分（焗）、猴枣一分（冲）、白术四钱、正牛黄一分（冲）、大枣三枚、礞石四钱（打碎）、陈皮二钱、干姜三钱。40剂，水煎服。

1968年3月12日五诊

主诉：病情好转稳定，痫症久未复发。

脉诊：弦细滑。

舌诊：舌质淡红。

治疗：仍按前方加减。

礞石四钱（打碎）、蝉蜕二钱、怀山药四钱、法半夏四钱（打碎）、当归四钱、陈皮二钱、制南星四钱（打碎）、何首乌四钱、佛手三钱、防风三钱、白术四钱、大枣三枚、猴枣一分（冲）。25剂，水煎服。

1968年4月6日六诊

主诉：痫症早已完全好转，并无发作。

脉诊：弦滑细。

舌诊：舌苔薄白。

治疗：仍按前方加减，给药3剂，服治巩固。

朱砂一分（冲）、胆南星四钱（打碎）、炙甘草二钱、礞石四钱（打碎）、法半夏四钱（打碎）、佛手三钱、陈皮二钱、当归四钱、猴枣一分（冲）、何首乌四钱、白术四钱。3剂，水煎服。

【案三】

黎某某，男性，19岁，未婚，广东南海人，现寓广州市盐运西路三巷一号二楼。因患痫症，于1964年12月15日来广东省人民医院门诊部中医科诊治，门诊号：541226。

1964年12月15日初诊

主诉：痫症3年余，曾在精神病院久治罔效，特来诊治。

脉诊：弦滑。

舌诊：舌苔白。

诊治：痫症。

治疗：依法以化痰镇静剂。

朱砂一分（冲）、牛黄一分（冲）、法半夏四钱（打碎）、川贝母三钱（打碎）、陈皮二钱、龙齿六钱（打碎）、牡蛎八钱（打碎）、沙参四钱、僵蚕四钱、全蝎三钱、藜芦四钱。7剂，水煎服。

1964年12月22日次诊

主诉：服药后精神、睡眠均好转，自觉痰减少。

脉诊：弦细滑。

舌诊：苔微白。

治疗：依前法加减。

朱砂一分（冲）、牛黄一分（冲）、法半夏四钱（打碎）、川贝母三钱（打碎）、陈皮二钱、龙骨六钱（打碎）、全蝎四钱、藜芦四钱、人参芦三钱。12剂，水煎服。

1965年1月5日三诊

主诉：去年12月30日痫症发作1次，经时6分钟苏醒，服上药后呕出大量痰涎，现有夜梦，稍觉头晕。

脉诊：细滑。

舌诊：质红苔净。

治疗：仍依前法加减。

朱砂一分（冲）、牛黄一分（冲）、法半夏四钱（打碎）、川贝母三钱（打碎）、陈皮二钱、龙骨六钱（打碎）、全蝎三钱、藜芦四钱、人参芦三钱、胆南星四钱（打碎）、僵蚕四钱。3剂，水煎服。

1967年7月16日随访

主诉：自1964年12月15日来门诊开始，纯用中医中药治疗，至同月30日痫症发作一次，约6分钟苏醒，1965年1月15日来门诊服治中药后，呕出痰涎较多，迄今并无发作，体重增加，胃纳、精神、睡眠均好。

【案四】

马某，男性，25岁，已婚，广东台山人，单位：中央侨委驻广州工作组，现寓广州市文德路朝阳里三号三楼，因患痫症于1966年5月4日来广东省人民医院门诊部中医科诊治，门诊号：2066。

1966年5月4日初诊

主诉：痫症经5年余久治无效。

脉诊：弦滑数。

舌诊：苔白腻。

诊断：痫症。

治疗：依法朱砂钩藤煎。

朱砂一分（冲）、钩藤四钱、胆南星四钱（打碎）、川贝母三钱（打碎）、法半夏四钱（打碎）、白术四钱、牛膝四钱、佛手四钱、白芍五钱、炙甘草二钱、陈皮二钱、橘红三钱。10剂，水煎服。

1966年5月14日次诊

主诉：服药后精神好，无发作。

脉诊：弦滑。

舌诊：舌苔白。

治疗：仍按前方加减。

朱砂一分（冲）、佛手四钱、炙甘草二钱、白术五钱、胆南星三钱（打碎）、钩藤四钱、川贝母三钱（打碎）、橘红三钱、白芍五钱、法半夏四钱（打碎）、全蝎三钱、川厚朴三钱。10剂，水煎服。

1966年6月8日三诊

主诉：服药后经2月余，未见发作。精神、胃纳、睡眠均佳。

脉诊：弦细滑。

舌诊：舌苔白腻。

治疗：仍按前方加减。

朱砂一分（冲）、钩藤四钱、僵蚕四钱、何首乌四钱、全蝎三钱、胆南星三钱、法半夏四钱（打碎）、炙甘草二钱、佛手三钱、白芍四钱。10剂，水煎服。

1966年8月24日四诊

主诉：服药后痫症完全消失。

脉诊：弦细滑。

舌诊：舌苔薄白。

治疗：仍按前方加减给药3剂。

病已愈，无须再来诊治。

钩藤四钱、佛手四钱、秦艽四钱、黄芪五钱、胆南星四钱（打碎）、白芍五钱、枳实四钱、龙眼五钱、法半夏四钱（打碎）、炙甘草二钱、鹿茸四钱、白术四钱。3剂，水煎服。

【按】痫症多有抽搐，不省人事，甚则喉中痰鸣，口吐涎沫或发猪羊叫声，醒后一如常人，究其本源，多脏腑失调，气机逆乱，风阳内动，风热痰相煽，痰涎扰动，上塞清窍，神明失司，君臣失顾。其痰为悖逆之臣，治疗总以息风豁痰、开窍醒神为要，又当随病因、病机不同随症加减。陈治平自拟朱砂牛黄煎一方，其中石菖蒲、麝香醒神开窍；朱砂、牛黄、龙骨、牡蛎降逆安神，以救其急；川贝母、胆南星、法半夏豁痰以祛其致病之源。案一，患者为幼儿，此秽浊之气，多从母胎中得来，用药宜轻浅，中病即止。又有小儿先天禀赋不足，肾精亏虚，髓海不充，脑络空虚，发为痫病者，祛痰之后，不忘补益。案二，有脑炎病史，炎症虽除，而痰浊阻于脑络不能去，治当开窍化痰，痰去则神清。案三，痰涎阻于胸膈、胃脘，故见神疲而纳、眠俱差，"上则越之"故入藜芦一味，药后患者呕吐大量痰涎，诸症悉解。案四，久病失治，损及脾肾之阳，"脾为生痰之源"入白术、陈皮、橘红健脾以化痰，其功淡然而日彰。

二、中风

【案一】

曹某某，女性，20岁，已婚，江苏省人，广东罐头厂职工，寓广东罐头厂宿舍，因产后中风，于1961年12月5日入广东省人民医院外科住院治疗，住院号：98558。

患者爱人代诉：患者头疼9天，左侧上下肢瘫痪，伴失语3天，被迫入院治疗。

现病史：患者于9天前，曾头疼阵发性加剧，疼痛部位以两侧颞部为甚，无发热、咳嗽、呕吐，次日在卫生所看病，诊为感冒，服药未见好转，且头疼加剧，并伴微热及寒战，至12月2日晚，觉发热、发冷、头疼阵发性加剧，发觉左侧肢体麻木，但能运动自如，神智浅醒，晚间能给婴儿哺乳，于3日晨，患者爱人催其给婴儿喂乳，始发觉患者失语，左侧偏瘫，即送往广州某医院急诊，经抢救患者神智浅醒不语，状如外感，反呕，后患者又呈昏迷状态，经卫生所抢救始才浅醒，于4日来本院急诊观察，疑似脑血管痉挛，经治疗未见好转，入院数小时昏迷，自病以来，食欲欠佳，小便失禁，大便三日无解，于1961年12月5日住院治疗。

婚育史：1961年2月结婚，11月初顺产一胎足月，产后大量流血1周，恶露频，病前仍给婴儿喂乳。爱人健康，否认有冶游史。

血液检查：白细胞10.4×10^9/L，红细胞4.04×10^{12}/L，血红蛋白120g/L，中性杆状核粒细胞1%，中性分叶核粒细胞89%，淋巴细胞9%。

尿液检验：颜色茶黄，透明度清，反应酸，比重不足，尿蛋白（2+），白细胞1~3。

脑脊液检查：无色，透明；潘迪氏反应：±；葡萄糖：阳性，红细胞26/mm³，白细胞12/mm³；脑脊液培养：草绿色金链球菌。

生化检验：非蛋白氮47.7mmol/L，CO_2结合力19mmol/L。

血液培养：无菌生长。

体检：体温39.4℃，血压120/94mmHg。

1961年12月11日请陈治平会诊，用中药治疗。

代诉：产后20天，头疼痰多，昏迷，当时有呕吐，不能说话已8天，左半身瘫痪，高热已多天，舌缩入不能伸出。

脉诊：左沉伏，右沉微。

诊断：产后中风（脑出血）。

治则：活血息风。

方剂：羌木菖钩煎，但病已垂危，始投该处方抢救，能否救得，未敢肯定。

羌活四钱、木瓜四钱、石菖蒲四钱、钩藤四钱、何首乌四钱、当归炭四钱、石斛四钱、白芍四钱、桑寄生四钱、法半夏四钱（后下）、五灵脂四钱、炙甘草二钱。2剂，水煎服。

1961年12月13日次诊

代诉：服药后无大变化，皮肤发现斑疹，昨夜大便1次，稍清醒，半昏迷仍不能语。

脉诊：沉细弱。

舌诊：舌尖边红。

治疗：仍按前方加减。

羌活四钱、胆南星三钱（打碎）、五灵脂四钱、何首乌四钱、法半夏四钱（打碎）、钩藤四钱、桑寄生四钱、石菖蒲四钱、白芍四钱、木瓜四钱、石斛四钱、炙甘草二钱。3剂，水煎服。

1961年12月16日三诊

代诉：服药后体温降低，四肢能动，但不能语，口干烦躁。

脉诊：弦细弱。

体温：38℃。

治疗：仍按前方加减。

羌活四钱、石菖蒲四钱、生龙齿四钱（打碎）、何首乌四钱、石斛四钱、五味子五钱、桑寄生四钱、五灵脂四钱、天花粉四钱、木瓜四钱、钩藤四钱、当归三钱、白芍四钱、炙甘草二钱。7剂，水煎服。

1961年12月22日四诊

代诉：服药后左下肢能自动，左手未能自动，大便3天未解，已恢复清醒，可伸舌出外，有盗汗，仍失语。

脉诊：弦缓。

舌诊：无苔，质粗，尖鲜红。

体温：37℃。

治疗：仍按前方加减。

桑寄生四钱、独活四钱、肉苁蓉五钱、丝瓜络四钱、桔梗四钱、木瓜四钱、浮小麦八钱、何首乌四钱、五味子五钱、石菖蒲四钱、炙黄芪六钱、火麻仁六钱（打碎）。10剂，水煎服。

1961年12月30日五诊

自诉：服药后能说话、伸出舌，左乳因中风不能喂乳，故乳胀痛硬块，左手能动，头疼，口干喜热饮，大便结、小便急，遗尿，面潮红，因乳腺炎发热，体温38℃。

脉诊：弦弱。

舌诊：舌淡红，舌根苔微白。

治疗：仍按前方加减。

天花粉四钱、瓜蒌子四钱（打碎）、杜仲四钱、蒲公英五钱、王不留行四钱、白芷四钱、桑寄生四钱、防己四钱、石斛五钱、薤白四钱、木瓜四钱、独活四钱。11剂，水煎服。

1962年1月10日六诊

主诉：因左乳发炎疼痛，加以外感发热、口干、精神不佳、无力、疲倦、面黄瘦弱。

脉诊：弦浮数。

舌诊：舌尖边淡红。

诊断：产后中风并发温疟。

治疗：依法以常山饮加减。

柴胡三钱、常山四钱、草果四钱、知母四钱、防风三钱、石斛四钱、乌梅四钱、甘草二钱、王不留行四钱、天花粉四钱、尖槟榔四钱。8剂，水煎服。

1962年1月18日七诊

主诉：服药后头晕痛消失，乳疼消失，体温降低，口干不欲饮水，但左手仍无力伸举，疲倦。

脉诊：弦弱。

舌诊：舌质红、光滑无苔。

体温：37.4℃。

治疗：温疟完全消失，仍按产后中风处方治疗。

川木瓜四钱、防己四钱、炙党参四钱、五加皮四钱、石菖蒲四钱、蕲蛇三钱、白芍四钱、桑寄生四钱、钩藤四钱、独活四钱、杜仲四钱、当归四钱。9剂，水煎服。

1962年1月28日八诊

主诉：服药后左手能运动，有握力，左足能步行，睡眠好，大便秘结、胃纳少、下肢有浮肿。

体温：37℃。

血液检查：白细胞$7.5 \times 10^9/L$、中性杆状核粒细胞1%，中性分叶核粒细胞79%，嗜酸性粒细胞20%，淋巴细胞16%，单核细胞20%，红细胞$4.11 \times 10^{12}/L$，血红蛋白120g/L。

脉诊：弦细弱。

舌诊：舌质红，苔微白。

治疗：仍按前方加减。

川木瓜四钱、山茱萸四钱、炙党参四钱、熟地黄四钱、干地龙三钱、鸡内金三钱、肉苁蓉四钱、桑寄生四钱、白芍四钱、独活四钱、炙甘草二钱、何首乌四钱。16剂，水煎服。

1962年2月12日九诊

主诉：服药后下肢浮肿消失，左手比之前有力，左足运动有力，步行亦好，大便正常。

脉诊：弦缓。

舌诊：舌质淡红，苔薄白。

体温：37℃。

治疗：仍按前方加减。

川木瓜四钱、山茱萸四钱、炙党参四钱、熟地黄四钱、干地龙三钱、鸡内金三钱、砂仁二钱（打碎）、桑寄生四钱、白芍四钱、独活四钱、炙甘草二钱、何首乌四钱。12剂，水煎服。

1962年2月24日十诊

主诉：左手足比之前有力，步行、大便正常，精神、胃口均好，说话亦正常，是日出院。

脉诊：弦缓。

舌诊：无苔。

体温：37℃。

治疗：仍照前方给药3剂出院继服，巩固根治。

川木瓜四钱、山茱萸四钱、炙党参四钱、熟地黄四钱、干地龙三钱、鸡内金三钱、砂仁二钱（打碎）、桑寄生四钱、白芍四钱、独活四钱、炙甘草二钱、何首乌四钱。3剂，水煎服。

【案二】

陈某某，64岁，男性，已婚，广东新会人，华侨，寓新会城惠民路24号2楼，现寓广州市华侨大厦526号房，因右上、右下肢瘫痪，于1959年10月1日入广东省人民医院内科男三甲病室住院，中西医综合医治，住院号：75300。

入院病情：患者因右上、右下肢瘫痪4小时入院。1959年10月1日下午4时饮啤酒后觉头晕眼花，站立不稳，6时许右侧上下肢运动障碍，有轻度麻木感，神志清醒合作。

体检：体温37.2℃、心率80次/分、呼吸18次/分、血压150/90mmHg。

发育正常，营养中等，头部五官正常，腹软，肝脾未触及右肱2、3头肌及膝反射六进，神经反射未见病理征。胸部透视：心脏横径较宽，其他无异常，心电图结果：有心肌损害。

血液检验：白细胞14.9×10^9/L，中性粒细胞78％，淋巴细胞20％，单核细胞1％，红细胞4.75×10^{12}/L、血红蛋白134g/L，血糖10.1mmol/L。

脑脊液检验：正常。康氏反应（－）。大便检验：正常。

眼底检验：正常。尿液检验：尿糖定性（＋＋＋），定量8.27mmol/L，尿酮体（－）。

诊断：①脑溢血合并右侧瘫痪；②糖尿病。

中西医治疗：曾用理疗（脊椎通电，碘离子导热），针灸（患侧肩髃、曲池、合谷、环跳、足三里）每日1次。每日患侧按摩3次，中药三痹汤每日1剂。盐酸氯丙嗪25mg，氨茶碱0.1mg，每日3次。

1959年10月8日该科请陈治平会诊

主诉：右半身瘫痪，因高血压头晕，糖尿病。

脉诊：浮弦滑。

舌诊：舌苔白。

诊断：中风（脑溢血）；糖尿病。

治疗：依法以三痹汤加减。

防己五钱、干地龙三钱、怀牛膝五钱、杜仲五钱、炙甘草三钱、党参五钱、白芍五钱、何首乌六钱、独活四钱、当归五钱。30剂，水煎服。

1959年11月9日次诊

主诉：右手足能举动，能站立步行。

尿液检验：颜色黄，透明度微浊，尿蛋白（－）、尿糖（＋），其余均正常。

脉诊：浮滑。

舌诊：舌苔白。

治疗：仍按前方加减。

桑寄生五钱、川牛膝五钱、干地龙四钱、当归五钱、党参四钱、油松节五钱、苍耳子五钱、独活五钱、防己五钱、五加皮五钱。14剂，水煎服。

1959年11月23日三诊

主诉：能站立步行，手足能举动。准备是日出院。

脉诊：浮滑。

舌诊：舌苔白。

治疗：仍按前方加减，给药5剂带出院服治，巩固根治。

桑寄生五钱、当归五钱、苍耳子五钱、防己五钱、怀牛膝五钱、党参五钱、独活五钱、五加皮五钱、干地龙三钱、油松节五钱。5剂，水煎服。

经过中西医合治后，病情逐渐好转，至右侧上下肢恢复活动功能，自1959年10月1日入院至同年11月23日出院共计53天，患者一般情况良好，右侧上下肢体可自由活动，但未十分有力，血糖5.83mmol/L。

【按】陈修园言："人百病，首中风。"中风又有中经络与中脏腑之不同，有闭证与脱证之异。风中于经络者，多见麻木不仁，肢重不胜；中于脏腑者，有神昏，不识人等症，治在开窍醒神，补益肝肾。陈治平治中风，法有先后，审证求之。案一，神昏而多痰，是痰阻而窍闭，神机失用。首则开窍醒神，活血息风，次则补益肝肾，舒筋通络，患者又兼乳痛、温疟之症，随症加减，一并治之。案二，患者神清，右肢运动障碍，并见麻木，其病为肝肾气血亏虚，风中于经络，枝节失养。治宜益肝肾而补气血，兼以疏通经络而祛风，有"治风先治血，血行风自灭"之意。

三、高血压病

【病案】

张某某，男性，88岁，湖北省人，干部，因病重请假于1961年12月8日特来广州市寓迎宾馆。请陈治平医生诊治，门诊号：12844。

1961年12月8日初诊

主诉：7年来时有头晕，现精神、体力很弱，间呕，饮食很少，近来食欲稍好，不能行动，口干，常大便溏烂，小便量少，大小便失禁，胸腹异常胀满，遇冷腰痛，于3年前两眼白内障，左眼已做过手术，视力差。

西医诊断：①高血压病（血压最高时250/190mmHg）；②梅毒性心脏病；③动脉硬化；④耳聋、龋齿。

脉诊：浮弦滑缓。

舌诊：舌瘀，苔微腻黄。

诊断：高血压，梅毒性心脏病。

病机：肝火上腾。

治则：滋水制火。

治疗：依法以滋水降压。

高丽参三钱（另炖）、生地黄四钱、熟酸枣仁四钱（打碎）、山茱萸四钱、五味子四钱、白芍四钱、生龙齿八钱（打碎）、麦冬五钱、牛膝五钱、杜仲四钱、白术四钱。2剂，水煎服。

1961年12月11日次诊

主诉：口不干，精神稍好，不出汗，仍失眠，耳鸣有改善，胃口好点，大便好，不腹胀。

脉诊：浮弦大，左寸弱，肝脉洪大。

舌诊：舌质微红。

治疗：仍按前方加减。

党参五钱、熟酸枣仁五钱（打碎）、生龙齿一两（打碎）、山茱萸五钱、五味子五钱、白术五钱、白芍五钱、牛膝五钱、杜仲四钱、麦冬五钱、赭石六钱（打碎）、大腹皮四钱。4剂，水煎服。

1961年12月15日三诊

主诉：睡眠稍好，并能起床走动，但觉疲劳。次日因吃甲鱼、狗肉等，腹泻，大便3次/天，便烂，两天即好。有时仍用安眠药方能入睡。

血压：190/50mmHg。

脉诊：长大浮弦。

舌诊：舌根薄白。

治疗：仍按前方加减。

处方：同前方去党参改高丽参三钱（另火炖）。9剂，水煎服。

1961年12月25日四诊

主诉：自觉软弱，仍失眠，眼力尚差，精神尚好，能起身运动，但尿多，大便正常。

脉诊：长大和缓。

舌诊：舌质微黄，舌苔白。

治疗：仍按前方加减。

菟丝子六钱、木瓜六钱、防己四钱、巴戟天五钱、白芍八钱、山茱萸五钱、高丽参二钱（另火炖）、牛膝五钱、杜仲五钱、熟枣仁六钱、五味子五钱、远志四钱（打碎）。12剂，水煎服。

1962年1月6日五诊

主诉：胃口稍差，睡眠尚好，两下肢无力。

血压：200/60mmHg。

舌诊：舌尖红，苔微黄。

治疗：仍按前方加减。

大腹皮五钱、木瓜五钱、防己四钱、牛膝五钱、龙齿八钱（打碎）、熟酸枣仁四钱（打碎）、五味子四钱、蕲蛇四钱、代赭石八钱（打碎）、豨莶草五钱、麦冬四钱。12剂，水煎服。

1962年1月9日六诊

主诉：病况大致如前，因动脑缘故，精神较差，口干。

脉诊：浮洪大。

舌诊：舌质红，舌苔白，稍干。

治疗：仍按前方加减。

吉林人参三钱（另火炖）、山茱萸四钱、五味子四钱、知母四钱、熟酸枣仁四钱（打碎）、白芍四钱、杜仲四钱、鸡内金四钱、生龙齿八钱（打碎）、牛膝四钱、远志四钱（打碎）、大腹皮四钱。10剂，水煎服。

1962年4月2日七诊

主诉：精神好转，胃口尚佳，但头晕，有浓痰。

血压：210/53mmHg。

脉诊：弦滑洪平。

舌诊：舌质黄，舌边红。

治疗：仍按前方加减。

牛膝五钱、杜仲五钱、麦冬四钱、天冬四钱、天花粉六钱、生地黄五钱、玄参五钱、生龙齿八钱（打碎）、远志五钱、五味子五钱、鸡内金四钱、麦芽四钱。16剂，水煎服。

1962年4月23日八诊

主诉：精神胃口好转，但睡眠欠佳。

血压：190/80mmHg。

脉诊：弦滑缓。

舌诊：舌苔薄白。

治疗：处方同前。6剂，水煎服。

1962年4月29日九诊

主诉：精神、胃口均好，腰痛好转，能起床活动，步履如常，常往陆军总医院及烈士陵园、东湖、西湖、越秀公园游玩，是日来本院诊治，准备5月2日上午7时乘火车先返湖北故乡一行，再返北京工作。

血压：185/68mmHg。

脉诊：弦缓。

舌诊：舌苔微黄舌尖红。

治疗：依前方给药3剂，带返根治。

【按】本症患者，年老体虚，气阴两虚，脾肾不足，故陈治平以红参大补其元气，健运中州，加以养阴固肾之品，收效灵验。

第三节　肝胆系疾病

一、胆石症

【案一】

莫某某，男性，56岁，已婚，广东新会人，广州市邮电局职工，现寓广州市文德东路5号2楼，因患胆石症于1960年12月30日来广东省人民医院门诊部中医科诊治，门诊号：23586。

1960年12月30日初诊

主诉：于1955年起，患肺结核病，至1956年间，曾在广州市某医院治疗好转出院后，右上腹疼痛，黄疸，于1956年6月18日，再住该院，经X线检查，系胆石症，经该院用过阿托品注射治疗，症状减轻，虽则好转但未愈，要求出院请中医治疗。

1956年6月25日，经某医院X线检查，发现胆囊结石两粒，各如小手指头大（照片号1674）。

脉诊：浮弦滑。

舌诊：无苔，舌尖红。

诊断：胆石症。

治疗：依法草结合乌煎加减。

羊草结三钱、乌药五钱、藿香五钱、香附四钱（打碎）、木香三钱、石榴皮二钱、栀子五钱。30剂，水煎服。

1961年2月3日次诊

主诉：胆区无疼，但吃饭时出汗，其他无不适。

脉诊：弦滑。

舌诊：舌苔薄白。

治疗：仍按前方加减。

羊草结三钱、乌药五钱、龙胆草五钱、栀子五钱（打碎）、川楝子六钱（打碎）、木香三钱、何首乌五钱、藿香五钱、柴胡四钱。27剂，水煎服。

1961年3月27日经本院放射科检查，X线照片（H13259号）报告书：右上腹胆囊已清晰，未见不透光结石阴影。

1961年3月30日三诊

主诉：经服中药治疗迄今，胆区无疼，结石完全消失。

治疗：胆囊结石症痊愈，无须继续服药也可。

【案二】

李某某，男性，45岁，已婚，广东南海人，商人，现寓香港九龙弥敦道392号3楼，因患胆石症，于1963年4月24日，特来广东省人民医院门诊部中医科诊治，门诊号：58634。

1963年4月24日初诊

主诉：右腹部时有疼痛，间有呕吐、精神疲倦、胃纳不好、失眠，曾于1962年间往香港九龙法国医院诊治，怀疑胆石症，经X线检查，证实胆囊结石如白果大。当时患者曾要求该院医生治疗，但据医生说，凡患胆石症，务必施手术，手术费需缴款4 000元，闻之瑟缩。后得友人介绍，于1963年3月24日由香港来广东省人民医院中医科请陈治平老中医诊治。

脉诊：弦滑。

舌诊：舌尖边红，舌苔薄白。

诊断：胆囊结石。

治疗：依法以草结台乌煎加减。

乌药五钱、川楝子四钱（打碎）、鸡内金三钱、羊草结四钱、香附四钱（打碎）、黄芩四钱、藿香四钱、木香三钱、甘草二钱、栀子五钱（打碎）、石榴皮四钱。水煎服。

嘱：处方带返香港继续服治30剂后，再经X线检查，如果胆石消失，可停服药，务将该X线照片邮寄给医生保存，证实结石已消失为要。

1963年6月间，李某某遵医嘱带处方返香港照服中药30剂后，经往香港九龙弥敦道381号2楼李守文医务师X线片（7210号）证实胆结石消失，该照片已保存为据。

【按】胆石症在中医学中又称为胁痛。中医学认为胆为六腑之一，主贮藏与疏泄胆汁，又与肝相表里，其病因、病机乃饮食失节，水湿内生，湿蕴久化热，湿热煎烁胆汁；或情志失调，肝胆失于疏泄，胆汁壅滞，积而成石。陈治平自拟草结合乌煎治疗胆石症，疗效颇佳。羊草结又名百草丹，是山羊胃中的草结，味淡、性温、无毒，具有降逆、止呕、解百草毒的功效；而乌药能顺气开郁，散寒止痛。两者合用，能行气化石，加以辨证使用疏肝利胆、清热除湿之品而收效。

二、肝硬化

【案一】

杨某某，女性，35岁，已婚，广东广宁人，中国新闻社记者，现于某医院住院，因患瘤型麻风病于1967年2月间曾入某麻风病院住院后好转，迨同年10月间，并患肝硬化腹水，请广东省人民医院中医科陈治平到该院会诊。

1967年1月20日第一次会诊

主诉：原患麻风病，于去年曾住某医院治疗好转，但今年10月间并发肝硬化腹水，特请陈治平到该院会诊，现检查肝脏硬化触及腹水隆胀气促，胃纳不佳，小便少，大便溏，睡眠不好，口干而苦，精神疲倦，请陈治平用中药治疗。

脉诊：弦滑。

舌诊：舌苔薄白。

诊断：肝硬化腹水。

治疗：依法以棱莪二甲煎和肝炎素服治。

（1）三棱五钱、莪术五钱、炮山甲四钱（打碎）、大腹皮四钱、龙胆草四钱、栀子四钱（打碎）、川楝子四钱（打碎）、绵茵陈六钱、海金沙一两（另包）、泽泻五钱、炒鳖甲五钱（打碎）、鸡内金三钱。45剂，水煎服。

（2）肝炎素400粒，每日上午、下午各服1粒。

1967年3月20日次诊

患者不来，由该医院医生前来广东省人民医院要求给患者处方和肝炎素服治，本院门诊部病历号：805120。

代诉：前次会诊，患者当时有腹水隆胀、气促及肝区硬、胀痛，自服中药和肝炎素后腹水、气促消失，肝脏软化、缩小、无疼，精神、胃纳、睡眠、大小便均稍正常，因此特来代诉病情，请求处方给药服治巩固。

该医院检查：谷丙转氨酶170U/L、谷草转氨酶120U/L。

脉诊、舌诊：患者不来不知。

治疗：仍按前方加减和肝炎素服治。

（1）三棱四钱、素馨花四钱、栀子四钱（打碎）、炒鳖甲六钱（打碎）、郁金四钱、龙胆草四钱、茅根四钱、川楝子四钱（打碎）、莪术四钱、海螵蛸六钱（打碎）、绵茵陈四钱、鸡内金四钱。20剂，水煎服。

（2）肝炎素200粒。

1967年5月16日三诊

患者不来，由该院罗医生来将患者病情代诉，请求处方和肝炎素继服根治。

代诉：迄今肝软化、无疼，胃纳、精神均好。

该医院检查：肝功能恢复软化。

该医院血液检验结果：正常。

脉诊、舌诊：患者不来不知。

治疗：肝炎素200粒交罗医生带返予患者，继服根治，无须处方服药。

1967年7月22日四诊

患者因腹泻不能来，由该院罗医生前来代诉，请给处方和肝炎素根治。

罗医生代诉：前服中药和肝炎素，肝硬化腹水早已完全消失，肝区无压痛，也无自觉症状，未服中药前长久闭经，自服中药后，每月如期来经，精神、胃纳、睡眠均好，现间有腹泻。

该医院检查：未服中药前，黄疸指数50U/L，转氨酶170U/L，经服中药后，黄疸指数4U/L，转氨酶降至120U/L。

据罗医生代诉，依法以健脾复元煎服治，并给肝炎素治疗。

（1）藿香四钱、香附三钱（打碎）、砂仁四钱（打碎）、石榴皮四钱、土炒白术四钱、黄芪四钱、党参四钱、延胡索四钱、乌药四钱、泽兰四钱、益母草三钱、陈皮二钱。10剂，水煎服。

（2）肝炎素400粒。

1967年11月17日五诊

患者亲来本院门诊部诊治。

主诉：前患肝硬化腹水，早已完全消失，精神、胃纳、睡眠均佳，经期、小便均正常，但大便每日2～3次，准备近日出院。

脉诊：弦细滑。

舌诊：舌苔白腻。

治疗：依法以三香榴皮煎服治并给肝炎素带出院继服根治。

（1）藿香四钱、香附四钱、木香二钱、石榴皮四钱、川朴三钱、青皮三钱、艾叶三钱、延胡索四钱、泽兰四钱、佩兰四钱、乌药四钱、大枣三钱。3剂，水煎服。

（2）肝炎素40粒。

【案二】

黄某某，男性，34岁，已婚，广东宝安人，干部，寓广州市西村长征路14号，因肝硬化肝区痛，于1965年8月30日往广东省人民医院门诊部中医科诊治，门诊号：723682。

1965年8月30日初诊

主诉：于1963年曾往广东省人民医院行肝穿刺，诊断为门脉性肝硬化，现肝区疼，精神疲倦，胃纳欠佳，咽干口苦，大便通。

脉诊：弦细滑。

舌诊：舌无苔。

诊断：肝硬化黄疸。

治疗：依法以棱莪山甲煎。

（1）三棱四钱、莪术四钱、炮山甲四钱（打碎）、龙胆草四钱、川楝子四钱（打碎）、郁金四钱、素馨花三钱、茅根五钱、生地黄四钱、土茵陈四钱、甘草二钱。26剂，水煎服。

（2）肝炎素10粒，每日上午、下午各服1粒，温开水送下。

1965年9月24日次诊

主诉：肝区疼减少、牙龈出血减少、胃纳仍不佳、小便淡黄、大便畅通、梦多。

脉诊：弦滑。

舌诊：舌质红，舌苔薄白。

治疗：仍按前方加减。

三棱四钱、莪术四钱、龙胆草四钱、栀子四钱（打碎）、土茵陈四钱、川楝子四钱（打碎）、郁金四钱、素馨花三钱、鸡内金三钱、土鳖虫四钱、僵蚕四钱、蜈蚣三钱。50剂，水煎服。

1965年11月16日三诊

主诉：肝区腹胀服前药减轻，近日喉疼，咳有痰，疲倦、梦多、纳呆。

脉诊：弦滑。

舌诊：舌苔白。

治疗：仍按前方加减。

龙胆草四钱、栀子四钱（打碎）、土茵陈四钱、川楝子四钱（打碎）、郁金四钱、素馨花三钱、三棱四钱、莪术四钱、鸡内金三钱、土鳖虫四钱、僵蚕四钱、苦杏仁四钱（打碎）。60剂，水煎服。

1966年1月17日四诊

主诉：肝痛、咳嗽、身骨痛、鼻塞。

脉诊：浮弦。

舌诊：舌质红，舌苔白。

治疗：依法以桑菊饮加减。

桑叶三钱、菊花三钱、芦根三钱、苦杏仁三钱（打碎）、甘草二钱、薄荷三钱（后下）、连翘四钱、郁金三钱、柴胡四钱、桔梗三钱、茅根四钱。3剂，水煎服。

1966年2月4日五诊

主诉：右季肋疼，有齿衄，大便结，小便黄，精神倦，前感纳呆消失。

脉诊：弦滑。

舌诊：舌苔薄白。

治疗：仍以棱莪三甲煎加减。

三棱四钱、莪术四钱、茜草根四钱、茯苓四钱、郁金四钱、土茵陈五钱、赤芍四钱、柴胡四钱、丹参四钱、炮山甲四钱（打碎）、海螵蛸四钱（打碎）。60剂，水煎服。

1966年4月4日六诊

主诉：肝疼、精神稍好，胃纳欠佳，小便淡黄。

脉诊：弦濡。

舌诊：舌质淡红。

治疗：仍同前方加减。

土茵陈五钱、栀子四钱（打碎）、赤芍四钱、延胡索四钱、川楝子四钱（打碎）、郁金四钱、炒鳖甲五钱（打碎）、茯苓皮四钱、苍术四钱、龙胆草四钱、柴胡四钱。60剂，水煎服。

1966年6月28日七诊

主诉：肝疼减少，口干，小便黄消失。

脉诊：弦细。

舌诊：舌苔白腻。

治疗：仍按前方加减。

龙胆草四钱、土茵陈四钱、栀子四钱（打碎）、藕节四钱、白茅根四钱、海螵蛸四钱（打碎）、侧柏叶四钱、川楝子四钱（打碎）、滑石一钱（打碎）、甘草三钱、郁金四钱、赤芍五钱。60剂，水煎服。

1966年8月26日八诊

主诉：肝无疼，但失眠疲倦。

脉诊：弦细。

舌诊：舌苔薄白。

治疗：仍按前方加减。处方同上。60剂，水煎服。

1966年11月11日九诊

主诉：肝疼，口干而苦。

脉诊：弦滑。

舌诊：舌苔白。

治疗：仍按前方加减。

龙胆草四钱、乌药四钱、川楝子四钱（打碎）、郁金四钱、延胡索四钱、土茵陈五钱、海螵蛸六钱（打碎）、甘草二钱、栀子四钱（打碎）、白茅根四钱。30剂，水煎服。

1966年12月14日十诊

主诉：肝疼，口干而苦，发热、恶寒。

脉诊：弦滑数。

舌诊：舌苔薄白。

诊断：外感。

治疗：依法以桑菊饮加减。

桑叶四钱、菊花三钱、郁金四钱、金银花四钱、龙胆草四钱、川楝子四钱（打碎）、连翘四钱、生石膏一两（打碎）、芦根四钱、石斛五钱、甘草二钱。3剂，水煎服。

1967年4月5日十一诊

主诉：外感经早消失，但肝区仍有疼，失眠。

脉诊：弦滑。

舌诊：舌苔薄白。

治疗：依法二仁三子煎。

（1）熟酸枣仁四钱（打碎）、郁李仁四钱（打碎）、柏子仁四钱、远志四钱、熟地黄四钱、玄参四钱、尖槟榔四钱、川楝子四钱（打碎）、甘草二钱、土茵陈四钱、栀子四钱（打碎）、郁金四钱。20剂，水煎服。

（2）肝炎素30粒。

1967年4月22日十二诊

主诉：肝功能正常，但肝仍有疼。

血液检验：谷氨酸丙酮酸转氨酶120U/L。

脉诊：弦。

舌诊：舌质淡红。

治疗：依法二金栀陈煎。

川楝子四钱（打碎）、丹参四钱、土茵陈四钱、赤芍四钱、栀子四钱（打碎）、龙胆草四钱、郁金四钱、甘草二钱、柴胡四钱。3剂，水煎服，巩固。

【按】肝硬化腹水在中医学中又称为臌胀，古人把本病列为四大难证（风、痨、臌、膈）之一，盖因本病虚实夹杂，攻邪恐伤正，扶正恐助邪，且病情变化迅速，治疗不当容易加重。陈治平从气滞血瘀，脾虚水停立论，使用三棱、莪术活血通络，穿山甲、鳖甲软坚散结，加以疏肝清热利湿之品治疗。当患者症状减轻，又当衰其大半而止，改用健脾益气之药善其后，最终获效。

三、阻塞性黄疸

【病案】

陈某某，男性，2个月，台山人，寓广州市解放中路象牙街12号2楼，住院号：138659，入院日期1966年9月21日，出院日期1966年10月14日，住院23日。

因全身进行性黄染入院。

患儿于满月后，即觉全身发黄，呈进行性加重，同时觉大便牛奶色，尿黄，精神不好，无发热，病前未服过药物，起病后在本院治疗多次未见效，近五六日，大便每日5～6次，较稀烂，奶块样，近两日咳嗽少许。

患儿于两周前有鼻塞，发热两日，服药后消失，出生后1个月未患过任何病。

体检：36℃，面色苍黄，精神可，发育一般，皮肤黄染，有弹性，无皮疹，巩膜黄染，眼、耳、鼻无特殊，心肺正常，腹壁部脉无怒张，无腹水症，肝肋下3.5cm、剑突下3.5cm，脾肋下1.8cm，膝反射存在。

血液检查：红细胞$3.54×10^{12}$/L，血红蛋白80g/L，白细胞$2.2×10^{9}$/L，中性粒

细胞40%，嗜酸性粒细胞2%，淋巴细胞77%，单核细胞4%。

尿检：色黄，反应酸，比重（－），白蛋白（±），尿糖（－），管型（－），细胞少许。

大便检：坚度软，其余阴性。

肝功能：黄疸指数60U/L，碱性磷酸酶77U/L，血胆红素7mg/dL（119.7μmol/L）。

诊断：①阻塞性黄疸；②先天性胆管闭锁；③消化不良。

该科由患儿入院用西药治疗至10月4日，均无进展，是日该科请陈治平会诊用中药治疗。

脉诊：濡弱。

指纹：紫蓝。

舌诊：舌苔黄。

诊断：阻塞性黄疸。

治疗：依法以柴胡清肝汤加减。

柴胡钱半、栀子一钱（打碎）、郁金一钱、黄芩一钱、大腹皮一钱、石榴皮二钱、茯苓钱半、甘草一钱、川楝子一钱（打碎）。2剂，水煎服。

1966年10月6日初诊

代诉：仍有黄疸但减退，大便次数减至2次，小便黄，服药时有呕吐。

脉诊：濡弱。

指纹：紫。

舌诊：舌苔薄白。

治疗：仍同上方加减。

柴胡钱半、栀子一钱（打碎）、郁金一钱、黄芩一钱、大腹皮一钱、石榴皮三钱、茯苓钱半、甘草一钱、川楝子一钱（打碎）、土炒白术二钱。4剂，水煎服。

1966年10月10日次诊

代诉：黄疸减退，大便好转，小便黄。

脉诊：濡弱。

指纹：紫。

舌诊：舌苔薄白。

治疗：仍用前方。3剂，水煎服。

1966年10月13日三诊

代诉：黄疸减退很多，大便溏，小便微黄。

脉诊：濡弱。

指纹：紫。

舌诊：舌苔白。

治疗：仍按前方加减。

柴胡钱半、栀子一钱（打碎）、郁金一钱、黄芩一钱、大腹皮一钱、石榴皮三钱、茯苓钱半、甘草一钱、川楝子一钱、土炒白术二钱。4剂，水煎服。

1966年10月14日出院

于前两日（10月12日）检查：小便色淡黄，大便黄色，面色黄染不明显，尿胆原试验阴性，大便检查：有粪胆原，血浆游离血红蛋白26.5mg/L，网织红细胞稍偏高，故黄疸是溶血引起，中药治疗后黄染减轻。

【按】患儿为先天胆管闭锁所致阻塞性黄疸，邪无出路，胆汁熏蒸而成病。陈治平组方，以疏肝利胆，清热化湿为法，使邪有出路，后少佐培土健脾之药，终于收到满意疗效。故中医治疗效果好坏，重在辨证准确与否，不能拘泥于先天畸形。

第四节　肾膀胱系疾病

一、肾盂肾炎

【病案】

雷某某，女性，26岁，医生，现寓广州河南小港路素社直街6号，因患肾盂肾炎返广州市，于1967年6月16日往广东省人民医院门诊部中医科治疗，门诊号：804727。

1967年6月16日初诊

主诉：患肾盂肾炎，小便刺痛、量少次数多，腰疼头晕大便秘结，经年余久治罔效，特返广州市前来贵院治疗。

脉诊：弦细弱。

舌诊：舌苔薄白，舌尖边红。

尿液培养：发现白色小刀球菌，血凝（＋）。

尿常规：色微红、透明度混、反应酸、蛋白（＋）、红细胞（＋＋）、白细胞（＋＋＋）。

诊断：肾盂肾炎。

治疗：依法以黄连解毒汤加减。

黄连三钱、滑石一两（打碎）、黄芪四钱、黄芩四钱、泽泻四钱、当归四钱、黄柏四钱、车前子四钱、小蓟四钱、栀子四钱（打碎）、甘草二钱、何首乌四钱。7剂，水煎服。

1967年6月23日次诊

主诉：小便量稍多、刺疼减轻。

脉诊：弦细。

舌诊：舌苔薄白。

治疗：同按前加减。

黄连三钱、滑石一两（打碎）、甘草二钱、黄芩四钱、木通三钱、猪苓四钱、黄柏四钱、泽泻四钱、大腹皮四钱、金银花四钱、生薏苡仁一两。7剂，水煎服。

1967年7月7日三诊

主诉：小便无刺疼，量多，仍有腰疼、纳呆。

脉诊：弦细滑。

舌诊：舌苔黄。

治疗：仍按前方加减。

胡连三钱、生薏苡仁一两、大腹皮四钱、黄芩四钱、金银花四钱、谷芽四钱、黄柏四钱、茯苓四钱、鸡内金三钱、滑石一两（打碎）、赤芍四钱、甘草二钱。3剂，水煎服。

1967年7月15日四诊

主诉：小便量多，次数减少，白色小刀球菌消失，胃纳佳。

脉诊：濡弱。

舌诊：舌苔薄黄。

尿液检验：尿液培养无菌生长。

治疗：仍同上方加减给药3剂巩固根治，以防复发。因患者返湘潭锰矿职工医院工作，无须再来诊治。

薏苡仁一两、胡连三钱、大腹皮四钱、金银花四钱、黄芩四钱、谷芽四钱、茯苓四钱、黄柏四钱、鸡内金三钱、赤芍四钱、滑石一两（打碎）、甘草二钱。水煎服。

【按】肾盂肾炎属于中医的淋证范畴，可分为热淋、血淋、劳淋等，慢性肾盂肾炎非常顽固，药物一般难以治愈，是导致慢性肾功能不全的重要原因。陈治平治疗本例患者，以清热利湿通淋立法，酌加健脾、化瘀之药，收到良好效果。

二、慢性前列腺炎

【案一】

陈某某，男性，64岁，某军军长，已婚，湖南醴陵人，因小便不通畅和腰背、四肢关节酸痛，于1967年11月23日入广州某医院四内科治疗，住院号：48754。

病史：患者排尿分叉及无力现象已多年，1967年8月和7月21日，曾又有发作，尿急尿频。排尿不通畅。有时能自行缓解，多年来有腰背、四肢关节酸痛，曾拍X线片，颈、胸、腰、骶、二肩关节均有增生性改变，常做理疗。近3个月来，声音轻度嘶哑，咽部常感发干不适，近1个月来，常头昏、头痛，血压波动120～130/70～110mmHg，肢体位改变时头昏欲倒，于1967年11月23日入该院治疗。

体检：体温36.2℃，心率84次/分，血压120/70mmHg。发育营养良好，神志清醒能合作，二眼底视网膜动脉硬化，心肺（-），腹软，肝在肋下可触及无压痛，脊椎四肢无畸形，膝反射存在，无病理反射。

化验检查：尿蛋白（-），尿糖（-），红细胞0～1，白细胞（+）。

肝功能正常范围：胆固醇6.79mmol/L，脑磷脂85.6mmol/L。

入院诊断：①高血压1级；②双眼视网膜动脉硬化；③慢性前列腺炎；④肥大性关节炎；⑤慢性喉炎。

1967年12月4日该院请陈治平会诊

主诉：去年患慢性前列腺炎，小便不通畅，曾服中药好转，今年又复发两次，时间很短，现小便通畅，经西医检查发现慢性前列腺炎、慢性喉炎，讲话有些声嘶，前胃口较差，现好转，全身关节疼痛，口干而苦，睡眠尚好。

脉诊：弦滑。

舌诊：舌苔薄白。

诊断：①慢性前列腺炎；②肥大性关节炎；③慢性喉炎；④高血压1级；⑤二眼视网膜动脉硬化。

治疗：依法以六虫汤加减。

蕲蛇四钱、羌活四钱、桑螵蛸三钱、全蝎二钱、独活四钱、甘草三钱、蝉蜕三钱、防己四钱、当归头五钱、干地龙三钱、胖大海四钱、五味子四钱、鹿衔草四钱、青果三钱（打碎）。3剂，水煎服。

1967年12月7日该院再请陈治平会诊

主诉：口和喉干不适，胃纳尚可，全身关节仍痛，小便通畅，大便溏烂。

脉诊：弦滑。

舌诊：舌苔薄白。

治疗：依法以三子蛇蝉煎。

正蕲蛇四钱、玄参四钱、海桐皮四钱、蝉蜕三钱、麦冬四钱、胖大海四钱、太子参三钱、茯苓四钱、五味子四钱、女贞子四钱、怀山药五钱、薏苡仁一两。4剂，水煎服。

1967年12月11日该院三请陈治平会诊

主诉：口和喉仍干，腰背、四肢关节痛减轻，小便通畅，精神、胃纳均佳。

脉诊：弦滑。

舌诊：舌苔薄黄。

治疗：仍按前方加减。

生石膏八钱（打碎）、胖大海四钱（打碎）、车前子四钱、玄参四钱、蝉蜕三钱、路路通五钱、青果三钱（打碎）、麦冬四钱、蕲蛇四钱、诃子三钱（打碎）、干葛根一两、虎骨四钱（打碎）、甘草二钱。7剂，水煎服。

1967年12月16日该院四请陈治平会诊

主诉：喉干、口苦消失，腰背、四肢关节疼痛好转，小便通畅，头不疼，血压不高，视力好转，胃纳、精神、夜眠均好，大便正常，准备本月17日出院。

脉诊：弦缓。

舌诊：舌苔薄白。

治疗：仍以六虫汤处方给患者带出院返部队工作，继续服治巩固根治。

正蕲蛇四钱、鹿衔草四钱、当归五钱、虎骨四钱（打碎）、土鳖虫三钱、钻地风四钱、蜈蚣三条、桑螵蛸三钱、杜仲四钱、全蝎三钱、炙黄芪五钱、金樱子四钱。水煎服。

【案二】

吴某某，男性，30岁，已婚，广东潮安人，潮州果药中心工作，现寓广州市文明路50号2楼，因慢性前列腺炎，1967年1月31日来广东省人民医院门诊部中医科治疗，门诊号：745777。

1967年1月31日初诊

主诉：患慢性前列腺炎经8年余，曾由中西医久治罔效，特来诊治。

脉诊：弦滑。

舌诊：舌苔薄白。

诊断：慢性前列腺炎。

治疗：依法以右归饮加减。

熟地黄五钱、黄精五钱、巴戟天四钱、滑石一两（打碎）、乌药五钱、炙甘草二钱、胡芦巴五钱、玄参四钱、蛇床子四钱。10剂，水煎服。

1967年2月10日次诊

主诉：小便量多，刺疼减少。

脉诊：弦细弱。

舌诊：舌苔白。

治疗：仍按前方加减。

益智仁五钱、乌药五钱、泽泻五钱、金樱子五钱、苦石莲子五钱（打碎）、熟地黄五钱、桑螵蛸四钱、巴戟天五钱、石韦四钱、鹿茸五钱。34剂，水煎服。

1967年3月18日三诊

主诉：小便通畅，尿疼消失。

脉诊：弦滑。

舌诊：舌苔白。

治疗：仍同前方加减给药，3剂，服治巩固。

胡黄连四钱、知母五钱、胡芦巴四钱、黄芩四钱、滑石一两（打碎）、延胡索五钱、黄柏五钱、巴戟天四钱、乌药五钱、金银花四钱、熟地黄四钱、甘草二钱。3剂，水煎服。

【按】前列腺炎当属祖国医学"淋证"范畴，其病多虚实夹杂，故陈治平用药多攻补兼施，补者以补肾为主，攻者针对患者不同情况，兼以活血化瘀、行气通络、清热解毒、利水渗湿等法。

三、尿毒症

【病案】

谭某某，女性，50岁，广东英德人，农民，现寓石井公社沙风大队东约22号，地址：英德城镇公社裕光大队。因患尿闭、尿毒症，于1961年12月18日6时入广东省人民医院住院治疗，至1962年1月30日痊愈出院，共住院43日，住院号：98930。

现病史：因尿闭9日，便闭5日入院。1961年12月9日晚患者突感下腹和双侧腰部疼痛，无放射现象，当时曾解少量血尿1次，尿道刺疼，但尿后腹疼、腰疼均减轻，至11日又再解血尿1次，此次尿道刺疼不明显，量亦少，大便每日3~4次，稀黄绿色，量一般。食欲不佳，无恶心呕吐，无发热寒战，曾在英德某医院（1961年12

月12—14日）住院，期间曾大便2次，色黑稀糊状，小便不能解出，经过抗生素治疗及导尿，均无尿排出，故转入我院治疗。

体检：体温36.2℃，心率72次/分，呼吸18次/分，血压140/100mmHg。

外科情况：全腹部膨胀隆起，未见静脉曲张，但有妊娠纹，触腹肌柔软，无压疼包块，肝脾因腹胀触诊不满意，下腹膀胱无压疼，无膨胀现象，叩诊腹部鼓音，有移动性浊音，肠鸣音亢进，双侧肾脏不可触及，但双侧肾区有压疼和槌击痛，肛门指检（−），括约肌无松弛、无压疼、无包块触及，仅可触及后倾子宫。进一步检查：左侧肾脏可触及部分。

诊断：尿闭；尿毒症酸中毒。

小便检查：颜色红，透明度浊，反应碱101.8，蛋白（＋＋），红细胞（＋＋＋），上皮细胞少许。

血液检查：白细胞$18.3×10^9$/L，杆状核粒细胞5%，分叶核粒细胞80%，淋巴细胞15%，红细胞$3.42×10^{12}$/L，血红蛋白95g/L。

生化检验：非蛋白氮107.1mmol/L，CO_2结合力13.3mmol/L。

西医治疗：1961年12月19日，局麻下作左肾盂切开造瘘术，术中见左肾盂实质少有水肿，肾盂无扩张，切开后放入尿管一条，固定引流。切开肾盂时仅有20mL小便流出，放入一条引流条，术中过程尚可，一般病况仍危重，尚需继续观察。因此，外科请陈治平会诊。

1961年12月19日初次会诊

主诉：腹胀口干欲饮水，腹时有疼，无发热、呕吐，无小便，面部浮肿，面色黄。

脉诊：沉微，左弦。

舌诊：舌尖红干，苔少。

诊断：尿闭；尿毒症。

治疗：以琥珀散加减。

琥珀四钱（打碎），滑石一两（打碎）、黄芪六钱、正沉香二钱（后下）、木通六钱、天花粉五钱、瞿麦一两、冬葵子六钱（打碎）、防己六钱、海金沙一两、车前子六钱、牛膝七钱。2剂，水煎，急服一剂，另一剂明晨服。

1961年12月20日次诊

主诉：昨服药后4小时即解小便1 000mL，至今共小便量2 600mL，昨天半夜谵语、烦躁、口干、昏迷。

体温：37.2℃。

生化检验：非蛋白氮85.7mmol/L，CO_2结合力29.02mmol/L。

脉诊：结，不规律。

治疗：仍按前方加减。

琥珀四钱（打碎）、滑石一两（打碎）、黄芪六钱、正沉香二钱（后下）、木通六钱、天花粉五钱、瞿麦一两、冬葵子六钱（打碎）、防己六钱、海金沙一两、车前子六钱、牛膝七钱、正牛黄一分（冲）、珍珠末二分（冲）。3剂，水煎服。

1961年12月22日三诊

主诉：服药后神志清，腹肌触痛，有食欲，排尿量较前多。

脉诊：沉弱，有规律。

舌诊：苔少白色。

治疗：仍按前方加减。

琥珀四钱（打碎）、沉香二钱（后下）、瞿麦一两、滑石一两（打碎）、木通六钱、海金沙一两、黄芪六钱、防己六钱、冬葵子六钱（打碎）、天花粉五钱、牛膝七钱、车前子六钱。4剂，水煎服。

1961年12月27日四诊

主诉：神志清醒，觉腹胀，口干，有低热，尿量少（900mL）。

脉诊：沉弱。

舌诊：舌苔淡白。

查体：体温37.8℃，腰围81cm。

生化检查：非蛋白氮47.1mmol/L，CO_2结合力26.06mmol/L。

治疗：依法琥珀散加减。

琥珀三钱（打碎）、滑石一两（打碎）、牛膝四钱、沉香二钱（后下）、木通五钱、石斛五钱、瞿麦一两、泽泻五钱、天花粉六钱、海金沙一两、防己四钱、白术四钱。4剂，水煎服。

1962年1月2日五诊

主诉：热已退，腹仍胀，面仍浮肿，但食欲、睡眠、精神均好。

脉诊：弦细弱。

舌诊：质淡无苔。

查体：体温36℃，腰围78cm。

血液检验：白细胞8.25×10^9/L，杆状核粒细胞2%，分叶核粒细胞70%，嗜酸性粒细胞1%，淋巴细胞26%，单核细胞1%，红细胞3.1×10^{10}/L，血红蛋白90g/L。

治疗：仍按前方加减。

桂枝五钱、木通五钱、车前子五钱、白术四钱、防己五钱、厚朴三钱、茯苓皮四钱、瞿麦一两、橘红二钱、泽泻五钱、生姜皮四钱。10剂，水煎服。

1962年1月12日六诊

主诉：服药后腹胀减退，排尿量多，精神、胃纳均好。

脉诊：细缓。

舌诊：薄白。

腰围：67cm。

尿量：每日2 000～3 000mL。

生化检验：非蛋白氮53.5mmol/L，CO_2结合力24.04mmol/L。

血液检验：白细胞7.9×10^9/L，杆状核粒细胞3%，分叶核粒细胞49%，嗜酸性粒细胞5%，淋巴细胞45%。

治疗：给药3剂，巩固治疗。

桂枝五钱、木通五钱、车前子五钱、白术四钱、防己五钱、厚朴三钱、茯苓皮四钱、瞿麦一两、橘红二钱、泽泻五钱、生姜皮四钱。水煎服。

1962年1月30日

主诉：准备出院。

治疗：病情好转，无须再服中药。是日痊愈出院。

【按】尿闭属祖国医学癃闭之症，以小便量少，点滴而出，甚则闭塞不通为主症。有虚实之分，实证多因湿热、气结、瘀血阻碍气化运行；虚证多因中气、肾阳亏虚而气化不行。本例患者病史提及尿后腹疼、腰疼均减轻，腹胀，口干欲饮水，腹时有疼，脉沉微左弦，舌尖红干，苔少，考虑为肝郁气滞之实证。故陈治平使用琥珀散开郁行气，利窍行水。小便通后，患者腹仍胀，面仍浮肿，考虑水饮内停，故又用苓桂术甘汤加减温化水饮，终收全效。

四、尿崩症

【案一】

陈某某，男性，32岁，已婚，广东省吴川人，广东拖拉机厂工会主席，现寓广州市中山四路133号2楼，电话51110，因患尿崩症于1961年6月24日来广东省人民医院门诊部中医科诊治，门诊号：216460。

1961年6月24日初诊

主诉：1950年发现尿崩症，多尿多饮，每日尿量7 000～8 000mL，饮水每日均约有10 000mL，有时多到15 000mL，尿量则多至12 000～13 000mL。头晕目眩，自觉发热，腰疼，大便正常，阳痿，在青年时有手淫，现觉口苦。

脉诊：弦濡弱。

舌诊：舌苔白，舌尖边红。

诊断：尿崩症。

治疗：依法以三子二巴煎。

五味子六钱、石榴子六钱、菟丝子六钱、胡芦巴五钱、巴戟天六钱、僵蚕三钱、生石膏一两（打碎）、干葛根六钱、乌梅一两、肉桂五分（另焗）、山茱萸五钱。25剂，水煎服。

1961年7月20日次诊

主诉：尿量减至约9 000mL，胃纳好，但口渴。

脉诊：弦滑。

舌诊：舌苔薄白、舌尖边红。

治疗：仍按前方加减。

熟黑附子四钱、桑螵蛸四钱、干葛根一两、胡芦巴六钱、肉桂五分（另焗）、蛇床子六钱、乌梅一两半、山茱萸六钱、五味子六钱、石榴子六钱。90剂，水煎服。

1961年10月20日三诊

主诉：口干、尿多均减轻，但精神疲倦。

脉诊：弦滑弱。

舌诊：舌尖红，舌苔白。

治疗：仍按前方加减。

熟黑附子六钱、胡芦巴六钱、锁阳五钱、乌梅四钱、蛇麻子五钱、肉桂五分（另焗）、五味子六钱、桑螵蛸四钱、石榴子六钱、干姜四钱、山茱萸六钱。50剂，水煎服。

1961年12月14日四诊

主诉：体重增加5kg，尿量减至每日约7 000mL，饮水减少，无渴，精神稍好。

脉诊：弦滑细。

舌诊：舌尖边红。

治疗：仍按前方加减。

熟黑附子六钱、胡芦巴六钱、肉桂一钱（另焗）、蛇床子八钱、巴戟天五钱、椒目六钱、熟地黄五钱、吉林人参五钱、五味子四钱、黄芪五钱。15剂，水煎服。

1962年3月1日五诊

主诉：日小便量减少至3 000mL，口渴欲饮减少很多。

脉诊：弦细。

舌诊：舌尖红、舌苔淡白。

治疗：仍同前方加减。

（1）熟黑附子六钱、巴戟天五钱、蛇床子八钱、吉林人参五钱、胡芦巴六钱、椒目六钱、五味子四钱、肉桂一钱（另焗）、熟地黄五钱、黄芪五钱。30剂，水煎服。

（2）另人参精5瓶服治。

1962年4月1日六诊

主诉：口渴消失，饮水正常，每日小便量减少至1 000mL，精神、胃纳均佳，阳痿基本痊愈。

脉诊：弦滑。

舌诊：舌苔薄白，舌尖淡红。

治疗：仍同前方加减，给药3剂服治，巩固根治，如口干欲饮、小便多再来检查治疗也可。

熟黑附子五钱、肉桂一钱（另焗）、胡芦巴六钱、巴戟天六钱、五味子四钱、熟地黄五钱、五味子五钱、锁阳五钱、阳起石六钱（打碎）、炙黄芪五钱。水煎服。

【案二】

谭某某，男性，43岁，已婚，广州市人，广州市运输公司四车队司机，现寓广州市珠光路东石新街二巷一号，因患尿崩症，于1961年9月21日来广东省人民医院门诊部中医科诊治，门诊号：216470。

1961年9月21日初诊

主诉：每日小便10余次，每日尿量约10 000mL，住院服西药后尿量减至约5 000mL，尿色淡白，但服西药有副作用反应，身体感到不适，于是特来请中医治疗。

脉诊：弦滑。

舌诊：舌尖红，无苔。

诊断：尿崩症。

治疗：依法以三子二巴煎。

石榴子四钱、五味子五钱、菟丝子五钱、胡芦巴五钱、巴戟天五钱、蚕茧四钱、乌梅五钱、熟地黄五钱、熟黑附子五钱、椒目四钱、生石膏一两（打碎）、葛根六钱。60剂，水煎服。

1961年11月23日次诊

主诉：口干饮水、尿量均减少。

脉诊：弦滑。

舌诊：舌尖红，舌苔薄白。

治疗：仍按前方加减。

熟黑附子六钱、胡芦巴一两、巴戟天一两、菟丝子八钱、蛇床子八钱、石榴子六钱、椒目四钱、乌梅一两、熟地黄六钱、白人参五钱、山茱萸五钱、干葛根六钱。20剂，水煎服。

1961年12月14日三诊

主诉：全日尿量5 000～6 000mL，下半夜口干。

脉诊：弦滑。

舌诊：舌尖边红，舌苔白。

治疗：仍按前方加减。

熟黑附子八钱、肉桂一钱（焗冲服）、菟丝子六钱、巴戟天一两、胡芦巴八钱、乌梅一两、山茱萸八钱、干葛根一两、椒目六钱、熟酸枣仁六钱（打碎）、吉林人参五钱。60剂，水煎服。

1962年3月1日四诊

主诉：饮水口干和尿量比以前减少。

脉诊：弦细弱。

舌诊：舌质淡白。

治疗：仍按前方加减。

熟黑附子八钱、巴戟天一两、山茱萸八钱、熟枣仁六钱（打碎）、肉桂一钱（焗）、胡芦巴八钱、干葛根一两、吉林人参五钱、菟丝子六钱、乌梅一两、椒目六钱。40剂，水煎服。

1962年5月11日五诊

主诉：每日小便11次，尿量4 600mL，口无干渴，饮水减少。

脉诊：弦细弱。

舌诊：舌无苔。

治疗：仍按上方加减。

熟黑附子六钱、肉桂五分（另焗）、石榴子六钱、熟地黄五钱、山茱萸五钱、生石膏一两（打碎）、干葛根六钱、黄芪五钱、白参五钱（另炖）、天冬五钱、玄参四钱、知母四钱。50剂，水煎服。

1967年7月6日六诊

主诉：小便、口渴比之前减少，精神好转。

脉诊：弦细弱。

舌诊：舌苔薄白。

治疗：仍按前方加减。

熟黑附子六钱、肉桂五分（另焗）、石榴子四钱、熟地黄五钱、山茱萸五钱、干葛根六钱、生石膏一两（打碎）、高丽参二钱（另炖）、黄芪五钱、玄参四钱、知母四钱、天冬五钱。25剂，水煎服。

1962年8月1日七诊

主诉：口无渴，小便日量减少至3 000mL。

脉诊：弦细弱。

舌诊：舌苔白。

治疗：仍同前方加减。

熟黑附子六钱、肉桂一钱（另焗）、干姜五钱、石榴子五钱、五味子、菟丝子五钱、胡芦巴六钱、巴戟天五钱、椒目三钱、熟地黄五钱、女贞子五钱、蛇床子五钱。25剂，水煎服。

1962年8月28日八诊

主诉：口无干渴，不欲饮水，每日小便量减少至1 000mL，精神、胃纳均佳，大便正常。

脉诊：弦缓。

舌诊：舌无苔。

治疗：仍同前方加减给药，3剂服治巩固根治，定时来检查可也。

熟黑附子六钱、肉桂八分（另焗）、干姜五钱、五味子六钱、菟丝子六钱、石榴子六钱、胡芦巴六钱、巴戟天六钱、益智仁六钱、熟地黄六钱、锁阳六钱、炙甘草二钱。3剂，水煎服。

【按】尿崩一症，由"肾水一虚，则无以制余火，火因水竭而愈烈，水因火烈而益干，阳盛阴衰构成此证"（《丹台玉案》），故尿崩症者初起大都偏于阴虚燥热，然病久阴损及阳。而呈脾肾阳虚、水失敷布之情形，后期则可酿至阴阳两虚之候。陈治平自拟三子二巴煎，以石榴子、五味子、菟丝子收敛固肾，胡芦巴、巴戟天温养肾阳，熟地黄、山茱萸潜养肾阴，起到阴阳双补、固涩收水的作用，效果颇佳。

五、乳糜尿

【案一】

曾某某，男性，41岁，已婚，广东人，广州市暨南大学教授，因患乳糜尿十余年，久治罔效，于1957年5月20日往广东省人民医院门诊部中医科诊治，门诊部诊号：453545。

1957年5月20日初诊

主诉：小便如牛奶，玉茎刺痛，经十余年，凡食油类，牛奶尿较多，曾由各中西医院久治罔效，得友人介绍请陈治平医生用中药治疗。

尿液检验：颜色乳白，透明度浊，反应酸，比重不足，尿蛋白（＋），尿糖（－），红细胞（＋＋），白细胞0～1，上皮细胞、黏液丝、管型结晶均正常。

脉诊：濡弦。

舌诊：舌苔薄腻。

诊断：乳糜尿。

治疗：依法以琥珀散加减。

正琥珀二钱（打碎）、当归四钱、菟丝子五钱、何首乌四钱、磁石八钱（打碎）、木通四钱、冬葵子五钱（打碎）、萹蓄五钱、滑石八钱（打碎）。3剂，水煎服。

1958年1月30日次诊

主诉：乳糜尿合并慢性肾炎、风湿性关节炎。经十余年，曾由中西医诊治罔效，现经诊治亦未见好转，后曾由其他医生治疗，不仅无效，而且小便白色块状很多，特来再请诊治。

尿液检验：颜色灰白，透明度浊，反应酸，比重1.004，尿蛋白（＋＋），尿糖（－），红细胞（＋＋），白细胞（＋），上皮细胞、黏液丝、管型、结晶均正常。

脉诊：濡弱。

舌诊：舌苔薄腻。

诊断：乳糜尿合并慢性肾炎、风湿性关节炎。

治疗：依法以肾气丸加减。

熟黑附子六钱、干姜四钱、肉桂五分（另焗）、怀山药一两、芡实一两（打碎）、炮苍术五钱、白术二两、五味子五钱、草豆蔻五钱、白芍六钱、山茱萸五钱、茯苓五钱。60剂，水煎服。

1958年3月31日三诊

主诉：病情好转，关节痛，小便白色块状减少。

脉诊：濡弱。

舌诊：舌苔薄白。

治疗：仍按前方加减。

茯苓一两、桂枝五钱、白术一两、天麻三钱、石菖蒲六钱、炙甘草三钱、白芍八钱、生石决明一两（打碎）、炮苍术五钱。60剂，水煎服。

1958年6月1日四诊

主诉：病情好转。

脉诊：濡弱。

舌诊：舌苔薄白。

治疗：仍按前方加减。

熟黑附子一两、覆盆子六钱、巴戟天八钱、肉桂八分（另焗）、菟丝子六钱、黄芪一两、炒白术一两、山茱萸八钱、干姜六钱。20剂，水煎服。

1958年6月21日五诊

主诉：病情同前。

脉诊：濡滑。

舌诊：舌苔白。

尿液检验：颜色淡黄，透明度浊，反应酸，比重不足，尿蛋白（＋），尿糖

（－），红细胞（＋），白细胞（－），上皮细胞、黏液丝、管型、结晶均正常。

治疗：依法以肉桂天生磺焗冲服。肉桂一钱、天生磺（即天然硫黄）一钱（焗）。30剂，焗冲服。

1958年7月24日六诊

主诉：身体健康，胃纳甚佳，体重增加，乳糜尿迄今未复发，慢性肾炎和风湿性关节炎均已消失，现在暨南大学任教。

治疗：仍以肉桂天生磺服治。

肉桂一钱、天生磺一钱。30剂，焗冲服。

1958年9月5日七诊

主诉：乳糜尿早经消失，精神、胃纳均好。

脉诊：濡缓。

舌诊：舌苔无白。

治疗：仍以肉桂天生磺服治。

肉桂一钱、天生磺一钱。5剂，焗冲服。

【案二】

吴某某，女性，28岁，已婚，广东新会人，护士。因乳糜尿于1962年11月22日入广东省人民医院留医，住院号：108673。

主诉：腰部疼痛，白色乳糜尿9月余。曾在当地医院治疗无效，特来住院治疗。患者于1956年夏天突觉腰部轻微肿疼，约两天后小便次数增多，尿液如米汤样，有时有棉絮样漂浮物，每日1～2次不等，但无尿疼、排尿困难等情况，无血尿。发病后3天，突然发高热40℃，经用链霉素治疗3～4天后减退。当乳糜尿发生后，曾在本院门诊部经X线腹平片检查无异常发现，未检查过血丝虫，服过枸橼酸乙胺嗪治疗，经1个月后痊愈。至1962年3月，产后又觉两腰疼痛，以右侧明显，且放射至上腹疼痛，约2天后小便次数又增多，尿液间歇出现米汤或牛乳样，近2个月来乳糜尿加重，每日小便如米汤样有2～3次，而入院前2天小便为浓茶色，在当地医院检查过3次血丝虫，结果阴性，做过腹平片，未有特殊发现。

既往史：过去身体健康，除患过疟疾外，无特别传染病史。除1959年患宫颈糜烂及慢性输卵管炎做过电疗外，各系统病史询问无特殊。月经 $15\dfrac{9\sim10}{20\sim21}$ 至今，量多，有痛经，1958年结婚，足月顺产2胎。患者无特殊嗜好，父早丧，母健在，过去亦有乳糜尿史。

体检：营养中等，发育正常，无急病容。神清合作，自动体位。行路时右足跛行、比左足稍短些。两肾区无肿物，无触及肾脏大，两输尿管路经及膀胱区无压疼，双侧肾区无撞击疼。尿液如米汤样，沉淀。

诊断：乳糜尿。

住院经过：入院后3次检查血丝虫均阴性，三大常规正常，肝肾功能检查均正常，11月24日表面麻醉下行膀胱镜检查，且其后用1∶500浓度的硝酸银30L进行双输尿管冲洗11次。入院后未见有乳糜尿，内服呋喃西林等治疗。

1962年12月15日本院妇产科请中医科会诊

主诉：患乳糜尿，小便仍有白色，量少次频，日间7～8次，夜间2～3次，头晕疲倦，间有心慌腰痛，膝软无力，失眠纳呆，晨起口干思饮，腹无痛苦，大便通畅。

脉诊：弦细滑。

舌诊：舌质淡，舌苔白。

诊断：乳糜尿。

治疗：依法以右归饮加减。

熟黑附子五钱、蛇床子四钱、锁阳四钱、胡芦巴四钱、桑螵蛸二钱、巴戟天四钱、杜仲四钱、白术四钱、肉桂五分（另焗）、牛膝四钱。4剂，水煎服。

1962年12月19日二次会诊

主诉：小便仍是牛奶白色，但量较多，块状物减少，多梦，精神倦，头晕心慌，腰酸软，小腹间有胀疼，大便通畅，胃纳一般。

脉诊：弦弱、尺脉沉细。

舌诊：舌淡红，舌苔薄黄。

治疗：仍按前方加减。

狗脊四钱、怀牛膝四钱、白术四钱、肉桂五分（另焗）、锁阳四钱、淫羊藿四钱、巴戟天四钱、熟黑附子五钱、杜仲四钱、胡芦巴四钱、蛇床子四钱、桑螵蛸二钱。4剂，水煎服。

1962年12月22日三次会诊

主诉：小便较淡黄，尿中白色块状物均消失，梦少，精神较前好，腰疼、头晕、心慌消失，大便通畅，胃纳一般。

脉诊：细弱。

舌诊：舌苔薄黄，舌质淡红。

治疗：仍按前方给药5剂带出院，巩固根治。

1962年12月24日出院。

【按】乳糜尿的发病原因，中医学认为与脾肾二脏有密切关系。脾为生化之源，肾为藏精之所。脾虚则运化无权，肾亏则封藏失司，而致精微下泄，清浊不分，下注膀胱，故小便浑浊，如乳汁或如脂膏。所以，乳糜尿的病因有脾阳下陷，中气不足，湿热下注，肾阴亏虚。《医学心悟》："浊之因有二种，一由肾虚败精流注；一由湿热渗入膀胱。肾气虚，补肾之中必兼利水。盖肾经有二窍，溺窍开则精窍闭也。湿热者，导湿之中必兼理脾，盖土旺则能胜湿，以土坚凝，则水自澄清也。"乳糜尿的治疗基本方法是补中益气，清热利湿，健脾益肾。陈老治疗2例乳糜尿患者，病史均较长，以虚证为主，治疗上以健脾益肾为法，疗效甚佳。

六、尿血

【病案】

马某，男性，56岁，已婚，商人，山东人，寓广州市西华路华乐街。因患尿血10年，曾经各大医院中西医久治罔效，于1957年1月22日，当时尿管刺疼剧烈，倒在地上，由爱人扶来广东省人民医院门诊部诊治，门诊号：53689。

1957年1月22日初诊

主诉：患尿血10年，久治罔效，此次膀胱胀疼剧烈，尿管刺疼难堪，疼倒地上失去知觉，幸得爱人扶乘三轮车遄来诊治。

体检：体温37.6℃，膀胱窿胀压疼难忍。

脉诊：弦数。

舌诊：舌苔黄。

诊断：尿血。

治疗：依法以二金三子饮。

海金沙一两（纱布包）、滑石一两（打碎）、菟丝子五钱、金钱草一两、磁石一两（打碎）、牡丹皮五钱、冬葵子六钱（打碎）、党参六钱、甘草梢五钱、车前子五钱、桃仁六钱、猪苓五钱。1剂，水煎服。

1957年1月24日次诊

主诉：膀胱胀疼、尿管刺疼消失，曾小便排出瘀血条如筷箸，大半痰盂，本病已痊愈。

脉诊：弦缓。

舌诊：舌苔淡黄。

治疗：仍按前方加减给药3剂服治。

巴戟天五钱、益智仁五钱、冬葵子五钱（打碎）、滑石一两（打碎）、女贞子五钱、黄芪五钱、党参五钱、牡丹皮五钱、泽泻五钱、磁石一两（打碎）、菟丝子五钱、茯苓五钱。3剂，水煎服，巩固根治可也，无须再来诊治。

【按】尿血，属祖国医学"血淋"范畴，因湿热下注，热伤血络者属实；阴虚火旺，扰动阴血者属虚。本例患者为湿热下注，热伤血络之实证，陈治平以海金沙、金钱草清热利湿，冬葵子、车前子利尿通淋，菟丝子固肾，加以桃仁、丹皮活血化瘀，通因通用，使邪去正安而收效。

第五节　血液病

一、溶血性贫血

【病案】

伍某，女性，49岁，已婚，广东省顺德某部门干部，寓广州市中山三路。面部及四肢反复浮肿10多年。近几个月，间歇性头晕，眼花心跳。于1967年10月14日入院，住院号：144975。

患者于10多年前经常发现四肢及面部浮肿，但无其他不适症状，小便正常，无腰痛、发热、心慌、气促等症状。曾先后到医院治疗，仍反复发作，但消肿后，工作活动如常。近几年出现头晕眼花、耳鸣，1961年曾因半昏迷而入越秀区医院就医，诊断为"贫血"，胸痛气促，但无关节痛。近几个月间有心跳加速感，尤以上楼或重劳动时明显，面色较前苍白（数年前已发现面色苍白），疲倦无力，但仍能上班工作，于1967年8月份在本院住院治疗，诊断为溶血性贫血。到看病时都有低热，但自己不觉，二便如常。

患者起病前无特殊服药史，无铝钾及其他化学药品接触史，无肝炎、肺结核史，无痛疾史，家族无相同病者，无胃病史。

体格检查：体温37℃，脉搏86次/分，呼吸24次/分，血压142/78mmHg。发育正常，神清合作，体位自如，面色稍苍白，唇淡红，眼结膜苍白，咽无充血，扁桃体不大，甲状腺不大，心前区无隆起，无弥漫性搏动，心界略向左扩大，心尖区位于左锁骨中线内侧第5肋间处，肺动脉瓣区第2心音亢进、分裂，3级收缩期杂音，其他瓣膜闻杂音，双肺音清，未见啰音，腹平软，脾未触及，肝下界位于肋下

1cm，无压痛，其他部位未见肿块，双下肢轻度凹陷性浮肿，膝反射（－），未见病理反射，四肢关节无结核，无肿大。

血细胞检验报告如下（检验号2209，送检日期：1967年10月28日）：

血片。中性粒细胞：杆状核9%，分叶核35%；嗜酸性粒细胞：分叶核（数据缺失）；淋巴细胞系统：淋巴细胞48%；单核细胞系统：单核细胞4%；血片共数白细胞100个。

髓片。早幼粒细胞：2.0%，杆状核0.5%，分叶核1.0%；红细胞系统：原红细胞1.0%；早幼嗜酸粒细胞：晚幼1.0%，杆状核0.5%，分叶核1.0%；红细胞系统：原红细胞1.0%，早幼红细胞2.0%，中幼红细胞29.0%，晚幼红细胞17.0%，淋巴细胞系统13.0%；单核细胞系统：1.0%；其他细胞：网状细胞1.0%，浆细胞0.5%；骨髓片共数有核细胞200个。

骨髓来源：髂骨。

特征：增生明显活跃。

①粒细胞系统：无异常。②红细胞系统：明显增生，各阶段均见，见到中幼红分裂型细胞，成熟红细胞大小不等异形。部分细胞中央缺色及血红蛋白分布不均匀现象，见到靶形红细胞、多色性红细胞及点彩红细胞。③其他细胞无异常。④血小板多见。⑤未见寄生虫。

血片的红细胞形态与骨髓片所述同。

意见：骨髓象似溶血性贫血的改变。

血液检验：红细胞$3.26 \times 10^{12}/L$，血红蛋白89g/L，网织红细胞0.3%，血小板$200 \times 10^9/L$，流血时间2分钟，凝血时间3分钟，白细胞$5.0 \times 10^9/L$，杆状核粒细胞10%，分叶核粒细胞49%，嗜酸性粒细胞1%，淋巴细胞54%，单核细胞6%。

生化检验：黄疸指数12U。胆红素21.38μmol/L，麝香草酚浊度2U，铁27.4μmol/L。

尿液检验：颜色黄，透明度清，其余均正常。

粪便检验：寄生虫卵未发现。

超声检查：肝炎波不明显。

入院诊断：①后天获得性溶血性贫血（可能是体内特异性反应引起）；②过敏性皮疹。

西医治疗经过：患者入院后用氯霉素0.25g，每日3次，服用14日，总量7g；氯本那敏4mg，每天3次，服用8天，总量96mg；葡萄糖酸钙1g，每日3次，服用8天，总量24g；复合维生素B，每次1片，每天2次，服用6天；等。治疗由本年10月14日起至10月28日，患者仍觉疲倦无劲，眼花病情比前无进展。

血液检验：红细胞2.88×10^{12}/L，血红蛋白72g/L，网织红细胞1.1%，白细胞3.75×10^9/L，杆状核粒细胞16%，分叶核粒细胞39%，嗜酸性粒细胞1%，淋巴细胞40%，单核细胞4%。

1967年10月30日该科请中医科陈治平中医师会诊

主诉：面部浮肿，头晕眼花，胃纳、睡眠欠佳，小便短少。

脉诊：沉弱。

舌诊：舌苔薄白。

治疗：依法以三甲归芪煎。

龟板六钱（打碎）、生鳖甲六钱（打碎）、生牡蛎六钱（打碎）、当归五钱、炙黄芪五钱、熟地黄四钱、川芎四钱、何首乌四钱、白术四钱、薏苡仁四钱、补骨脂四钱、茯苓四钱。23剂，水煎服。

1967年11月23日二次会诊

主诉：自觉无不适，面浮肿消失，但睡眠欠佳。

脉诊：弦弱。

舌诊：舌苔薄白。

治疗：仍按前方加减。

炒鳖甲五钱（打碎）、龟板（打碎）五钱、牡蛎六钱（打碎）、熟地黄四钱、怀山药四钱、熟酸枣仁四钱（打碎）、远志四钱、丹参四钱、柏子仁四钱、白术四钱、补骨脂四钱、鸡血藤四钱。15剂，水煎服。

1967年12月11日三次会诊

主诉：夜间有口干，眼花消失，余无不适。

脉诊：沉弱。

舌诊：舌苔薄黄。

治疗：按前方加减。

龟板五钱（打碎），炒鳖甲五钱（打碎），牡蛎六钱（打碎），熟地黄四钱，怀山药五钱，熟酸枣仁四钱（打碎），补骨脂四钱，仙茅三钱，何首乌四钱，白术四钱，麦冬四钱，当归四钱，炙甘草钱半。14剂，水煎服。

1967年12月24日四次会诊

主诉：四肢浮肿、眼花头晕、心跳、皮疹均消失，无口干，睡眠、胃纳、精神均好，明天出院，请开几剂处方带出院服治，门诊再行治疗。

血液检验：红细胞3.13×10^{12}/L，血红蛋白94g/L，网织红细胞2.8%。

脉诊：弦细弱。

舌诊：舌苔薄白。

治疗：按前方加减带药出院。

熟地黄四钱、炙黄芪五钱、当归四钱、何首乌四钱、白术四钱、怀山药五钱、龟板五钱（打碎）、炒鳖甲五钱（打碎）、仙鹤草四钱、补骨脂四钱、炙甘草二钱、川芎四钱。3剂，水煎服。

以下为出院后门诊治疗情况。

1968年1月5日初诊

主诉：因患溶血性贫血住院，内科请陈治平医师会诊治疗好转出院，但现有些头晕目眩，精神疲倦，面部微肿。

血液检验：红细胞3.26×10^{9}/L，血红蛋白60g/L，血小板170×10^{9}/L，白细胞

5.4×10^9/L，杆状核粒细胞1%，分叶核粒细胞42%，淋巴细胞32%，单核细胞2%。

脉诊：涩。

舌诊：舌质淡红。

治疗：依法以三甲鹿胶煎，之后两个月来检查可也。

炒鳖甲五钱（打碎）、龟板五钱（打碎）、牡蛎五钱（打碎）、鹿角胶四钱（后下）、熟地黄四钱、当归四钱、何首乌四钱、炙甘草钱半、川芎四钱、白芷四钱、炙黄芪四钱。10剂，水煎服。

1968年2月23日次诊

主诉：头晕目眩，面微肿均消失。

血液检验：红细胞2.85×10^{12}/L，血红蛋白100g/L，血小板190×10^9/L，白细胞6.3×10^9/L，杆状核粒细胞30%，分叶核粒细胞28%，嗜酸性粒细胞3%，淋巴细胞32%，单核细胞7%。

脉诊：涩。

舌诊：舌质淡红。

治疗：依法以三甲鹿胶煎，之后两个月来检查可也。

炒鳖甲五钱（打碎）、龟板五钱（打碎）、牡蛎五钱（打碎）、熟地黄四钱、当归四钱、仙茅四钱、补骨脂四钱、何首乌四钱、川芎四钱、鹿角胶四钱（后下）、炙甘草二钱。10剂，水煎服。

1968年6月7日三诊

血液检验：红细胞2.32×10^{12}/L，血红蛋白66g/L，血小板172×10^9/L，白细胞4.7×10^9/L。

脉诊：细弱。

舌诊：舌苔白。

治疗：仍按前方加减巩固。

炒鳖甲五钱（打碎）、龟板五钱（打碎）、牡蛎五钱（打碎）、鹿角胶四钱

（后下）、熟地黄四钱、当归四钱、何首乌四钱、炙甘草二钱、川芎四钱、仙茅四钱、补骨脂四钱、炙黄芪四钱、肉桂五分（焗）。10剂，水煎服。

【按】溶血性贫血属于中医"黄疸""虚劳""血虚"等范畴。陈治平根据中医"肾藏精生髓、髓生血"和"益气生血"理论，运用补肾益髓生血法的代表方三甲归芪煎和三甲鹿胶煎进行临证加减，先后天之本共补，注重脾胃的运化以化生气血。其用药切合病机且得当，故而疗效确切而佳。

二、嗜酸性粒细胞增多症

【病案】

谭某某，女性，31岁，未婚，广州市人，广州某医院护士。因患嗜酸性粒细胞增多症入其所就职医院一内科治疗，住院号：48904。

主诉：于1958年1月4日因患钩虫病和支气管炎，第一次入该院一内科，至1959年1月16日出院，但嗜酸性粒细胞增多症未愈，仍继续在该院门诊部诊治，同时在外院用中药治疗，经两个多月，病情逐渐加重，面部浮肿，两手亦肿胀，时好时坏，而以晨早更甚，精神困倦，腰酸乏力，气少懒言，纳呆，不思谷食，时常嗳气，夜眠不宁，头晕健忘，二便尚通畅，由是1959年3月24日，再度入该院一内科治疗。

体检：发育中等，营养欠佳，神清合作，表情自然，皮肤无黄疸。

头面检查无特殊。颈软，气管居中，甲状腺不肿大，胸廓无畸形，呼吸自然，心肺正常，腹软无压痛，肝在锁骨中线肋缘下1.5cm处可触及，质软无压痛，脾未扪及，肠鸣音存在，脊柱四肢无畸形，运动自如，肛门及生殖器未查，无病理性反射出现。

西医曾用过青霉素、卡巴砷、枸橼酸乙胺嗪、苯海拉明、普鲁卡因封闭、比妥氏液及输血治疗等。门诊期间血液检查报告如表4-5-1。

表4-5-1　血液检查报告

日期	白细胞	嗜酸性粒细胞
1959.1.27	15.40×10^9/L	5.20×10^9/L
1959.1.30	16.00×10^9/L	5.60×10^9/L
1959.2.12	21.25×10^9/L	8.91×10^9/L
1959.2.19	22.90×10^9/L	14.90×10^9/L
1959.2.25	23.60×10^9/L	16.42×10^9/L
1959.2.27	35.40×10^9/L	22.10×10^9/L
1959.3.3	34.60×10^9/L	28.80×10^9/L
1959.3.16	52.90×10^9/L	30.20×10^9/L
1959.3.18	43.20×10^9/L	20.51×10^9/L

3月24日再度入其所就职医院住院，仍请某中医会诊，继续服中药和败酱草配附子，其间，西医用肝精丸、输血及白消安等治疗。4月29日，血液检验：白细胞43.00×10^9/L，嗜酸性粒细胞15.70×10^9/L。

追5月4日，由外院介绍该院改请广东省人民医院中医科陈治平会诊治疗。

主诉：嗜酸性粒细胞增多，肝大，腹胀，咳嗽。

脉诊：沉濡。

舌诊：舌苔白。

诊断：嗜酸性粒细胞增多症合并肝大。

治疗：依法以二甲复脉汤加减。

炒鳖甲五钱（打碎）、玄参五钱、川贝母四钱（打碎）、炒龟板五钱（打碎）、炙黄芪一两、桔梗四钱、麦冬四钱、茯苓八钱、白芍五钱、生地黄五钱、白术一两、土茵陈六钱。16剂，水煎服。

1959年5月18日次诊

主诉：嗜酸性粒细胞减少至18×10^9/L，精神好，说话气增，肝大、腹胀消失，但盗汗。

脉诊：浮濡。

舌诊：舌苔白。

治疗：仍按前方加减。

炒鳖甲一两（打碎）、熟地黄五钱、阿胶六钱（后下）、炒龟板一两（打碎）、何首乌一两、五味子六钱、炙黄芪一两、白术一两、浮小麦六钱、当归头五钱、知母六钱。4剂，水煎服。

1959年5月23日三诊

主诉：精神好转，盗汗消失，白细胞减少很多。

脉诊：浮濡。

舌诊：舌苔白。

治疗：仍按前方加减。

炒鳖甲一两（打碎）、玄参六钱、麦芽四钱、炒龟板一两（打碎）、熟地黄六钱、知母八钱、炙黄芪一两、白术一两、五味子五钱、当归头六钱、鸡内金六钱、山茱萸五钱。7剂，水煎服。

1959年5月28日四诊

主诉：精神、胃纳均好，白细胞减少至正常。

血液检验：红细胞3.69×10^{12}/L，血红蛋白114g/L，白细胞减少至7.2×10^{9}/L，淋巴细胞25%，多核细胞21%，单核细胞1%。

嘱患者当晚停止再服白消安。

脉诊：弦滑。

舌诊：舌苔白。

治疗：患者病情已经治愈，依法应给十全大补汤服治，巩固根治。

川芎六钱、炙党参一两、熟地黄一两、炙黄芪一两、白术一两、当归六钱、肉桂一钱（焗服）、白芍一两、茯苓八钱、牛膝一两、炙甘草三钱、知母八钱。7剂，水煎服。

1959年6月25日五诊

主诉：精神、胃纳均好，白细胞减少至正常。

主诉：白细胞正常，但有些咳嗽。

脉诊：浮濡。

舌诊：舌苔淡白。

治疗：仍按前方加减，给药7剂，水煎服。巩固治疗。

炒鳖甲八钱（打碎）、益智仁六钱、陈皮二钱、炒龟板八钱（打碎）、白术一两、桔梗三钱、补骨脂八钱、怀山药（土炒）八钱、苦杏仁三钱（打碎）、何首乌八钱、枸杞子五钱、甘草二钱。7剂，水煎服。

1959年9月11日出院，嘱其暂休一段时间。

【按】嗜酸性粒细胞增多症表现为不明原因的血液和（或）骨髓嗜酸性粒细胞持续性增多。其主要分为继发性（反应性）、原发性（克隆性）和特发性嗜酸性粒细胞增多症三种。此病常见于变态反应性疾病、寄生虫感染、皮肤病及肿瘤等，随病因不同而临床表现多样。临证上用西医西药治疗本病多见。在本病案中，陈治平单用中医药治疗，以二甲复脉汤、当归补血汤为基本方，养阴柔肝，补气生血，结合白消安扶正祛邪取得满意疗效，疗效的判定不但有症状的消除，也有理化检验等指标的复常，获愈更有说服力，对嗜酸性粒细胞增多症的治疗也提供了另一种思路和方法。

三、白细胞减少

【案一】

纪某某，男性，33岁，已婚，广东军区干部，现寓该部。因患白细胞减少，由广东军区第三门诊部介绍来广东省人民医院门诊部中医科诊治。门诊号：24344。

1959年8月14日初诊

主诉：当时白细胞减少至2.0×10^9/L，红细胞3.00×10^{12}/L，头晕头痛，心跳，久治罔效，特来请中医治疗。

脉诊：弦滑。

舌诊：舌苔白。

诊断：白细胞减少。

治疗：依法二甲复脉汤加减。

炒鳖甲一两（打碎）、炒龟板一两（打碎）、生牡蛎一两、干地龙五钱、玄参五钱、知母五钱、何首乌一两、远志六钱、山茱萸五钱、巴戟天五钱。10剂，水煎服。

1959年8月24日次诊

主诉：白细胞增多至5.03×10^9/L，精神好。

血液检验：白细胞5.03×10^9/L，分叶核粒细胞47%，淋巴细胞51%，嗜酸性粒细胞2%。

脉诊：浮濡。

舌诊：舌苔白。

治疗：仍按前方。处方同初诊，50剂，水煎服。

1959年10月19日三诊

主诉：红细胞、白细胞增加。

血液检验：血红蛋白140g/L，红细胞4.79×10^9/L，白细胞5.5×10^9/L，中性粒细胞50%，淋巴细胞46%，嗜酸性粒细胞3%，单核细胞1%。

脉诊：浮濡。

舌诊：舌苔白。

治疗：仍按前方加减。

炒鳖甲一两（打碎）、补骨脂六钱、远志六钱、怀山药六钱、白术五钱、知母五钱、山茱萸六钱、熟地黄五钱、阿胶五钱（后下）。40剂，水煎服。

1959年11月30日四诊

主诉：红细胞、白细胞增加，精神、胃纳均好。

血液检验：红细胞4.53×10^{12}/L，白细胞9.15×10^{9}/L，中性粒细胞83%，淋巴细胞17%。

脉诊：浮。

舌诊：舌苔淡白。

治疗：仍按前方加减，给水煎剂2周和药丸服治。

（1）炒鳖甲一两（打碎）、炒龟板一两（打碎）、怀山药六钱、白术五钱、补骨脂五钱、鸡内金四钱、熟地黄五钱、黄芪五钱、党参五钱、何首乌五钱、炙甘草二钱。14剂，水煎服。

（2）归脾丸1瓶。

1959年12月14日五诊

主诉：服汤药和药丸后，精神、胃纳、睡眠均好，头晕、头痛消失，红细胞增高，白细胞恢复正常。

血液检验：血红蛋白125g/L，红细胞4.51×10^{12}/L，白细胞6.05×10^{9}/L，多核细胞59%，嗜酸性粒细胞1%，淋巴细胞40%。

脉诊：平。

舌诊：舌苔淡白。

治疗：因前处方和药丸服治，病已痊愈，现无须再予处方服药。

【案二】

刘某某，男性，35岁，已婚，北京籍，军人。因患白细胞减少，由原广州军区陆军总医院于1959年12月5日请会诊。住院号：49922。

主诉：于1957年患中耳炎住原广州军区陆军总医院外科手术，发现白细胞为$2.0 \times 10^{9} \sim 3.0 \times 10^{9}$/L，今年自觉头晕头痛，精神疲倦，记忆力减退，经一般治疗症状减轻出院。迨1959年4月17日除白细胞减少外，尚有头晕头痛，记忆力减退，睡眠不好。

骨髓穿刺：涂片多次，认为白细胞减少，无法分类。

血液检验：血红蛋白80g/L，红细胞4.2×10^{12}/L，白细胞2.0×10^9/L，多核细胞44%，嗜酸性粒细胞2%，淋巴细胞54%，血小板163×10^9/L；出血时间2分钟，凝血时间1分钟。

住院治疗经过：输血、针灸、中药治疗等约2个月，亦未见效。

诊断：白细胞减少。

1959年12月5日，该院备函邀请陈治平用中药治疗。

初次会诊

主诉：头晕头痛，睡眠、胃纳均不佳，大便溏，记忆力减退，白细胞减少。

脉诊：芤涩。

舌诊：舌苔淡白。

治疗：依法二甲复脉汤加减。

炒鳖甲一两（打碎）、五味子五钱、黄芪五钱、炒龟板一两（打碎）、远志八钱、熟地黄六钱、生龙齿八钱（打碎）、玄参六钱、天麻五钱、熟酸枣仁六钱（打碎）、阿胶五钱（后下）、白芍五钱。9剂，水煎服。

1959年12月14日二次会诊

主诉：病情好转，白细胞升高，但牙龈有少量出血。

血液检验：血红蛋白120g/L，红细胞3.7×10^{12}/L，白细胞4.5×10^9/L，多核细胞55%，嗜酸性粒细胞2%，淋巴细胞43%。

脉诊：浮芤。

舌诊：舌苔淡白。

治疗：仍按前方加减。

炒鳖甲一两（打碎）、熟酸枣仁六钱（打碎）、茜草五钱、炒龟板一两（打碎）、远志六钱、补骨脂六钱、侧柏叶五钱、黑栀子五钱（打碎）、当归头六钱、生龙齿八钱（打碎）、阿胶五钱（后下）、山茱萸六钱。40剂，水煎服。

1960年1月24日三次会诊

主诉：白细胞增多，精神、睡眠、胃纳、头痛均好转，牙龈出血消失。

血液检验：血红蛋白121g/L，红细胞4.5×10^{12}/L，白细胞5.45×10^9/L，杆状核粒细胞2%，多核细胞58%，嗜酸性粒细胞1%，淋巴细胞39%。

脉诊：浮濡。

舌诊：舌苔淡白。

治疗：仍同前方加减，给药7天，服治巩固。

炒鳖甲一两（打碎）、炒龟板一两（打碎）、丹参五钱、熟地黄六钱、补骨脂六钱、生龙齿一两（打碎）、炙黄芪六钱、鹿角胶五钱（后下）、山茱萸六钱、远志八钱、茯神四钱。7剂，水煎服。

【案三】

王某某，男性，32岁，已婚，山东省人，干部，现寓广州市东山合群中路。因患白细胞减少，于1960年6月1日来广东省人民医院中医科诊治。门诊号：583762。

1960年6月1日初诊

主诉：白细胞减少经5年余。本年3月间起，白细胞减少尤甚，因有鞭虫，而致此病。现有动脉硬化，头痛失眠，精神、胃纳均不见好，经各大医院久治罔效。特来请广东省人民医院中医科陈治平中医师诊治。

血液检验：白细胞4.8×10^9/L，杆状核粒细胞2%，多核细胞58%，嗜酸性粒细胞1%，淋巴细胞38%。

脉诊：浮弦芤。

舌诊：舌淡白。

诊断：白细胞减少。

治疗：依法以二甲复脉汤加减。

炒鳖甲一两（打碎），何首乌一两，补骨脂六钱，炒龟板一两（打碎），熟地黄六钱，炙黄芪五钱，熟酸枣仁五钱（打碎），山茱萸五钱，白术五钱。10剂，水煎服。

1960年6月13日次诊

主诉：白细胞增多，精神好，失眠减少。

血液检验：白细胞$5.6×10^9$/L。

脉诊：浮弦芤。

舌诊：舌苔淡白。

治疗：仍按前方加减。

炒鳖甲一两（打碎）、何首乌一两、补骨脂六钱、炒龟板一两（打碎）、熟地黄六钱、炙黄芪五钱、熟酸枣仁五钱（打碎）、山茱萸五钱、白术五钱、五味子六钱、丹参五钱、川芎五钱。20剂，水煎服。

1960年7月4日三诊

主诉：白细胞增多，精神、胃纳、睡眠均好。

血液检验：白细胞$6.0×10^9$/L。

脉诊：浮濡。

舌诊：舌苔淡白。

治疗：仍按前方加减。

炒鳖甲一两（打碎），熟酸枣仁六钱（打碎），何首乌一两，炒龟板一两（打碎），山茱萸五钱，熟地黄六钱，炙黄芪六钱，补骨脂六钱，丹参六钱，槐花子五钱（打碎），枳实六钱，当归五钱。25剂，水煎服。

1960年7月28日四诊

主诉：白细胞$5.0×10^9$/L，精神、胃纳、睡眠、头痛均好。

血液检验：白细胞$5.4×10^9$/L，杆状核粒细胞2%，多核细胞60%，嗜酸性粒细胞2%，淋巴细胞36%。

脉诊：弦芤。

舌诊：舌苔淡白。

治疗：仍按前方加减给药7剂，巩固根治，定时再来检查血液为要。

炒鳖甲一两（打碎）、何首乌一两、白术五钱、炒龟板一两（打碎）、山茱萸六钱、川芎五钱、熟酸枣仁六钱（打碎）、熟地黄六钱、补骨脂五钱、五味子五钱、炙黄芪六钱、炙甘草二钱。7剂，水煎服。

【案四】

李某某，男性，36岁，河南人，干部，于1960年12月30日因右下腹发现肿块月余入本院外科，诊断为回肠淋巴瘤，经手术切除后用Co-60放射治疗，于1961年2月28日请中医会诊。

1961年2月28日初诊

主诉：病情如上述。

脉诊：弦涩。

舌诊：舌淡薄白，舌尖红。

诊断：白细胞减少。

治疗：依法以二甲复脉汤加减。

炒龟板六钱（打碎）、丹参五钱、川芎四钱、熟地黄四钱、黄精五钱、白术四、炒鳖甲六钱（打碎）、阿胶五钱（后下）、怀山药四钱、山茱萸五钱。3剂，水煎服。

1961年3月6日次诊

主诉：白细胞增多，精神、胃纳均好。

脉诊：浮芤。

舌诊：舌尖红，苔薄白。

治疗：仍按前方加减。

炒龟板六钱（打碎）、丹参五钱、黄芪四钱、熟地黄四钱、何首乌五钱、补骨脂四钱、炒鳖甲五钱（打碎）、阿胶四钱（后下）、白术四钱、山茱萸五钱、川芎四钱。3剂，水煎服。

1961年3月14日三诊

主诉：精神、胃纳、睡眠均好，病情好转。

脉诊：弦芤。

舌诊：舌苔薄白。

治疗：仍按前方加减。

炒龟板六钱（打碎）、黄芪四钱、炒鳖甲五钱（打碎）、熟地黄四钱、川芎四钱、山茱萸五钱、阿胶四钱（后下）、白术四钱、丹参五钱、黄精五钱、补骨脂三钱。3剂，水煎服。

1961年3月18日四诊

主诉：精神尚好，白细胞仍少。

脉诊：弦芤。

舌诊：舌苔白。

治疗：仍按前方加减。

炒龟板六钱（打碎）、川芎四钱、丹参五钱、炒鳖甲四钱（打碎）、山茱萸五钱、黄精五钱、黄芪五钱、阿胶四钱（后下）、补骨脂三钱、熟地黄四钱、白术四钱。3剂，水煎服。

1961年3月24日五诊

主诉：病情同前，白细胞稍见上升。

脉诊：弦缓。

舌诊：舌苔白。

治疗：仍按前方加减。

炒龟板六钱、黄芪四钱、炒鳖甲五钱、熟地黄四钱、川芎四钱、山茱萸五钱、阿胶四钱、白术四钱、丹参五钱、黄精五钱、补骨脂三钱、何首乌四钱。3

剂，水煎服。

1961年3月30日六诊

主诉：病情同上，继续以Co-60放射治疗，白细胞又见减少。

脉诊：弦芤。

舌诊：舌苔白。

治疗：仍同前方加减。

巴戟天五钱、白术四钱、山茱萸五钱、阿胶四钱、补骨脂三钱、丹参五钱、黄芪四钱、炒鳖甲五钱（打碎）。3剂，水煎服。

1961年4月6日七诊

主诉：胃口不好，大便溏。

脉诊：弦芤。

舌诊：舌苔淡白。

治疗：仍按前方加减。

巴戟天五钱、故纸三钱、丹参三钱、鹿胶四钱（后下）、炒鳖甲五钱（打碎）、何首乌五钱、黄芪四钱、山茱萸五钱。3剂，水煎服。

1961年4月13日八诊

主诉：病情好转，白细胞恢复正常，准备今天出院。

脉诊：弦芤。

舌诊：舌苔淡白。

治疗：仍按前方给药3剂带出院服治，巩固治疗。

炒龟板六钱（打碎）、丹参五钱、川芎四钱、炒鳖甲五钱（打碎）、黄精五钱、白术四钱、熟地黄四钱、阿胶四钱（后下）、补骨脂四钱、山茱萸五钱。3剂，水煎服。

治疗前后血液检验结果如表4-5-2。

表4-5-2 治疗前后血液检验结果

日期	白细胞/L	中性粒细胞/%	单核细胞/%	嗜酸性粒细胞/%	淋巴细胞/%	红细胞/L	血红蛋白/g·L⁻¹
2.24	3.4×10^9	55		3	42	4.10×10^9	12.5
2.29	4.20×10^9						
3.3	4.45×10^9						
3.9	3.80×10^9	40	1	10	49		
3.11	5.60×10^9	43		7	44		
3.15	4.05×10^9						
3.17	3.00×10^9	62		10	28	4.98×10^9	145
3.21	4.85×10^9	73	1	2	24		
3.23	3.30×10^9	50		16	34		
3.25	3.25×10^9	56		10	34		
3.28	5.50×10^9	70		7	23		
4.1	3.90×10^9						
4.3	4.00×10^9	75	1	4	20		
4.7	5.60×10^9	66		10	24		
4.9	5.00×10^9	64		12	24		
4.11	6.20×10^9						

【按】白细胞减少属中医"虚劳（血虚）"范畴，其病机多数为脾肾两虚，气血不足。中医中药治疗白细胞减少症具有优势，也有亮点。临证时，陈治平常用二甲复脉汤为基本方加减治疗，他以黄芪、当归益气生血；龟板、鳖甲、阿胶、鹿角胶等血肉有情之品填精益髓；补骨脂、黄精、巴戟天、熟地黄、山茱萸补肾，助先天之本；白术、怀山药补益脾胃，健运后天之本；丹参、川芎既活血补血，又助血有生路。诸药合用，共奏益气养血、健脾补肾、活血补血之功。纵观4个病案，陈治平在益气、养血、生髓，先天后天共补的原则指导下治疗白细胞减少症，充分体现了中医药能够保护骨髓、升高血细胞且疗效确切的优势特点。

四、白血病

【案一】

王某某，女性，11岁，学生，湖南人，寓广州市东山新河浦横路。因头晕、出汗、眼睑浮肿已2周，于1966年7月5日上午9时入广东省人民医院儿科住院，住院号：137097。

缘患儿于2周前发觉全身疲倦，食欲不振，头晕，尤以晨早起床时更甚，有呕吐，觉出汗多，面色逐渐苍黄，每晨起床觉眼睑浮肿，小便正常，无尿频、尿急、尿痛现象。昨日曾呕吐，无热，觉喉痛，全身无力，要求入院检查。

入院情况：起病前2周，曾鼻衄1次，及碰伤下肢。已打第一次卡介苗及种牛痘，其他预防接种已接种。过去体健，没有浮肿史，及鼻衄、皮下出血史。

家族史：父母健存。

体格检查：体温37℃，呼吸22次/分，心率96次/分，体重28kg。

发育、营养中等，神清合作，呼吸平顺，面色苍黄，自动体位。全身皮肤无黄染，颈淋巴结肿大2~3个，活动、无压痛，其余浅淋巴无肿大。五官无畸形，咽充血，扁桃体不大，咽后壁一水泡增殖、无异物。颈软，气管居中，甲状腺无肿大。胸廓对称，心音无扩大，心率96次/分，节律齐，无杂音，肺呼吸音清晰，肝肋下1.5cm可触及，剑突未扣及，脾未触及，肠鸣音正常，双下肢有抓破皮痕，左踝关节上有瘀斑及膝关节内侧有一瘀斑（据说是外伤），全身皮肤无出血点，无病理反射，膝反射存在。

骨髓检查：

血片。（粒细胞系统）早幼粒细胞2.5%，中性粒细胞：中幼8.5%，晚幼9.0%，杆状核37.5%，分叶核28.0%；嗜酸性粒细胞：杆状核1.0%，分叶核2.5%，嗜碱粒细胞：分叶核4.0%，（红细胞系统）中幼红细胞1个，（淋巴细胞系统）淋巴细胞60%，（幼单核细胞系统）单核细胞1.0%，血片共数白细胞200个。

髓片，（粒细胞系统）中性粒细胞：原粒细胞4.0%，中幼12.5%，杆状核37.5%，分叶核17.5%，嗜酸性粒细胞：中幼1.0%，晚幼0.5%，杆状核1.0%，分叶核2.0%，嗜碱粒细胞：分叶核1.0%，（红细胞系统）中幼红细胞4.5个，（淋巴细胞系统）淋巴细胞4.0%，骨髓片共数有核细胞200个。

骨髓来源：髂后上棘。

髓片特征：

细胞增殖极度活跃，以粒细胞系统为主，粒：红=20.3：1；

粒细胞系统明显增生，所见以杆状粒细胞居多，原粒细胞及幼粒细胞稍增多，嗜碱性粒细胞亦稍增。

红细胞系统仅见中幼红、成熟红细胞呈中度大小不均，染色大致正常。

淋巴细胞系统相对减少，形态未见异常。巨核未见，血小板不少。

未见寄生虫。

血片特征：

白细胞数极度增高。

粒细胞极度增多，出现大量幼稚细胞，嗜碱性粒细胞增多。

成熟红细胞呈中度大小不均，染色正常，计算200个白细胞见有核红细胞1个。

淋巴细胞相对减少。

单核细胞未见异常，血小板不少。

未见寄生虫。

意见：骨髓及血象支持慢性粒细胞白血病的改变。

放射科检验：全胸正位，心肺未见病变。

血液检验：红细胞3.04×10^{12}/L，血红蛋白90g/L，血小板246×10^9/L，白细胞9.2×10^9/L，骨髓细胞4%，杆状核粒细胞54%，分叶核粒细胞28%，嗜酸性粒细胞2%，嗜碱性粒细胞2%，淋巴细胞3%。

粪便检验：未见蛔虫卵和中华分枝吸虫卵。

尿液检验：颜色黄，透明度浊，反应酸，尿蛋白、尿糖、红细胞、白细胞、上皮细胞黏液丝管型结晶（－）。

诊断：慢性粒细胞白血病。

西医治疗用药：西药白消安，激素，四环素，输血等。自1966年7月5日入院治疗至同年8月8日止，该患儿病情仍未见明显进展，于是请中医科陈治平老中医师会诊。

1966年8月8日初次会诊

主诉：面色苍黄，唇白，头晕、早晨起床更甚，自汗盗汗，胃纳不佳，疲倦无力，眼睑浮肿，头晕目眩，皮下有出血点。

脉诊：芤涩。

舌诊：舌苔白。

诊断：慢性粒细胞白血病。

治疗：依法以三甲复脉汤加减。

炒鳖甲五钱（打碎）、炒龟板五钱（打碎）、牡蛎六钱（打碎）、当归四钱、何首乌四钱、炙党参四钱、炙黄芪四钱、补骨脂四钱、熟地黄四钱、白术四钱。10剂，水煎服。

1966年8月18日次诊

主诉：病情好转。

脉诊：芤涩。

舌诊：舌苔白。

治疗：仍按前方加减。

炒鳖甲五钱（打碎）、炒龟板六钱（打碎）、牡蛎一两（打碎）、当归头四钱、炙党参四钱、炙黄芪四钱、补骨脂五钱、白术四钱、熟地黄四钱、升麻五钱。12剂，水煎服。

1966年8月29日三诊

主诉：精神、胃纳均佳，皮肤出血点、眼肿、盗汗自汗均消失。

血液检验：红细胞3.1×10^{12}/L，血红蛋白96g/L，白细胞16×10^{9}/L，骨髓细胞2%，杆状核粒细胞27%，嗜酸性粒细胞3%，淋巴细胞11%，单核细胞2%，早幼粒细胞1%。

脉诊：涩。

舌诊：舌苔白。

治疗：处方同次诊，20剂，水煎服。

1966年9月19日四诊

主诉：血液明显改善，精神、胃纳、睡眠均好。

血液检验：红细胞4.01×10^{12}/L，血红蛋白115g/L，血小板142×10^{9}/L，白细胞24.4×10^{9}/L，分叶核粒细胞66%，嗜酸性粒细胞10%，淋巴细胞18%，单核细胞6%。

脉诊：涩。

舌诊：舌苔薄白。

治疗：仍按前方加减。

炒鳖甲五钱（打碎）、炒龟板一两（打碎）、生牡蛎一两（打碎）、当归头四钱、炙黄芪四钱、炙党参四钱、谷芽四钱、补骨脂五钱、白术四钱、熟地黄四钱、山楂四钱。17剂，水煎服。

1966年10月6日五诊

主诉：皮下无紫癜新出，胃纳、二便均正常。

血液检验：红细胞4.01×10^{9}/L，血红蛋白120g/L，血小板450×10^{9}/L，白细胞11×10^{9}/L，骨髓细胞9%，杆状核粒细胞7%，分叶核粒细胞56%，嗜酸性粒细胞3%，淋巴细胞22%，早幼粒细胞1%。

脉诊：细弱。

舌诊：舌苔薄白。

治疗：仍按前方加减。

炒鳖甲一两（打碎）、炒龟板一两（打碎）、生牡蛎一两（打碎）、当归头六钱、炙黄芪六钱、鹿角胶四钱（后下）、熟地黄五钱、补骨脂五钱、山楂四钱、白术四钱。30剂，水煎服。

1966年12月15日六诊

主诉：胃纳、精神、睡眠均佳，血液正常，皮下无出血。

血液检验：白细胞6.05×10^9/L，骨髓细胞6%，杆状核粒细胞9%，分叶核粒细胞45%，嗜酸性粒细胞4%，嗜碱性粒细胞2%，淋巴细胞26%，单核细胞4%。

脉诊：缓。

舌诊：舌苔薄白。

治疗：仍按前方加减巩固缓解。

炒鳖甲一两（打碎）、炒龟板一两（打碎）、生牡蛎一两（打碎）、当归六钱、炙黄芪六钱、鹿角胶四钱（后下）、熟地黄五钱、补骨脂五钱、陈皮二钱、怀山药五钱。3剂煎服。

17日出院。出院小结：自1966年7月5日入院，至同年12月17日出院，住院165天，治疗后，精神、胃纳均好，无头晕、头痛、咳嗽，无皮肤出血及牙龈出血，大小便正常，无明显贫血征，心肺无特殊，肝肋下1cm可触及，脾未触及，白细胞6.05×10^9/L。

出院时对病者嘱咐事项：①注意休息，避免剧烈运动；②按时到门诊复查，每周服两次白消安，每次服0.5mg，每周验血两次，观察白细胞增加数量。

1966年12月20日来门诊特请陈治平老中医专用中药初次继续治疗巩固。

主诉：出院时精神、胃纳、睡眠均佳，经检验血液正常，骨髓情况好转。

脉诊：细弱。

舌诊：舌苔白。

诊断：慢性粒细胞白血病。

治疗：三甲鹿胶煎。

鹿角胶四钱（后下）、炒鳖甲六钱（打碎）、炒龟板六钱（打碎）、牡蛎六钱

（打碎）、当归四钱、何首乌四钱、补骨脂五钱、熟地黄四钱、丹参四钱、炙甘草二钱、炙黄芪四钱。30剂，水煎服。

1967年1月20日次诊

主诉：精神、胃纳、睡眠均佳，但喉疼、腹痛。

脉诊：虚数。

舌诊：舌苔薄白。

治疗：仍按前方加减。

当归四钱、炙黄芪四钱、青果三钱、玄参四钱、人中白四钱、炒鳖甲五钱（打碎）、龟板五钱（打碎）、牡蛎五钱（打碎）、何首乌五钱、香附三钱（打碎）、乌药五钱、木香三钱。4剂，水煎服。

1967年1月27日三诊

主诉：周身疱疹，渗液作痒，疼痛难忍数天。

脉诊：弦滑。

舌诊：舌苔薄白。

诊断：白血病并发带状疱疹。

治疗：依法以荆防胡麻煎。

（1）荆芥三钱、防风三钱、胡麻五钱、皂角刺四钱、蛇蜕二钱、蒺藜五钱、蛇床子四钱、苍术四钱、山慈菇四钱、梅片一分（冲服）、甘草二钱、蝉蜕三钱。36剂，水煎服。

（2）涤溃宁120mL外擦患处（忌入口）。

1967年3月3日四诊

主诉：周身带状疱疹早已痊愈，睡眠、精神、胃纳均佳，但疲倦。

脉诊：濡弱。

舌诊：舌苔白。

治疗：依法仍照三甲鹿胶煎。

炒鳖甲五钱（打碎）、当归四钱、仙茅四钱、刘寄奴四钱、补骨脂五钱、何首乌五钱、鹿角胶四钱（后下）、白术四钱、炙甘草二钱。水煎服。

1967年3月25日五诊

主诉：血液正常，精神、胃纳、睡眠均好。

血液检验：红细胞4.45×10^{12}/L，血红蛋白100g/L，血小板106×10^9/L，白细胞6.4×10^9/L，骨髓细胞1%，杆状核粒细胞4%，分叶核粒细胞70%，嗜酸性粒细胞1%，嗜碱性粒细胞1%，淋巴细胞12%，单核细胞9%。

脉诊：濡弱。

舌诊：舌苔薄白。

治疗：仍按前方加减。

炒鳖甲五钱（打碎）、龟板五钱（打碎）、牡蛎五钱（打碎）、当归五钱、仙茅三钱、补骨脂五钱、丹参四钱、大枣三枚、何首乌四钱、黄精五钱、白术四钱、熟地黄四钱。26剂，水煎服。

1967年4月21日六诊

主诉：红细胞正常，精神、胃纳、睡眠均佳。

脉诊：细弱。

舌诊：舌苔薄白。

治疗：仍按前方加减。

炙黄芪四钱、白术四钱、何首乌四钱、当归四钱、补骨脂四钱、川芎四钱、白芍四钱、熟地黄四钱、黄精四钱、炙甘草二钱、桂圆肉四钱。16剂，水煎服。

1967年6月7日七诊

主诉：病情好转同前。

血液检验：红细胞3.7×10^{12}/L，血红蛋白108g/L，血小板124×10^9/L，白细胞6.5×10^9/L，骨髓细胞1%，杆状核粒细胞4%，分叶核粒细胞74%，嗜酸性粒细胞2%，淋巴细胞12%，单核细胞4%，原粒细胞1%。

脉诊：细弱。

舌诊：舌苔薄白。

治疗：仍按前方加减。

熟地黄四钱，黄精四钱，炙黄芪四钱、当归四钱、何首乌五钱、白术四钱、怀山药五钱、川芎四钱、补骨脂四钱、炒鳖甲五钱（打碎）、鸡内金三钱、炙甘草二钱。30剂，水煎服。

1967年7月8日八诊

主诉：精神、胃纳、睡眠均佳，血液正常。

血液检验：红细胞4.32×10^{12}/L，血红蛋白95g/L，血小板86×10^9/L，白细胞5.6×10^9/L，杆状核粒细胞2%，分叶核粒细胞73%，嗜酸性粒细胞2%，嗜碱性粒细胞3%，淋巴细胞15%，单核细胞5%。

脉诊：细弱。

舌诊：舌苔薄白。

治疗：仍按前方加减。

熟地黄四钱、黄精四钱、仙茅四钱、补骨脂四钱、当归四钱、炙黄芪四钱、何首乌四钱、白术四钱、鸡血藤四钱、鹿角胶四钱（后下）、鸡内金三钱、炙甘草二钱。34剂，水煎服。

1967年8月9日九诊

主诉：精神、胃纳、睡眠均佳，血液正常，大小便正常。

血液检验：红细胞5.13×10^{12}/L，血红蛋白100g/L，血小板237×10^9/L，白细胞5.2×10^9/L，杆状核粒细胞2%，分叶核粒细胞50%，嗜酸性粒细胞4%，嗜碱性粒细胞3%，淋巴细胞31%，单核细胞9%。

脉诊：细弱。

舌诊：舌苔薄黄。

治疗：仍按前方加减，巩固缓解，服完3剂后暂停中药予以观察。过些时候再来门诊部复查。

　　熟地黄四钱，黄精四钱，当归四钱，丹参四钱，何首乌四钱，补骨脂四钱，白术四钱，鸡血藤四钱，五味子四钱，龙齿五钱（打碎），炒鳖甲五钱（打碎），炙甘草二钱。3剂，水煎服。

　　小结：

　　（1）治疗该患儿慢性粒细胞白血病，自1966年7月5日入本院儿科住院，经中西合治至1966年12月7日止，共住院165天，好转出院。迨1966年12月20日到门诊部特请陈治平专用中药治疗，至1967年8月9日止，门诊继续治疗229天，住院和门诊部共计394天，均经好转，予停药观察。

　　（2）治疗该患儿，虽获好转，聊将初步疗效观察总结，以供同道参考。但笔者医术简陋，对于治疗本病，辨证论治，对证施药，是否符合先哲规范，未敢肯定，仍希先进不吝指正。

　　【案二】

　　李某某，男性，32岁，广东吴川人，长岐公社中医生。因疲乏胸翳，左上腹肿块半年，于1967年6月2日入广东省人民医院住院，住院号：143908。

　　患者于半年前（即1966年12月初）起，感全身疲乏无力，胸翳，心悸，在劳动时加剧，并无意中发现左上腹部不痛性肿物，间有发热、头痛，但无咳嗽、盗汗、潮红，偶有鼻衄，未经特殊处理，自行停止。无皮肤出血点，胃纳佳，无呕吐，二便正常，无尿急、尿痛及血尿。曾先后至茂名人民医院及湛江专区人民医院就医，验血诊断为"慢性粒细胞白血病"，遂在湛江专区人民医院住院1个多月，据说服过白消安，每日3～4粒，自觉未见明显好转而出院，后转来本院。

　　患者生于原籍，从事公社中医工作。无农药接触史，起病前无服其他药物史，未到过血吸虫流行区。以往健康，无急慢性传染病史，无结核病史。家中育有4个孩子，爱人健康，无血液病和其他恶性肿瘤病史。

　　体格检查：体温37.2℃，心率82次/分，呼吸22次/分，血压130/70mmHg。神清合作，发育正常，营养尚好，自动体位，表情一般，面色稍苍黄，皮肤、巩膜未见发黄，未见出血点，全身浅表淋巴结未明显肿大，巩膜稍充血，瞳孔对光反射存在，咽稍红，扁桃体肿大（＋），牙龈轻度炎症，颈软，甲状腺不大，气管居中，颈静脉不怒张，胸廓对称，胸骨轻压痛，心界不大，心率82次/分，双肺清、无啰音，腹软，肝仅触及，脾大至脐上一横指，边缘不清，无压痛，腹水征阴性，脊椎四肢无特殊，膝反射存在，病理性神经反射未引出。

骨髓检验：1967年6月3日。骨髓来源：髂骨上棘。

髓片：①细胞增生明显活跃，粒：红=18.1：1；②粒细胞系统增生显著，以原粒细胞为主，细胞大小及形态不规则；③红细胞系统增生减低，成熟细胞中度大小不均，形态未见特殊；④淋巴细胞相对减少，形态无特殊；⑤全片未见巨核细胞，血小板少；⑥未见寄生虫。

血片：粒细胞数增多，以原粒细胞为主，形态与髓片所见同，淋巴细胞相对减少，计算100个白细胞同时见有核红细胞10个，血小板少，未见寄生虫。

意见：急性粒细胞白血病。

血液检验：红细胞3.27×10^{12}/L，血红蛋白81g/L，血型O，白细胞3.4×10^{9}/L，骨髓细胞6%，杆状核粒细胞2%，分叶核粒细胞28%，淋巴细胞27%，单核细胞23%，早幼粒细胞12%。

西医内科曾用过西药白消安和激素等治疗，迄今未见明显好转，邀请中医用中药治疗。

1967年7月3日初诊

主诉：胸部翳闷，胃纳、精神、睡眠均不好。

脉诊：涩。

舌诊：舌苔薄白。

诊断：急性粒细胞白血病。

治疗：依法以三甲复脉汤加减。

炒鳖甲五钱（打碎）、龟板五钱（打碎）、牡蛎五钱（打碎）、知母四钱、丹参四钱、熟地黄四钱、川芎四钱、茯苓四钱、山茱萸四钱、黄芪四钱、当归四钱、党参四钱。10剂，水煎服。

1967年7月13日次诊

主诉：牙龈、皮肤无出血，精神、胃纳、睡眠良好同前。

血液检验：红细胞3.88×10^{12}/L，血红蛋白119g/L，血小板8.4×10^9/L，白细胞7.25×10^9/L，骨髓细胞2%，分叶核粒细胞45%，淋巴细胞29%，单核细胞5%。

髓片：细胞增生明显活跃，粒：红=5.3：1，粒细胞系统中以原粒细胞为主，细胞大小及形态不规则，红细胞系统较前稍增，成熟红细胞中度大小不均，形态无特殊，淋巴细胞相对减少，未见巨核细胞，血小板少，未见寄生虫。

血片：白细胞大致正常，分类仍见多量原粒细胞，但较前次检查2.04%所见略有减少，未见寄生虫。

意见：骨髓象及血象较前稍见缓解。

脉诊：*涩*。

舌诊：舌苔薄黄。

治疗：仍按前方加减。

炒鳖甲五钱（打碎）、龟板五钱（打碎）、牡蛎五钱（打碎）、干地黄四钱、山茱萸四钱、黄精四钱、补骨脂四钱、仙茅三钱、白术四钱、炙甘草二钱。15剂，水煎服。

1967年7月27日三诊

主诉：口干消失，大小便正常，病情良好同前。

血液检验：红细胞4.4×10^{12}/L，血红蛋白139g/L，白细胞11.3×10^9/L，骨髓细胞1%，杆状核粒细胞5%，分叶核粒细胞50%，嗜酸性粒细胞1%，淋巴细胞15%，早幼粒细胞3%，原粒细胞21%。

脉诊：*涩*。

舌诊：舌苔薄白。

治疗：仍按前方加减。

炒鳖甲六钱（打碎）、龟板六钱（打碎）、牡蛎六钱（打碎）、干地黄四钱、山茱萸五钱、黄精四钱、补骨脂四钱、仙茅三钱、白术四钱、当归四钱、炙甘草二钱。水煎服。

1967年7月31日四诊

主诉：精神、胃纳、睡眠均佳，大小便正常，口干消失，一般病情良好，准备出院。

脉诊：弦细。

舌诊：舌苔薄白。

治疗：仍按前方加减巩固根治、炒鳖甲五钱（打碎）、龟板五钱（打碎）、牡蛎五钱（打碎）、熟地黄四钱、藁本四钱、川芎四钱、苍耳子三钱、黄精四钱、补骨脂四钱、仙茅三钱、鸡血藤四钱、当归四钱。3剂，水煎服。

因患者近日症状基本缓解，准备出院，于是停服中药。

1967年8月11日出院

综上所述，治疗本病病情有改善，肝脾缩小，西医给西药，中医照上处方给药让其带返单位继续服治，巩固缓解。

本病虽获治疗缓解，未敢肯定根治，但对于治疗论治施药，是否符合医哲规范，不过初步总结，以供同道参考，仍望先进指正。

【按】白血病是造血系统常见的一种恶性肿瘤，临床上有急、慢性之分，其病情复杂，治疗难度大，预后欠佳。白血病属于中医学"虚劳"等范畴，其发病机制为正气内虚，邪毒炽盛。中医药不仅可以减轻化疗的毒副作用，而且有延长或阻止白血病复发、逆转白血病耐药和预防白血病相关并发症的优势。陈治平选取以上的两个病案就体现了中医药治疗白血病的优势。病案中患者久病迁延不愈，病情传变日深，损耗人体的气血阴阳；再者长时间经过口服化疗药和激素治疗后，更是表现出脾肾亏虚，气阴不足之象。陈治平治疗本病，多辨证结合辨病，一者益气以养阴血，扶正以复其虚；二者重视温补脾肾，故病之本，先后天之本不败，则能促进各脏虚损的恢复。同时，本病病程缠绵难愈，并发症较多，陈治平还注意在治疗中灵活调整、辨证施治，使得治疗补中有泻，补泻兼施。

第六节　风湿性疾病

一、亚急性播散性红斑狼疮

【案一】

陶某某，女性，28岁，广州人，已婚，干部。寓广州市一德路。住院号：85017。

病史：因右小腿及左足背有紫色斑，曾于1964年10月26日入本院住内科3区403病室，至同年12月15日出院。

主诉：觉疲乏6个月余，相继面部皮疹4月个余。6月初双颊部发现皮疹，8月初右侧面颊又有相同皮疹，10余天后鼻尖及左颊相继出现晒太阳后颜色加红，自觉消瘦，体重减轻4kg。10月21日来本院皮肤科诊断为红斑狼疮。23日转本院内科治疗。

10月26日入院时体检：体温37.3℃，心率162次/分，呼吸21次/分，血压116/70mmHg。神经发育正常，营养中下，自动体位，无黄疸，眼睑双侧轻浮肿，双颊部有0.5cm×0.5cm，左面颊有0.5cm×0.2cm淡红色皮疹，呈斑块状，无萎缩，鼻尖部有1cm×1.5cm红色斑，压之不完全褪色，有少许鳞屑，右小腿外侧及左足背有陈旧褐色皮下出血斑，浅表淋巴结无肿大。其他正常。

血液检验：LE细胞（红斑狼疮细胞）有发现，量少，整块涂片只见2个，游离狼疮体较多见。

尿常规：红细胞40～50个/μL，白细胞10～14个/μL，上皮细胞（+），管型透明1～2，粒状1～2，比重1.021，颜色黄，反应pH6.5，蛋白（2+）。

心电图：不正常，左心室劳损。X线透视检查：结果阴性。

诊断：亚急性播散性红斑狼疮。

住院期间西医曾用激素治疗后有好转，但未痊愈。

1965年11月5日初诊，门诊号：635215。

主诉：去年10月曾住院，西医曾给激素治疗，因检查为亚急性播散性红斑狼疮，稍有好转，但未痊愈。前小便检查有红细胞和蛋白，今见头痛，有低热，胃纳欠佳，二便正常。

脉诊：濡弱。

舌诊：舌苔薄白，舌质红。

诊断：播散性红斑狼疮。

治疗：三黄解毒汤加减。

黄连三钱、黄芩四钱、黄柏四钱、金银花四钱、山慈菇四钱、侧柏叶三钱、仙鹤草四钱、皂角刺四钱、大枫子四钱（打碎）、益智仁五钱、肉桂子四钱（打碎）、甘草二钱。10剂，水煎服。

1965年11月16日次诊

主诉：精神好转，间有胃痛，胃纳亦差。

尿液检查：颜色黄，透明度清，反应酸，比重（－），蛋白（＋），葡萄糖（－），红细胞0～1个/mL，白细胞0～1个/μL。

脉诊：细弱。

舌诊：舌质红无苔。

治疗：按前方加减。

蝼蛄四钱、土鳖虫四钱、五灵脂四钱、木香三钱、砂仁三钱（打碎）、香附三钱（打碎）、川厚朴三钱、滑石一钱（打碎）、茯苓四钱、蜂房三钱、蜈蚣三条、大腹皮四钱。60剂，水煎服。

1965年11月30日三诊

主诉：红斑狼疮基本消失，但有些心悸。

脉诊：细弱。

舌诊：舌苔薄白。

治疗：依法仍按前方加减。

蜂房三钱、蛇蜕三钱、鳖甲五钱（炒）、全蝎三钱、蜈蚣三条、浮萍四钱、僵蚕四钱、山慈菇四钱、防风三钱、甘草二钱、皂角刺四钱、土鳖虫四钱。60剂，水煎服。

1966年2月4日四诊

主诉：睡眠欠佳，四肢关节酸痛，头晕消失。

尿检：蛋白（±），白细胞2～3个/μL，余无不适。

脉诊：细弱。

舌诊：舌苔薄白。

治疗：仍同前方，40剂，水煎服。

1966年2月17日五诊

血液检验：狼疮细胞消失。

脉诊：细弱。

舌诊：舌质红。

治疗：仍同前方加减，40剂，水煎服。

是日请中山医学院皮肤科主任李松初教授检查，结果如下：①临床上皮疹已消失。②血液检查：已恢复正常。血沉3mm/h，血小板157×10⁹/L，白细胞6.2×10⁹/L，白细胞分类已正常，红细胞3.76×10¹²/L。③小便检查：基本正常。无蛋白，酸碱性正常，间有少数白细胞。④心电图：可疑轻度心肌损害。

上述检查表明患者的病临床上已痊愈。

【案二】

符某某，女，31岁，工人。河南省桐柏县人。寓晓港路田心坊。门诊号：795198。

1967年4月14日初诊

主诉：曾持续发热4月余。1966年5月28日入广州市某医院住院治疗，该院诊断为播散性红斑狼疮，曾用中西药治疗罔效，至同年7月15日出院发现继续发热，红斑狼疮发作，转到另一家医院门诊治疗亦无效。现周身红斑发热，持续发作，幸得友人介绍得知广东省人民医院陈治平老医师曾治好这种病例，由患者所在工厂函介，特来请陈治平医师用中药治疗。

脉诊：弦滑数。

舌诊：舌苔白腻。

诊断：播散性红斑狼疮并发温疟。

治疗：依法以蝉蝎常山饮。

（1）蝉蜕二钱、全蝎三钱、常山四钱（酒炒）、知母四钱、柴胡四钱、乌梅四钱、尖槟榔四钱、石斛四钱、土茯苓六钱、甘草二钱、草果四钱（打碎）、黄芩四钱。6剂，水煎服。

（2）抗癣素四两，每日上午、下午各服二钱，温开水送下。

1967年4月21日次诊

主诉：狼疮减退，温疟完全消失。

脉诊：细滑。

舌诊：舌苔薄黄。

治疗：蜈鳖二丹煎。

（1）蜈蚣三条、土鳖虫二钱、丹参四钱、甘草二钱、生地黄四钱、枸杞子三钱、何首乌四钱、黑栀子四钱（打碎）、土茯苓四钱、玄参四钱、丹皮四钱、赤芍四钱。6剂，水煎服。

（2）抗癣素四两。

1967年4月28日三诊

主诉：周身红斑狼疮消失，但手足腰关节疼痛。

脉诊：细弱。

舌诊：舌苔白。

治疗：依法以六虫汤。

（1）全蝎二钱、蛇蜕二钱、蜈蚣二条、海桐皮四钱、鹿衔草四钱、狗脊四钱、钻地风三钱、蝉蜕二钱、土茯苓一钱、甘草三钱、乌蛇四钱、干地龙三钱。6剂，水煎服。

（2）抗癣素六两。

1967年5月5日四诊

主诉：手、足、腰关节痛消失。

脉诊：弦细。

舌诊：舌苔白。

治疗：仍按上方加减。

（1）蛇蜕二钱、蜈蚣二钱、全蝎二钱、甘草二钱、皂角刺四钱、山慈菇四钱、土茯苓一两、苦参四钱、黄柏四钱、土鳖虫二钱、白鲜皮四钱。6剂，水煎服。

（2）抗癣素六两。

1967年5月12日五诊

主诉：胃纳好转，发热消失，但喉痛，小便少。

脉诊：弦细弱。

舌诊：舌苔白腻。

治疗：依法以二地玄芍煎。

生地黄四钱、地榆四钱、玄参四钱、赤芍四钱、丹皮四钱、茅根四钱、胡黄连三钱、金银花四钱。6剂，水煎服。

1967年5月16日六诊

主诉：周身红斑狼疮发热早已消失，二便正常。

脉诊：弦细滑。

舌诊：舌苔白。

治疗：仍按上方加减。

（1）胡黄连三钱、茯苓四钱、生地黄四钱、蛇蜕二钱、土茯苓一两、何首乌四钱、玄参四钱、蝉蜕二钱。10剂，水煎服。

（2）抗癣素十两。

1967年5月26日七诊

主诉：无发热喉痛，胃纳佳。

脉诊：濡弱。

舌诊：舌苔白。

治疗：仍按前方加减。

（1）胡黄连三钱、皂角刺四钱、蛇蜕二钱、蝉蜕二钱、炮山甲五钱（打碎）、黄柏四钱、甘草三钱、藁本四钱、黄芩四钱、山慈菇四钱。水煎服。

（2）抗癣素六两。

1967年6月6日八诊

主诉：发热、红斑狼疮早已经消失。

脉诊：弦细滑。

舌诊：舌苔薄黄。

治疗：仍按前方加减。

（1）胡黄连三钱、黄芩四钱、黄柏四钱、炒鳖甲五钱（打碎）、蛇蜕二钱、皂角刺四钱、蝉蜕二钱、炮山甲五钱（打碎）、丹参四钱、土茯苓一两、甘草三钱、金银花四钱。14剂，水煎服。

（2）抗癣素六两。

1967年6月20日九诊

主诉：红斑狼疮早经消失，精神、睡眠均佳。

脉诊：弦细滑。

舌诊：舌苔薄黄。

治疗：仍按前方加减。

（1）胡黄连三钱、黄芩四钱、黄柏四钱、炒鳖甲五钱（打碎）、蛇蜕二钱、蝉蜕二钱、炮山甲五钱（打碎）、丹参四钱、生石膏一钱（打碎）、生地黄四钱、金银花四钱、蜈蚣二条。10剂，水煎服。

（2）抗癣素十两。

1967年6月30日十诊

主诉：周身性播散性红斑狼疮早已完全消失，肤色正常，胃纳、精神均佳，本病既已痊愈，虽腹有微痛，可以上班工作。

脉诊：弦细弱。

舌诊：舌苔白。

治疗：仍按前方加减，巩固根治。

藿香四钱、香附三钱（打碎）、陈皮二钱、砂仁三钱（打碎）、木香三钱、谷芽四钱、山楂四钱、白术四钱、乌药四钱、甘草二钱。3剂，水煎服。无须再来诊治。

综上纯用中药治疗本病，由1967年4月14日始，至1967年6月30日止，已治痊，且已追踪检查，迄今（1970年）并无复发，精神佳，照常工作。

【案三】

邓某某，女性，38岁，广东南海人，工人，现寓广州市西华路兴隆社。因面部有暗红色斑入广州市中山医学院第二附属医院皮肤科治疗。该院特请广东省人民医院老中医会诊用中药治疗。住院号：91972。

1966年4月14日初诊

患者病情：面部四肢有少数隐约可见暗红色斑，有的略呈网状，膝部较明显，压之略褪色，面部尚有棕红色色素斑，左膝部伸侧有一如银钱大棕褐色沉着斑，压之不褪色，有腹水，两足背轻度浮肿，无压凹留痕。

血液检验：狼疮细胞发现量多。

脉诊：弦滑。

舌诊：舌苔白。

诊断：亚急性播散性红斑狼疮。

治疗：依法以羚地蜂蛇汤。

羚羊骨八钱（先煎）、枳实四钱、黄柏四钱、干葛根五钱、知母四钱、生地黄五钱、生石膏一两（打碎）、蛇蜕二钱、苦参四钱、蜂房三钱、大黄四钱、猪苓五钱。16剂，水煎服。

1966年5月3日次诊

主诉：睡眠不好，胃纳稍好，面部皮疹减退，仍有头痛。

血压检查：170/110mmHg。

脉诊：弦滑数。

舌诊：舌苔薄白。

治疗：仍按前方加减。

杜仲一两、牛膝一两、生石膏一两（打碎）、槐花六钱、黄芩四钱、生石决明一两（打碎）、豨莶草五钱、知母五钱、防己五钱、蜂房三钱、蛇蜕三钱、土鳖虫四钱。14剂，水煎服。

1966年5月17日三诊

主诉：腹水减少，胃纳不佳，仍有作闷。

血压检查：160/100mmHg。

脉诊：弦滑。

舌诊：舌苔薄白。

治疗：仍按前方加减。

杜仲一两、牛膝一两、黄芩四钱、槐花五钱、防己四钱、白果肉六钱、琥珀五钱（打碎）、沉香钱半（后下）、海金沙一两（另包）、滑石一两（打碎）、泽泻五钱、蝼蛄四钱。12剂，水煎服。

1966年6月2日四诊

主诉：面部皮疹和两下肢浮肿均消失，但腹水未退清，精神、胃纳均好。

脉诊：弦滑。

舌诊：舌苔白。

治疗：仍按前方加减。

杜仲一两半、牛膝一两、生石膏一两（打碎）、槐花八钱、地牯牛四钱、琥珀四钱（打碎）、沉香二钱（后下）、商陆四钱、泽泻五钱、木通三钱、车前子五钱、白果肉一钱（打碎）、黄芪六钱。15剂，水煎服。

1966年6月30日五诊

主诉：腹水消退很多，面部皮疹完全消失，胃纳、睡眠均好。

脉诊：弦滑。

舌诊：舌苔白。

治疗：仍按前方加减。

杜仲一两、牛膝一两、防己四钱、槐花五钱、知母四钱、琥珀四钱（打碎）、沉香二钱（后下）、泽泻五钱、生薏苡仁一两、茯苓五钱、生石决明一钱（打碎）、车前子五钱、草果一钱（打碎）、黄芪六钱。15剂，水煎服。

1966年7月7日六诊

主诉：腹水和面部四肢皮疹完全消失，手足关节痛亦消失，胃纳、睡眠均佳，是日出院。

血压检查：150/90mmHg。

脉诊：弦滑缓。

舌诊：舌苔薄白。

治疗：仍按前方给药10剂，带出院继续服治，定时来检查。

【案四】

陆某某，女性，26岁，已婚，广东人，广州市新市同心汽车修配厂干部，寓广州市长庚路。因患红斑狼疮来本院门诊部中医科治疗。门诊号：656309。

1966年2月1日初诊

主诉：去年8月开始，上肢发现红斑，瘙痒、疼痛，继则蔓延背部、头面，经往中山二院检验诊断为慢性播散性红斑狼疮，因该院久治无效，后转广东省人民医院门诊部中医科用中药治疗。

脉诊：细滑。

舌诊：舌质淡红。

诊断：慢性播散性红斑狼疮。

治疗：依法以蜂房全虫饮。

蜂房三钱、全蝎三钱、蛇蜕二钱、芦根四钱、皂角刺四钱、山慈菇四钱、生石膏一两（打碎）、土鳖虫四钱、水蛭三钱、土茯苓一两、蜈蚣三钱、甘草二钱。30剂，水煎服。

1966年3月8日次诊

主诉：背部红斑突起已低平好转，面部红斑减退，但口渴。

脉诊：细弱。

舌诊：舌苔黄。

治疗：仍按前方加减。

黄芩四钱、浮小麦六钱、煅牡蛎六钱（打碎）、蜈蚣三条、蜂房三钱、蛇蜕二钱、水蛭三钱、土鳖虫四钱、皂角刺四钱、生石膏一两（打碎）、白附子四钱、浮萍三钱。25剂，水煎服。

1966年4月8日三诊

主诉：面部、背部狼疮肤色减退。

脉诊：细弱。

舌诊：舌苔微黄。

治疗：仍按前方加减。

延胡索四钱、蜂房三钱、蛇蜕二钱、土茯苓一两、生石膏一两（打碎）、甘草二钱、芦根四钱、蜈蚣三条、皂角刺四钱、白附子四钱、土鳖虫四钱、水蛭四钱。50剂，水煎服。

1966年6月10日四诊

主诉：面部狼疮消失，胃纳、睡眠均好。

脉诊：弦细弱。

舌诊：舌苔白。

治疗：仍按前加减。

（1）生石膏一两（打碎）、山慈菇四钱、守宫四钱、土茯苓一两、蜈蚣三条、蜂房三钱、皂角刺四钱、芦根三钱、土鳖虫四钱、蛇蜕二钱。30剂，水煎服。

（2）抗癣素三两，每日服四钱。

1966年7月15日五诊

主诉：病情好转。

脉诊：弦滑。

舌诊：舌质淡红。

治疗：仍按前方加减。

蜂房三钱、守宫四钱、土茯苓一两、芦根四钱、怀山药五钱、滑石一两（打碎）、生石膏一两（打碎）、党参四钱、何首乌五钱、蛇蜕二钱、甘草二钱。30剂，水煎服。

1966年8月19日六诊

主诉：头痛、头晕，睡眠不好，面部和背部皮肤红斑狼疮色素略减。

脉诊：弦细滑。

舌诊：舌苔薄白。

治疗：仍按前方加减。

苍耳子四钱、白芷四钱、蔓荆子三钱、炒鳖甲五钱（打碎）、蜂房三钱、守宫四钱、水蛭三钱、土茯苓一两、炮山甲五钱（打碎）、山慈菇四钱、土鳖虫四钱、甘草二钱。50剂，水煎服。

1966年10月28日七诊

主诉：病情好转。

脉诊：弦细滑。

舌诊：舌苔黄。

治疗：仍按前方加减。

蜂房三钱、蜈蚣三条、甘草二钱、苦参四钱、狗脊四钱、地骨皮四钱、山慈菇四钱、生石膏一两（打碎）、芦根四钱、皂角刺四钱、何首乌五钱。25剂，水煎服。

1966年11月25日八诊

主诉：面部狼疮全部消失。

脉诊：弦滑。

舌诊：舌苔薄白。

治疗：仍按前方加减。

生石膏一两（打碎）、生地黄四钱、土鳖虫四钱、皂角刺四钱、土茯苓一两、蜈蚣三条、甘草二钱、昆布四钱、夏枯草三钱、蛇蜕二钱、山慈菇四钱。20剂，水煎服。

1966年12月14日九诊

主诉：头晕，面部狼疮消失。

脉诊：弦细滑。

舌诊：舌苔薄黄。

治疗：仍按前方加减给药，回家继续服药巩固，定时来检查。

藁本六钱、白芷四钱、蔓荆子三钱、何首乌四钱、蜂房三钱、土鳖虫四钱、蜈蚣三条、生地黄四钱、蛇蜕二钱、甘草二钱、生石膏一两（打碎）、白茅根四钱。10剂，水煎服。

【案五】

黎某某，女性，19岁，未婚。广东新会人，教师，寓广州市十八甫南菜栏东横街。于去年8月间曾往中山一院检验诊断为红斑狼疮，曾在该院治疗，迄今未愈。由该皮肤科函介来本院门诊部中医科请用中药治疗。门诊号：619811。

1966年5月6日初诊

主诉：患红斑狼疮1年多，左右颈部淋巴结核，曾在外院皮肤科服用激素治疗，病情时好时坏，函介来贵院门诊部请陈治平医生用中药治疗。

脉诊：弦细滑。

舌诊：舌边尖红。

诊断：红斑性狼疮。

治疗：依法以石膏守宫煎。

生石膏一两（打碎）、芦根四钱、守宫四钱、皂角刺四钱、蜂房三钱、蛇蜕三钱、怀山药四钱、蜈蚣三条、百合四钱、土鳖虫四钱、水蛭三钱、桑白皮四钱。30剂，水煎服。

1966年6月7日次诊

主诉：病情好转，无发热，觉疲倦，白带多，经量少。

脉诊：细弱。

舌诊：舌尖红。

治疗：仍按前方加减。

生石膏一两（打碎）、芦根四钱、干葛根六钱、白术四钱、守宫四钱、蜂房三钱、蛇蜕二钱、茯苓五钱、芡实一两（打碎）、蜈蚣三条、麦冬四钱、党参四钱。30剂，水煎服。

1966年7月8日三诊

主诉：鼻衄有血。

脉诊：弦细。

舌诊：舌苔黄。

治疗：仍按前方加减。

生石膏一两（打碎）、芦根四钱、藕节五钱、生地黄五钱、甘草二钱、玄参四钱、土茯苓一两、滑石一两（打碎）、牛膝四钱、侧柏叶三钱、生薏苡仁一两、麦冬四钱。40剂，水煎服。

1966年8月23日四诊

主诉：有时见低热，疲倦，间有胃痛。

脉诊：弦细滑。

舌诊：舌苔薄黄，舌尖边红。

治疗：仍按前方加减。处方同前，30剂，水煎服。

1966年10月11日五诊

主诉：面部皮疹痒，双手、颈部疼痛。

脉诊：弦滑。

舌诊：舌苔黄，舌尖边红。

治疗：仍按前方加减。

生石膏一两（打碎）、芦根四钱、蜈蚣三条、油松节四钱、干地龙三钱、海桐皮四钱、蜂房三钱、生地黄四钱、土鳖虫四钱、甘草二钱、木瓜四钱、乌蛇四钱。30剂，水煎服。

1966年11月8日六诊

主诉：面部皮疹痒进一步减少，近日关节有疼痛。

脉诊：濡滑数。

舌诊：舌质红，苔薄黄。

治疗：仍按前方加减。

生石膏一两（打碎）、玄参五钱、怀山药五钱、白茅根四钱、苦参四钱、黄柏四钱、生地黄五钱、土茯苓五钱、蝉蜕二钱、党参四钱、甘草二钱、蛇蜕二钱。10剂，水煎服。

1966年11月18日七诊

主诉：面部皮疹红色消失，手足关节仍有疼痛。

脉诊：弦滑。

舌诊：舌苔黄，舌尖红。

治疗：仍按前方加减。

生石膏半两（打碎）、芦根四钱、桑白皮五钱、炒鳖甲五钱（打碎）、知母四钱、蜈蚣四钱、土鳖虫四钱、麦冬五钱、生地黄五钱、甘草二钱、黄柏四钱、白茅根四钱。10剂，水煎服。

【按】案一，狼疮病，禀乎先天丙火有余而癸水不足，肾水不能上制心火，亢则为害。又与日光相招，发为阳毒，损及心肾皮毛，治宜解毒、凉血为要，去火热之煎迫则肾阴自复。案二，狼疮与温疟，其症虽殊，实本于一源，总归是温热之邪，伏于内而达于外，"火郁而发之"其在皮毛者，总宜轻清透郁之剂导使之出，又清热坚阴，使乙癸相制，则无火热之害。案三，丙火肆虐，上扰肺卫，发于肌肤；肆虐之火又不能下济癸水，致使肾中一片寒气，水液失于温煦，泛溢下焦。是故清凉、温补之药不可偏废，参合得宜，诸症尽失。案四，《黄帝内经》言"诸痛痒疮，皆属于心"，本病当祛心中之火而解毒，瘙痒难耐之症，其标为风舍皮毛，解毒与祛风同用，则痛痒无遁形处。案五，丙火上亢，入于肺中，致使庚金不降，气不清肃。解毒、祛风之中，如生石膏、桑白皮是为点睛。

二、类风湿性关节炎

【案一】

佘某某，女性，53岁，已婚，广东南海人，华侨眷属，家庭妇女，现寓广州市华侨新村爱华路，于1956年12月间曾往广州市某医院门诊部治疗，门诊号：2260。

主要病情摘录：曾有游走关节疼两年余，于1956年12月底发觉有双膝关节酸疼，无红肿热，在某院门诊治疗服用西药丸9个月而两膝关节转红肿热疼，有发热，后转至两腕关节，两手指关节，两踝关节，及足趾关节，均有红肿热疼，致不能起床，迨1957年10月间又请医生用草药外敷各患处，经过3个月，均无效，而且剧疼难忍，面部、手足有微肿，曾往各大医院中西医治疗无效。

于1958年11月18日，曾往中山一院放射科检查，X线片报告（133535号）：左膝关节腔变窄，股骨端外侧关节面呈锯齿样不整征，股骨上端及胫腓骨上段见普通型骨质白蚀征。2～5掌骨近端关节面也可见轻度之类似现象，左第五指骨，第1～2指关节隙不明显，有轻度骨质增生。左膝关节及第五指节间关节类风湿性关节炎。1958年11月20日起有高血压病，血压高达190/120mmHg。

诊断：类风湿性关节炎。

1958年11月22日由友人介绍到广东省人民医院门诊部中医科请陈治平老中医到华侨新村爱华路33号二楼家里初诊，用中药治疗。

主诉：患类风湿性关节炎，病情同上，常卧床，不能起床步行，手足不能运动，卧床解大小便，吃饭需要人喂。

体检：左右上腿各有褥疮一个，溃疡分泌脓液。

脉诊：弦细。

舌诊：舌苔白。

诊断：类风湿性关节炎。

治疗：依法以蛇蝎归芪煎治疗。

蕲蛇四钱、全蝎三钱、五加皮四钱、干地龙三钱、虎骨胶四钱（后下）、防己四钱、独活四钱、制川乌四钱、炙黄芪五钱、当归四钱、炙甘草二钱、桂枝四钱。60剂，水煎服。

1959年1月22日次诊

主诉：自服中药迄今，手足各关节疼痛减少，红肿消退，近来能起床，左手指关节在去年12月起能屈曲伸直。其他关节活动无障碍，吃饭无须人喂，胃纳、精神均好转，但步行仍觉得踝关节痛。

脉诊：弦滑。

舌诊：舌苔薄白。

体检：血压160/110mmHg，左右上腿褥疮痊愈。

治疗：仍按前方加减。

蕲蛇四钱、防己四钱、当归四钱、独活四钱、虎骨胶四钱（后下）、干地龙三钱、炙黄芪五钱、羌活四钱、蜈蚣三条、制川乌四钱、炙党参五钱、炙甘草二钱。30剂，水煎服。

1959年2月22日三诊

主诉：服中药及四肢两腕关节无肿疼、无红热，可活动，左指关节能伸直，两踝关节稍微肿，无红热，能运动，两膝关节无明显肿，不红不热，可运动起床。

体检：血压150/90mmHg。

脉诊：弦滑。

舌诊：舌苔薄白。

治疗：仍按前方加减。

蕲蛇四钱、炙党参五钱、独活四钱、五加皮五钱、虎骨四钱（打碎）、防己四钱、羌活四钱、炙甘草二钱、炙黄芪五钱、当归头五钱、制川乌四钱、白芍四钱。30剂，水煎服。

1959年3月22日四诊

主诉：四肢两腕关节无肿、无热，左指关节能伸直，两踝、两膝关节无肿无疼、无热，能运动，能起床下地行走，精神、胃纳均好，大小便能自解。

脉诊：弦缓。

舌诊：舌无苔。

治疗：仍按前方加减配药丸，继续服治巩固根治无复发。

处方：蕲蛇二钱、虎骨胶二钱、当归头二钱、炙黄芪三钱、炙党参三钱、蜈蚣十条、全蝎一钱、制川乌二钱、五加皮二钱、防己二钱、独活二钱、羌活二钱、干地龙一钱、炙甘草五钱、威灵仙二钱。

制法：上药研末以炼蜜为丸，如绿豆大，晒干贮用。

服法：成人每日空腹上午、下午各服药丸二钱，以温开水送下。

【案二】

薛某某，女性，32岁，已婚，福建人，北京广播电台干部，现寓广州市华侨新村友爱路，因患类风湿病，于1961年11月25日由北京来广东省人民医院中医科门诊部诊治，门诊号：15346。

病史：因10年来患关节疼，于1959年11月27日，往北京某医院内科治疗。住院号：59762070。

患者10年前两足跟及踝部开始疼痛，继而两手各小指关节疼痛肿胀，以后逐渐发展至四肢关节时常有疼痛，每于冬春之季，受凉过劳后，症状加重，近二三年来发现两手指关节不能伸直，呈挛缩畸形，肌肉萎缩，运动受限制，曾被诊断为类风湿关节炎，经用柳酸制剂及激素治疗，未见明显效果，近1年来，颈部关节及下颌关节也疼痛，于1959年11月27日入该院治疗。

入院时检查：精神疲惫，头部大致正常，肺（－），心尖部有轻度收缩期杂音，及第三心音，上腹部有轻度压痛，入院时血沉25mm/h，入院时诊断：类风湿关节炎。

入院后，曾长期服用激素（泼尼松最大用量为每次10mg，每日3次）、水杨酸钠、柳酸制剂，以及蜂毒、胎盘粉、虎骨酒、溶血疗法、动脉封闭、小剂量激素穴位封闭，或关节腔内穴位注射。于上述各种综合治疗过程中，关节疼痛，时好时坏，每次症状加重，与常用激素有关，关节时常出现皮下结节，近半年多以来因长期服用激素而产生副作用，如多毛、全身疲倦乏力、皮肤出现紫纹、面部及躯干部肿胀发达而四肢消瘦，时常出现下肢轻度浮肿、头疼等。

患者住院中，时有上腹疼，大便稀，每日2～3次，咽干咳嗽，两眼发干，四肢麻木等症状。

自1959年11月27日起住该院治疗至1961年10月1日出院。

后得友人介绍，特由北京来广东省人民医院中医科门诊部请陈治平老中医用中药治疗。

1961年11月25日初诊

主诉：病情同上述（略）。

脉诊：沉细弦滑。

舌诊：舌苔白。

诊断：类风湿关节炎。

治疗：依法以蕲蛇虎骨煎治疗。

蕲蛇五钱、白芍五钱、制川乌五钱、羌活四钱、虎骨四钱（打碎）、炙甘草二钱、防己四钱、防风三钱、桂枝四钱、炙黄芪五钱、独活四钱、干地龙三钱。40剂，水煎服。

1962年1月16日次诊

主诉：手足关节疼痛减轻。腰疼、喉疼、失眠、疲倦、胃纳均好转。

脉诊：弦细虚。

舌诊：舌苔白。

治疗：仍按前方加减。

蕲蛇五钱、白芍五钱、制川乌五钱、当归四钱、虎骨胶四钱（后下）、防己四钱、炙甘草三钱、何首乌三钱、桂枝三钱、桑寄生五钱、炙黄芪五钱、干地龙三钱。40剂，水煎服。

1962年2月27日三诊

主诉：病情同前。

脉诊：弦细滑。

舌诊：舌苔薄白。

治疗：仍按前方加减。

虎骨四钱（打碎）、制川乌五钱、川芎四钱、独活四钱、蕲蛇四钱、桂枝四钱、何首乌五钱、当归四钱、炙黄芪五钱、白芍四钱、防己四钱、干地龙三钱、炙甘草二钱。50剂，水煎服。

1962年4月19日四诊

主诉：月经来时多腹疼，恶心消失，精神好转，关节仍疼。

脉诊：弦细滑。

舌诊：舌苔薄白。

治疗：仍按前方加减。

虎骨四钱（打碎）、白芍四钱、防己四钱、黄精四钱、蕲蛇五钱、桂枝五钱、何首乌五钱、羌活四钱、制川乌四钱、细辛二钱、阿胶（后下）四钱、桑寄生五钱。60剂，水煎服。

1962年6月30日五诊

主诉：四肢肿疼消失，但疲倦。

脉诊：弦细滑。

舌诊：舌苔白。

治疗：仍按前方加减。

蕲蛇五钱、防风三钱、干地龙三钱、黄芪五钱、何首乌五钱、白芍五钱、虎骨胶四钱（后下）、防己四钱、桂枝四钱、神曲四钱、制川乌五钱、当归四钱、炙甘草二钱。40剂，水煎服。

1962年8月12日六诊

主诉：关节肿消失，但周身疲倦，胃纳不佳。

脉诊：弦滑细。

舌诊：舌苔薄白。

治疗：仍按方加减。

（1）乌蛇四钱、干地龙三钱、山楂四钱、地骨皮四钱、独活四钱、神曲四钱、桂枝五钱、防己四钱、制川乌四钱、怀山药四钱、炙甘草三钱。60剂，水煎服。

（2）艾条5条（外用灸各关节）。

1962年10月17日七诊

主诉：手足关节红肿疼减少，但失眠、胃纳均不佳。

脉诊：弦滑细。

舌诊：舌苔白。

治疗：按前方加减。

（1）虎骨四钱（打碎）、白芍四钱、制川乌四钱、麦芽四钱、蕲蛇四钱、羌活四钱、怀山药四钱、熟枣仁四钱（打碎）、防己四钱、干地龙三钱、何首乌五钱、五味子四钱。90剂，水煎服。

（2）艾条10条（外用灸各关节）。

1963年1月22日八诊

主诉：手足关节肿疼基本消失，但仍失眠、纳呆。

脉诊：弦滑。

舌诊：舌苔薄白。

治疗：仍按前方加减。

蕲蛇四钱、白芍五钱、炙黄芪四钱、干地龙三钱、虎骨四钱（打碎）、炙甘草二钱、何首乌五钱、远志四钱、柏子仁五钱、制川乌五钱、当归四钱、山楂四钱。90剂，水煎服。

1963年4月13日九诊

主诉：手足、关节肿疼均消失，亦能步行。

脉诊：弦缓。

舌诊：舌苔薄白。

治疗：仍按前方加减。带药回阳江休养服治。

蕲蛇四钱、白芍四钱、炙黄芪四钱、熟枣仁四钱（打碎）、川续断四钱、炙甘草三钱、何首乌五钱、山楂肉四钱、桂枝四钱、制川乌五钱、干地龙四钱、木瓜四钱。40剂，水煎服。

1962年6月6日十诊

主诉：各关节肿疼早已消失，步行如常，精神、胃纳均好。前往阳江休养迄今返广州，准备近日返北京工作。

脉诊：弦缓。

舌诊：舌无苔。

治疗：仍按前方加减给药处方，带返北京继续服治，巩固根治。

蕲蛇四钱、虎骨四钱（打碎）、桂枝四钱、怀山药四钱、制川乌四钱、炙甘草三钱、白术四钱、黄芪五钱、羌活四钱、山楂四钱、白芍四钱、干地龙四钱。10剂，水煎服。

【案三】

刘某某，男性，31岁，未婚。广东省潮州人，新加坡华侨商人，现寓广州市东风大街，因腰椎和肩手足各关节疼痛十余年，久治无效，于1966年12月5日由新加坡返祖国治疗，同月10日先到中山一院门诊部（门诊号10086）放射科拍X线腰椎照片（294285号）检查确诊，后得友人介绍于1967年1月13日往广东省人民医院门诊部中医科请中医治疗，门诊号：764087。

1967年1月13日初诊

主诉：脊椎和肩手足各关节疼痛经十余年，曾在新加坡各大医院久治罔效，特由新加坡返祖国，于1966年12月10日，先往广州市某医院门诊部放射科拍腰椎照片检查，（第1、第2号正、侧位）腰椎各小关节边缘模糊，第1、第2、第3腰椎间近韧带有不同程度的钙化，左侧骶髂关节边缘模糊，但其附近环影较多，显示不佳，意见：腰椎类风湿关节炎。后经广东省招待委员会介绍，于1967年1月13日来广东省人民医院中医科门诊部请陈治平医师用中医治疗。

脉诊：弦滑。

舌诊：舌苔薄白。

诊断：类风湿病。

治疗：依法以蛇虎归芪煎治疗。

乌蛇四钱、虎骨四钱（打碎）、当归四钱、千年健四钱、制川乌五钱、干地龙三钱、木瓜四钱、炙黄芪五钱、五加皮四钱、何首乌五钱、桂枝五钱、海桐皮四钱。30剂，水煎服。

1967年2月14日次诊

主诉：腰椎和肩手足各关节疼痛减轻。

脉诊：弦滑。

舌诊：舌苔薄白。

治疗：仍按前方加减。

蕲蛇四钱、虎骨四钱（打碎）、海桐皮四钱、五加皮四钱、炙黄芪五钱、炙党参五钱、何首乌五钱、当归五钱、桂枝五钱、制川乌五钱、木瓜四钱、干地龙三钱。30剂，水煎服。

1967年3月14日三诊

主诉：左肩手足和腰椎关节疼痛减轻。

脉诊：弦细滑。

舌诊：舌苔白。

治疗：仍按前方加减。

蕲蛇四钱、虎骨四钱（打碎）、路路通一钱、当归五钱、桂枝五钱、干地龙三钱、炙黄芪五钱、制川乌五钱、海桐皮五钱、油松节五钱、王不留行一钱、何首乌五钱。35剂，水煎服。

1967年3月24日四诊

主诉：腰椎和左肩手足关节疼痛基本消失，准备近期返新加坡。

脉诊：弦细滑。

舌诊：舌苔白。

治疗：仍按前方加减，带返新加坡继续服治，巩固根治。

蕲蛇四钱、土鳖虫二钱、全蝎二钱、油松节四钱、黄芪五钱、当归五钱、何首乌五钱、鹿衔草四钱、木瓜五钱、钻地风四钱、蜈蚣二条、海桐皮四钱。3剂，水煎服。

【按】居处卑下或以水为业之人，常常坐卧寒湿，致使风寒湿之邪，入于腠理，滞于关节、经络；损及脾肾之阳，冷水泛土，脾土寒湿，形成水泛土湿之症。初起则邪正俱盛，正邪互搏，其经络关节阻滞处常肿痛不适；后正愈虚而邪愈实，寒湿之邪凝于关节处，正气不能驱散，化为关节畸形，屈伸不利，萎废不用矣，给生活、生产带来不便。陈治平认为其治疗之关键在于散寒、祛风、除湿直捣病所，兼以补益气血。自拟蛇蝎归芪煎，以蕲蛇、全蝎、制川乌等驱邪；以黄芪、当归扶正；其阴伤而筋缩者木瓜可入；肾虚而腰酸者千年健可加。寒湿之邪，黏滞难去，病家当有持之以恒之心，不可服药数日，见无甚改善，便辄弃去，更寻他医；抑或疼痛减轻，竟自停药，妄期自愈，此常致病情反复，逮致不救。总当尽心调护，少则三月，多则一年，其效当显。

三、腰椎风湿病

【病案】

樊某某，男性，37岁，已婚，云南人，军人，因腰疼、两膝关节炎、感冒，于1956年5月19日，入广州某医院住院，住院号：5603839。

病史：因发热、感冒、头疼、鼻塞，并腰疼、两膝关节炎，遂入该院住院治疗。体检：体温38℃，腰椎有压疼，两膝关节有弯动疼痛。大便检验：结果阴性。血常规检验：红细胞4.68×10^{12}/L，血红蛋白92g/L，白细胞8.1×10^9/L，分叶核粒细胞70%，淋巴细胞29%。生化检验：黄疸指数5U。凡登白试验（±）：白蛋白36.6g/L，球蛋白22.3g/L，胆固醇5.54mmol/L。该院只治疗其重感冒，但腰肌、两膝关节风湿疼痛治疗无效。1956年11月30日，该院备函派军医乘汽车来请陈治平会诊。

主诉：患腰椎肥大和两膝关节炎疼痛20多年，经各军医院久治罔效，因此特请陈治平医师治疗，切望早日痊愈回师工作。

体检：体温36.8℃。

脉诊：弦滑。

舌诊：舌苔淡白。

诊断：①类风湿性关节炎；②腰肌风湿性痛。

治疗：依法用龙蛇二乌饮。

干地龙三钱、狗脊五钱、续断五钱、蕲蛇四钱、防己五钱、桂枝四钱、何首乌四钱、钻地风四钱、当归六钱、制川乌五钱、千年健五钱、黄芪五钱。20剂，水煎服。

再给予处方制药丸，处方如下：

蕲蛇二两、细辛二两、千年健二两、何首乌二两、防己二两、制川乌二两、炙黄芪三两、当归二两、钻地风二两、白芍二两、炙甘草一两、怀牛膝二两、五加皮一两、桂枝二两、干地龙二两、狗脊二两、续断一两。

制法：上药共研细末，以炼蜜为丸如绿豆大，晒干贮用。

服法：每日空腹上午、下午各服二钱，以温开水送下。

1956年12月20日该院派医生乘汽车来本院再请陈治平会诊

主诉：服煎药和药丸后，腰椎肥大和两膝关节疼痛完全消失，现精神、胃纳、睡眠均好。

血液检验：红细胞5.1×10^{12}/L，血红蛋白90g/L，白细胞6.7×10^{9}/L，杆状核粒细胞3%，多核细胞59%，嗜酸性粒细胞2%，淋巴细胞36%。

体检：体温37℃。

脉诊：平。

舌诊：润滑。

治疗：仍按前方加减，给药25剂和药丸服治，巩固根治。

蕲蛇四钱、防己四钱、杜仲四钱、炙黄芪五钱、狗脊四钱、何首乌四钱、当归头五钱、千年健五钱、白芍四钱、炙党参五钱、干地龙三钱、炙甘草二钱。25剂，水煎服。

患者自服中药煎剂和药丸后该病告痊，健康恢复，1957年2月25日，主动要求出院回师工作，亲自到陈治平寓所感谢辞行，并留下通信地址。

【按】腰椎风湿病与风湿性关节炎为同出而异流之病，其本在壬水无火，己土寒湿。己土为寒湿所困，四肢肌肉失于温养，以致疼痛麻木、枢机不利，渐至萎废。然二病又各有偏重，脾土之困，病在四肢；壬水之伤，病在腰府，《黄帝内经》云："腰为肾之府"是其意也。其治疗除祛风胜湿之外，重在补益肾中真阳，真阳充足则腰府得养，转摇、俯仰自如矣。除蕲蛇、地龙、川乌外，狗脊、千年健、牛膝当加减而用之，又钻地风一味，主筋骨，行脚气，常于治疗风湿、四肢关节酸痛等症。

四、风湿结节性红斑并发失眠

【病案】

练某某，女性，29岁，已婚，干部，广州人，寓广州市东山美华路，因患风湿结节性红斑并发失眠症，于1962年6月10日来广东省人民医院门诊部中医科诊治，门诊号：34567。

1962年6月10日初诊

主诉：患风湿结节性红斑和失眠经5年余，曾在东北各大医院治疗罔效。

脉诊：弦滑弱。

舌诊：舌苔白，舌尖红。

诊断：风湿结节性红斑并发失眠。

治疗：依法以神授卫生饮加减。

乳香三钱（打碎）、皂角刺四钱、羌活四钱、没药三钱、炮山甲四钱（打碎）、防己四钱、天花粉四钱、蜂房三钱、木瓜四钱、白芷四钱、代赭石六钱（打碎）、山茱萸四钱。3剂，水煎服。

1962年6月14日次诊

主诉：服药后病情减退。

脉诊：弦滑虚。

舌诊：苔薄白，舌尖红。

治疗：仍按前法，继用处方，3剂，水煎服。

1962年6月18日三诊

主诉：失眠好转，红斑减退。

脉诊：弦滑虚。

舌诊：苔薄白，舌尖淡红。

治疗：仍按前方加减。

乳香三钱、皂角刺四钱、代赭石六钱（打碎）、没药三钱、炮山甲四钱（打碎）、天花粉四钱、白鲜皮四钱、羌活四钱、白芷四钱、蛇蜕二钱、防己四钱、生龙骨六钱（打碎）。3剂，水煎服。

1962年6月21日四诊

主诉：风湿结节性红斑及失眠均已完全消失，夜可眠6小时以上。

脉诊：弦缓虚。

舌诊：苔薄白。

治疗：仍以前方继服3剂根治，无须再服药治疗。

【按】风湿与类风湿，名似而实异，风湿病多湿热之邪入侵，正邪剧争，损及肌肤、心肾等脏，其症与古人热痹相似。类风湿多为寒湿之邪，蕴于小关节、经络，遇热可缓，天寒加剧，与古人寒痹相似。风湿病治疗，陈治平多将解毒为第一要义，兼以活血，此时邪气实而正气尚可，活血驱邪则邪无遁形，常常数剂，即可见功。该患者有兼杂失眠之症，以外邪入于血中，乙木不能藏魂，加山萸萸一味，补肝阴而敛，使魂有归处，自可安睡。

五、硬皮病

【案一】

梁某某，女性，31岁，已婚，广东梅县人，干部，现寓广州沙面珠江路，因患硬皮病和脉管炎，久治罔效，特来广东省人民医院中医科门诊部治疗，门诊号：816216。

1967年9月12日初诊

主诉：于1962年起双手遇冷即现青紫，一年后两手由肘至指皮肤变黑发紫，后变硬，并逐渐蔓延至躯干等处，体力亦日见消退，今年元月手指疼痛月余而并发心慌不适，右足第二趾持续疼痛，右足跗阳脉不搏动，右足二趾紫黑曾手术截去，曾于1963年6月间在某医院皮肤科治疗6个月余，又在另一医院皮肤科治疗年余，再在广州市某中医院治疗半年，均无效，于1965年12月14日往天津某医院皮肤科治疗9个月余，亦无效，现在病情如上所述，今得余同志介绍特来诊治。

血液检验：白细胞1.63×10^9/L，杆状核粒细胞5%，分叶核粒细胞68%，嗜酸性粒细胞1%，淋巴细胞19%，单核细胞7%，红细胞3.52×10^{12}/L，血红蛋白100g/L，血小板190×10^9/L。

脉诊：弦细弱。

舌诊：舌苔白腻。

诊断：肢端型硬皮病合并脉管炎。

治疗：芪党归术煎。

炙黄芪四钱、炙党参四钱、当归四钱、路路通五钱、炮山甲五钱（打碎）、鸡内金三钱、何首乌四钱、炒鳖甲五钱（打碎）、骨碎补四钱、怀山药一钱、白术四钱、王不留行五钱。40剂，水煎服。

1967年10月21日次诊

主诉：手足脉管炎痛减轻，硬皮软化，跌阳脉搏动明显，精神好转。

脉诊：濡弱。

舌诊：舌苔薄白。

治疗：仍按前方加减。

炙黄芪四钱、当归四钱、何首乌四钱、路路通五钱、王不留行五钱、川芎四钱、肉桂五钱（另焗）、熟黑附子四钱、干姜二钱、鸡血藤四钱、高丽参四钱（另炖，兑服）、白术四钱。40剂，水煎服。

1967年12月12日三诊

主诉：说话声音高些，手足硬皮软化，手指、足趾痛减轻。

血液检验：白细胞20.40×10^9/L，红细胞4.5×10^{12}/L，血小板124×10^9/L。

脉诊：弦滑弱。

舌诊：舌苔薄黄。

治疗：仍同前方加减。

全当归四钱、何首乌四钱、路路通五钱、蜈蚣三条、青皮二钱、桃仁四钱（打碎）、干姜二钱、肉桂五钱（另焗）、甘草三钱、补骨脂四钱、王不留行五钱、土鳖虫三钱。40剂，水煎服。

1968年1月3日四诊

主诉：手足硬皮软化，脉管炎好转。

脉诊：弦细滑。

舌诊：舌苔白腻。

治疗：仍按前方加减。

路路通五钱、王不留行五钱、桃仁四钱（打碎）、干姜四钱、胡芦巴四钱、全当归四钱、土茯苓五钱、甘草二钱、金银花四钱、水蛭三钱。20剂，水煎服。

1968年3月19日五诊

主诉：手指、足趾疼痛消失。

脉诊：弦滑。

舌诊：舌苔黄。

血液检验：白细胞18.7×10^9/L，杆状核粒细胞2%，分叶核粒细胞59%，嗜酸性粒细胞2%，淋巴细胞23%，单核细胞14%，红细胞3.64×10^{12}/L，血红蛋白95g/L，血小板264×10^9/L。

治疗：仍按前方加减。

全当归四钱、路路通五钱、蜀椒三钱、熟黑附子四钱、何首乌四钱、胡芦巴四钱、干姜四钱、肉桂五钱（另焗）、甘草二钱、王不留行五钱、狗脊四钱。50剂，水煎服。

1968年5月17日六诊

主诉：手足脉管炎和硬皮早已消失。

脉诊：弦细滑。

舌诊：舌苔黄。

治疗：仍按前方加减。

路路通五钱、熟黑附子四钱、川椒三钱、肉桂五钱（另焗）、何首乌四钱、胡芦巴四钱、王不留行五钱、甘草二钱、干姜四钱、全当归四钱、狗脊四钱。20剂，水煎服。

1968年6月7日七诊

主诉：硬皮病脉管炎已痊愈，体重增加3kg。

脉诊：弦细滑。

舌诊：舌苔白腻。

治疗：仍按前方加减。

熟黑附子四钱、炙甘草二钱、川芎四钱、胡芦巴四钱、狗脊四钱、何首乌四钱、蜀椒三钱、全当归四钱、干姜四钱、独活四钱。20剂，水煎服。

1968年6月28日八诊

主诉：硬皮病脉管炎消失。

脉诊：弦细。

舌诊：舌苔白。

治疗：仍同前方加减。

蜀椒三钱、王不留行五钱、全当归四钱、胡芦巴四钱、何首乌四钱、路路通五钱、狗脊四钱、熟黑附子四钱、甘草二钱、肉桂五钱（另焗）、干姜四钱。30剂，水煎服。

1968年7月28日九诊

主诉：硬皮病脉管炎早已痊愈，睡眠、胃纳、大小便均正常。

脉诊：弦细。

舌诊：舌苔白。

治疗：仍按前方加减。

处方同前。10剂，水煎服。

【案二】

李某，男性，42岁，已婚，广东南海人，干部，现寓工厂宿舍，住址冼基东。因患硬皮病，特来广东省人民医院门诊部中医科用中药治疗，门诊号：71249。

1967年7月1日初诊

主诉：手足面部硬皮经4月余，曾由各医院治疗无效，于1966年10月10日曾入贵院皮肤科治疗无效，至同年12月10日出院，1967年3月1日由该科罗医生介绍中医科陈治平用中药治疗。

脉诊：弦细弱。

舌诊：舌苔白。

诊断：硬皮病。

治疗：依法以芪党归附煎。

炙黄芪五钱、炙党参五钱、当归六钱、骨碎补五钱、路路通六钱、王不留行五钱、桃仁五钱（打碎）、何首乌五钱、谷木强二两、陈皮二钱、熟黑附子四钱、甘草二钱。26剂，水煎服。

1967年3月29日次诊

主诉：手足硬皮病稍软化，精神、胃纳、睡眠均好。

脉诊：弦细滑。

舌诊：舌苔白。

治疗：仍按前方加减。

炙黄芪五钱、炙党参五钱、当归五钱、干姜四钱、鸡内金三钱、何首乌四钱、熟黑附子四钱、炒鳖甲五钱（打碎）、路路通六钱、王不留行五钱、白术五钱、肉桂五分（另焗）。28剂，水煎服。

1967年5月5日三诊

主诉：手足硬皮均消失，皮肤如常。

脉诊：细弱。

舌诊：舌苔白。

治疗：仍按前方加减。

路路通六钱、王不留行六钱、熟黑附子四钱、白术四钱、何首乌五钱、干姜四钱、谷木蘽一两、当归四钱、桃仁四钱（打碎）、炙甘草二钱、肉桂五分（另焗）、怀山药五钱（土炒）。35剂，水煎服。

1967年6月9日三诊

主诉：手足皮肤由硬变软，胃纳佳，睡眠、精神均好。

脉诊：细弱。

舌诊：舌苔白。

治疗：仍按前方加减。

路路通五钱、王不留行五钱、熟黑附子四钱、党参炙四钱、补骨脂四钱、全当归四钱、炙黄芪五钱、肉桂五分（另焗）、桃仁四钱（打碎）、丹皮四钱、干姜四钱、升麻四钱。14剂，水煎服。

【案三】

茹某某，男性，32岁，已婚，广东阳江人，工人，现寓广州市长寿西和吉新路街，因头顶额堂患硬皮病，特来广东省人民医院门诊部中医科治疗，门诊号：04821。

1968年2月9日初诊

主诉：头顶额堂皮硬经8年余，曾往天津某医院和北京某医院及本市两家医院久治，不仅无效，而且恶化。

脉诊：弦滑。

舌诊：舌苔薄白。

诊断：硬皮病。

治疗：依法以附桂归芪煎。

熟黑附子四钱、肉桂五分（另焗）、当归四钱、蜀椒四钱、胡芦巴四钱、路路通五钱、王不留行五钱、干姜四钱、升麻四钱、川芎四钱、炙黄芪五钱、何首乌五钱。30剂，水煎服。

1968年3月13日次诊

主诉：头顶额堂硬皮稍软化。

血液检验：白细胞9.8×10^9/L，杆状核粒细胞2%，分叶核粒细胞69%，淋巴细胞24%，单核细胞5%，红细胞4.56×10^{12}/L，血红蛋白120g/L，血小板148×10^9/L。

脉诊：弦细弱。

舌诊：舌苔白。

治疗：仍按前方加减。

熟黑附子四钱、肉桂五分（另焗）、路路通五钱、何首乌四钱、蜀椒四钱、胡芦巴四钱、当归四钱、干姜四钱、川芎四钱、鸡血藤四钱、王不留行五钱、升麻四钱。30剂，水煎服。

1968年6月18日三诊

主诉：头顶硬皮变软已生头发，额堂硬皮宽松，两处硬皮触觉较前敏感。

脉诊：弦滑。

舌诊：舌苔薄白。

治疗：仍按前方加减。

路路通五钱、王不留行五钱、当归四钱、干姜四钱、蜀椒四钱、胡芦巴四钱、肉桂五分（另焗）、川芎四钱、何首乌四钱、熟黑附子四钱、升麻四钱。20剂，水煎服。

1968年7月12日四诊

主诉：头顶额堂硬皮软化，头顶发复生，精神、胃纳、睡眠均好，体重增加2.5kg。

脉诊：弦滑。

舌诊：舌苔白。

治疗：仍按前方加减。

路路通五钱、升麻四钱、川芎四钱、鸡血藤四钱、何首乌四钱、玄参四钱、胡芦巴四钱、当归四钱、王不留行五钱。3剂，水煎服。

【案四】

郭某某，女性，11岁，广州某小学肄业，寓东山新河浦足21号，因背部皮肤变硬，特来诊治，门诊号70364。

1964年4月15日初诊

主诉：背部皮肤变硬两块，一块4cm×5cm，另一块11cm×10cm，曾在某医院皮肤科住院治疗1个月无效出院，后又在该院中医科请陈治平医生用中药治疗。

脉诊：细弱。

舌诊：舌苔薄白。

诊断：硬皮病。

治疗：依法以谷木母鸡煎。

谷木蘣三两，老母鸡一只（去内脏）。

制法：将二者以10碗清水煎至1碗。

服法：温服，每日服1次，连服10天，再来复诊。

1964年4月27日次诊

主诉：背部硬皮变软，精神好转。

脉诊：细弱。

舌诊：舌苔薄白。

治疗：辅以芪党归甲煎并前法。

（1）谷木蘣三两，老母鸡一只（去内脏）。制法、服法如前，每日1次，连服7日。

（2）炙黄芪五钱、骨碎补四钱、当归四钱、炮山甲四钱、怀山药五钱、何首乌五钱、炙党参五钱、白术四钱、炒鳖甲五钱、鸡内金三钱。7剂，水煎服。

1964年7月20日三诊

主诉：背近肩部一块4cm×5cm硬皮变软、肤色如常，靠腰部的一块大部分皮肤变薄软化，无痒疼感，但胃纳较差。

脉诊：细弱。

舌诊：舌质淡红。

治疗：仍按前法。

（1）谷木�三两、老母鸡一只（去内脏），水煎服。每日1次，连服7日。

（2）白术四钱、怀山药五钱、当归四钱、补骨脂五钱、大腹皮四钱、炙黄芪六钱、何首乌五钱、炒鳖甲五钱（打碎）、炮山甲四钱、炙党参五钱、山楂四钱、鸡内金三钱。7剂，水煎服。

1964年8月3日四诊

主诉：胃纳增加，精神好转，背部硬皮软化（因理疗后部分皮肤破损）。

脉诊：细弱。

舌诊：舌苔白。

治疗：仍按前法。

（1）谷木�三两、老母鸡一只（同上）。制法、服法同三诊，连服3日，每日1次。

（2）怀山药四钱、白术四钱、当归五钱、补骨脂五钱、大腹皮四钱、炙黄芪六钱、何首乌五钱、炒鳖甲五钱、骨碎补四钱、炮山甲五钱（打碎）、炙党参五钱、山楂四钱、鸡内金三钱。3剂，水煎服。

【按】硬皮病，其病位在皮毛，其本在脾、胃、肺，该病多禀乎先天，脾土湿冷，无热温胃，胃土寒冷，五谷入胃，不能化赤，脾难造血，无血输经，皮毛无血气之温煦。《黄帝内经》云："金曰从革。"金主皮毛，皮毛随筋骨肌肉屈伸而皱褶舒展，是曰从革。己土为辛金母，母寒则子寒，金寒则坚，故见土寒而金凝之象，凝则不能从革，发为硬皮病。陈治平认为，其治疗之要，在温己土而生气血，又疏通经络使气血能达于肌表，母温则子暖，凝金自化，从革自如。陈治平自拟芪党归附煎，以温中土而健脾为第一要义，党参、黄芪、附子、甘草以温己土；当归、何首乌益精血；路路通、王不留行使气血通行无碍，辛金得温，硬皮自软。案一，患者硬皮病又合并脉管炎，温脾活血之外，又宜软坚，炮山甲、炒鳖甲、鸡内金共奏软坚之功，复诊入胡芦巴，以增温散之力。案二，以温阳补火与健脾软坚相结合，徐徐调之，日久见功。案三，同是硬皮病，又有部位之差别，以其病在头顶额，入升麻四钱，取引气血上行之意。案四，幼年患病，治宜平缓，初以食疗方：谷木蘴与老母鸡合炖。其中，谷木蘴味涩、性平，有清热凉血、利湿祛痰之功，鸡为风木之禽，有助阳之功，二者合炖，能和营卫而调气血，久服无伤。

六、皮肌炎

【病案】

梁某，女性，43岁，已婚，广东南海人，现寓广州市惠福西路。因面部皮肤出现红斑，眼睑面部浮肿，于1962年12月27日入广东省人民医院住院治疗，住院号：109405。

主诉：患者因面部皮肤出现红斑约4个月，眼睑及面部浮肿2个月。

病史：1962年暑假，觉右面颊皮肤有一红斑，如铜钱大小，无热痛感，无明显瘙痒。曾用癣药水搽患处不愈。10月中旬起，先有左眼睑红肿，到眼科诊视未发现问题，数天后右面部产生浮肿，继而右眼睑发生红肿，左面及下颌亦肿，右面红斑不消失，且日渐增大。自觉右面红肿后，仅有轻微痒感，有时无热感，面颊浮肿，早晨明显。近10多天来，发现左面部亦有一小红斑，左肩胛部痛，特别左上肢后举疼痛明显，其他关节无痛。起病以来无发热，无心跳气促，无尿频尿急，无咳嗽，无流牙血、鼻血及皮下出血，但周身疲乏，下肢无力。今日胃纳减退，大小便正常。曾到中医院及诊所求治，服过一二十剂中药，均无效果。用过氢氯噻嗪及土霉素，亦无改善。在门诊部做过皮肤活检，诊断为皮肤组织性炎，未见皮肌炎的病理变化，疑属结缔组织疾病入院。

体检：发育正常，营养中等，神情合作，双眼睑皮肤有红褐色斑，眼睑水肿不明显，左面颊部隐约可见淡红色斑，范围如手掌大小，右面部有较明显浮肿，且局部有轻热感，右下颌角有轻度压痛，五官无异常，心肺检查未见异常，腹软肝脾未触及，无病理反射。

过去史：以往有神经衰弱失眠，间有腹疼。

血细胞检查报告：如表4-6-1。

表4-6-1　血细胞检查报告

细胞名称		血片结果	髓片正常范围	髓片结果	备注
早幼性细胞		—	0.2%~3.2%	0.2%	临床诊断：红斑性狼疮，皮肌炎待排除。
粒细胞系统	中性粒细胞 中幼	—	3.1%~17.5%	1.6%	标本采取日期：1962年12月30日。
	中性粒细胞 晚幼	—	5.4%~22.0%	4.4%	检验日期：1962年12月30日。
	中性粒细胞 杆状核	5.0%	7.5%~28.5%	10.8%	骨髓来源：髂后上棘。
	中性粒细胞 分叶核	61.0%	8.3%~34.3%	41.4%	特征
	嗜酸性粒细胞 中幼	—	0~1.8%	0.2%	骨髓象：
	嗜酸性粒细胞 晚幼	—	0~3.5%	0.2%	1.涂片不佳，分布不均匀，除涂片尾端部分细胞稍多外，其余部分细胞密度与血片近似；
	嗜酸性粒细胞 杆状核	—	0~2.2%	0.4%	2.粒细胞增生以分叶核为主，形态未见异常；
	嗜酸性粒细胞 分叶核	9.0%	0~6.5%	3.0%	3.红细胞减少，形态未见异常，成熟红细胞呈中度大小不均；
红细胞系统	中幼红细胞	—	3.5%~14%	4.6%	4.淋巴及单核细胞未见异常；
	晚幼红细胞	—	4.4%~24.0%	1.2%	5.巨核细胞不多，仅偶见有成熟者；
淋巴细胞系统	淋巴细胞	24.0%	8.4%~34.1%	28.4%	6.未见巨幼核细胞。
中核细胞系统	单核细胞	1.0%	0~3.8%	1.8%	血象： 1.白细胞近正常值；
其他细胞系统	网状细胞	—	0~1.5%	1.6%	2.嗜酸性粒细胞稍增；
	浆细胞	—	0~1.5%	0.2%	3.成熟红细胞呈中度大小不均；
粒细胞系统：有核红细胞		—	（3~5）：1	（10~7）：1	4.血小板不少。
血片共数白细胞			200 个		意见：骨髓涂片呈成熟粒细胞增多
骨髓片共数有核细胞			500 个		

住院期间，胸透检查，心肺正常。留24小时尿肌酐6.55μmol/d（降低），肌酸2919.23μmol/d（升高），血肌酸3279.18μmol/d，血肌酐410.1μmol/d（升高）。从血液及骨髓中找红斑狼疮细胞未发现。Na、K检查属正常范围。心电图检查：窦性心动过速。眼底检查：未发现病变。患者于1963年1月23日出现吞咽困难，不能进食及吞口水，曾插胃管经半个月左右后拔出。

治疗方面：采取支持疗法，用大量泼尼松、氢氯噻嗪和链霉素，同时采用对症疗法。

1963年1月21日初次西医请会诊

主诉：头晕神倦，吞咽困难，咽喉干燥，饮食入口即吐，大便数日未解，小便短黄。皮肤情况如西医检查所见，体温无寒热，夜睡尚可。

脉诊：弦滑数。

舌诊：舌苔白腻。

诊断：皮肌炎。

治疗：依法以乌梅汤加减。

乌梅四钱、白豆蔻四钱（打碎）、郁金四钱、怀山药（土炒）四钱、白芍五钱、川厚朴三钱、法半夏四钱（打碎）、陈皮二钱、黄芩三钱、白术四钱、生姜四钱。10剂，水煎服。

1963年2月1日二次西医请会诊

主诉：吞咽仍困难，饮水即吐，痰多头晕，耳鸣心悸。

脉诊：濡弱。

舌诊：舌苔薄白。

治疗：仍按前方加减。

乌梅四钱、法半夏四钱（打碎）、生姜五钱、肉桂五钱（另焗）、陈皮二钱、沉香钱半（后下）、丁香三钱、川厚朴三钱、苏子三钱、大枣四枚、白豆蔻五钱（打碎）、人中白三钱。6剂，水煎服。

1963年2月6日三次西医请会诊

主诉：昨日能食饼干两块，仍见气短，起床头晕心悸，四肢无力，手指震颤，但面部红褐色红斑减退。

脉诊：濡弱。

舌诊：舌苔白。

治疗：仍按前方加减。

旋覆花三钱、代赭石五钱（打碎）、党参四钱、橘红钱半、怀山药四钱、苏子二钱、沉香钱半（后下）、白豆蔻三钱（打碎）、生姜三钱、乌梅三钱、大枣三枚、法半夏三钱（打碎）。8剂，水煎服。

1963年2月13日四次西医会诊

主诉：吞咽顺利，已能进食软饭，面部及颈项部位色素斑基本消失，该部皮肌变软，但四肢欠温，夜寐不宁。

脉诊：细弱。

舌诊：舌质淡红，苔薄白。

治疗：仍按前方加减。

处方：吴茱萸一钱、生姜三钱、大枣四枚、沉香钱半（后下）、白豆蔻三钱（打碎）、黄精四钱、怀山药四钱、法半夏四钱（打碎）、远志四钱。3剂，水煎服。

1963年2月13日出院，住院共48天

出院情况：患者体质虚弱，胃口一般，吞咽无困难，睡眠不好，有时头晕，四肢无力，面部红斑褐色，无热感，无痛，皮肤色素沉淀减退，面颊浮肿稍退。

【按】皮肌炎是具有对称性近端肌肉无力、疼痛和触痛，伴特征性皮肤损害，如以眶周为中心的紫红色水肿性斑等典型表现的一种免疫系统疾病，祖国医学属于"痿病"范畴。本例病案病机主要为气阴两虚，阴虚生热，筋脉失于濡养。而乌梅汤"治中热，五心烦躁，霍乱呕吐，口干烦渴，津液不通"，陈治平采用乌梅汤润其津液，再加健脾之品运其中州，降气之药调其气机而收效。

第七节　气血津液病

一、崩漏

【病案】

雷某，女性，30岁，已婚，某电影制片厂职工，寓本市河南赤岗该厂内。因患崩漏症，于1962年12月14日往广东省人民医院门诊部中医科诊治，门诊号：35289。

1962年12月14日初诊

主诉：4年前患崩漏，阴道持续流血40多日，经西医治疗好转，以后工作忙碌时症又复发，最近阴道又流血，量多色淡红，持续40余日，曾在广州某两家医院治疗罔效，现除流血外，伴有头晕，腰痛，疲倦，胃呆，特来诊治。

脉诊：沉细弱。

舌诊：舌质淡红无苔。

诊断：崩漏。

治疗：依法以胶艾汤加减。

阿胶五钱（后下）、牡蛎一两（打碎）、天麻四钱、艾叶三钱、芡实六钱（打碎）、白术四钱、何首乌五钱、杜仲五钱、怀山药四钱、代赭石一两（打碎）、狗脊四钱、炙甘草二钱。3剂，水煎服。

1962年12月18日次诊

主诉：病情同前。

脉诊：濡弱。

舌诊：舌苔白。

治疗：仍按前方加减。

阿胶四钱（烊化）、土炒白术四钱、何首乌四钱、艾叶三钱、代赭石一两（打碎）、狗脊四钱、血余炭三钱、炙黄芪四钱、炙甘草二钱、仙鹤草四钱、芡实一两（打碎）。7剂，水煎服。

1962年12月25日三诊

主诉：阴道流血减少，腰酸、头晕、腹疼、纳呆好转。

脉诊：濡弱。

舌诊：舌苔白。

治疗：仍按前方加减。

阿胶珠三钱（烊化）、代赭石一两（打碎）、炙党参四钱、艾叶三钱、狗脊四钱、肉桂五分（另焗）、炮姜三钱、天麻四钱、白术四钱、血余炭三钱、炙黄芪四钱、炙甘草二钱。7剂，水煎服。

1963年1月6日四诊

主诉：阴道流血、腹疼消失，头晕、腰酸、疲倦、纳呆亦均消失。

脉诊：细弱。

舌诊：舌苔微白，质淡红。

治疗：仍按前方加减服治巩固，无须再来诊治。

阿胶四钱（烊化）、代赭石一两（打碎）、肉桂五分（另焗）、艾叶五钱、巴戟四钱、何首乌四钱、炮姜三钱、胡芦巴四钱、白术四钱、炙黄芪四钱、炙党参四钱、炙甘草二钱。

【按】崩漏之一症，其病机多为脾虚血失统摄，肾虚冲任不固，血热迫血妄行及血瘀血不归经而妄行。本例患者经血量多、色淡，伴有头晕、腰疼、疲倦、纳呆，脉沉细弱，舌质淡红、无苔，当以虚证调养。陈治平使用胶艾汤益气养血，酌加健脾补肾之品，令冲固崩止。

二、糖尿病

【案一】

谢某某，男性，17岁，番禺人，未婚，农民，住石井公社大朗西，住院号：70527。

病史：患者患糖尿病，口渴多尿，腹泻疼痛，于1959年4月4日入院留医，便多，每日20余次，量多，便后又渴，饮水甚多，胃纳不佳，而甚饥，十多日均如是，体重减少10kg多，周身疲倦无力，近六七日腹部阵发性绞痛，腹疼必大便，每日三四次至七八次，有黏液血丝，里急后重现象，无恶心呕吐及咳嗽，曾经石井诊所治疗无效，特来本院住院。七八岁时曾患痢疾，无其他病史，无同样病史，无冶游史，无特殊家族史。

体检：体温36℃，脉搏116次/分，呼吸22次/分，血压100/60mmHg。

粪检：颜色乳白，呈黏状，黏液（++++），血丝（++），红细胞（++），白细胞（+++）。

尿检：颜色清，反应碱，透明度浊，比重1.034，尿蛋白（±），尿糖（+++），醋酸试验阳性。

生化检验：非蛋白氮32.8mmol/L，血糖22.2mmol/L，CO_2结合力17.1mmol/L。

入院诊断：糖尿病合并痢疾。

西医请求会诊，用中药治疗。

1959年4月10日初诊

主诉：口渴，小便频数，精神疲倦，其他病情如上。

体检：体温37.4℃，血压94/60mmHg。

脉诊：濡弱。

舌诊：舌苔白腻。

诊断：糖尿病合并痢疾。

治疗：依法以金匮肾气丸加减。

黑附子五钱、玄参五钱、石榴子六钱（打碎）、肉桂五分（另焗）、麦冬六钱、乌梅四钱、生地黄八钱、丹皮五钱、甘草五钱。5剂，水煎服。

1959年4月14日次诊

主诉：服药后口渴自汗减少，小便减少。

体检：体温36.6℃，血压94/60mmHg。

脉诊：细弱。

舌诊：舌苔白。

治疗：仍按前方加减。

黑附子七钱、玄参五钱、石榴子六钱（打碎）、肉桂五分（另焗）、丹皮五钱、乌梅五钱、生地黄一两、麦冬五钱、甘草四钱。10剂，水煎服。

1959年4月24日三诊

主诉：尿糖减少，大便黏液减少，精神好转。

体检：体温36.7℃，血压96/60mmHg。

脉诊：细弱。

舌诊：舌苔白。

治疗：仍按前方加减。

黑附子一两、麦冬五钱、甘草五钱、肉桂五分（另焗）、石榴子六钱（打碎）、白术六钱、玄参八钱、乌梅五钱、当归五钱。20剂，水煎服。

1959年5月15日四诊

主诉：尿糖、口渴、痢疾消失，精神好，胃纳佳。

体检：体温36.8℃，血压104/60mmHg。

尿检：反应酸，蛋白阴性，红细胞、白细胞阴性，尿糖百分率10%。

生化检验：CO_2结合力21.6mmol/L，血糖10.1mmol/L，非蛋白氮24.6mmol/L。

脉诊：濡缓。

舌诊：舌苔薄白。

治疗：仍按前方加减。

黑附子一两、石榴子六钱、甘草五钱、肉桂六分（另焗）、乌梅六钱、白术一两、麦冬五钱、当归五钱。5剂，水煎服。

1959年5月21日六诊

主诉：服药后糖尿病症状完全消失，精神恢复，是日出院。

意见：患者病已痊愈，应准出院。

【案二】

欧阳某某，女性，56岁，已婚，广东番禺人，寓广州市东山区省红三路。因患糖尿病并发血痹于1966年12月20日往广东省人民医院门诊部诊治，门诊号：757615。

主诉：患糖尿病4年余，并四肢麻痹，行动乏力，头晕目眩，口渴欲饮，曾由各大医院中西医久治罔效，特来诊治。

脉诊：细弱。

舌诊：舌苔白。

诊断：糖尿病并发血痹。

治疗：依法以二巴蛇桂煎。

巴戟天五钱、胡芦巴四钱、肉桂五分（另焗）、乌蛇四钱、干地龙三钱、海桐皮四钱、川芎四钱、制川乌四钱、藁本四钱、当归四钱、黄芪四钱、五味子四钱。17剂，水煎服。

1967年1月4日次诊

主诉：四肢麻痹减轻，行动稍有力，口渴减少。

脉诊：濡弱。

舌诊：舌苔白。

尿检（标本号206770）：反应酸，透明度清，尿蛋白（－），尿糖（＋＋＋），红、白细胞及上皮细胞和黏液丝管型结晶均（－）。

治疗：仍按前方加减。

巴戟天四钱、胡芦巴四钱、五味子五钱、乌蛇四钱、木瓜四钱、熟地黄四钱、黄精四钱、肉桂五分（另焗）、当归四钱、黄芪四钱、蜀椒四钱、大枣三枚。15剂，水煎服。

1967年2月1日三诊

主诉：四肢麻痹消失，口渴和小便减少，行动如常。

脉诊：细弱。

舌诊：舌苔白。

治疗：仍按前方加减。

巴戟天四钱、胡芦巴四钱、阳起石四钱、熟附子四钱、熟地黄四钱、黄精四钱、山茱萸四钱、玉竹四钱、黄芪四钱、五味子四钱、肉桂五分（另焗）。15剂，水煎服。

1967年2月15日四诊

主诉：口渴，四肢麻痹均消失，头不疼。

脉诊：细弱。

舌诊：舌苔白。

尿检（标本号206782）：糖尿微量。颜色：黄，透明度：清，反应酸比重正常，尿蛋白（±），尿糖（±），红、白细胞及上皮细胞少许，黏液丝管型结晶（－）。

治疗：仍同三诊方加减巩固，无须再来诊治。

巴戟天四钱、胡芦巴四钱、阳起石四钱、木瓜四钱、熟地黄四钱、肉桂五分（另焗）、乌蛇四钱、黄精四钱、黄芪四钱、五味子四钱、熟黑附子四钱。10剂，水煎服。

【案三】

向某某，男性，48岁，已婚，河南人，某部队师长。因患糖尿病数年于1964年11月28日特来广东省人民医院东病区住院治疗，住院号：125。

1964年12月6日初会诊

主诉：患糖尿病和阳痿数年，口渴欲饮，尿多，失眠，往各大医院中西医久治罔效，得友人介绍，由是前来本院治疗，由西医检查尿糖百分率为16%，并患阳痿，于1964年12月6日请陈治平用中药治疗。

四诊检查：①望诊：面色青黄无光泽，唇白，苔白腻；②闻诊：声低气弱；③问诊：阳物不举，长期疲倦无力；④切诊：左右尺脉沉细濡弱。

诊断：糖尿病合并阳痿。

治则：滋阴扶阳。

治疗方剂：左右归饮加减。

熟地黄五钱、肉桂六分（另焗）、山茱萸五钱、巴戟天六钱、熟黑附子四钱、玄参五钱、白术四钱、乌梅四钱、阳起石四钱（打碎）、麦冬四钱、五味子五钱、锁阳四钱。7剂，水煎服。

1964年12月14日次诊

主诉：口渴减少，睡眠稍好。

脉诊：濡沉。

舌诊：舌苔白。

治疗：仍按前方加减。

熟地黄五钱、龟甲胶四钱（后下）、胡芦巴四钱、五味子五钱、乌梅五钱、巴戟天五钱、山茱萸五钱、肉桂六分（另焗）、熟酸枣仁五钱、玄参四钱、熟黑附子四钱。15剂，水煎服。

1964年12月24日三诊

主诉：口渴饮水减少很多，失眠稍安。

脉诊：缓弱。

舌诊：舌苔薄白。

治疗：仍按前方加减。

炙黄芪六钱、熟地黄五钱、山茱萸五钱、五味子五钱、炙党参六钱、阿胶四钱（后下）、熟黑附子四钱、肉桂六分（另焗）、乌梅四钱、柏子仁五钱。15剂，水煎服。

1965年1月15日四诊

主诉：口不渴，小便减少，睡眠好，胃纳佳，阳物能举，无疲倦，已声高气足。

脉诊：左右尺脉有力。

舌诊：舌质淡红无苔。

治疗：仍按前方加减。

肉桂六分（另焗）、熟黑附子四钱、巴戟天五钱、胡芦巴四钱、五味子五钱、熟地黄五钱、炙黄芪五钱、炙党参五钱、当归四钱、柏子仁五钱。10剂，水煎服。

1965年1月26日五诊

主诉：口渴欲饮，小便多，失眠、阳痿均已消失，睡眠好，胃纳佳，声高气足，健康恢复，大便正常，是日出院，返湛江师部工作。

尿液检验：尿糖百分率6%。

望诊：面色红润光泽，唇红，舌质红。

脉诊：缓有力。

治疗：仍按前方加减给药10剂，带出院服治，并给配药丸处方，继续巩固根治。

（1）炙黄芪五钱、当归五钱、熟黑附子四钱、锁阳五钱（打碎）、炙党参五钱、熟地黄五钱、肉桂五分（另焗）、胡芦巴四钱、龟甲胶四钱（后下）、巴戟天五钱。10剂带出院，水煎服。

（2）正高丽参一两、炙黄芪二两、炙党参二两、熟地黄二两、玄参二两、乌梅二两、麦冬二两 、白术二两、熟黑附子二两、锁阳二两、巴戟天二两、熟酸枣仁二两、山茱萸二两、肉桂八钱、炙甘草五钱。

制法：上药共研细末，炼蜜为丸。

服法：每日空腹服丸四钱，以温盐开水送下。

【按】《黄帝内经》云：溲便频而膏浊不禁，肝肾主之以下消也。盖缘肾水亏损，津液枯竭，水亏火旺，蒸烁肺金，肺被火邪，又不能生肾，故成下消也。赵献可言：其成命门火衰，火不归元，游于肺为上消，游于胃为中消，必用引火归元之法，渴病若失矣，若过用寒凉，恐内热未除，中寒又起。赵氏斯言，诚能用于消病中寻源讨流，但必切脉合症，确然，审是命门火衰，然后可用附桂。

《石室秘录》云：消渴之病，虽有上中下之分，其实皆肾水之不足也，倘用泻火止渴之药，愈消其阴必至恶助其火，有渴甚而死者矣。治法必须补肾之水，水足而火自消，然而此火非实火也，实火可用寒消，虚火必须火引，又须补肾中之火，火温于命门，下热而上热自消矣，故用上方，大补肾中之水，兼温命门之火，肾的水火既济，阴阳平衡，正不必止渴而渴自消，不必治痿而痿自愈也。

综上用左右归饮加减治愈下消（糖尿病）和阳痿，仍不敢自以为对症施药，辨证论治正确，更希先进同道，不吝指正。

【案四】

骆某某，男性，41岁，工人，广东曲江人。因患糖尿病于1961年1月14日入院，住院号：88787。

病史：于去年5月间觉全身虚弱无力，工作效率降低，终日口渴多饮，日饮水两瓶多，日小便20次，食欲、饭量明显增多，但体重日减，曾到韶关某医院治疗，诊断为糖尿病，住院4个月出院，症状较前好转，同年11月30日被火车碰伤昏迷三日，上述症状又复出现，再入当地医院治疗无效，特转本院，体重较前减

10kg左右。

体格检查：体温36.8℃，血压120/65mmHg，神清，营养中等，慢性病容，自然体位，合作，皮肤无黄疸及出血点，浅部淋巴结未触及，眼球无突出，双侧瞳孔等大对称，对光调节反应存在，眼外肌运动自如，听觉存在，肠鸣存在，双膝反应存在，无病理性神经反射，体重40kg。尿常规：尿糖（+++），酮体（-），蛋白（-），白细胞（-）；血糖测定15.9mmol/L；X线片：心肺未发现病变；尿糖百分率10%，24小时尿糖16.7mmol/L。

入院诊断：糖尿病。

1961年1月16日西医请中医科陈治平用中药治疗，初次会诊

主诉：口渴口干，多饮水，尿频而多，疲倦无力，睡眠不好，胃纳极差。

脉诊：右脉沉细，左弦、寸尺弱。

舌诊：舌苔淡黄而干。

诊断：糖尿病。

治疗：依法以六味地黄丸加减。

熟地黄四钱、山茱萸五钱、五味子五钱、巴戟天五钱、怀山药四钱、乌梅五钱、石榴子六钱、牡丹皮四钱、麦冬四钱、生石膏一两。9剂，水煎服。

1961年1月24日次诊

主诉：病情同前，口干，小便黄减少，大便干结。

尿检：尿糖百分率10%，24小时尿糖16.7mmol/L。

脉诊：弦缓。

舌诊：舌苔微黄而干。

治疗：仍按方加减。

熟地黄四钱、五味子五钱、乌梅五钱、麦冬四钱、牡丹皮四钱、石榴子六钱、干葛根八钱、巴戟天六钱、山茱萸五钱、生石膏一两（打碎）。25剂，水煎服。

1961年2月20日三诊

主诉：小便次数尿量减少很多，口无干渴，精神、胃纳、睡眠均好。

尿检：尿糖百分率2%，24小时尿糖2.8mmol/L。

脉诊：弦缓。

舌诊：舌质淡红。

治疗：仍按前方加减。

熟地黄四钱、五味子五钱、天花粉五钱、麦冬五钱、丹皮四钱、石榴子六钱、乌梅五钱、苍耳子四钱、山茱萸五钱、生石膏一两（打碎）。20剂，水煎服。

1961年3月11日四诊

主诉：病情同前。

尿检：尿糖同前。

脉诊：弦缓。

舌诊：舌无苔，质淡红。

治疗：仍同前方加减。

熟地黄四钱、麦冬四钱、石榴子五钱、山茱萸五钱、牡丹皮四钱、白术四钱、五味子五钱、干葛根六钱、怀山药五钱、黄芪四钱、巴戟天五钱。30剂，水煎服。

1961年4月10日五诊

主诉：口干、口渴、饮水多、尿多消失，尿次、尿量正常，睡眠、胃纳正常，体重增加，今天出院。

小便检查：尿糖百分率3.3%。

脉诊：弦缓。

舌诊：舌苔白。

治疗：仍按前方加减给药3剂，带返家继续服治。

【案五】

方某某，男性，7岁，学生，广东惠阳人，现寓广州市沙面肇和路。因患糖尿病于1958年5月22日特来广东省人民医院门诊部中医科诊治。门诊号：6435。

1958年5月22日初诊

主诉：曾患过肺结核病，现眼、面、手、足有轻度浮肿，口渴欲饮水，小便多，尿频而急，失眠、胃纳呆、疲倦，经友人介绍来诊治。

尿液检验：颜色黄，透明度清，反应酸，比重1.030，蛋白（－），糖（±），红细胞0～2个/Hp，白细胞（－），上皮细胞（－），管型（－），结晶（少许）。

脉诊：沉濡。

舌诊：舌苔白腻。

诊断：糖尿病。

治疗：依法以肾气丸加减。

熟地黄四钱、肉桂五分（另焗）、丹皮三钱、怀山药四钱、山茱萸四钱、怀牛膝三钱、炙甘草二钱、熟黑附子三钱。12剂，水煎服。

1958年6月5日次诊

主诉：口干欲饮水，小便多好转。

尿液检验：颜色黄，透明度清，反应酸，比重1.017，蛋白（－），糖（－），红细胞、白细胞、上皮细胞、黏液丝、管型、结晶均正常。

脉诊：濡沉。

舌诊：舌苔白腻。

治疗：仍按前方加减。

熟黑附子四钱、熟地黄四钱、丹皮四钱、肉桂五分（另焗）、炙甘草三钱、山茱萸四钱、五味子四钱、怀牛膝五钱、白术六钱、茯苓一两、怀山药五钱。20剂，水煎服。

1958年6月20日三诊

主诉：糖尿完全消失，口干欲饮，尿急、尿多、失眠、胃纳呆、疲倦均消失，精神好。

尿液检验：颜色黄，透明度清，反应酸，比重1.014，尿蛋白（－），尿糖（－），红细胞、白细胞、上皮细胞、黏液丝、管型、结晶均正常。

脉诊：缓弱。

舌诊：舌苔薄白。

治疗：处方同前，给药3剂，水煎服。

【按】消渴泛指以多饮、多食、多尿、形体消瘦，或尿有甜味为特征的疾病。以口渴引饮为上消；善食易饥为中消；饮一溲一为下消。陈治平治疗数例患者均以下消为主，下消之治疗以滋阴益肾为大法，陈治平喜用左右归饮、肾气丸、六味地黄丸等随症加减治疗，收到满意效果。

第八节 外科疾病

一、鹤膝风

【病案】

梁某某，男性，25岁，已婚，广东梅县人，现寓广州市沙面同仁路，工人。两足及左手关节肿疼，瘫痹，不能步行，于1962年5月18日特抬来广东省人民医院门诊部中医科请陈治平用中药治疗。门诊号：296498。

1962年5月18日初诊

主诉：于1958年6月至10月下放工厂做工人，因冲沸水两脚第2、第5趾呈红肿现象，微疼；1959年初右脚红肿，以致行路不便，经送院诊断为风湿；1961年春节时，右膝关节红肿疼痛，步行困难，经广州市某医院诊断为鹤膝风，经治半年无效；1961年8月，左关节亦红肿疼痛，并肌肉萎缩，左手肌肉亦萎缩且不能举起，同时两足脚踝均红肿，不能步行。经各医院中西医治疗5年余，不但无效，而且转剧，幸得亲叔父介绍，特抬来门诊部请陈治平老中医治疗。

脉诊：弦细滑。

舌诊：舌苔白。

诊断：鹤膝风。

治疗：依法以蠲痹汤加减。

桂枝五钱、制川乌五钱、防己四钱、干地龙三钱、乌蛇四钱、独活四钱、白芍四钱、防风三钱、细辛三钱、北黄芪五钱、甘草三钱。20剂，水煎服。

1962年6月8日次诊

主诊：扶杖能行，自觉面有疼痛。

脉诊：弦滑。

舌诊：舌苔白。

治疗：仍同前方加减。

防己四钱、防风四钱、炙甘草二钱、乌蛇四钱、干地龙三钱、白芍四钱、桂枝四钱、细辛四钱、制川乌四钱、独活四钱。20剂，水煎服。

1962年8月2日三诊

主诉：腰曲能伸直，手足肌肉萎缩已好转，能步行如常。

脉诊：弦滑。

舌诊：舌苔清白。

治疗：仍按前方加减，给药3剂带返江门继续巩固，定时来检查。

千年健四钱、虎骨四钱（打碎）、五加皮四钱、党参四钱、制川乌四钱、白芍五钱、川木瓜五钱、桂枝四钱、干地龙三钱、炙甘草二钱、蕲蛇四钱、北黄芪五钱。70剂，水煎服。

1966年10月20日四诊

主诉：前患鹤膝风，腰曲，周身不遂，不能步行，经5年余，曾在各大医院中西医久治罔效，于1962年5月间抬来贵院门诊部治疗，迨至今日，来请检查处方，配丸继续服治巩固，但医院和广州市药物缺乏，请将处方给我到别处配方，继续治疗巩固。

脉诊：弦缓。

舌诊：舌苔薄白。

治疗：法以独活寄生汤加减。

蕲蛇四两、虎骨胶四两、桑寄生四两、羌活四两、防风三两、独活三两、杜仲三两、狗脊三两、千年健三两、白芍四两、炙北黄芪四两、桂枝二两、制川乌四两、细辛一两、五加皮二两、当归四两、白术三两、防己三两、炙甘草二两、何首乌四两。

制法：上药共研细粉，以炼蜜为丸（如绿豆大），晒干贮用。

服法：每日空腹服上药丸四钱，以开水送下，每日服1次。

1967年7月5日五诊

主诉：前患鹤膝风，手足肌肉萎缩，腰曲不能步行，由江门北街甘蔗化工厂宿舍抬来门诊部请用中药治疗，已恢复健康，两手两足肌肉复生，步行运动正常，早已上班工作，现特来请检查。

脉诊：细缓。

舌诊：舌苔薄黄。

治疗：依法以十全大补丸加减，根治不复发。

川芎四钱、当归四钱、白芍四钱、熟地黄四钱、炙党参四钱、白术四钱、云苓四钱、炙甘草二钱、炙黄芪四钱、黄精四钱、乌蛇四钱、木瓜四钱。3剂，水煎服。

【按】鹤膝风之病，肌肉萎缩而膝关节肿大，外形似鹤膝，是以名之。其为痹病一种，究其病原，总不外乎肝肾亏虚，风、寒、湿三气杂致，舍于枝节、经络，经脉壅塞，肌肉失于濡养，日久则肌销骨铄，萎废不用。陈治平拟加味蠲痹汤：重用桂枝、川乌、地龙、乌蛇、细辛之属，以借其温通宣散之功，使经络无滞，气血不困；又加黄芪使气血有源。复诊重在温肾而补血，终以十全大补汤收功，气血充足，卫表固密，邪无从犯，病无处生。

二、肋软骨炎

【案一】

陈某某，女性，34岁，已婚，秘书，寓广州市登丰路。因患右肋软骨炎剧痛，于1967年5月3日前往广东省人民医院门诊部中医科治疗。门诊号：803543。

1967年5月3日初诊

主诉：右肋软骨剧痛两年余，经中西医治疗罔效。

脉诊：弦滑。

舌诊：舌苔薄白。

诊断：右肋软骨炎（蒂策病）。

治疗：依法以地丁乳没煎。

紫花地丁五钱、防风三钱、乳香四钱（打碎）、没药四钱、金银花四钱、连翘四钱、黄柏四钱、桔梗四钱、黄芪四钱、蒲公英五钱、瓜蒌仁四钱、薤白四钱。7剂，水煎服。

1967年5月10日次诊

主诉：右肋软骨痛稍有减轻。

脉诊：弦滑弱。

舌诊：舌苔白。

治疗：六虫汤加减。

乌蛇四钱、虎骨四钱（打碎）、全蝎二钱、蝉蜕二钱、蜈蚣二条、鹿衔草四钱、羌活四钱、独活四钱、防己四钱、当归四钱、桂枝四钱、甘草三钱。3剂，水煎服。

1967年5月20日三诊

主诉：右肋软骨疼痛基本消失。

脉诊：弦细弱。

舌诊：舌苔薄黄。

治疗：继续以前方加减服治1个月。

桂枝四钱、制川乌四钱、全蝎二钱、蜈蚣二条、蝉蜕二钱、乌蛇四钱、虎骨四钱（打碎）、羌活四钱、独活四钱、当归四钱、防己四钱、炙甘草二钱。30剂，水煎服。

1967年6月21日四诊

主诉：右肋软骨无痛，但气短。

脉诊：弦细弱。

舌诊：舌苔白。

治疗：仍按前方加减。

乌蛇四钱、干地龙三钱、蜈蚣二条、土鳖虫二钱、鹿衔草四钱、当归四钱、何首乌四钱、桂枝四钱、制川乌四钱、防己四钱、羌活四钱、甘草二钱。35剂，水煎服。

1967年7月26日五诊

主诉：右肋软骨疼痛基本消失。

脉诊：弦滑细。

舌诊：舌苔薄白。

治疗：仍按前方加减。

虎骨四钱（打碎）、乌蛇四钱、木瓜四钱、羌活四钱、独活四钱、防己四钱、当归四钱、何首乌四钱、乌药四钱、延胡索四钱、北黄芪四钱、甘草二钱。3剂，水煎服。

1967年8月3日六诊

主诉：右肋软骨疼痛完全消失，气短均消失。

脉诊：弦滑弱。

舌诊：舌苔薄白。

治疗：仍按前方加减，巩固无须再来诊治。

处方同上，3剂，水煎服。

【案二】

李某某，男性，66岁，职业为新滘公社某大队会计，寓风和村五巷。因患右肋软骨炎疼痛，于1967年2月25日前往广东省人民医院门诊部治疗。门诊号：780329。

1967年2月25日初诊

主诉：右肋疼痛年余，经广州市各大医院中西医久治罔效，特来诊治。

脉诊：弦滑。

舌诊：舌苔白。

诊断：肋软骨炎（蒂策病）。

治疗：依法予地丁乳没煎。

（1）紫花地丁五钱、蒲公英五钱、乳香四钱（打碎）、没药四钱、金银花四钱、连翘四钱、黄柏四钱、桔梗四钱、黄芪五钱、防风三钱、路路通五钱、甘草二钱。3剂，水煎服。

（2）路路通三两，分3次水煎服。

1967年3月4日次诊

主诉：右肋骨疼痛减轻。

脉诊：弦细滑。

舌诊：舌质淡红。

治疗：按前方加减。

紫花地丁五钱、蒲公英五钱、乳香四钱（打碎）、没药四钱、桔梗四钱、黄柏四钱、防风三钱、路路通一两、王不留行五钱、黄芪四钱、金银花四钱、防己四钱。3剂，水煎服。

1967年3月8日三诊

主诉：右肋骨仍有微痛。

脉诊：弦细滑。

舌诊：舌质淡红。

治疗：按前方加减。

北黄芪五钱、当归四钱、乌药四钱、乳香四钱（打碎）、没药四钱、防风三钱、黄柏四钱、桔梗四钱、紫花地丁五钱、蒲公英五钱、连翘四钱、路路通五钱。

3剂，水煎服。

1967年3月12日四诊

主诉：右肋骨痛已完全消失，精神、胃纳均差。

脉诊：弦细。

舌诊：舌质淡红。

治疗：仍按前方加减巩固根治。无须再来诊治。

紫花地丁五钱、乳香四钱（打碎）、没药四钱、蝉蜕二钱、全蝎二钱、桂枝四钱、乌蛇四钱、防己四钱、独活四钱、当归四钱、黄芪四钱、蜂房二钱、大枣三枚。3剂，水煎服。

【案三】

李某，男性，38岁，已婚，吉林省浑江人，某歌舞团副团长。现寓广州市农林下路41号。因左右两肋软骨疼痛，于1967年3月13日前往广东省人民医院门诊部中医科诊治。门诊号：388506。

1967年3月13日初诊

主诉：左、右肋骨疼痛经年，曾由各大医院中西医久治罔效，特来请中医用中药治疗。

脉诊：弦滑。

舌诊：舌苔白。

诊断：左、右肋软骨炎。

治疗：依法以地丁乳没煎。

紫花地丁五钱、蒲公英五钱、乳香四钱（打碎）、黄芪四钱、连翘四钱、黄柏四钱、桔梗四钱、金银花四钱、瓜蒌仁四钱、薤白四钱、没药四钱、防风三钱。28剂，水煎服。

1967年4月4日次诊

主诉：左肋软骨疼痛已经消失，但右肋软骨只减十分之八。

脉诊：弦细滑。

舌诊：舌苔白。

治疗：依法以六虫汤加减。

全蝎二钱、蜈蚣二条、土鳖虫二钱、何首乌五钱、鹿衔草四钱、当归四钱、北黄芪四钱、干地龙三钱、羌活四钱、独活四钱、乌蛇四钱、防己四钱。15剂，水煎服。

1967年4月26日三诊

主诉：左右肋软骨疼痛早已完全消失，肝疼亦无。

皮肤科罗医生会诊意见：双侧肋部疼痛一年，呼吸并痛，压之并痛一年，今疼痛消失，局部无皮疹、无压痛。

脉诊：弦细滑。

舌诊：舌苔白。

治疗：仍按前方加减，给药7剂，继续根治。

龙胆草四钱、栀子四钱（打碎）、土茵陈四钱、蜈蚣二条、薤白四钱、瓜蒌皮三钱、土鳖虫二钱、郁金四钱、土茯苓一两、甘草二钱、川楝子四钱（打碎）、全蝎二钱。7剂，水煎服。

【按】肋软骨炎又称蒂策病（Titze disease），1921年由Titze首次报道，故名之。为临床常见病之一，以胸骨旁肋软骨（以第二胸肋关节软骨处多见）非化脓性肿胀疼痛为主要表现，局部轻度隆起但肤色正常，疼痛于咳嗽、深呼吸及病侧上肢活动时加剧，X线检查无阳性发现，组织病理学检查常无异常发现，病程长短不一，可迁延数月至数年，临床多采用镇痛药、局部理疗和普鲁卡因局部封闭等方法治疗，效果不佳。其临床特点是发病突然，伴或不伴发热，主要是出现胸痛不适，咳嗽、深呼吸和患侧上肢活动时疼痛加重，数日后受累的肋软骨肿胀、隆起，疼痛急剧，压痛明显，但皮肤无红肿和异常改变。由于多为第2～第5肋软骨受累，且大多只侵犯一侧肋软骨，故而疼痛和隆起部位限于一侧上胸部，X线检查常并无异常发现。

陈治平先以清热解毒、化瘀活血为法，自拟地丁乳没煎治疗，热毒得清。继以六虫汤通络止痛，方中：乌蛇、全蝎、蝉蜕、蜈蚣、土鳖虫搜风通络；羌活、独活、防风、鹿衔草祛风止痛；黄芪、当归补气活血等。

三、丹毒

【案一】

余某某，男性，43岁，已婚，广东开平人，干部，寓广州市万福路。因患丹毒症，于1958年5月2日来广东省人民医院门诊部中医科诊治。门诊号：67954。

1958年5月2日初诊

主诉：左肘红肿疼痛，发热口干而渴已经两周，曾在本市各中西医院治疗罔效。

脉诊：浮弦数滑。

舌诊：苔黄粗糙，舌尖红。

诊断：丹毒症。

治疗：依法以神授卫生饮加减。

乳香四钱、没药四钱、威灵仙四钱、天花粉五钱、白芷四钱、浮萍三钱、皂角刺四钱、山慈菇四钱、射干四钱、土茯苓五钱、白鲜皮五钱。3剂，水煎服。

1958年5月5日二诊

主诉：服药后左肘红肿疼痛和口干渴减退，体温降低。

脉诊：浮弦滑、稍数。

舌诊：苔黄粗，舌尖红。

治疗：仍按前方加减。

乳香四钱、没药四钱、炮山甲四钱（打碎）、天花粉四钱、蜂房三钱、土茯苓五钱、葶苈四钱、皂角刺四钱、山慈菇四钱。3剂，水煎服。

1958年5月9日三诊

主诉：服药后左肘红肿疼痛和口干渴减退十分之八。

脉诊：浮弦数。

舌诊：苔薄黄，舌尖稍红。

治疗：仍按前方加减。

蛇蜕二钱、蜂房三钱、炮山甲五钱（打碎）、射干四钱、天花粉四钱、山慈菇四钱、皂角刺四钱、白鲜皮五钱、甘草二钱、没药四钱。3剂，水煎服。

1958年5月13日四诊

主诉：服药后左肘红肿疼痛及口干渴消失，体温正常。

脉诊：弦滑。

舌诊：舌无苔，尖微红。

治疗：仍照前方加减，给药3剂，此病已痊愈，无须再来诊治。

蛇蜕二钱、射干四钱、皂角刺四钱、蜂房三钱、天花粉四钱、没药四钱、炮山甲五钱（打碎）、白鲜皮四钱、甘草二钱、山慈菇四钱。3剂，水煎服。

【案二】

宋某，女性，46岁，已婚，河北省人，省人委干部。因患丹毒症于1961年5月31日入院。住院号：92770。

病史：左、右下肢患丹毒病，经8年，现红肿疼痛，丹毒复发，无发冷发热，曾在北京某医院及各处大医院中西医久治罔效，迨1960年11月2日曾在我院特诊，由陈治平诊治，用中药治愈。当时右下肢和足掌背湿疹两块，作痒渗液，并颈项等部位周身性、散在性丘疹作痒难忍，亦由陈治平治愈。但1961年5月31日，因右小腿红肿疼痛已五日，丹毒复发，无发热，而入院治疗。

体查：神志清，营养、发育尚佳，眼睑浮肿，心脏轻度收缩期杂音，两肺有轻度干性啰音，腹未见异常，两股淋巴结无肿大、无压疼，右下肢浮肿。

外科情况：右下肢轻度浮肿，足癣，右胫前（中、上部）各有一块红斑、压疼，皮肤轻度水肿。

血液检查：白细胞$4.0×10^9/L$，杆状核粒细胞12%，分叶核粒细胞18%，嗜酸性粒细胞12%，淋巴细胞58%，红细胞$3.44×10^{12}/L$，血红蛋白110g/L，血丝虫未发现。

于同年6月5日，外科请求会诊，用中药治疗。

主诉：右下腿发生散在性红斑，肿痛发热已近3周，小腿内侧面可见5cm×5cm大的红斑，微肿。

脉诊：沉细弱。

舌诊：舌苔薄白，稍腻。

诊断：慢性丹毒急性复发症。

治疗：依法以神授卫生饮加减，先煎服后再复煎洗患处，再以朱砂开水调涂患处，每日涂3次。

（1）炮山甲五钱（打碎）、天花粉五钱、板蓝根五钱、没药五钱、白芷五钱、白鲜皮五钱、皂角刺五钱、山慈菇四钱、威灵仙五钱、乳香四钱、土茯苓一钱（打碎）、乌蛇四钱。3剂，水煎服。

（2）朱砂三钱外用。

1961年6月10日次诊

主诉：服药、搽药后，右足丹毒已减退，现左足下肢有类似丹毒复发现象。

脉诊：弦滑。

舌诊：舌苔黄腻。

治疗：仍照前方3剂，先煎服后返煎洗患处，另朱砂三钱开水调搽患处，每日搽3次。方药如下。

（1）炮山甲五钱（打碎），天花粉五钱，板蓝根五钱，没药四钱，白芷五钱，白鲜皮五钱，皂角刺五钱，山慈菇四钱，威灵仙五钱，乳香四钱，土茯苓一钱，乌蛇四钱。3剂，水煎服。

（2）朱砂三钱外用。

1961年6月15日三诊

主诉：药后左、右下肢丹毒已痊愈，但脚癣尚痒。

脉诊：弦缓。

舌诊：无苔。

治疗：仍照前方。

处方同上，3剂，水煎服，药渣返煎洗患处，每日1次；朱砂三钱开水调搽患处，每日3次。

涤溃宁4剂，外用搽脚，每日3次。

1961年7月1日四诊

主诉：丹毒早已痊愈，脚癣亦痊愈。

治疗：病已愈，无须再诊治。

1961年7月4日，外科出院记录：患者宋某是日出院，左、右下肢红肿丹毒完全消退。

【按】古人以为火热之邪，蕴于肌表，气血壅滞，郁而化热，发为毒热，是为丹毒。今日以为丹毒由链球菌侵入肌肤而成。二说虽殊，其实不相违忤。《黄帝内经》云"诸病胕肿，疼酸惊骇，皆属于火"，其治之机要在于清火解毒，散血消肿。陈治平常用神授饮：乳香、没药活血消肿；天花粉、皂角刺解毒排脓；又入浮萍一味，辛寒解表，使火热之邪，从表而出。案一，红肿热痛而口干，热毒最炽，重在清热解毒。案二，丹毒反复，久治罔效，时又作痒，故祛风之药不可不用，于原方中加乌蛇四钱，风除则痒止；且予朱砂三钱，外涂患处，以速其功。丹毒总归是邪实之症，当慎用温补托透之剂，邪未除而扶正，是借寇兵而赍盗粮，稍有不慎，便有走黄、神昏之变症。

四、传染性软疣症

【案一】

杨某某，男孩，7岁，广东清远人，本院职工家属，寓秀丽二路47街跃进巷。因患周身播散性传染性软疣症，于1967年10月10日前往广东省人民医院门诊部中医科诊治。门诊号：816574。

1967年10月10日初诊

代诉：周身播散性软疣，如米粒大，无疼无痒。

脉诊：弦滑。

舌诊：舌苔薄黄。

诊断：传染性软疣症。

治疗：依法以蜂蛇床子煎。

（1）蜂房二钱、蛇蜕二钱、苦参三钱、蛇床子三钱、苍术三钱、马齿苋二钱、细辛钱半、陈皮钱半、白芷二钱、紫草二钱、甘草二钱、淡豆豉三钱。3剂，水煎服。

（2）淡豆豉二两以醋浸泡，搽患处，每日3次。

1967年10月18日次诊

代诉：周身性软疣低平无疼痒。

脉诊：浮弦。

舌诊：舌尖红苔薄白。

治法：仍按前方加减。

苦参三钱、蛇床子三钱、蜂房二钱、苍术三钱、马齿苋三钱、细辛钱半、陈皮二钱、白芷三钱、紫草三钱、甘草二钱、淡豆豉三钱。3剂，水煎服。

1967年10月27日三诊

代诉：周身软疣脱瘢，基本痊愈。

脉诊：弦细滑。

舌诊：舌苔薄黄。

治疗：按前方加减，给药3剂服治巩固。

蛇蜕二钱、蝉蜕二钱、蜂房二钱、苦参四钱、苍术四钱、马齿苋三钱、细辛三钱、陈皮二钱、白芷四钱、紫草三钱、甘草二钱、淡豆豉四钱。3剂，水煎服。

【案二】

戴某，女孩，3岁，湖南省人，寓农林路。因患周身播散性传染性软疣症，于1967年2月2日往广东省人民医院门诊部治疗。门诊号：763942。

身上发生丘疹已有4个月，时有增多，中心处凹陷。诊断为传染性软疣，请中医科诊治。

1967年2月4日初诊

代诉：周身疣赘小粒，无疼，但发展。

脉诊：弦滑。

舌诊：无苔。

诊断：传染性软疣。

治疗：依法蜈蚣守宫煎。

蜈蚣一条、炒鳖甲四钱（打碎）、煅瓦楞子四钱（打碎）、怀山药四钱、炮山甲四钱（打碎）、守宫二钱、煅牡蛎四钱（打碎）、土茯苓四钱、甘草二钱、法半夏三钱（打碎）、全蝎三条。6剂，水煎服。

1967年2月18日次诊

代诉：疣粒软化。

脉诊：弦细滑。

舌诊：舌苔白。

治疗：按前方加减。

炮山甲三钱（打碎）、三棱二钱、鸡内金二钱、正麝香五厘（冲服）、正牛黄五厘（冲服）、法半夏三钱、石菖蒲三钱、王不留行四钱、炒鳖甲五钱（打碎）、莪术二钱、守宫二钱、土茯苓三钱。6剂，水煎服。

1967年3月11日三诊

代诉：周身软疣缩小、低平。

脉诊：弦细弱。

舌诊：舌苔薄白。

治疗：按前方加减。

（1）礞石一两（打碎）、代赭石一两、紫贝齿一两、桑叶三钱、石决明三钱（打碎）、白芍三钱、紫菀四钱、升麻三钱。6剂，水煎服。

（2）涤溃宁120mL，外用搽患处，忌入口。

（3）淡豆豉二两以白醋浸泡，搽患处。

1967年4月1日四诊

代诉：周身软疣枯黑、低平。

脉诊：弦滑。

舌诊：舌苔薄白。

治疗：按前方加减。

代赭石四钱（打碎）、礞石四钱（打碎）、桑叶三钱、石决明四钱（打碎）、白茅根三钱、紫菀三钱、升麻三钱、乌梅三钱、淡豆豉三钱、甘草二钱。6剂，水煎服。

1967年4月15日五诊

代诉：周身软疣结痂脱落消失，但面部皮肤湿疹渗液。

脉诊：弦滑。

舌诊：舌苔黄，边尖红，唇焦。

诊断：皮肤湿疹症。

治疗：依法胡麻蛇蜕煎。

（1）生石膏三钱（打碎）、生地黄三钱、苦参三钱、黄柏三钱、麦冬二钱、胡麻三钱、蛇床子二钱、蒺藜二钱、甘草二钱。3剂，水煎服。

（2）涤溃宁60mL，外搽患处，忌入口。

1967年4月22日六诊

代诉：软疣完全消失，面部湿疹亦已痊愈。

脉诊：细弱。

舌诊：舌苔薄白。

治疗：按前方加减，给药3剂服治巩固。

生石膏三钱（打碎）、生地黄三钱、苦参三钱、黄柏三钱、麦冬二钱、甘草二钱、蛇床子二钱、蒺藜二钱、胡麻三钱。3剂，水煎服。

皮肤科罗医师检查：传染性软疣消失，遗留暗红色斑，基本痊愈。

【按】西医认为传染性软疣症为空气中过滤毒随空气中飞沫进入人体内脏而成。中医以为四时不正之气，尤以风湿之邪，循经入里，搏结肌肤，壅塞经脉，气血阻滞，蕴结不散，发为疣病。案一，风湿之邪，入里化热，治以清热、解毒、燥湿，其中：蜂房、蛇蜕解毒祛风；苦参、蛇床子清热燥湿；紫草凉血解毒；借细辛以通行皮下。另用淡豆豉合醋外涂，一散一敛，使疣速消。案二，患儿年幼为新发病，且丘疹不断增多，可见邪气正炽，首当解毒驱邪。予蜈蚣守宫煎：蜈蚣、全蝎解毒散结；守宫解毒之外，又能益肾；穿山甲、鳖甲软坚散结以求坚疣软化，待其软化之后，又宜清热燥湿，化痰散结。

五、酒渣鼻

【案一】

邓某某，女性，36岁，河北人，干部。因患酒渣鼻10年余，久治无效，特来广东省人民医院门诊部中医科治疗。门诊号：1963。

1960年4月14日初诊

主诉：患头痛，酒渣鼻，经10年余，曾由中西医各医院久治罔效，特来诊治。

脉诊：弦滑。

舌诊：苔白腻。

诊断：酒渣鼻。

治疗：依法以贝杏苍耳煎。

浙贝母六钱（打碎）、北杏仁五钱（打碎）、桑白皮五钱、桔梗五钱、苍耳子五钱、天花粉五钱、麦冬五钱、枇杷叶四钱、百合五钱。30剂，水煎服。

1960年5月30日次诊

主诉：酒渣鼻减退很多，但近1周眼疼面肿。

脉诊：浮滑。

舌诊：舌苔白腻。

治疗：依法以芎谷薏仁煎。

川芎五钱、木贼五钱、黄精五钱、白芍五钱、熟地黄五钱、生薏苡仁一两、浙贝母六钱（打碎）、决明子六钱、谷精草五钱、蒺藜五钱。20剂，水煎服。

1960年6月23日三诊

主诉：眼疼红肿，头痛，酒渣鼻消失。

脉诊：弦滑。

舌诊：舌苔白。

治疗：仍按前方加减。

黄芩六钱、生地黄五钱、麦冬五钱、生薏苡仁一两、白芍五钱、川芎五钱、苍耳子五钱、芦根五钱、桑白皮五钱、僵蚕五钱。15剂，水煎服。

1960年7月11日四诊

主诉：酒渣鼻，咳嗽感冒已消失，但痛经。

脉诊：浮濡。

舌诊：舌苔白。

治疗：依法以胶艾汤加减。

阿胶（后下）四钱、艾叶三钱、延胡索五钱、泽兰五钱、棕榈炭五钱、当归炭四钱、黄精五钱、炙甘草二钱、桃仁五钱（打碎）。10剂，水煎服。

1960年8月1日五诊

主诉：经痛完全消失。

脉诊：濡弱。

舌诊：舌苔白。

治疗：仍同前方加减。

川芎五钱、熟地黄四钱、炙甘草三钱、艾叶四钱、补骨脂五钱、阿胶（后下）四钱、泽兰五钱。3剂，水煎服。

【案二】

肖某某，男性，25岁，已婚，广州人，某研究所研究员，现寓广州文昌路兴贤坊。因患酒渣鼻，特来广东省人民医院门诊部中医科诊治。门诊号：12129。

1968年6月18日初诊

主诉：本年5月发现患酒渣鼻，曾在北京某医院治疗月余，不仅无效，而且恶化，右面部蔓延连鼻更红，该院介绍到广州市某医院皮肤科治疗，该科说无法治疗，特介绍来你院门诊部请陈治平中医治疗。

脉诊：弦滑。

舌诊：舌苔白腻。

血液检验：白细胞8.3×10^9/L，杆状核粒细胞1%，分叶核粒细胞68%，嗜酸性粒细胞3%，淋巴细胞27%，单核细胞1%，红细胞5.5×10^{12}/L，血红蛋白160g/L，血小板124×10^9/L。

诊断：酒渣鼻。

治疗：依法以蜈蚣蝉蜕煎。

蜈蚣三条、浮萍三钱、土鳖虫三钱、骨碎补四钱、当归尾三钱、甘草二钱、蝉蜕三钱、防风三钱、桃仁四钱（打碎）、白附子三钱、三七三钱、红花三钱。3剂，水煎服。

1968年6月25日次诊

主诉：患部肤色较前浅，呈淡红色。

脉诊：弦滑。

舌诊：舌质红。

治疗：仍按前方，处方同前。3剂，水煎服。

1968年7月2日三诊

主诉：病情同前。

脉诊：弦滑。

舌诊：舌苔薄白。

治疗：仍按前方。

蜈蚣三条、浮萍三钱、土鳖虫三钱、骨碎补四钱、当归尾三钱、甘草二钱、蝉蜕三钱、防风三钱、桃仁四钱（打碎）、白附子三钱、三七三钱、红花三钱。3剂，水煎服。

请本院皮肤科医生会诊，检查意见：鼻部有色素沉着（轻微），无丘疹和脓包，鼻翼仍有些发红和丘疹，酒渣鼻已基本痊愈。

1968年7月12日四诊

主诉：酒渣鼻和右面色红基本好转。

脉诊：弦滑。

舌诊：舌质红。

治疗：仍按前方。

蜈蚣三条、浮萍三钱、土鳖虫三钱、骨碎补四钱、田七二钱、红花三钱、蝉蜕三钱、防风三钱、桃仁四钱（打碎）、白附子四钱、甘草二钱、当归尾三钱。

3剂，水煎服。

1968年7月24日五诊

主诉：鼻和右面部酒渣病基本消失。

脉诊：弦滑。

舌诊：舌苔白。

治疗：仍按前方加减，给药3剂带返北京继续根治。

白附子四钱、蜈蚣三钱、浮萍三钱、土鳖虫三钱、田七二钱、红花三钱、僵蚕四钱、蝉蜕三钱、防风三钱、桃仁四钱（打碎）、甘草二钱、当归尾三钱。3剂，水煎服。

【按】案一，鼻头为脾所主，患者多常饮酒，湿热积于脾胃，脾胃湿热，熏蒸肌肤，结为酒渣鼻。治当循"虚则补母，实则泄子"之法，泄肺经以散脾邪。陈治平拟贝杏苍耳煎：泄肺，浙贝母、杏仁、桑白皮、桔梗；凉肺，天花粉、麦冬、百合；散邪，苍耳子、枇杷叶。凉肺、泄肺、散邪之后，脾中湿热随之而泻，故见酒渣鼻减退。患者又起居不慎，热邪入于肝经，依法清透邪气，又兼虚寒痛经，以胶艾汤温之，次第治之，诸症悉除。纵观其要，驱邪当先于补中，方无留寇之患。案二，酒渣鼻新发，辨证可见患者为血热熏蒸，病之初起，当以解毒驱邪为要，兼以活血祛风，予蜈蚣蝉蜕煎：蜈蚣解毒祛风；蝉蜕、浮萍辛凉透风，使邪从表出；又含土鳖虫、当归尾、红花以散血，使邪无从聚，病可已矣。

六、鱼鳞癣

【案一】

甘某某，男性30岁，已婚，广东新兴人，中国共产党新兴县委员会干部，现寓该会。因患鱼鳞癣，于1966年1月28日来广东省人民医院门诊部中医科诊治。门诊号：655197。

1966年1月28日初诊

主诉：周身播散性鱼鳞癣，先天性30年。冬春两季，鳞屑脱落白块，作痒极甚，皮肤干燥。

脉诊：细滑。

舌诊：舌苔白。

诊断：先天性鱼鳞癣。

治疗：依法以胡麻散加减。

（1）胡麻八钱、瓜蒌仁五钱（打碎）、北杏仁四钱（打碎）、桃仁肉五钱（打碎）、皂角刺四钱、浮萍四钱、山慈菇四钱、当归四钱、何首乌五钱、炙黄芪四钱、蛇床子四钱、蒺藜四钱。25剂，水煎服。

（2）涤溃宁一斤外用。

1966年2月22日次诊

主症：周身鱼鳞屑脱落，皮肤稍润。

脉诊：细滑。

舌诊：舌苔白。

治疗：仍按前方加减。

胡麻一两、瓜蒌仁五钱（打碎）、北杏仁四钱（打碎）、桃仁肉五钱（打碎）、皂角刺四钱、浮萍四钱、山慈菇四钱、当归四钱、何首乌五钱、蛇床子四钱、蒺藜四钱、党参四钱。28剂，水煎服。

1966年5月3日三诊

主症：周身鱼鳞屑基本消失。

脉诊：沉细弱。

舌诊：舌苔黄。

治疗：按前方加减，带返家服治，定期来检查。

（1）桃仁肉一两（打碎）、胡麻一两、北杏仁五钱（打碎）、补骨脂五钱、熟地黄五钱、防风三钱、浮萍四钱、鹿角胶四钱（后下）、当归四钱、党参四钱、甘草二钱。10剂，水煎服。

（2）抗癣素二十两。

1967年1月19日四诊

主症：周身鱼鳞癣早已痊愈，现来检查。

脉诊：弦细缓。

舌诊：舌苔薄黄。

治疗：仍按前方给药，巩固治疗。

（1）鹿角胶四钱（后下）、桑椹五钱、何首乌五钱、桃仁肉一两（打碎）、胡麻一两、北杏仁四钱（打碎）、柏子仁五钱、当归五钱、党参五钱、北黄芪五钱、蒺藜五钱、浮萍四钱。3剂，水煎服。

（2）抗癣素十两、桑椹膏一瓶。

【案二】

凌某某，女，16岁，未婚，广东番禺人，本院职工家属，寓广州市龙津西路。因患先天性鱼鳞癣，于1967年10月18日来广东省人民医院门诊部中医科诊治。门诊号：673208。

1967年10月18日初诊

主诉：前患先天性鱼鳞癣，曾经陈治平医师治愈，迄今3年余又复发，周身鱼鳞白屑很多。

脉诊：浮滑。

舌诊：舌苔薄黄。

诊断：先天性鱼鳞癣。

治疗：依法蛇蜕蝉蜕煎。

（1）蛇蜕二钱、蝉蜕二钱、蜂房二钱、荆芥五钱、防风三钱、大枫子三钱（打碎）、全蝎三钱、蜈蚣二条、苍术四钱、浮萍三钱、甘草三钱、何首乌四钱。

13剂，水煎服。

（2）抗癣素四两。

1968年1月6日次诊

主诉：面部手足鱼鳞癣好转。

脉诊：弦细滑。

舌诊：舌苔薄黄。

治疗：按前方加减。

（1）蛇蜕三钱、蜈蚣三条、蝉蜕二钱、土茯苓一两、甘草三钱、蜂房三钱、薏苡仁一两、当归四钱、何首乌四钱、补骨脂四钱、甘草三钱、川芎四钱。10剂，水煎服。

（2）抗癣素四两。

1968年2月19日三诊

主诉：周身鱼鳞癣减少十分之六。

脉诊：弦滑。

舌诊：舌苔薄黄。

治疗：按前方加减。

（1）蜂房三钱、蝉蜕二钱、蛇蜕二钱、土鳖虫三钱、守宫三钱、甘草三钱、土茯苓五钱、路路通五钱、王不留行五钱、黄精四钱、核桃肉五钱、南杏仁四钱（打碎）。10剂，水煎服。

（2）抗癣素四两。

1968年3月30日四诊

主诉：周身鱼鳞癣减少十分之七。

脉诊：弦滑。

舌诊：舌质红。

治疗：按前方服治。

（1）蜂房三钱、守宫三钱、王不留行五钱、黄精四钱、蝉蜕二钱、甘草三钱、路路通五钱、土鳖虫三钱、蛇蜕二钱、土茯苓五钱、核桃肉五钱、南杏仁四钱（打碎）。10剂，水煎服。

（2）抗癣素四两。

1968年5月21日五诊

主诉：病情好转，皮肤鱼鳞癣基本痊愈。

脉诊：弦细滑。

舌诊：舌苔薄黄。

治疗：按前方服治。

（1）蜂房三钱、蝉蜕二钱、土茯苓五钱、核桃肉五钱（打碎）、蛇蜕二钱、路路通五钱、黄精四钱、土鳖虫三钱、甘草二钱、王不留行五钱、南杏仁四钱（打碎）。10剂，水煎服。

（2）抗癣素四两。

1968年6月28日六诊

主诉：周身鱼鳞癣消失，无白屑，无痒。

脉诊：弦细。

舌诊：舌质红。

治疗：按前方给药3剂根治。

（1）蜂房三钱、守宫三钱、王不留行五钱、黄精四钱、蝉蜕二钱、土鳖虫三钱、路路通五钱、南杏仁四钱（打碎）、蛇蜕二钱、土茯苓五钱、核桃肉五钱（打碎）、甘草二钱。3剂，水煎服。

（2）抗癣素二两。

【按】太阴者行温气于皮肤，肺阴充足则卫表固密，皮毛润泽。然调摄不慎，邪风入肺，耗伤肺中津液，津枯液耗，则皮毛失养，故见皮焦而毛折。陈治平认为，本病治疗之关键在于解毒祛风而润肺。案一，久病伤津，故见皮肤干燥而作痒。首在补阴液而润燥金，以胡麻、瓜蒌仁、杏仁润肺之燥，并合当归、何首乌养血益精，皂角刺、山慈菇、蛇床子解毒，浮萍、蒺藜散风邪。复诊入鹿角胶四钱，有阳中求阴，泉源不竭之意。案二，愈后复发，邪实为主，驱邪为先，以蛇蜕、蝉蜕、蜂房、大枫子、全蝎、蜈蚣解毒祛风，邪祛之后再入黄精、核桃肉补益精血。

七、秃发

【病案】

彭某某，男性，46岁，已婚，广东陆丰人，现寓广州市省侨委。因秃发特来广东省人民医院门诊部中医科用中药治疗。门诊号：34576。

1963年12月27日复来诊治

主诉：头部秃发已8年，于本年3月间曾来治疗，头发已复生部分还有部分未复生，但本人嗜好抽烟，思虑过度。

脉诊：弦细弱。

舌诊：舌苔薄白。

诊断：秃发。

治疗：依法以白芪升陈煎，给药15剂，服后再来检查可也。

当归四钱、炙北黄芪五钱、升麻四钱、陈皮三钱、炙党参四钱、白术四钱、茯神四钱、何首乌五钱、炙甘草三钱。水煎服。

1964年6月25日次诊

主诉：经治疗后，带处方回北京，继续服15剂后，现大部分头发复生，脱发甚少。

检查：大部分头发生长乌黑，由疏渐密，长寸许。

脉诊：细弱。

舌诊：舌质淡红。

治疗：仍按前方加减给药3剂，并给处方继续服治，使头发完全复生正常，否则再来检查服药治疗。

炙黄芪五钱、陈皮三钱、当归四钱、升麻四钱、炙党参五钱、白术四钱、何首乌五钱、茯神四钱、炙甘草三钱。水煎服。

【按】患者思虑伤脾，脾伤则运化无力，气血生成不足，又嗜好抽烟，燥热之邪，煎迫营阴，更伤阴血，阴血亏虚不能上至巅顶濡养毛根，毛根干涸，发为毛夭而乏折。陈治平治本病重在健脾肾而益精血，党参、白术、黄芪、当归、何首乌加减而用之，8年之脱发，油然而生矣。

八、白斑

【病案】

吕某某，女性，17岁，未婚，广东鹤山人，学生，寓广州市丛秀南。因患白斑症于1967年12月6日来广东省人民医院门诊部中医科诊治。门诊号：692125。

1967年12月6日初诊

主诉：左右口角和右眼旁白斑，各有3cm×3cm大。经中西医治疗半年无效，后得同学介绍前来诊治。

脉诊：弦滑。

舌诊：舌苔薄黄。

诊断：白斑症。

治疗：依法以荆防枫子煎加减。

（1）荆芥四钱、防风三钱、大枫子四钱（打碎）、浮萍三钱、蝉蜕二钱、蜂房三钱、皂角刺四钱、蛇蜕二钱、甘草二钱、何首乌四钱、山慈菇四钱、土茯苓一两。30剂，水煎服。

（2）抗癣素四两、丁素五钱外用搽患处。

1968年1月10日次诊

主诉：左右口角、右眼旁白斑肤色变淡转红。

脉诊：弦滑。

舌诊：舌苔薄黄。

治疗：仍按前方加减。

（1）补骨脂四钱、浮萍三钱、蜂房三钱、蛇蜕二钱、蝉蜕二钱、防风三钱、土茯苓一两、甘草二钱、皂角刺四钱、山慈菇四钱、荆芥四钱、蜈蚣三条。30剂，水煎服。

（2）白斑素三钱外用。

1968年2月9日三诊

主诉：左右口角和右眼旁白斑肤色正常。

脉诊：弦滑。

舌诊：舌苔薄黄。

治疗：仍按前方加减给药3剂，水煎服，巩固。定时来检查可也。

【按】白斑之为病，陈治平从风邪扰动、肌肤失荣立论，其以荆芥、防风祛风，大枫子祛风除湿行气，加皂角刺、蒺藜通络，加僵蚕、全蝎、蛇蜕等虫类药加强搜风剔络，使风去正安，肌肤得以荣养。

九、外阴白斑

【案一】

伍某某，女性，36岁，已婚，广东高要人，某学院教工，寓该院宿舍，于1965年10月5日来广东省人民医院门诊部中医科诊治。门诊号：507016。

1965年10月5日初诊

主诉：患内外阴瘙痒，内外阴唇有白斑，曾于1965年5月11日在广州某医院做外阴白斑活检，结果为一级白斑（有轻度角化，上皮有轻度增生）。曾在该院治疗5个月余，迄今尚未好转，由该院妇产科医生介绍前来请陈治平老中医诊治。

脉诊：弦细滑。

舌诊：舌苔微白。

诊断：内外阴白斑合并内外阴瘙痒症。

治疗：依法以荆防枫子煎及丁素、涤溃宁治疗。

（1）荆芥四钱、防风三钱、大枫子四钱（打碎）、皂角刺四钱、蒺藜四钱、蛇床子四钱、僵蚕四钱、全蝎二钱、梅片一分（冲服）、浮萍三钱、苦参四钱。13剂，水煎服。

（2）丁素二两和涤溃宁60mL，调成糊状外搽患处，忌入口。

1965年10月19日次诊

主诉：服药后内外阴瘙痒大减，内外阴白斑变红，肤色较正常，阴部有时发荨麻疹。

脉诊：细滑。

舌诊：舌苔白。

治疗：仍按前方加减，给药3剂及丁素、艾条分别治疗，定时来检查可也。

（1）荆芥四钱、防风三钱、大枫子四钱（打碎）、皂角刺四钱、蒺藜四钱、蛇床子四钱、僵蚕四钱、全蝎二钱、梅片一分（冲服）、浮萍三钱、苦参四钱、黄柏四钱。3剂，水煎服。

（2）丁素二两外用，如前用法。

（3）艾条10支外用熏患处。

【案二】

顾某某，女性，39岁，已婚，江苏省人，某学院教师，现寓广州美术学院。因患外阴白斑瘙痒，于1968年2月24日来广东省人民医院门诊部中医科诊治。门诊号：4844。

1968年2月24日初诊

主诉：患外阴白斑，瘙痒。于1956年8月间发现，至1966年11月，经外院中西医久治罔效。外院活检病理报告结果：左小阴唇皮肤变白处，皮肤鳞状上皮高度增生和角化，未见癌变。现得友人介绍，特来治疗。

脉诊：弦滑。

舌诊：舌苔薄白。

诊断：外阴白斑瘙痒症。

治疗：依法以荆防枫子煎加减，并抗癣素、涤溃宁、艾条、白斑素等治疗。

（1）蛇蜕三钱、大枫子五钱（打碎）、荆芥四钱、防风三钱、山慈菇四钱、蝉蜕二钱、土茯苓一两、蒺藜四钱、浮萍四钱、皂角刺四钱、梅片一分（冲服）、甘草三钱。60剂，水煎服。

（2）抗癣素四两外用搽患处。

（3）涤溃宁60mL外用搽患处。

（4）艾条5支外用熏患处。

（5）白斑素20粒外用。

1968年4月20日次诊

主诉：阴痒稍减。

脉诊：细弱。

舌诊：舌苔薄白。

治疗：依法以荆防枫子煎加减，煎服及煎洗患处。

（1）蛇蜕三钱、蝉蜕二钱、梅片二分（冲服）、桑白皮四钱、荆芥四钱、怀山药一两、防风三钱、浮萍三钱、桃仁四钱（打碎）、骨碎补四钱、蒺藜四钱、甘草二钱。55剂，水煎服。

（2）芦荟五钱、黄柏五钱、苦参五钱、蛇床子五钱、荆芥五钱、防风五钱、蜀椒五钱、白矾一两、吴茱萸一两、梅片二分（冲服）、甘草五钱、苍耳子一两。

55剂，水煎洗患处。

（3）阴痒素二钱外用。

1968年6月18日三诊

主诉：白斑肤色变红，外阴仍有微痒。

脉诊：弦滑。

舌诊：舌质红。

治疗：仍按前方加减，煎洗患处并白斑素外用治疗。

（1）蛇蜕三钱、黄柏五钱、苦参五钱、蛇床子五钱、蜀椒五钱、白矾一两、吴茱萸一两、梅片二分（冲服）、荆芥五钱、防风五钱、甘草五钱、苍耳子一两。60剂，水煎洗患处。

（2）白斑素14粒外用。

1968年8月20日四诊

主诉：外阴白斑、瘙痒完全消失。

脉诊：弦浮滑。

舌诊：舌苔淡白。

治疗：仍按前方加减，给药3剂，服治巩固，定时来检查可也。

蛇蜕三钱、大梅片二分（冲服）、防风三钱、怀山药一两、蝉蜕二钱、大枫子四钱（打碎）、浮萍三钱、蛇床子四钱、荆芥四钱、桃仁四钱（打碎）、蒺藜四钱。3剂，水煎服。

【案三】

顾某某，女性，31岁，已婚，江苏省人，教师，现寓广州市东山培正新横路。因患外阴白斑瘙痒，于1968年4月24日来广东省人民医院门诊部中医科诊治。门诊号：8852。

1968年4月24日初诊

主诉：患外阴白斑，瘙痒。该病于1964年下半年分娩后在外院发现，曾在外院医治半年罔效，特请中医治疗。

1965年10月9日曾在外院病解教研组做病理活检。检验报告书（病理号112152）：送检物为外阴皮肤；病理诊断：符合外阴白斑症。

脉诊：弦滑细。

舌诊：舌苔淡白。

诊断：外阴白斑瘙痒症。

治疗：依法以荆防枫子煎加减。

（1）蛇蜕三钱、荆芥四钱、桑白皮四钱、蝉蜕二钱、怀山药一两、桃仁四钱（打碎）、大枫子四钱（打碎）、防风三钱、蒺藜四钱、大梅片二分（冲服）、浮萍三钱、甘草二钱。60剂，水煎服。

（2）芦荟五钱、荆芥五钱、吴茱萸一两、黄柏五钱、防风五钱、大梅片二分（冲服）、苦参五钱、蜀椒五钱、甘草五钱、蛇床子五钱、白矾一两、苍耳子五钱。60剂，水煎洗患处。

1968年6月25日次诊

主诉：经检查白斑淡红，外阴痒减轻很多。

脉诊：弦滑。

舌诊：舌苔白。

治疗：仍依法以荆防枫子煎加减。分别处方煎服及煎洗患处和白斑素外用。

（1）蛇蜕三钱、骨碎补四钱、桑白皮四钱、蝉蜕二钱、荆芥四钱、桃仁四钱（打碎）、生石膏一两（打碎）、防风三钱、蒺藜四钱、大梅片一分（冲服）、浮萍三钱、甘草二钱。40剂，水煎服。

（2）黄柏五钱、荆芥五钱、香附一两、苦参五钱、防风五钱、吴茱萸五钱、蛇床子五钱、蜀椒五钱、大梅片二分（冲服）、车前子一两、白矾一两、甘草五钱。40剂，水煎洗患处。

（3）白斑素40粒外用。

1968年8月6日三诊

主诉：外阴白斑瘙痒消失，近日返湖南工作。

检查：外阴白斑肤色正常。

脉诊：弦滑。

舌诊：舌苔白。

治疗：仍按前方。给药3剂，并将处方给她带返湖南服治，巩固、根治可也。

蛇蜕三钱、苦参四钱、大枫子四钱（打碎）、蝉蜕三钱、皂角刺四钱、蒺藜四钱、蛇床子四钱、山慈菇四钱、防风四钱、荆芥四钱、大梅片一分（冲服）。水煎服。

【按】外阴白斑之为病，陈治平从风邪内动、湿热下注立论，自拟荆防枫子煎治疗，其以荆芥、防风祛风止痒，大枫子祛风除湿行气，或加皂角刺、蒺藜通络，或加苦参、黄柏加强燥湿，或加僵蚕、全蝎、蛇蜕等虫类药加强搜风剔络。同时，对于皮肤病注意加以相应药物外洗、外涂，可起到事半功倍的作用。

十、淋巴结核（瘰疬）

【病案】

患者张某某、叶某某、朱某某等3人，因患淋巴结核症，先后来广东省人民医院门诊部中医科诊治，由陈治平用中药治疗痊愈。

关于治疗淋巴结核，初步以化痰攻坚方剂为范围，但须以辨证论治，对症施药为原则。

论治方药如下：

（1）浙贝母六钱（打碎）、桔梗四钱、皂角刺五钱、炮山甲六钱（打碎）、全蝎五钱、制南星五钱、瓜蒌仁五钱（打碎）、天竹黄四钱、法半夏五钱（打碎）、昆布六钱、海藻六钱、海带五钱。水煎服。

（2）昆布六钱、海藻六钱、石耳一两、皂角刺六钱、蜈蚣五条、法半夏五钱（打碎）、制南星五钱、天竹黄四钱、浙贝母六钱（打碎）。水煎服。

（3）昆布六钱、海藻五钱、夏枯草六钱、石耳一两、全蝎五钱、蜈蚣五条、法半夏五钱（打碎）、制南星五钱、皂角刺六钱、浮萍五钱、炮山甲五钱（打碎）。水煎服。

（4）浙贝母六钱（打碎）、板蓝根六钱、桑螵蛸五钱、蜂房五钱、全蝎五钱、蜈蚣六条、蛇蜕五钱、炮山甲六钱（打碎）、法半夏六钱（打碎）、皂角刺六钱。水煎服。

【按】淋巴结核属于祖国医学"瘰疬"范畴，常是淋巴结肿大的主要原因之一。这3例淋巴结核患者的治疗，陈治平以化痰攻坚为主治法，立足"辨证+辨症"的治疗原则而收奇效痊愈，让后学可以管中窥豹。陈治平治疗瘰疬喜用昆布、海藻、浙贝母、夏枯草化痰散结或用法半夏、制南星燥湿化痰；用炮山甲、全蝎、蜈蚣通络攻坚；用皂角刺消肿解毒；再辅以桔梗、浮萍引药上行而常奏效。

十一、血管瘤

【病案】

梁某某，男性，出生50余天，广东人，寓广州市中山六路。因患血管瘤于1967年3月20日来广东省人民医院门诊部中医科诊治。门诊号：782702。

1967年3月3日初诊

患儿母亲代诉：患儿右上腿呈红色肿块，坚硬压痛，肤热灼手，体温40℃，右足举动限制，肿块长度约20cm，宽约10cm，时将一月，痛楚哭啼，殊少饮乳。本年2月下旬，曾前往某附属一院和二院及儿童医院、市某医院等，均诊断为良性血管瘤，所有以上医院均说本病的治疗以局部切除为主。但患儿出生50余天，手术困难，由是无法治疗。幸得仲平书记介绍，特来广东省人民医院请陈治平老中医师专用中药治疗。

脉诊：弦滑。

指纹：紫红。

舌诊：舌质红。

诊断：良性血管瘤。

治疗：依法予山甲土鳖煎。

（1）炮山甲二钱（打碎）、土鳖虫一钱、炒鳖甲二钱（打碎）、白芍二钱、僵蚕二钱、全蝎二钱、蜈蚣一条、皂角刺二钱、山慈菇二钱、路路通二钱、王不留行二钱、甘草一钱。12剂，水煎服。

（2）骨瘤平四两。

1967年3月14日次诊

代诉：右上腿血管瘤坚硬、红肿、疼痛、肤热均消失，体温正常，不哭啼，能吃奶。

脉诊：弦滑。

指纹：紫红。

舌诊：舌质淡红。

治疗：仍按前方加减。

（1）乳香二钱、没药二钱、内金二钱、炮山甲二钱（打碎）、炒鳖甲二钱（打碎）、路路通二钱、王不留行二钱、皂角刺二钱、蜈蚣一条、守宫二钱、土茯苓二钱、甘草二钱。10剂，水煎服。

（2）骨瘤平四两。

（3）涤溃宁60mL，忌入口。

1967年3月24日三诊

代诉：右腿血管红硬、肿痛消失，右足能伸直。

脉诊：弦细弱。

指纹：紫色。

舌诊：舌苔薄白。

治疗：仍按前方加减。

乳香二钱（打碎）、没药二钱、炮山甲二钱（打碎）、内金二钱、王不留行二钱、路路通二钱、全蝎二钱、蜈蚣一条、土茯苓二钱、甘草一钱、炮山甲二钱（打碎）。8剂，水煎服。

1967年3月31四诊

脉诊：细滑。

指纹：紫红。

舌诊：舌质淡红。

治疗：仍按前方加减根治，定时来检查。

白术二钱、怀山药（土炒）二钱、谷芽二钱、山楂二钱、路路通二钱、王不留行二钱、鸡内金二钱、全蝎二钱、蜈蚣一条、土茯苓三钱、甘草一钱、何首乌二钱。6剂，水煎服。

1968年6月11日前来检查

母亲代诉：现带该患儿请陈治平医师诊治，血管瘤早已痊愈，活泼健康，步走平稳，天真可爱。由是我夫妻俩感激陈治平医师挽救我儿不治危症，不啻再生之德，没齿难忘。

【按】体表良性血管瘤分为原发性和继发性两种。其中以原发性居多，由人体胚胎时期血管网异常增生形成，出生时就有；继发性的大多数在婴儿时期就出现，病因尚不明确。现代医学治疗体表良性血管瘤常用外科手术切除或激光疗法，而用中医药治疗并且取效的报道不多。本病案可以作为个案在临证时参考应用。在本病案中，陈治平从血热血瘀立论，确立凉血化瘀、通络散结为治法，自拟山甲土鳖煎加减应用。全方药证相符，使血热得清、血瘀得化、脉络得通、郁结得散，从而血行顺畅、脉络通利而瘤疾自消。

十二、腱鞘巨大细胞瘤

【病案】

秦某某，男性，38岁，已婚，广东人，工人。因患腱鞘巨大细胞瘤，于1967年5月2日来广东省人民医院门诊部中医科诊治。门诊号：524296。

1967年5月2日初诊

主诉：右手中指呈红肿刺痛，于1967年4月26日在广东省人民医院外科行活组织检验，病理诊断为腱鞘巨大细胞瘤。病症：右中指红肿硬疼，溃疡化脓，中指活动限制，痛楚难堪。

脉诊：弦滑。

舌诊：舌苔薄黄。

诊断：腱鞘巨大细胞瘤。

治疗：依法以蜈蚣熊麝煎。

（1）蜈蚣三条、水蛭三钱、正熊胆一分（冲服）、正麝香一分（冲服）、土鳖虫三钱、土茯苓一两、甘草二钱、炮山甲五钱（打碎）、炒鳖甲五钱（打碎）、鸡内金三钱、三棱四钱、莪术四钱。7剂，水煎服。

（2）平癌素14粒。

1967年5月22日次诊

主诉：右手中指溃疡、脓液已干，红肿减退、疼痛减轻。

脉诊：弦滑。

舌诊：舌苔薄黄。

治疗：仍按前方加减。

（1）土鳖虫三钱、水蛭三钱、蜈蚣三条、正熊胆一分（冲服）、山慈菇四钱、皂角刺四钱、土茯苓一两、甘草二钱、炮山甲五钱（打碎）、炒鳖甲五钱（打碎）、鸡内金三钱、路路通四钱。20剂，水煎服。

（2）平癌素40粒。

1967年6月12日三诊

主诉：右手中指溃疡愈合，红肿、疼痛消失。

脉诊：弦滑。

舌诊：舌苔薄黄。

治疗：仍按前方加减。

（1）蜈蚣三条、水蛭三钱、土鳖虫三钱、三棱四钱、山慈菇四钱、土茯苓一两、甘草二钱、炮山甲五钱（打碎）、鸡内金三钱、皂角刺四钱、桃仁四钱、守宫三钱。

（2）平癌素20粒。

1967年7月2日四诊

主诉：右手中指溃疡痊愈，红肿、疼痛消失，中指活动如常，精神胃纳均佳。

脉诊：弦滑细。

舌诊：舌苔薄白。

治疗：仍按前方加减给药和处方，继续服治，巩固根治，定期前来检查。

（1）北黄芪四钱、党参四钱、当归四钱、怀牛膝四钱、干地龙三钱、守宫三钱、鸡内金三钱、炒鳖甲五钱（打碎）、皂角刺四钱、炮山甲五钱（打碎）、台乌药四钱、甘草二钱。10剂，水煎服。

（2）平癌素20粒。

【按】腱鞘巨细胞瘤为发生于关节囊、腱鞘、滑膜囊附近的少见良性肿瘤，发病原因不明，认为与局部外伤出血、炎症有关。大多见于30～40岁成年人，指、趾骨为好发部位，其他关节少见。从中医角度分析，人体关节处是经筋、脉络气血交汇的枢纽，这些部位若然受外邪入侵，或受到气滞、痰湿、瘀血等病理产物壅堵的话，容易郁久化热、化毒，出现红肿、溃疡化脓或不通则痛，不通则活动不利。陈治平运用中医思维诊治临床少见的腱鞘巨细胞瘤，从瘀热阻络、脉络不利的病机角度确立凉血解毒、化瘀通络治法，自拟蜈蚣熊麝煎治疗该病，后期注意培补气血、强体抗病，抵消瘀热病邪和寒凉解毒类药、破血逐瘀虫类药等对人体气血的耗伐。

第九节 外科感染

一、蛛网膜炎

【病案】

周某某，女性，47岁，已婚，湖南省人，现寓广州市中山五路广大巷。因头痛10日，于1963年6月24日入广东省人民医院内科南一甲病室37床留医，中西医合治。住院号：104821。

1963年6月27日内科请陈治平会诊

主诉：因头痛10日入院，现仍头晕、头疼，左额疼痛尤甚，起床坐立欲呕，胃纳、睡眠欠佳，大便量少干燥，小便正常，平常易怒，嗜食辛辣、饮酒。

脉诊：弦缓。

舌诊：舌苔黄厚起刺。

诊断：蛛网膜炎。

治疗：依法以六味地黄丸加减。

生地黄四钱、龟甲胶四钱（后下）、熟枣仁五钱（打碎）、杜仲五钱、怀牛膝五钱、钩藤四钱、白芷四钱、苍耳子四钱、天冬五钱、生石决明六钱、菊花四钱、白芍五钱。30剂，水煎服。

1963年7月27日次诊

主诉：头痛大减，口酸，腹部无疼，大便无干，胃纳、睡眠仍不佳。

脉诊：弦缓弱。

舌诊：舌苔厚白，舌尖边红。

治疗：依法以吴茱萸汤加减。

吴茱萸三钱、党参四钱、大枣三枚、生姜四钱、川芎四钱、当归四钱、法半夏四钱（打碎）、钩藤四钱、全蝎三钱。10剂，水煎服。

1963年8月9日三诊

主诉：头痛全消失，胃纳复常，夜能安眠，二便通畅，准备今午出院。

脉诊：弦。

舌诊：舌质淡红，舌苔薄白。

治疗：仍按前方加减，给药3剂带出院服治，巩固及根治。

吴茱萸三钱、党参三钱、白术三钱、钩藤三钱、法半夏四钱（打碎）、全蝎三钱、白芷四钱、天麻四钱、砂仁三钱（打碎）、当归四钱、白芍四钱、何首乌五钱。3剂，水煎服。

【按】西医脑膜炎由脑膜炎双球菌随飞沫入侵内脏而形成。中医无脑膜炎一说，当辨证治之。患者嗜食辛辣且饮酒，又易迁怒，肝肾之阴交相受病，阴不敛阳，肝阳上扰脑络，又兼火热之邪外袭，发为头晕、头痛之病，治宜滋补肝肾之阴而清解毒热，故地黄、龟甲胶、白芷、菊花不可偏废。复诊，邪热退而中土寒，以吴茱萸汤温之，并活血化瘀，息风祛痰，以荡其余寇，必使头痛不得复萌。

二、破伤风

【案一】

郑某某，男性，24岁，广东廉江县安铺人，农民。因患破伤风病即乘公共汽车入湛江市某医院治疗。住院号：1579。

1962年2月19日初诊

其胞兄郑贤澜代诉：因我弟在田间工作，不慎破伤右足趾流血，破伤风杆菌侵入血液，分泌毒素，发高热昏迷，牙关紧闭抽搐，于1962年2月19日急乘公共汽车入湛江市某医院急救，当时由西医治疗无效，病势危重已极，由家人电话告我知道，特到广东省人民医院中医科将我弟以上病情面告陈治平，要求处方，遂往湛江该医院抢救。经蒙陈治平允许，本人即乘飞机携处方往该医院求救。

治疗：患者不来，四诊不知，姑从胞兄代诉病情处方，依法以麻雄蚕蝎煎。

麻雄蚕蝎煎方：天麻四钱，雄黄二钱（打碎）、僵蚕四钱，胆南星四钱（打碎）、羌活四钱，法半夏四钱（打碎）、全蝎三钱，蜈蚣五条，朱砂二分（冲服）、木瓜四钱，吴茱萸四钱。水煎服。

以此处方服至3月13日，创伤口愈合，新肉生长，能起床步行活动，精神、胃纳甚佳，病体痊愈出院。

【案二】

乔某某，女童，2岁半。因患破伤风病于1965年10月2日入广州某医院住院，病区208床治疗。病案号：29275。

患儿于2周前有足外伤，经涂用甲紫药水伤口愈合，唯近突然出现左眼不能闭合，哭时口角右歪，前晚起发现阵发性口眼㖞斜，苦笑面容，牙关紧闭抽搐，角弓反张等症状，该院诊断为破伤风病，继以破伤风抗毒素及冬眠剂治疗，病情未见好转，现患儿有低热37.6 ℃，大便隔日一解，右足跟有一针头大皮肤钉伤损痕，病势危急，现已吸氧抢救。

1965年10月2日夜4时，当时因陈治平感冒头痛，是晚未吃饭，该院突派汽车来他家，请往抢救患儿，陈治平欣然与王球华中医师同往会诊。

患儿父亲代诉：病情同前。

脉诊：弦滑。

指纹：蓝色。

舌诊：舌尖损，舌苔白。

诊断：破伤风（病已垂危）。

治疗：依法以吴萸全蝎煎抢救。

（1）吴茱萸三钱，钩藤三钱，蜈蚣二条，全蝎三钱，木瓜四钱，红花五分（焗服）、白芍三钱，羌活三钱，朱砂五厘（冲服）、石菖蒲三钱，麝香五厘（冲服）、甘草二钱，蝉蜕二钱。水煎服。

（2）生猪胆一个，取胆汁消毒灌肠，大便通可继续内服达到痊愈可也。

自会诊处方抢救患儿，已痊愈，1970年随访未复发。

【按】破伤风之症，古人以皮损之后，风邪入于经络、舍于肺卫、藏于脏腑，肝为风木之脏，易为外风所招，内外风动，发为痉厥之症。今人以为皮肤破损，土壤、污物中破伤风杆菌入内脏，形成破伤风病。其治疗以祛风、舒筋为要，蜈蚣、全蝎之属，天麻、钩藤、木瓜之类，当随证而用之。

三、颅脑创伤脓肿症

【病案】

王某某，男性，海南琼山人，工人。于1962年4月28日晚上打猎被枪弹壳倒退射入右面鼻翼外侧处，深达5cm，经拔出弹壳后流血、流脑脊液，据说还有脑组织物和碎骨排出，经海口市某医院治疗58天伤口愈合，但仍有头、额痛，发热、发冷，疑脑脓肿形成，经介绍来广东省人民医院治疗。住院号：104958。

外科情况：患者右面部上颌窦处，右鼻翼外侧1cm处有一陷入伤口愈合瘢痕，约2cm×1.5cm，局部无分泌物，干净愈合，右鼻翼被瘢痕牵拉偏歪，局部知觉无消失或减退，无明显歪嘴，伸舌中央，无明显震颤及偏曲。

临床诊断：①右上颌窦部开放性上颌骨折；②颅脑开放性创伤，注意并发脑脓肿。

1962年7月12日初次会诊

患者颅内感染入院后，经西医各种治疗，但每日仍不规则发热不退，中毒症状未能控制，已神昏谵语，面黄形瘦，特请中医科陈治平会诊。

代诉：谵语神昏，发热。

脉诊：怪脉。

舌诊：卷缩难以伸出。

诊断：颅内感染（枪伤）。

治疗：已经垂危，故无处方，后经家人苦苦哀求，暂给药2剂。

黄芩四钱、黄连三钱、羚羊骨四钱、牛黄一分（冲服）、熊胆一分（冲服）、小环钗五钱、麦冬四钱、乳香三钱、没药三钱、西红花二分（冲服）。2剂，水煎服。

1962年7月16日次诊

代诉：神志较清醒。

脉诊：弦滑大。

舌诊：黄苔起刺。

治疗：仍按前方加减。

西红花三分（冲服）、羚羊角四分（先煎）、牛黄一分（冲服）、熊胆二分（冲服）、小环钗六钱、生石膏八钱、乳香二钱、没药三钱、黄芩四钱、黄连三钱、天竹黄五钱、天花粉五钱。3剂，水煎服。

1962年7月18日三诊

代诉：胃口佳，仍神昏谵语，高热不退，小便失禁，两日大便未解。

脉诊：沉弦滑数。

舌诊：色绛红。

治疗：仍按前方加减。

西红花三分（冲服）、黄芩四钱、牛黄二分（冲服）、生石膏一两（打碎）、黄连三钱、没药三钱、羚羊角（先煎）四分、大黄五钱、天花粉八钱、乳香三钱、枳实四钱、厚朴三钱。3剂，水煎服。

1962年7月21日四诊

代诉：神志较清醒，胃纳佳；大便次数较多，日8~9次，稀黄色；腹疼、头痛。

脉诊：弦滑，稍数。

舌诊：色绛红。

治疗：仍按前方加减。

生石膏一两（打碎）、牛黄二分（冲服）、羚羊角四分（先煎）、乳香三钱、没药三钱、天花粉八钱、白芷四钱、皂角刺四钱、甘草二钱、麦冬四钱、天竹黄四钱。6剂，水煎服。

1962年7月28日五诊

代诉：大便正常，小便仍失禁，头仍痛，谵语减少。

脉诊：弦滑。

舌诊：色绛红。

治疗：仍按前方加减。

没药二钱、天花粉五钱、天冬四钱、天竹黄四钱、乳香三钱、生地黄四钱、甘草二钱、熟枣仁五钱（打碎）、蛇床子四钱。4剂，水煎服。

1962年8月1日六诊

代诉：胃纳、睡眠均好，神志较清醒。

脉诊：弦细滑。

舌诊：色绛红。

治疗：仍按前方加减。

牛黄一分（冲服）、朱砂一分（冲服）、天冬四钱、天花粉五钱、白芷四钱、生龙骨六钱（打碎）、天竹黄四钱、生牡蛎四钱（打碎）、知母四钱、黄柏四钱。6剂，水煎服。

1962年8月8日七诊

主诉：神志较清醒，无发热，大便正常，小便无失禁，能起床在他人扶持下短距离步行，但睡眠不佳，头仍痛。

脉诊：弦滑虚。

舌诊：舌色绛。

治疗：仍按前方加减。

天冬四钱、麦冬四钱、知母四钱、天花粉四钱、白芷四钱、竹茹四钱、生地黄四钱、龙骨六钱、牡蛎六钱、黄柏二钱、山茱萸四钱、五味子四钱。5剂，水煎服。

【按】执古方以疗今病，而不知变通者，何异于缘木求鱼。本病古方未载，当变通用之。究其病原，初则伤筋动骨，气血损耗，营阴已伤，外邪易入。叶天士言"冬不藏精，春必病温"，患者寒热不时，神昏谵语而舌蜷，为邪热内陷心包之证，与温邪逆传心包相似。法当清热解毒，化瘀开窍，其中：黄芩、黄连、熊胆清热解毒；牛黄解毒开窍；乳香、没药、红花化瘀通络。三诊，神昏谵语减轻，仍发热，大便难。拟清热解毒合伤寒通腑醒神法，合小承气汤加减，腑气得通，邪热内解，津液得复，诸症悉减。但攻伐峻急，当衰其大半乃止，再予以清热解毒、养阴生津之药，徐徐图之。

四、蜂窝织炎合并败血症

【病案】

林某某，男性，23岁，新会人，工人，现寓广州市广大路42号3楼。因右下肢红肿剧疼且不能伸直7天，于1959年2月27日来广东省人民医院住院治疗。住院号：69628。

主诉：本人于2月21日在工地担泥时自觉膝部疼痛，两天后局部红肿胀疼，行走刺疼，发冷发热，不思饮食。大小便无特殊，2月25日在门诊服抗生素治疗，未见效果，前天全腹及背部皮肤发红斑，病势较急，于27日5时入院。

外科情况：右下肢腘窝下缘红肿约15cm×20cm，炎症区有少许散在水疱疹，部分边缘较明显，指诊有瘢瘕及凹痕，质硬无波动征象，背部及腹部皮肤充血。

1959年2月28日外科请陈治平初次会诊

主诉：病情如上，言语不清，时有乱语，间有呻吟。

体温：38℃。

脉诊：弦滑浮数。

舌诊：舌苔淡黄。

诊断：蜂窝织炎合并败血症。

治疗：依法以仙方活命饮加减。

乳香五钱、白芷五钱、当归尾五钱、炮山甲五钱（打碎）、没药五钱、浙贝母七钱（打碎）、皂角刺五钱、陈皮三钱、防风三钱、赤芍一两、天花粉六钱、甘草节五钱、金银花一两、川黄连五钱。3剂，水煎服。

1959年3月3日次诊

主诉：热退，右下肢红、肿、胀、痛减退，言语错乱消失。

体温：36.4℃。

脉诊：弦滑。

舌诊：舌苔黄。

治疗：仍按前方加减。

乳香五钱、白芷五钱、当归尾五钱、炮山甲五钱（打碎）、没药五钱、浙贝母七钱（打碎）、皂角刺五钱、陈皮三钱、防风三钱、赤芍一两、天花粉六钱、甘草节五钱、金银花一两。5剂，水煎服。

1959年3月8日三诊

主诉：右下肢红、肿、痛基本消失，睡眠、胃纳佳。

体温：36.6℃。

脉诊：浮濡。

舌诊：舌苔薄黄。

血液检验：白细胞$4.58×10^9$/L，分叶核粒细胞39%，淋巴细胞20%，单核细胞1%。

治疗：仍按前方加减。

乳香五钱、浙贝母七钱（打碎）、天花粉一钱、炮山甲六钱（打碎）、没药五钱、赤芍一两、甘草节一两、金银花一两、防风四钱、当归尾五钱、白芷六钱、皂角刺五钱。5剂，水煎服。

1959年3月13日四诊

主诉：右下肢红、胀、痛完全消失，步行如常，精神、食欲、睡眠均佳。

脉诊：弦滑。

舌诊：舌无苔，质红。

血液检验：白细胞8.9×10^9/L。

治疗：仍按前方加减。

乳香五钱、浙贝母七钱（打碎）、天花粉一钱、炮山甲六钱（打碎）、没药五钱、赤芍一钱、甘草节一钱、金银花一钱、防风四钱、当归尾五钱、皂角刺五钱、山慈菇六钱、白芷六钱。10剂，水煎服。

1959年3月22日五诊

主诉：右下肢蜂窝织炎合并败血症完全消失，步态平稳如常，准备出院，精神、胃纳甚佳。

血液检验：白细胞9.0×10^9/L，杆状核粒细胞1%，分叶核粒细胞33%，嗜酸性粒细胞19%，淋巴细胞45%，单核细胞2%。

生化检验：CO_2结合力14.8mmol/L，非蛋白氮42.8mmol/L，氯化物130.5mmol/L。

脉诊：平。

舌诊：舌苔薄白质红。

治疗：蜂窝织炎合并败血症痊愈，无须再服中药。

【按】本例患者为阳证痈疡肿毒初起，红肿焮痛，身热凛寒，苔黄，脉浮滑数有力，故陈治平使用具有清热解毒、消肿散结、活血止痛之功效的仙方活命饮进行治疗。仙方活命饮是治疗外疡的一个代表方剂，为"疮疡之圣药，外科之首方"，适用于阳证而体实的各种疮疡肿毒，其以清热解毒、活血化瘀、通经溃坚诸法为主，佐以透表、行气、化痰散结，其药物配伍较全面地体现了外科阳证疮疡内治消法。

第十节 五官科疾病

一、烫伤双目失明

【病案】

曾某，男性，64岁，已婚，广东南海人，洗染工人。因煮染料锅具爆炸致烫伤、双目失明，于1959年11月22日入广东省人民医院眼科治疗。住院号：76124。

1959年12月1日请陈治平会诊，用中药治疗，至12月12日双目复明，能自己往厕所大小便，精神恢复。

论治方剂：

（1）葵子散方。

葵子一两、地榆一两、淡豆豉一两（微炒）、升麻一两、犀角二钱、蜂房一两（微炒）、甘草一钱（炙微赤）。

制法：研末每服四钱，水一盏煎至六分，去渣，饭后温服，忌炙煿食物。

（2）犀角散方。

犀角三钱、甘菊花六钱、甘草三钱、升麻三钱、玄参六钱、黄芩三钱、大黄五钱、栀子仁五钱、麦冬五钱（去心）。

制法：研末每服四钱，水一盏煎至二分去渣，饭后温服，忌炙煿食物。

【按】目为肝窍，受肝之阴，而后能视，火性升散，最易伤阴，阴伤之后，肝目失养，则目茫茫无所见，治宜散邪热而复肝阴。陈治平首以《太平圣惠方》葵子散，甘寒升散，消火之炽热而散邪，再以犀角散方，凉血解毒而复阴，俾使阴液得复，目方可视。又当谨记生活调摄，炙煿之物，纯是一团火气，食之助热伤阴，法并忌之。

二、中心性视网膜炎

【案一】

马某某，男性，40岁，已婚，广东台山人，三轮车工人，现寓广州市米市路亲贤里（后名为小康新街）。因左眼患中心性视网膜炎，于1961年4月15日下午3时48分入广东省人民医院住院。住院号：91428。

主诉：左眼突然出现黄团，视物不清经已20日。

现病史：于1961年3月24日中午，在骑三轮车时觉左眼前像被一片黄沙尘遮住，当时出现一黄团，团内什么都看不见，团外则能看见，以及视物模糊不清，不能看报，视路变形、怕光、两眼不疼、无分泌物，无头疼。于3月26—27日前往某卫生所门诊用金霉素眼药水滴眼，3月28日到市沙眼防治所检查，医生提出转院治疗，3月29日—4月6日在广州市某医院经治无效。自己于4月7日转到广东省人民医院门诊部治疗，4月15日下午入院。

心率54次/分，呼吸20次/分，血压150/110mmHg。

眼科情况：左眼视力0.4，右眼视力1.2。

眼睑：两睑除左上边睑有少量乳头外，上、下眼睑瘢痕损缺，无皮下充血及内翻倒睫，眼睑边沿无充血，睫毛发育正常。

泪口：泪口清楚，无狭窄闭塞，除有少量黏性分泌物外，鼻泪管畅通，指压泪囊无分泌物流出。

结膜：无结膜充血滤泡，无红肿溃疡，无异物肉芽组织，球结膜无充血，血管清楚。

角膜：透明，角膜面无白斑、异物、溃疡、穿孔，角膜大小相等。

前房：两眼无分泌物、浑浊、积液，无虹膜前后粘连，房水清晰。

瞳孔：两眼瞳孔等圆，边沿齐整直接对光反应正常。

玻璃体：透明。

眼球：大小同等，无突出凹陷及震颤。

眼底：左眼内像清晰，视心边沿清楚，黄斑部反光消失。

放射学检验：胸部透视两肺未见病变，心脏无特殊。

血液检验：白细胞$6.2×10^9$/L，杆状核粒细胞2%，分叶核粒细胞59%，嗜酸性粒细胞3%，淋巴细胞36%，红细胞$4.01×10^{12}$/L，血红蛋白125g/L，出血时间2分钟，凝血时间3分钟。

尿液检验：颜色黄，透明度清，反应酸，比重不足，蛋白（±），糖（－），红细胞0~1，白细胞0~1，上皮细胞（－），黏液丝（－），管型（－），结晶（－）。

康氏反应：阴性。

诊断：左眼中心性视网膜炎。

中医药治疗记录：

1961年4月22日初诊

主诉：左眼视力模糊，经月咳嗽，痰多。

脉诊：弦濡数。

舌诊：舌苔薄白，舌尖边红。

诊断：左眼中心性视网膜炎。

分型：水不涵木。

治则：滋水涵木。

方剂：五子阿胶煎。

桑椹五钱、女贞子五钱、枸杞子五钱、五味子四钱、覆盆子五钱、阿胶四钱（后下）、生石决明六钱（打碎）、山茱萸五钱、知母四钱。3剂，水煎服。

1961年4月27日次诊

主诉：视力进步，咳嗽减退。

脉诊：弦濡数。

舌诊：舌苔薄白，舌尖边红。

治疗：仍按前方加减。

桑椹五钱、覆盆子五钱、决明子四钱、女贞子五钱、生石决明六钱（打碎）、熟地黄五钱、山茱萸五钱、楮实子四钱、知母四钱、阿胶四钱（后下）。3剂，水煎服。

1961年4月30日三诊

主诉：视力进步很多，咳嗽消失。

脉诊：濡数。

舌诊：舌无苔，舌边尖薄红。

治疗：仍按前方给药，4剂，携出院根治（是日出院）。

建议：定时前来检查可也。

桑椹五钱、生石决明六钱、熟地黄五钱、覆盆子五钱、楮实子四钱、知母四钱、女贞子五钱、阿胶四钱（后下）、山茱萸五钱、决明子四钱。水煎服。

【案二】

郑某某，男性，36岁，已婚，广东雷州人，军人，现寓高州兵役局。因患右眼中心性视网膜炎，于1961年4月21日上午入广东省人民医院住院。住院号：91603。

主诉：右眼视力模糊半年，左眼视力模糊5个月。

现病史：于1960年10月上旬开始觉右眼视力迷糊，而且视野中央有暗点、怕光，但视物无变形，视物稍久即觉右侧头痛由前额直至发枕部，风吹即流泪，当时曾到江门某医院眼科门诊检查，发现右眼视力0.4，左眼视力1.0，并注射维生素B1及中药治疗，未有改善。至11月底又觉左眼视力模糊，而且右眼症状增加，两眼均出现怕光、流泪，右视变小，左视变大，但无变曲，头痛比前加重，两侧头部均由前额痛至发枕部，视物稍久，头晕目眩、头痛。12月初到广州某医院门诊眼科检查，左眼视力0.5，右眼视力0.4，诊断为中心性视网膜炎，并提出处理意见：①休息；②服中药六味地黄丸；③注射维生素B1。又到另一医院眼科门诊两次，并服药物。自起病后，虽曾不断治疗，但未见视力改进，相反比以前更模糊，头痛亦加重，1961年1月19日，在某医院第三门诊部检查，发现血压140/90mmHg并肝大1cm，给维生素B_{12}、肝精服治，初时做肝功能检查，脑磷脂丝状实验（++），其他检查正常。

眼科情况：右眼视力0.4/0.4，加镜未见进步。

左眼视力0.5/0.5加镜+0.5，稍清晰但无改进。

眼睑：无浮肿、无红，眉毛无脱落，无内外翻倒睫，无疤痕结节。

泪器：压迫泪囊无分泌物，无压疼。

结膜：无充血滤泡疤痕、血管清晰。

角膜：清晰透明，无血管、无溃疡。

前房：无浑浊深度，无特殊改变，房水清晰。

虹膜：清晰，无充血，对光反射像在瞳孔圆形居中。

晶体：无混浊。

眼底：两侧不完全正圆，但边沿整齐清楚、黄斑部粗糙，反射消失。

视野：比较性中心暗点。

血液检验：白细胞$5.7×10^9$/L，杆状核粒细胞1%，分叶核粒细胞46%，淋巴细胞53%，红细胞$4.97×10^{12}$/L。

放射学科检验：心肺未发现病变。

超声波检查：肝稍大，回波（-）。肝波较密Ⅰ级、肝炎恢复期、脾未见异常。

生化检验：总蛋白56g/L，白蛋白40g/L，球蛋白16g/L，麝香草酸浊度1U。

诊断：中心性视网膜炎。

1961年4月22日初诊

主诉：两眼视力模糊，右眼更甚，头疼目眩，睡眠不佳、梦多，肝疼痛已6月余，屡治无效。

脉诊：浮弦滑数。

舌诊：舌苔微黄，舌尖边红。

诊断：中心性视网膜炎。

病因病机：水不涵木。

分型：木火相煿。

治则：滋水抑火。

方剂：萸肉桑椹煎加减。

山茱萸五钱、熟地黄五钱、麦芽五钱、桑椹五钱、远志四钱、知母四钱、谷精草四钱、石决明六钱（打碎）、玄参五钱、阿胶四钱（后下）、苍耳子四钱、覆盆子五钱。3剂，水煎服。

1961年4月27日次诊

主诉：头疼减少，视力进步，睡眠好转。

脉诊：弦滑稍数。

舌诊：边尖红，苔微黄。

治疗：仍按前方加减。

桑椹五钱、麦冬五钱、天冬五钱、决明子五钱、生地黄五钱、玄参五钱、菟丝子五钱、石决明六钱（打碎）、知母四钱、女贞子五钱。3剂，水煎服。

1961年5月4日三诊

主诉：视力进步，看物稍清，睡眠仍多梦。

脉诊：弦滑。

舌诊：舌尖边红，苔净。

治疗：仍按前方加减。

桑椹五钱、女贞子五钱、菟丝子五钱、石决明六钱（打碎）、麦冬五钱、天冬五钱、谷精草四钱、决明子四钱、山茱萸五钱、生地黄五钱、菊花四钱。6剂，水煎服。

1961年5月10日四诊

主诉：视物清晰，睡眠好转，胃纳佳，但肝区仍疼。

脉诊：弦滑。

舌诊：舌尖边淡红。

治疗：仍按前方加减。

菟丝子五钱、白芍五钱、素馨花三钱、麦冬五钱、天冬五钱、生龙齿六钱（打碎）、石决明六钱（打碎）、谷精草三钱、桑椹五钱、女贞子五钱。3剂，水煎服。

1961年5月22日出院。出院记录：右眼视力1.0，左眼视力0.9（裸视力），血压134/95mmHg。

【按】本病表现为眼睛正中似物遮挡，模糊不清。其机为，癸水亏虚，无水涵木，肝木枯槁，阴不制阳，相火上升，君相互炎，法当滋水涵木。案一，陈治平拟五子阿胶煎：以桑椹、枸杞子、五味子、阿胶、山茱萸滋肝肾之阴；覆盆子、石决明和肝气而明目，木得水涵，如槁木之逢雨露，沛然有生意矣。案二，视物模糊，又添头痛目眩，眠差多梦之症，是水不涵木，木火上炎，扰乱心神之表现。治宜滋肝肾之阴而散泄相火，必使君相各安其位，方无眠差多梦之患。

三、咽部双侧瘘管

【病案】

患者李某某，因曾愈合的左、右咽部瘘管复发，溃破流出白色黏稀脓液，体温增高至39℃，咽部双侧瘘管，有胀痛不适感，于1961年11月9日入本院住院治疗。住院号：89812。

自11月9日住院，经西医治疗至12月2日，瘘管未见愈合，邀请中医科陈治平会诊用中药治疗。

1961年12月2日初次会诊

主诉：咽部左、右瘘管未见愈合，时渗液，因咳声嘶、痰多。

血液检查：白细胞8.6×10^9/L，杆状核粒细胞2%，分叶核粒细胞35%，嗜酸性粒细胞44%，淋巴细胞18%，单核细胞1%，红细胞4.08×10^{12}/L，血红蛋白120g/L。

细菌培养：金黄色葡萄球菌。

体温：36.8℃。

脉诊：弦细弱。

舌诊：舌苔薄白。

诊断：咽部双侧瘘管症。

治疗：依法以芪菝象及煎和C素（陈治平创制的成药）治疗。

（1）炙黄芪四钱、白芍四钱、白术四钱、白菝四钱、象皮三钱、白及四钱、法半夏四钱（打碎）、胆南星四钱、天花粉四钱、白芷四钱。6剂，水煎服。

（2）C素五钱用小胶管喷入瘘管，每日1次。

1961年12月8日次诊

主诉：服药后仍有咳痰多、喉痛。

脉诊：弦滑弱。

舌诊：舌尖边红，苔白腻。

治疗：仍按前方加减及C素。

（1）炙黄芪四钱、白术四钱、白菝四钱、玄参四钱、天花粉四钱、白芷四钱、胆南星四钱、诃子四钱（打碎）、白芍四钱、法半夏四钱（打碎）、白术四钱。3剂，水煎服。

（2）C素五钱，用法同前。

1961年12月11日三诊

主诉：服药、喷药后瘘管疼痛减少，分泌物消失，仍有咳痰多，喉痛亦消失。

脉诊：沉细弱。

舌诊：舌尖红，无苔。

体温：37.8℃。

治疗：仍按前方和C素。

（1）处方同上。6剂，水煎服。

（2）C素三钱。用法同前。

1961年12月18日四诊

主诉：服药后咽部左、右瘘管完全愈合，无痛。

脉诊：弦缓。

舌诊：苔白腻。

体温：37℃。

治疗：仍按前方加减及C素。

（1）炙黄芪四钱、白及四钱、白蔹四钱、玄参四钱、天花粉四钱、白芷四钱、胆南星四钱、诃子四钱（打碎）、象皮四钱、白芍四钱、法半夏四钱（打碎）、白术四钱。8剂，水煎服。

（2）C素五钱。用法同前。

1962年3月5日五诊

主诉：咽部左、右瘘管经中药和陈治平医生创制的C素治疗早已痊愈，现请求给C素五钱带返，预防瘘管复发。

治疗：病已痊愈，无须再服药治疗，同意给C素五钱带返家作备用药。

【按】《外科正宗》云："脉虚，病虚，首尾必行补法。"本病瘘管复发，血化为脓，血随脓泄，气血日伤，致使脓液清稀，舌淡，脉细，疮久不敛。陈治平拟芪蔹象及煎，有《正宗》托里透脓之意，其中：黄芪益气托毒，鼓动血行；白蔹、白及、象皮止血敛创，去腐生肌；合法半夏、胆南星、天花粉以消痰浊而散脓，使腐去脓尽，新肉复生，瘘口可敛。

四、雷德维氏咽峡炎（重舌症）

【病案】

黄某某，女性，26岁，已婚，农民，现寓广州市解放中路学通街。于1961年6月14日因患咽疼6日，舌头活动异常，下颌部肿胀至吞咽困难，不能进食，言语困难，发热，便秘而入广东省人民医院住院治疗。住院号：93217。

入院后即用链霉素和青霉素治疗，四环素静脉注射，病情未见好转，体温反高，乃请中医会诊治疗。

1961年6月15日初诊

主诉：咽疼，舌活动不自如，言语不清楚，发热39.2℃，便秘。

脉诊：浮弦滑数。

舌诊：舌苔白腻。

诊断：雷德维氏咽峡炎，重舌（心火亢盛所致）。

治疗：依法承气汤加减。

（1）大黄四钱、芒硝四钱、甘草二钱。1剂，水煎服。

（2）喉科散吹喷咽部及舌底部。

（3）肌内注射中药疡炎清2周，每日1次。

1961年6月16日次诊

主诉：咽疼减，舌灵活，体温下降。

脉诊：浮弦数。

舌诊：质微红，苔白。

治疗：依法大承气汤加减。

大黄五钱、芒硝三钱、生地黄五钱、槟榔五钱、西红花四钱（冲服）、桔梗四钱、枳实四钱、小环钗五钱、麦冬四钱。2剂，水煎服。

1961年6月18日三诊

主诉：热退便通，舌活动自如，讲话清楚。

脉诊：弦缓。

舌诊：舌苔白。

治疗：仍按前方加减服治。

大黄四钱、诃子四钱、桔梗四钱、枳实三钱、玄参四钱、麦冬五钱、尖槟榔三钱、生地黄四钱。3剂，水煎服。

1961年6月21日病症痊愈出院。

【按】本证主诉为咽疼，舌活动不自如，言语不清楚，但高热，大便不通，脉浮弦滑数。陈治平考虑为心火亢盛之实热症，通腑使邪热下行，邪有出路，不能上炎。故先依法用承气汤泻心之实热，热退便通后，再与养阴利咽之法善后而收效。故中医治疗要辨证准确，整体调治，切忌头痛医头，脚痛医脚。

第十一节　其他疾病

一、梅尼埃病

【病案】

胡某某，男性，34岁，已婚，广东顺德人，吴川县人委会干部，因患梅尼埃病久治罔效，特来广东省人民医院门诊部中医科治疗。门诊号：802618。

1967年4月29日初诊

主诉：头疼，嗳气欲吐，疲倦经两年余，曾在吴川和湛江各医院久治无效。据当地各医生所说此病无法治疗，特来请中医治疗。

血压：106/68mmHg。

脉诊：弦弱。

舌诊：舌苔白。

诊断：梅尼埃病。

治疗：依法以吴茱萸汤加减。

吴茱萸四钱、党参四钱、生姜四钱、大枣三枚、藁本五钱、白芷四钱、蔓荆子三钱、何首乌五钱、蝉蜕三钱、蜈蚣三条、当归四钱、鸡内金三钱。22剂，水煎服。

1967年5月23日次诊

主诉：头疼消失，仍失眠、头晕。

脉诊：弦细弱。

舌诊：舌苔白。

治疗：仍按前方加减。

吴茱萸四钱、何首乌五钱、当归四钱、生姜四钱、大枣三枚、石菖蒲四钱、藁本四钱、白芷四钱、生龙齿五钱（打碎）、牡蛎五钱（打碎）、五味子四钱、熟地黄四钱。30剂，水煎服。

1967年6月23日三诊

主诉：头晕减轻，心烦。

脉诊：弦细弱。

舌诊：舌苔薄白。

治疗：仍按前方加减。

川芎四钱、当归四钱、白芷四钱、熟地黄四钱、藁本四钱、龙齿五钱（打碎）、五味子四钱、牡蛎五钱（打碎）、远志四钱、柏子仁四钱、甘草两钱。35剂，水煎服。

1967年8月9日四诊

主诉：头晕欲吐、失眠、咳嗽基本消失。

脉诊：弦细弱。

舌诊：舌苔薄白。

治疗：仍同前方加减带返服治。

熟地黄四钱、黄精四钱、山茱萸四钱、龙眼肉四钱、五味子四钱、当归四钱、何首乌四钱、川芎四钱、怀牛膝四钱、麦冬四钱、玄参四钱。3剂，水煎服，巩固治疗。

【按】梅尼埃病在祖国医学中属于"眩晕"范畴。本例患者头晕头疼、嗳气欲吐、疲倦、苔白、脉弱，辨证当属肝胃虚寒、浊阴上逆、清窍失养，故陈治平选用温中补虚，降逆止呕之吴茱萸汤，酌加活血通络之品，收效后再补养心肾，固其本，善其后。

二、重症肌无力

【病案】

梁某某，男性，17岁，农民，广东省东莞人，因双眼视物和言语不清，于1961年4月6日来广东省人民医院住院治疗。住院号：91290。

1961年4月6日西医诊治。

病情：1961年3月初，发现双眼视物不清，复现流泪，开眼困难，言语不清。曾经诊治服药无效，特来我院住院治疗。

体检：双眼睑下垂，眼球运动障碍，全身无力，心肺正常。

治疗：内服盐酸麻黄素、维生素B、溴化新斯的明，治疗稍有进步，因效果不显，于4月17日请中医科中医会诊。

1961年4月17日初诊

主诉：双眼睑下垂，复现流泪1月余，言语不清。

脉诊：弦，稍浮数。

舌诊：舌苔薄白。

诊断：重症肌无力。

治疗：依法以芪术淮萸煎。

北黄芪四钱、白术四钱、怀山药四钱、山茱萸五钱、菟丝子五钱、生地黄四钱、知母四钱、玄参四钱。3剂，水煎服。

1961年4月22日次诊

主诉：服药后症状稍减，眼分泌物多，感喉不适，二便正常。

脉诊：弦细。

舌诊：舌尖红，苔薄白而燥。

治疗：仍按前方加减。

诃子五钱（打碎）、北黄芪四钱、怀山药四钱、玄参五钱、山茱萸五钱、菟丝子五钱、生地黄四钱、知母四钱、白术四钱。7剂，水煎服。

1961年4月29日三诊

主诉：自觉症状已明显好转，眼睑无下垂，视力基本恢复。

脉诊：弦滑。

舌诊：舌苔薄白。

治疗：处方同前，3剂，带出院继续服治巩固。

【按】重症肌无力在祖国医学中属于"痿症"范畴。其病变虚多实少，热多寒少。治疗上采用调理脾胃、滋肾清热即"治痿独取阳明"和"泻南方，补北方"两大治则，以实现益气养血，滋肾填精，温煦濡养肌肉筋脉的目的。陈治平重用黄芪补其中气，兼顾运脾、养阴、补肾而收效。

三、离魂病

【病案】

患者麦某某，女性，8岁学生，广东南海人，寓广州市东山瓦窑街1号2楼，因夜间睡着起床出游而不自知，于1960年7月4日由母亲携患者特来请陈治平诊治。门诊号：1546。

1960年7月4日初诊

母亲代诉：患者是我的女儿，自去年8月间每夜睡眠后，她自动起床出厅间周环旋转，不自知觉，至我叫她亦不知道，甚至我大声疾呼，打她背脊，始知苏醒，回床睡觉。我询她起床出厅是否知觉，她说不知。患此病经年，屡医无效，特携她来院诊治。

脉诊：弦滑。

舌诊：舌苔白腻。

诊断：离魂病。

治疗：依法以牛砂星夏煎。

正牛黄一分（冲服）、朱砂一分（冲服）、橘红二钱、胆南星四钱（打碎）、川贝四钱（打碎）、茯神四钱、法半夏四钱（打碎）、佛手四钱、甘草二钱、柏子仁四钱。7剂，水煎服。

1960年7月11日次诊

代诉：她服药后，自动起床出厅两夜均无，睡眠安静。

脉诊：弦缓。

舌诊：舌苔薄白。

治疗：仍同前方加减，给药7剂，巩固根治，定时来检查可也。

生龙齿五钱（打碎）、竹黄三钱、橘红二钱、正牛黄一分（冲服）、胆南星四钱（打碎）、熟地黄三钱、法半夏四钱（打碎）、川贝四钱（打碎）、茯神四钱、朱砂一分（冲服）。7剂，水煎服。

【按】陈治平叙述的"离魂病"即民间所说的"夜游症"，属于中医的疑难杂症范畴，临证少见且难治。究其病机，多由心血亏虚，神魂不藏所致。心藏神，血虚使心失所养，神明无主，肝乏藏血，则魂不潜摄，故发为夜游。陈治平治疗此病案，以祛痰醒脑、养心安神立法，用牛砂星夏煎加减治疗。方中：正牛黄、朱砂安神定志，清心醒脑；胆南星、川贝母、法半夏、橘红、佛手、甘草合而理气化痰，健脾疏肝；再加上茯神、柏子仁辅生龙齿养阴血，安魂魄。纵观方药精当，故夜游自愈。

第五章 验方撷英

第一节 心系疾病

一、治梅毒性心脏病合并高血压验方

滋水制火煎

组成：高丽参三钱（另炖）、生地黄四钱、熟枣仁四钱（打碎）、山茱萸四钱、五味子四钱、白芍四钱、生龙齿八钱（打碎）、麦冬五钱、牛膝五钱、杜仲四钱、白术四钱。

功效：滋水制火，益气养阴。

主治：梅毒性心脏病合并高血压，属气阴两虚、水亏火炎者。

用法：水煎服，每日2次。

二、治风湿性心脏病并发腹肿大验方

组成：瓜蒌仁五钱、薤白五钱、法半夏五钱（打碎）、厚朴二钱、大腹皮五钱、干姜五钱、熟黑附子六钱、桂枝四钱、吴茱萸五钱、沉香三钱、炒栀子五钱（打碎）、大枣三枚。

制法：水煎。

功效：行气温中，除湿消胀。

主治：风湿性心脏病并发腹肿者。

用法：温服，每日2次。

三、治脑溢血口角歪斜半身不遂验方

组成：秦艽四钱、石膏一两（打碎）、甘草二钱、川芎四钱、当归四钱、羌活四钱、独活四钱、防风三钱、黄芩四钱、白芍四钱、白芷四钱、白术四钱、生地黄四钱、熟地黄四钱、茯苓四钱、细辛二钱。

制法：水煎。

功效：补益肝肾，息风通络。

主治：脑溢血口角歪斜半身不遂，属肝肾阴虚、阴虚风动者。

用法：温服，每日2次。

四、治中风颜面神经麻痹验方

组成：防己四钱、独活四钱、豨莶草五钱、杜仲四钱、牛膝五钱、秦艽四钱、石菖蒲五钱、全蝎三钱、生石膏一两、大枣三枚。

制法：水煎。

功效：理气开窍，祛风通络。

主治：中风颜面神经麻痹，属邪风阻络者。

用法：温服，每日2次。

五、治右侧偏瘫及运动性失语症验方

组成：何首乌一两、当归五钱、炙北黄芪五钱、全蝎四钱、地龙干五钱、羌活四钱、防风三钱、防己六钱、独活四钱、五加皮五钱、续断五钱。

制法：水煎。

功效：益气补肾，活血通络。

主治：右侧偏瘫及运动性失语，属气虚血瘀者。

用法：温服，每日2次。

六、治抽搐验方（癫痫均可）

组成：芍药二两、甘草八钱。

功效：调和肝脾，缓急止搐。

主治：抽搐属阴虚风动者。

制法：以500mL清水煎至150mL。

用法：温服，每日1～2次。

七、治脑溢血（中风）验方

羌木菖钩煎

组成：羌活四钱、木瓜四钱、石菖蒲四钱、钩藤四钱、何首乌四钱、当归炭三钱、白芍四钱、桑寄生四钱、法半夏四钱（打碎）、五灵脂四钱、炙甘草二钱、小环钗四钱。

功效：开窍醒神，活血息风。

主治：脑溢血（中风），属窍闭神昏者。

用法：水煎服，每日2次。

八、治痫症验方

朱砂牛黄煎

组成：朱砂一分（冲服）、龙骨六钱（打碎）、五味子四钱、正牛黄一分（冲服）、牡蛎六钱（打碎）、川贝三钱（打碎）、胆南星四钱（打碎）、白芍五钱、小菖蒲四钱、法半夏四钱（打碎）、甘草三钱、麝香一分（冲服）。

功效：息风豁痰，开窍醒神。

主治：痫症，属痰浊窍闭者。

用法：水煎服，每日2次。

第二节　肝胆系疾病

一、治胆石症验方

草结台乌煎

组成：羊草结三钱、台乌药五钱、藿香五钱、香附四钱（打碎）、木香三钱、石榴皮二钱、栀子五钱（打碎）。

功效：疏肝利胆，行气化石。

主治：胆石症，属肝郁气滞者。

用法：水煎服，每日2次。

二、治肝硬化腹水验方

棱莪二甲煎

组成：三棱五钱、莪术五钱、炮山甲四钱（打碎）、大腹皮四钱、栀子四钱（打碎）、川楝子四钱（打碎）、茵陈六钱、海金沙一两（纱布包）、泽泻五钱、炒鳖甲五钱（打碎）、鸡内金三钱。

功效：活血软坚，清热利水。

主治：肝硬化腹水属血瘀水停者。

用法：水煎服，每日2次。

三、治阻塞性黄疸验方

柴胡清肝汤

组成：柴胡钱半、栀子一钱（打碎）、郁金一钱、黄芩一钱、大腹皮一钱、石榴皮一钱、茯苓钱半、甘草一钱、川楝子一钱（打碎）（小儿量）。

功效：疏肝利胆，清热化湿。

主治：阻塞性黄疸，属肝胆湿热者。

用法：水煎服，每日2次。

四、治外耳氏病（瘟黄）验方

组成：茵陈蒿六钱、栀子六钱（打碎）、大黄六钱、黄芩五钱、车前子五钱、生石膏八钱（打碎）、牛膝五钱、川黄连四钱、粉葛五钱、牛蒡子五钱、柴胡五钱、三棱五钱。

制法：以600mL清水煎至250mL。

功效：清热利湿，活血退黄。

主治：外耳氏病，属湿热并重者。

用法：温服，每日2次。

第三节 肾系疾病

一、治肾盂肾炎验方

三黄解毒通淋汤

组成：黄连三钱、黄芩四钱、黄柏四钱、栀子四钱（打碎）、滑石一两（打碎）、泽泻四钱、车前子四钱、甘草二钱、黄芪四钱、当归四钱、小蓟四钱、何首乌四钱。

功效：清热利湿，化瘀通淋。

主治：肾盂肾炎，属湿热蕴结者。

用法：水煎服，每日2次。

二、治慢性前列腺炎合并肥大性关节炎验方

六虫汤

组成：蕲蛇四钱、羌活四钱、桑螵蛸三钱、全蝎二钱、独活四钱、甘草三钱、蝉蜕三钱、防己四钱、西当归头五钱、干地龙三钱、胖大海四钱、五味子四钱、鹿衔草四钱。

功效：祛风通络，利水通淋。

主治：慢性前列腺炎合并肥大性关节炎者。

用法：水煎服，每日2次。

三、治尿闭、尿毒症验方

琥珀散

组成：琥珀四钱（打碎）、滑石一两（打碎）、北黄芪六钱、沉香二钱（后下）、木通六钱、天花粉五钱、瞿麦一两、冬葵子六钱（打碎）、防己六钱、海金沙一两（纱布包）、车前子六钱、牛膝七钱。

功效：开郁下气，利窍行水。

主治：癃闭，属气滞水停者。

用法：水煎服，每日2次。

四、治慢性前列腺炎验方

滑石右归饮

组成：熟地黄五钱、黄精五钱、巴戟天四钱、滑石一两（打碎）、台乌药五钱、炙甘草二钱、胡芦巴五钱、玄参四钱、蛇床子四钱。

功效：温补肾阳，化气利水。

主治：淋证，属肾阳亏虚者。

用法：水煎服，每日2次。

五、治尿崩症验方

三子二巴煎

组成：五味子六钱、石榴子六钱、菟丝子六钱、胡芦巴五钱、巴戟天六钱、石菖蒲三钱、生石膏一两（打碎）、干葛根六钱、乌梅一两、狗脊四钱、炙甘草二钱。

功效：补肾壮阳，固涩止尿。

主治：尿崩症，属肾阳亏虚气不摄水者。

用法：水煎服，每日2次。

六、治乳糜尿验方

桑巴右归饮

组成：熟附子五钱、蛇床子四钱、锁阳四钱、胡芦巴四钱、桑螵蛸二钱、巴戟天四钱、杜仲四钱、白术四钱、牛膝四钱、肉桂五分（另焗）。

功效：温补肾阳，化气泻浊。

主治：膏淋，属肾阳亏虚者。

用法：水煎服，每日2次。

七、治前列腺肥大验方

方一

组成：益智仁三钱、鹿茸三钱、桑螵蛸三钱、金樱子三钱、台乌药三钱、毛射二钱、石连子八钱（打碎）、泽泻三钱、熟地黄五钱、石苇三钱。

制法：水煎。

功效：温阳补肾，清热利湿。

主治：前列腺肥大，属肾阳亏虚、湿热内蕴者。

用法：温服，每日1～2次。

方二

组成：鸡骨香四钱、淫羊藿三钱、芡实三钱、熟地黄五钱、鹿茸五钱、五加皮三钱、桑螵蛸三钱、金樱子三钱、石莲子八钱（打碎）、泽泻三钱。

制法：水煎。

功效：温阳补肾，理气泻浊。

主治：前列腺肥大，属肾阳亏虚、气滞湿阻者。

用法：温服，每日1～2次。

方三

组成：覆盆子三钱、女贞子五钱、杜仲三钱、熟地黄五钱、桑螵蛸三钱、鹿茸三钱、莲须三钱、金樱子四钱、淫羊藿三钱、芡实三钱。

制法：水煎。

功效：滋补肝肾，固涩缩尿。

主治：前列腺肥大，属肝肾亏虚、尿频、遗尿者。

用法：温服，每日1～2次。

方四

组成：菟丝子三钱、五味子钱半、桑螵蛸三钱、川贝二钱（打碎）、狗脊四钱、白术三钱、熟地黄五钱、金樱子三钱、桔梗三钱、莲须三钱。

制法：水煎。

功效：益肾健脾，化痰散结。

主治：前列腺肥大，属脾肾两虚、痰湿蕴结者。

用法：温服，每日1～2次。

方五

组成：柏子仁三钱、狗脊五钱、桑螵蛸三钱、菟丝子五钱、五加皮五钱、龙骨六钱（打碎）、鹿茸三钱、金樱子四钱、杜仲三钱、益智仁三钱。

制法：水煎。

功效：温肾助阳，化气安神。

主治：前列腺肥大，属肾阳不足、心神不安者。

用法：温服，每日1～2次。

注意：前列腺肥大症验方共五方，由一至五须每方服3剂，共先后服15剂方可痊愈。

八、治尿道狭窄验方

组成：川黄连二钱、黄芩二钱、黄柏二钱、金银花三钱、海金沙一两（纱布包）、车前子四钱、滑石五钱（打碎）、泽泻三钱、甘草二钱、生薏苡仁四钱、云苓三钱。

制法：水煎。

功效：清热解毒，利尿通淋。

主治：尿道狭窄属湿热壅塞者。

用法：温服，每日2次。

注意：尿道狭窄验方所注乃是小儿药量，成年人须加倍。

九、治肾结石验方

组成：鸡内金四钱、朴硝五钱、防己四钱、滑石八钱（打碎）、海金沙一两、茯苓一两、木通六钱、冬葵子六钱（打碎）、没药四钱、蒲黄五钱、牛膝六钱。

制法：水煎。

功效：化石软坚，利尿通淋。

主治：石淋属湿热蕴结者。

用法：温服，每日2次。

十、治急性肾炎合并心力衰竭验方

方一

组成：琥珀末二钱（先煎）、冬葵子四钱（打碎）、车前子四钱、云苓五钱、生石决明八钱（打碎）、生牡蛎八钱（打碎）、甘菊花五钱、猪苓五钱、磁石一两（打碎）、茜草根四钱、防己五钱、桃仁五钱（打碎）、牛膝六钱、知母六钱。

制法：水煎。

功效：降气利水，固肾消肿。

主治：急性肾炎合并心力衰竭属肾虚、气滞、水停者。

用法：温服，每日2次。

方二

组成：牛膝三钱、生薏苡仁一两、金钱草五钱、猪苓五钱、泽泻三钱、云苓五钱。

制法：水煎。

功效：滋阴清热，利湿行水。

主治：急性肾炎合并心力衰竭属水热互结者。

用法：温服，每日2次。

十一、治尿毒症验方

组成：杜仲一两、怀牛膝一两、知母八钱、防己六钱、琥珀三钱（打碎）、沉香三钱、桂枝五钱、云苓一两、白术六钱、泽泻六钱、熟黑附子六钱。

制法：水煎。

功效：温肾化气，泄浊降逆。

主治：尿毒症属肾虚湿浊中阻者。

用法：温服，每日2次。

注意：此乃成人药量，儿童减半，婴孩三分之一。

十二、治无尿症验方

组成：琥珀三钱（打碎）、沉香三钱（后下）、冬葵子五钱（打碎）、瞿麦五钱、泽泻六钱、海金沙八钱、木通六钱、滑石八钱（打碎）。

制法：水煎。

功效：行气降气，利水通淋。

主治：无尿症属气不化水者。

用法：温服，每日2次。

注意：此乃成人药量，儿童减半，婴孩三分之一。

第四节 血液病

一、治溶血性贫血症验方

三甲归芪煎

组成：龟板六钱（打碎）、生鳖甲六钱（打碎）、生牡蛎六钱（打碎）、当归五钱、炙黄芪五钱、熟地黄四钱、川芎四钱、何首乌四钱、白术四钱、生薏苡仁四钱、补骨脂四钱、云苓四钱。

功效：滋阴养血，健脾益气。

主治：溶血性贫血症，属气虚血少者。

用法：水煎服，每日2次。

二、治嗜酸性粒细胞增多症验方

二甲复脉汤

组成：炒鳖甲五钱（打碎）、炒龟板五钱（打碎）、麦冬四钱、生地黄五钱、玄参五钱、炙黄芪一两、云苓八钱、白术一两、川贝四钱（打碎）、桔梗四钱、白芍五钱、土茵陈六钱。

功效：养液滋阴。

主治：嗜酸性粒细胞增多症，属阴虚阳亢者。

用法：水煎服，每日2次。

三、治白细胞减少验方

生白二甲复脉汤

组成：炒鳖甲一两（打碎）、炒龟甲胶一两（打碎）、生牡蛎一两（打碎）、生地黄五钱、玄参五钱、知母五钱、何首乌一两、远志六钱、山茱萸五钱、巴戟天五钱。

功效：填精益髓，滋阴固肾。

主治：白细胞减少，属肾阴亏虚者。

用法：水煎服，每日2次。

四、治原发性血小板减少性紫癜症验方

组成：升麻六钱、炒鳖甲一两（打碎）、当归一两、炙甘草五钱、土茯苓一两、防己八钱、何首乌五钱、炙黄芪六钱。

制法：水煎。

功效：益气滋阴，活血解毒。

主治：原发性血小板减少性紫癜症属阴虚毒热者。

用法：温服，每日2次。

五、治白血病验方

组成：阿胶六钱、熟地黄一两、五味子六钱、山茱萸五钱、何首乌一两、丹参八钱、玄参五钱、麦冬六钱、龙骨一两（打碎）、生牡蛎一两（打碎）、炒鳖甲一两（打碎）、浮小麦六钱。

制法：水煎。

功效：滋阴清热，填精生血。

主治：白血病属阴精亏虚者。

用法：温服，每日2次。

第五节 风湿免疫性疾病

一、治亚急性播散性红斑狼疮验方

加味三黄解毒汤

组成：黄连三钱、黄芩四钱、黄柏四钱、金银花四钱、山慈菇四钱、侧柏叶三钱、仙鹤草四钱、皂角刺四钱、大枫子四钱（打碎）、益智仁五钱、肉桂子四钱（打碎）、甘草二钱。

功效：清热解毒，凉血祛风。

主治：亚急性播散性红斑狼疮，属热毒炽盛者。

用法：水煎服，每日2次。

二、治类风湿关节炎验方

蛇蝎归芪煎

组成：蕲蛇四钱、全蝎三钱、五加皮四钱、干地龙三钱、虎骨胶四钱（后下）、防己四钱、独活四钱、制川乌四钱、炙北黄芪四钱、当归四钱、炙甘草二钱、桂枝四钱。

功效：祛风除湿，舒筋活络。

主治：痹症，属风寒阻络者。

用法：水煎服，每日2次。

三、治风湿性红斑并发失眠验方

神授卫生饮

组成：乳香三钱、皂角刺四钱（打碎）、羌活四钱、没药三钱、炮山甲四钱（打碎）、防己四钱、天花粉四钱、蜂房三钱、木瓜四钱、白芷四钱、代赭石六钱（打碎）、山茱萸四钱。

功效：解毒活血，通络安神。

主治：风湿性红斑并发失眠者。

用法：水煎服，每日2次。

四、治腰椎肥大风湿症验方

健腰除湿饮

组成：干地龙三钱、蕲蛇四钱、何首乌四钱、制川乌五钱、狗脊五钱、防己五钱、钻地风四钱、千年健五钱、续断五钱、桂枝四钱、当归六钱、北黄芪五钱。

功效：祛风除湿，通络止痛。

主治：腰椎肥大风湿症，属风湿蕴结者。

用法：水煎服，每日2次。

壮腰除湿饮

组成：蕲蛇二两、制川乌二两、白芍二两、桂枝一两、细辛一两、炙北黄芪三两、炙甘草一两、干地龙二两、千年健二两、钻地风二两、怀牛膝二两、狗脊二两、何首乌二两、当归二两、五加皮一两、续断一两、防己二两。

功效：祛风通络，散寒止痛。

主治：腰椎肥大风湿症，属正虚不足、寒凝筋脉者。

用法：共炼末为丸如绿豆大，每日上、下午空腹各服二钱，温开水送服。

五、治皮肌炎验方

乌梅汤

组成：乌梅四钱、白豆蔻四钱（打碎）、郁金四钱、怀山药（土炒）四钱、白芍五钱、川厚朴三钱、陈皮二钱、黄芩三钱、白术四钱、生姜四钱、法半夏四钱（打碎）。

功效：健脾益气，滋阴生津。

主治：皮肌炎，属气阴亏虚者。

用法：水煎服，每日2次。

六、治硬皮病验方

芪党归附煎

组成：炙黄芪五钱、炙党参五钱、当归六钱、骨碎补五钱、路路通六钱、桃仁五钱（打碎）、王不留行五钱、何首乌五钱、谷木薑二钱、陈皮二钱、熟黑附子四钱、甘草二钱。

功效：温中健脾，调营通络。

主治：硬皮病，属中脏虚寒者。

用法：水煎服，每日2次。

七、治硬皮病合并脉管炎验方

芪党归术煎

组成：炙北黄芪四钱、炙党参四钱、当归四钱、路路通五钱、炮山甲五钱（打碎）、鸡内金三钱、何首乌四钱、炒鳖甲五钱（打碎）、骨碎补四钱、怀山药四钱、白术四钱、王不留行五钱。

功效：益气健脾，通络散结。

主治：硬皮病合并脉管炎者。

用法：水煎服，每日2次。

第六节　气血津液病

治糖尿病验方

加减肾气丸

组成：黑附子五钱、玄参五钱、石榴子六钱、肉桂五分（另焗）、麦冬六钱、乌梅四钱、生地黄八钱、丹皮五钱、甘草五钱。

功效：温补肾阳，化气生津。

主治：消渴病，属肾元亏虚者。

用法：共炼末为丸如绿豆大，每日上、下午空腹各服二钱，温开水送。

第七节　外科疾病

一、治白斑症验方

荆防枫子煎

组成：荆芥四钱、防风三钱、大枫子四钱（打碎）、浮萍三钱、蝉蜕二钱、蜂房三钱、皂角刺四钱、蛇蜕二钱、甘草二钱、何首乌四钱、土茯苓一两、山慈菇四钱。

功效：养血祛风，除湿清热。

主治：白斑症，属风热蕴表者。

用法：水煎服，每日2次。

二、治外阴白斑瘙痒症验方

荆防蒺藜枫子煎

组成：蛇蜕三钱、蝉蜕二钱、梅片二分（冲服）、桑白皮四钱、荆芥四钱、怀山药一两、防风三钱、浮萍三钱、桃仁四钱（打碎）、骨碎补四钱、蒺藜四钱、大枫子五钱（打碎）、甘草二钱。

功效：利湿解毒，祛风止痒。

主治：外阴白斑瘙痒，属风毒互结者。

用法：水煎服，每日2次。

苦参床子洗剂

组成：芦荟五钱、黄柏五钱、苦参五钱、蛇床子五钱、荆芥五钱、防风五钱、蜀椒五钱、白矾一两、吴茱萸一两、梅片二分（冲服）、甘草五钱、苍耳子一两。

功效：清热解毒，燥湿止痒。

主治：外阴白斑瘙痒，属热毒证者。

用法：水煎外洗外阴，每日1～2次。

三、治肋软骨炎验方

地丁乳没煎

组成：紫花地丁五钱、防风三钱、乳香四钱（打碎）、没药四钱、金银花四钱、连翘四钱、黄柏四钱、蒲公英五钱、桔梗四钱、黄芪四钱、瓜蒌仁四钱、薤白四钱。

功效：清热解毒，活血化瘀。

主治：胁肋疼痛，属热毒瘀血者。

用法：水煎服，每日2次。

四、鹤膝风验方

加味蠲痹汤

组成：桂枝五钱、制川乌五钱、防己四钱、干地龙三钱、乌蛇四钱、独活四钱、白芍四钱、防风三钱、细辛三钱、北黄芪五钱、甘草三钱。

功效：祛风散寒，通络止痛。

主治：痹症，以痛痹为主要表现者。

用法：水煎服，每日2次。

五、治丹毒验方

神授饮

组成：乳香四钱、没药四钱、威灵仙四钱、天花粉五钱、白芷四钱、浮萍三钱、皂角刺四钱、山慈菇四钱、射干四钱、土茯苓五钱、白鲜皮五钱。

功效：清火解毒，散血消肿。

主治：丹毒，属血瘀化热者。

用法：水煎服，每日2次。

六、治传染性软疣验方

蜂蛇床子煎

组成：蜂房二钱、蛇蜕二钱、苦参三钱、蛇床子三钱、苍术三钱、马齿苋二钱、细辛钱半、陈皮钱半、白芷二钱、紫草二钱、甘草二钱、淡豆豉三钱。

功效：清热燥湿，解毒祛风。

主治：传染性软疣，属湿毒蕴结者。

用法：水煎服，每日2次。

注意：此乃儿童量。

七、治酒渣鼻验方

贝杏苍耳煎

组成：浙贝母六钱（打碎）、北杏五钱（打碎）、桑白皮五钱、桔梗五钱、苍耳子五钱、天花粉五钱、麦冬五钱、枇杷叶四钱、百合五钱。

功效：清肺泄热。

主治：酒渣鼻，属肺热熏蒸者。

用法：水煎服，每日2次。

八、治鱼鳞癣验方

胡麻散

组成：胡麻八钱、瓜蒌仁五钱（打碎）、北杏仁四钱（打碎）、核桃肉五钱（打碎）、皂角刺四钱、浮萍四钱、山慈菇四钱、当归四钱、何首乌五钱、炙黄芪四钱、蛇床子四钱、蒺藜四钱。

功效：滋阴润燥，解毒祛风。

主治：鱼鳞癣，属阴虚风燥者。

用法：水煎服，每日2次。

九、治秃发验方

归芪升陈煎

组成：当归四钱、炙黄芪五钱、升麻四钱、陈皮三钱、炙党参四钱、白术四钱、茯神四钱、何首乌五钱、炙甘草三钱。

功效：健脾益肾，填精养血。

主治：秃发，属精血亏虚者。

用法：水煎服，每日2次。

十、治天疱疮（外用验方）

组成：乳香二钱、白矾二钱、轻粉二钱、麝香五分、朱砂二钱、雄黄二钱、旧石灰二钱、炮山甲二钱、梅片五分。

制法：共研极细末混匀，贮存备用。

功效：燥湿化痰，解毒杀虫。

主治：天疱疮见破溃渗液者。

用法：苍术水煎液调，外用涂患处。

十一、治天疱疮（内服验方）

组成：皂角刺五钱、防风四钱、荆芥四钱、连翘五钱、天花粉六钱、白芷五钱、白鲜皮五钱、僵蚕五钱、土茯苓六钱、金银花五钱、全蝎三钱。

制法：水煎。

功效：疏风散邪，清热解毒。

主治：天疱疮，属风毒蕴表者。

用法：温服，每日2次。

十二、治疗痈疖肿验方

组成：三棱五钱、甘草三钱、栀子四钱、牵牛子五钱、生地黄五钱、连翘四钱、金银花五钱、牡蛎五钱（打碎）、赤芍五钱、当归四钱、大黄四钱。

制法：水煎。

功效：清热解毒，活血消肿。

主治：疔痈疖肿属热毒肿痛者。

用法：温服，每日2次。

十三、治白癜风验方

组成：密陀僧二两、硫黄二两、雄黄二两、水银二两、五虎丹一两、樟脑二两、木香一两、枯矾二两、防风二两、补骨脂三两、蒺藜三两。

制法：除五虎丹外，余药用升华制法和科学提炼法结晶后与五虎丹共研细末贮用。

功效：祛风、解毒、杀虫。

主治：白癜风日久不愈者。

用法：先将白癜风患处用纱布擦充血后，以上药粉和生油调成糊状搽患处，每日1次。

十四、治荨麻疹验方

组成：胡麻三钱、苦参三钱、何首乌三钱、炙甘草钱半、威灵仙三钱、荆芥二钱、蛇床子三钱、浮萍三钱、百部三钱、白鲜皮三钱、生地黄三钱、黄芩三钱。

制法：水煎。

功效：疏风除湿，清热养血。

主治：荨麻疹，属风热袭表者。

用法：温服，每日2次。

十五、治外阴及阴囊或阴茎溃疡验方

组成：海螵蛸一两（原性）、枯矾八钱、干胭脂一两、鸡内金一两（原性）、硼砂八钱、轻粉八钱、炮山甲一两（原性）、五倍子一两五钱、白蔹一两、蛇蜕二两（原性）、象皮二两（原性）、梅片四钱、甘草八钱、小炉升丹五钱。

制法：先取出轻粉、升丹、梅片三味另放，余药共研细末过筛，再与取出的三味药，共研过筛，低温消毒，用阔口砂塞瓶备贮。

功效：清热解毒，收敛愈疡。

主治：外阴及阴囊或阴茎溃疡，日久不敛者。

用法：以凡士林和药粉各等份调成膏药敷患处，每日1次。

第八节　外科感染

一、治蜂窝织炎合并败血症验方

加减活命饮

组成：乳香五钱、没药五钱、防风三钱、金银花一两、白芷五钱、浙贝母七钱（打碎）、赤芍一两、川黄连五钱、当归尾五钱、皂角刺五钱、天花粉六钱、炮山甲五钱（打碎）、陈皮三钱、甘草节五钱。

功效：清热解毒，消肿散结。

主治：蜂窝织炎合并败血症，属瘀热互结者。

用法：水煎服，每日2次。

二、治败血症验方

组成：生黄芪五钱、潞党参五钱、炮山甲四钱（打碎）、皂角刺五钱、川黄连三钱、丹皮五钱、金银花五钱、连翘四钱、当归五钱、黄芩四钱、黄柏五钱。

制法：水煎。

功效：益气扶正，解毒祛邪。

主治：败血症，属正虚邪实者。

用法：温服，每日2次。

注意：此乃成人药量，儿童减半，婴孩三分之一。

三、治脓血症验方

组成：寒水石二两、龙骨五钱、海螵蛸五钱、白蔹六钱、白石脂六钱、黄丹三钱、赤石脂六钱、白及五钱。

制法：共研细末。

功效：清热泻火，收湿敛疮。

主治：疮口渗脓血者。

用法：外用渗疮口。

四、治破伤风验方

（一）麻雄蚕蝎煎

组成：天麻四钱、雄黄二钱（打碎）、僵蚕四钱、制南星四钱（打碎）、羌活四钱、法半夏四钱（打碎）、全蝎三钱、蜈蚣五条、木瓜四钱、朱砂二分（冲服）、吴茱萸四钱。

功效：平肝息风，解毒止痉。

主治：破伤风，属风毒入里者。

用法：水煎服，每日2次。

（二）星连麻蝎饮方

组成：制南星二钱、黄连二钱、天麻二钱、全蝎二钱、当归二钱、芦荟一钱、黄柏二钱、台乌药一钱、栀子二钱、龙胆草二钱、建神曲二钱、法半夏二钱、黄芩二钱、防风二钱、白芷二钱、甘草二钱。

制法：以500mL清水煎至200mL备用。

功效：化痰祛风，清热解毒。

主治：破伤风，属痰热化风者。

用法：如患者无昏迷、清醒，一次服；如患者昏迷、牙关紧闭，用鼻饲每日1次；小儿药量减半。

（三）蝉蝎蚕麻方

组成：蝉蜕一两、天麻二钱、全蝎七条、僵蚕七条、制南星二钱。

制法：以500mL清水煎至250mL备用。

功效：息风止痉，化痰通络。

主治：破伤风，属风毒入里者。

用法：服药前先用黄酒二两冲朱砂五分服，后服药液。如患者牙关紧闭用鼻饲，儿童药量减半。

（四）蝉蜕黄酒酊方

组成：蝉蜕一两、黄酒三两。

制法：以500mL清水煎至250mL备用。

功效：息风止痉，温经通络。

主治：破伤风，属风寒郁里者。

用法：成人每次服125mL，分两次服。牙关紧闭者鼻饲，儿童药量减半。

（五）蝎麝蜈蝉煎方

组成：全蝎三钱、麝香一分（冲服）、蜈蚣二条、蝉蜕二钱、吴茱萸三钱、钩藤三钱、木瓜四钱、石菖蒲三钱、羌活三钱、朱砂五厘（冲服）、白芍三钱、西红花一钱（焗）、甘草二钱。

制法：以500mL清水煎至200mL备用。

功效：开窍通络，息风定惊。

主治：破伤风属风阻窍闭者。

用法：如患者无昏迷、清醒，一次服；如患者昏迷、牙关紧闭，用鼻饲每日1次。

注：此方曾成功抢救患儿乔某某，以上药量均为儿童量。

第九节 烧伤、虫蛇咬伤

一、治烧伤验方

（一）四黄散方

组成：黄连二两、黄柏五两、黄芩五两、寒水石五两、地榆五两。

制法：将上药制成粉末，与香油混合，做成泥膏样（香油炸开放凉后再用）。

功效：清热解毒，凉血散瘀。

主治：烧伤，属热毒蕴结者。

用法：外敷患处，每日1次，每次6～8小时。

（二）四黄地榆烫伤膏方

组成：黄连十钱、黄柏二十钱、黄芩二十钱、地榆二十钱、寒水石二十钱、大黄二十钱、香油五斤、黄蜡一斤、冰片十钱。

制法：上药除黄蜡、冰片外，余药皆同香油置于锅内，用慢火煎熬，到药变黑色后，过滤去掉药渣，再将黄蜡、冰片研细末，拌于内，搅匀即可。

功效：清热解毒，凉血止痛。

主治：烧伤见热蕴疼痛者。

用法：外敷患处，每日1次，每次6～8小时。

二、治严重灼伤验方

火盛伤阴，用清火解毒养阴法，可采用：

①黄连解毒汤：黄连三钱、黄芩三钱、黄柏三钱、栀子三钱；

②银花甘草汤：金银花五钱、甘草五钱；

③犀角地黄汤：犀角三钱、生地黄五钱、白芍五钱、丹皮五钱。

三方合并加减：

阴损及阳：加益气法；

火毒传心：加清心开窍安神法；

火毒传肺：加清肺降气法；

火毒传肝：加平肝泄风法；

火毒传脾：加清泄脾胃法；

火毒传肾：用清火解毒养阴法；

尿闭浮肿者：加利水滋肾法；

尿血者：加止血法；

气急者：加纳气滋肾法。

用法：水煎服，每日2～3次。

三、治严重烫伤验方

（一）羚犀三黄煎（治烫、火伤，枪伤）

组成：羚羊角三钱、犀角三钱、黄连三钱、大黄三钱、朴硝三钱、连翘三钱、木通三钱、甘草两钱。

功效：开窍醒神，清热解毒。

主治：严重烫伤（烫、火伤，枪伤）见窍闭神昏者。

用法：水煎服，每日2次。

（二）三黄山奈粉

组成：黄连三钱、黄柏七钱、山奈三钱、冰片三钱、白芷五钱。

功效：清热解毒，收敛止痛。

主治：严重烫伤见创面疼痛者。

用法：上药共研末，以香油适量和药粉如糊状，外敷患处，每日换药1次。

（三）冰片地榆膏

组成：冰片三钱、地榆炭四两、大黄四两、寒水石一两半。

制法：上药共研末，以向日葵花瓣一钱用适量香油熬至焦黑，去渣和药粉成膏。

功效：敛创止痛，清热解毒。

主治：严重烫伤见创面疼痛不敛者。

用法：外涂敷患处，每日换药1次。

注意：1. 如创面溃烂暗红或皮有白膜疼痛不止者，加珍珠一分、麝香三厘，共研末同上药粉和匀，涂患处。

2. 如创面皮焦肉卷、流脓腐臭、疼痛剧烈者，加珍珠二分、麝香一分，共研末与上药和匀，涂患处。

（四）公英根露

组成：鲜蒲公英根一斤。

制法：洗净捣烂榨汁，候凝成糊状备用。

功效：清热解毒。

主治：开水烫伤的红肿期或水疱期。

用法：外涂患处，每日2～3次。

（五）白及浆

组成：白及一斤。

制法：洗净挫碎以6 000mL蒸馏水煎至5 000mL备用。

功效：化瘀止血。

主治：烫伤见渗液不止者。

用法：外涂患处，每日2次。

（六）全蝎油

组成：活全蝎四十只（洗净晒干）、香油一斤。

制法：活全蝎放香油中浸泡，泡浸时间最少12小时，一般越长越好。

功效：解毒祛风，通络止痛。

主治：烫伤见疼痛较甚者。

用法：外搽患处，日换2～3次。

四、治严重烫伤去腐生肌验方

石灰茶油素方

组成：生石灰粉（水过可用）一斤、茶油六斤。

制法：上药二味和匀，放冰箱两天可用。

功效：去腐生肌。

主治：严重烫伤见腐肉不去、新肉不生者。

用法：先将烫伤水疱或腐肉剪去后，将患处消毒，再将上药膏涂患处，每日2次（用时摇匀）。

五、治烧伤引起严重尿闭验方

（一）银丹滑石煎（降火解毒利尿方）

组成：金银花四钱、丹皮二钱、滑石六钱（打碎）、连翘三钱、猪苓三钱、泽泻三钱、麦冬三钱、木通二钱、甘草二钱。

功效：降火解毒，渗湿利尿。

主治：烧伤引起严重尿闭，属热毒炽盛者。

用法：水煎服，每日2次。

（二）茵地猪连饮

组成：茵陈四钱、生地黄四钱、栀子三钱（打碎）、连翘三钱、猪苓三钱、泽泻三钱、滑石八钱（打碎）、木通钱半。

功效：清热解毒，渗湿利尿。

主治：烧伤引起严重尿闭，属热邪伤阴者。

用法：水煎服，每日2次。

（三）二石泽泻煎

组成：生石膏八钱（打碎）、滑石八钱（打碎）、泽泻三钱、猪苓三钱、金银花四钱、连翘三钱、知母三钱、黄芩二钱、甘草一钱。

功效：清热泻火，解毒利尿。

主治：烧伤引起严重尿闭，属热邪壅盛者。

用法：水煎服，每日2次。

（四）二黄二石饮方

组成：黄连钱半、黄芩钱半、生石膏一两二钱（打碎）、滑石八钱（打碎）、玄参五钱、生地黄五钱、连翘三钱、知母三钱、麦冬四钱、竹叶心三百支、甘草一钱。

功效：清热解毒，淡渗利尿。

主治：烧伤引起严重尿闭，属热毒互结者。

用法：水煎服，每日2次。

（五）苓泽银花煎方

组成：猪苓钱半、泽泻钱半、金银花钱半、黄芩二钱、滑石八钱（打碎）、生石膏六钱（打碎）、麦冬钱半、川黄连钱半、甘草一钱。

功效：利尿解毒，清火除湿。

主治：烧伤引起严重尿闭，属邪热阻窍者。

用法：水煎服，每日2次。

（六）花粉滑石饮方

组成：天花粉二钱、滑石六钱（打碎）、黄芩钱半、麦冬四钱、猪苓三钱、泽泻三钱。

功效：渗湿利尿，滋阴降火。

主治：烧伤引起严重尿闭，属阴亏水停者。

用法：水煎服，每日2次。

六、治跌打刀伤验方

（一）跌打重伤方

组成：生地黄二钱、当归二钱、赤芍二钱、防风钱半、白芷二钱、川厚朴一钱、羌活二钱、薄荷八分、红花二钱、桃仁二钱（去皮）、乳香一钱、栀子钱半、枳壳钱半、田七八分（另煎）、川芎二钱、续断三钱。

制法：3碗水煎至1碗，冲适量酒。

功效：活血化瘀，行气止痛。

主治：跌打重伤，属气滞血瘀者。

用法：每日2次，温服。

（二）跌打重伤活血方

组成：党参三钱、茯神三钱、白术三钱、当归三钱、白芍三钱、何首乌四钱、炙甘草钱半、防风二钱、桔梗二钱、川芎三钱、怀山药二钱、骨碎补二钱、白芷二钱、田七一钱。

制法：3碗水煎至1碗，冲适量酒。

功效：益气通络，化瘀生新。

主治：跌打重伤，属正伤瘀血内停者。

用法：每日2次，温服。

（三）跌打重伤未愈有肿外搽消肿方

组成：川军（酒大黄）三钱、红花三钱、雄黄二钱、黄芩二钱、黄柏二钱、赤石脂二钱、栀子三钱、琥珀一钱、珍珠末五分、儿茶一钱、龙骨一钱、金边土鳖虫三钱、血竭钱半、姜黄钱半、乳香钱半、梅片一钱、麝香五分、田七二钱。

制法：共研细末，用时将酒调该药粉成糊状。

功效：活血化瘀，消肿止痛。

主治：跌打重伤未愈见局部瘀肿者。

用法：外搽患处，每日2~3次，或至自然消肿。

（四）跌打重伤大小便不通方

组成：生地黄二钱、当归二钱、桃仁二钱（去皮）、白术二钱、田七一钱、山栀子三钱、川大黄三钱、骨碎补二钱、红花一钱、川芎二钱、桂枝钱半、泽泻三钱、牛膝二钱、独活二钱、白芷二钱。

制法：3碗水煎至1碗，冲适量酒。

功效：活血化瘀，行气通便。

主治：跌打重伤见大小便不通者。

用法：每日2次，温服。

（五）外用麻醉方

组成：生川乌四钱、生草乌四钱、蟾酥四钱、胡椒六钱、石菖蒲四钱、细辛三钱、生南星四钱、生半夏四钱。

制法：共研末成细粉状。

功效：局部麻醉。

主治：局部手术需麻醉者。

用法：用酒调药粉，外搽之至麻醉不仁。

（六）接骨外敷方

组成：生大黄三钱、血竭二钱、红花三钱、乳香三钱、没药三钱、麝香六分、骨碎补二钱、蒲黄二钱、续断二钱、田七二钱、生地黄三钱、面粉四两。

制法：除面粉外的其他药物共研末，以雄鸡一只（约250g），加面粉四两，和上药末捣烂成饼。

功效：行气活血，续筋接骨。

主治：骨折属气滞血瘀者。

用法：外敷骨伤处，每日一换。

（七）接骨内服方

组成：生地黄二钱、红花二钱、当归尾二钱、桃仁二钱（去皮）、栀子二钱、田七一钱、生姜三钱、骨碎补二钱、桔梗二钱、青皮二钱、牛膝二钱、莪术三钱、杜仲二钱。

制法：三碗煎成一碗，冲适量酒。

功效：行气活血，续筋接骨。

主治：骨折属气滞血瘀者。

用法：温服，每日上、下午各1次。

（八）刀伤方

组成：珍珠五分、琥珀五分、田七一钱、川黄连钱半、梅片一钱、象皮一钱（原性）、金银花钱半、没药二钱、雄黄一钱、儿茶一钱、血竭一钱、白蜡一钱。

制法：共研粉末，以蜂蜜和药粉成糊状。

功效：行血解毒，收涩敛创。

主治：刀伤见创口者。

用法：外敷患处，每日一换。

（九）止血散方

组成：当归三钱、蒲黄三钱、血竭三钱、自然铜三钱、乳香三钱、没药三钱、红花三钱、儿茶三钱。

制法：共炒黑，研成粉末。

功效：收敛止血，祛瘀生新。

主治：外伤见渗血者。

用法：外敷患处。

（十）跌打药丸方

组成：香附二钱、木香三钱、郁金二钱、乳香三钱、没药三钱、大黄四钱、三棱二钱、莪术二钱、红花三钱、田七三钱、川芎三钱、威灵仙四钱、白芷四钱、防风三钱、羌活三钱、当归尾四钱、生地黄四钱、自然铜四钱、栀子二钱、杜仲三钱、骨碎补四钱、续断三钱、台乌药三钱、血竭四钱、车前子四钱、木通四钱、法半夏三钱、独活三钱、桂枝二钱、穿破石三钱、侧柏叶四钱、金边土鳖虫五钱。

制法：共研为细末，炼蜜为丸，每个重量一钱。

功效：活血化瘀，通络止痛。

主治：跌打损伤见疼痛不休者。

用法：黄酒或温水送服，每日1~2次，每次1丸。

七、治褥疮溃疡难愈合验方

（一）木耳饴糖膏

组成：木耳三两、饴糖三两。

制法：先以木耳焙干为末，以饴糖调如膏备用。

功效：滋阴清热，生肌敛疮。

主治：褥疮溃疡难愈合，属阴虚夹热者。

用法：以硼酸水洗净患处后以上药膏敷，每日1次。

（二）石灰水

组成：成块石灰一斤。

制法：石灰放盆内，沸水4 000mL倾入盆内，待石灰化开，用棍搅匀，候水澄清，将水倾入别盆，去掉沉淀石灰，再过滤备用。

功效：收湿固涩，生肌敛疮。

主治：褥疮溃疡难愈并见渗液多者。

用法：先以硼酸水洗净患处，将消毒纱布浸入石灰水内一刻，再取起贴患处，2小时后换1次，每日2次。

（三）地龙水

组成：白颈蚯蚓四条。

制法：先将蚯蚓放入瓷碗内，加白砂糖一撮，盖将一至二日，化成清水备用。

功效：通络解毒，生肌敛疮。

主治：褥疮溃疡难愈合见皮肤干结者。

用法：先将患处以硼酸水洗净，以棉签蘸上液涂患处，每日2次。

（四）蜈蚣鳖甲素

组成：大蜈蚣十条、鳖甲一两。

制法：上药共研末备用。

功效：解毒软坚，生肌敛疮。

主治：褥疮溃疡难愈并见溃口流脓者。

用法：先以硼酸水洗净患处，用麻油调药末如糊，涂患处。

（五）褥疮愈合素

组成：象皮二两、白蔹二两、蛇蜕二两、干胭脂二两、鸡内金二两、海螵蛸二两、田七粉二钱、炮山甲二两、五倍子二两、大梅片二钱、硼砂二两、枯矾二两。

制法：上药共研为末，以适量麻油调如糊样，消毒备用。

功效：收敛固涩，生肌敛疮。

主治：褥疮溃疡难愈合见溃口干结者。

用法：先将患处消毒后，用药膏敷患处，每日一换。

八、治血吸虫验方

（一）柳城血吸虫方

组成：苍术五钱、茵陈六钱、海金沙七钱（纱布包）、胆矾三钱、枯矾三钱、青矾三钱、猪苓六钱、熟地黄四钱。

制法：上药共研末，炼蜜为丸如梧桐子大。

功效：清热利湿，解毒杀虫。

主治：血吸虫病，属湿热蕴结者。

用法：早晚各服二钱，以开水送下。

以上验方是广西壮族自治区大苗山柳城等中医用上药配制药丸治血吸虫方，效果很好，据广西宜山血吸虫病防治所调查，大苗山苗族自治州东华乡曾用此药丸治愈几十名血吸虫病患者。

（二）雄朱丸

组成：雄黄五钱、冰片五分、朱砂五分、滑石一两、石决明一两、海螵蛸一两、赤石脂一两。

制法：上药共研末，炼蜜为丸如梧桐子大。

功效：解毒杀虫，软坚和肝。

主治：血吸虫病，属虫毒积滞者。

用法：早晚各服二钱，以开水送下。

（三）治肝脾肿大型血吸虫验方（逐瘀法）

组成：三棱六钱、莪术六钱、桃仁五钱、红花五钱、五灵脂五钱、香附六钱。

制法：上药共研末，炼蜜为丸如梧桐子大。

功效：逐瘀通络，活血消肿。

主治：血吸虫病见肝脾肿大者。

用法：用白术汤送服，每日早晚各1次。

（四）治血吸虫方（逐水法）

组成：葶苈子四钱、茯苓五钱、防己四钱、桑白皮四钱。

制法：水煎。

功效：泻肺利水，健脾消胀。

主治：血吸虫病见腹胀而喘者。

用法：温服，每日早晚各1次。

（五）治血吸虫方（扶正法）

组成：川芎四钱、当归四钱、白芍四钱、熟地黄四钱、川黄连三钱、黄芩四钱、陈皮三钱、木通四钱、白术四钱、厚朴三钱。

制法：水煎。

功效：补血和血，行气利水。

主治：血吸虫病见虚羸劳极者。

用法：温服，每日早晚各1次。

（六）治晚期血吸虫病方

组成：厚朴五钱、枳实六钱、木香五钱、青皮五钱、陈皮五钱、甘遂五钱、大戟四钱、干姜五钱。

制法：上药共研末，炼蜜为丸如梧桐子大。

功效：峻下逐水，行气通便。

主治：血吸虫病晚期见腹大如鼓者。

用法：早晚各服二钱，以温开水送下。

（七）治血吸虫方（广东省血吸虫病防治所推荐）

组成：荜澄茄三两、川木香三两、枯矾二钱、百部二两。

制法：上药共研末，加糖浆，制成450粒药片。

功效：解毒杀虫，行气利水。

主治：血吸虫病初起者。

用法：老少、孕妇皆可服用，以温开水送下。

（八）治血吸虫棉花根验方

第一期：症状类似感冒

处方：蜜根四两、桔梗三钱、生甘草一钱。

上药以清水五碗煎至三碗，每日分3次服完，饭前服。

第二期：症状似疟非疟、下痢

处方：蜜根四至八两、炒常山三钱、炮山甲三钱。

煎服法同第一期方。

第三期：症状似肝硬化、腹水等

处方：蜜根八两至一斤，全葫芦（去蒂，切碎）五钱。

煎服法：同第一期方。

注明：蜜根即棉花根，可使血液循环良精，退水肿，止吐血，止泻，安眠，调经，可治肺痨吐血、腹水、腹泻、神经衰弱、月经不调、脱力疲乏等症。

（九）治血吸虫方

组成：西潞党参三钱、怀山药三钱（土炒）、扁豆花三钱、生地黄三钱、炒归身三钱、川楝子二钱、广木香八分、陈棕炭三钱、桑白皮二钱、焦白术二钱、白芥子三钱、苏梗二钱、葫芦壳四钱、陈皮二钱、制香附三钱。

加减方法：汗多加黄芪二钱；肾阳亏甚加川附五分、官桂八分；心阴不足失眠加鸡血藤五钱、夜交藤二钱、朱砂二钱、制何首乌三钱、熟枣仁三钱；小便不利加通关济肾丸五钱（绢包）、泽泻三钱、茯苓三钱；属实者加川椒目三至五分，舟车丸三钱（包煎）；下痢甚者加鸦胆子、桂圆肉包吞（每服10粒，每日3次，儿童减半），香连丸八分，地榆炭三钱；兼腹痛者加炮姜五分；脉弦滑，胁痛者加炒柴胡五分；肾虚，喘、肿者加金匮肾气丸三钱或济生肾气丸三钱，每日2次吞服。

功效：健脾益气，行气消胀。

主治：血吸虫病，属脾虚气滞者。

制法及用法：第一遍500mL水煎至150mL，下午八时服；第二遍300mL水煎至150mL，次晨七时服。腹水忌补，泻痢忌鱼、虾、蟹腥类。

九、治毒蛇咬伤验方

（一）连萸雄黄煎（治眼镜蛇咬伤）

组成：云黄连二钱、吴茱萸二钱、雄黄二钱、五灵脂二钱、红花二钱、法半夏二钱（打碎）、白芷二钱、连翘三钱、甘草二钱。

制法：上药以600mL清水煎至250mL备用。

功效：清热解毒，活血通经。

主治：毒蛇咬伤，属热毒瘀血者。

用法：以二两好酒冲上药液，温热空腹服。患者如呕吐反胃，可用灯心十条，灯草五条，煎水半碗服。

（二）朱贝灵仙饮（治眼镜蛇咬伤）

组成：朱砂二分（冲服）、川贝二钱（打碎）、威灵仙二钱、吴茱萸二钱、乳香二钱、没药二钱、独活二钱、红花二钱、细辛二钱、五灵脂二钱、当归尾二钱。

制法：上药以600mL清水煎至250mL备用。

功效：安神定志，活血解毒。

主治：毒蛇咬伤，属瘀毒神昏者。

用法：以二两好酒冲上药液，温热空腹服，呕吐同上法。

十、治狂犬咬伤验方

（一）肤子天葵素方

组成：地肤子三钱、紫背天葵三钱、左盘龙（即白鸽粪）三钱（焙干）。

制法：上药共研细末备用。

功效：息风止痉，清热解毒。

主治：狂犬咬伤，属热毒生风者。

用法：成人每服三钱（儿童二钱）、黄酒一两送下、6小时服1次，一般连续服2～3星期以上，以病情消失、再稳固1个星期至口嚼黄豆有豆腥味为止。

（二）下瘀血汤（患者大便闭塞涩难者）

组成：桃仁三钱、大黄三钱、土鳖虫七只（去头足后用粳米拌炒）。

制法：上药共研细末备用。

功效：破血逐瘀，通腑泄热。

主治：狂犬咬伤，属血瘀便秘者。

用法：将上药粉放入黄酒一碗，再加蜂蜜五钱，煎10分钟后，分2次微温服（儿童酌分3次）并隔半天服肤子天葵素1次，交替服二三剂后，即可达到疗效。

十一、治烫伤细菌感染验方

（一）抗绿脓杆菌方

组成：绿矾五钱、雄黄精三钱、小炉升丹三钱、石榴皮四钱、茶叶三钱、土茯苓四钱、甘草三钱、金银花三钱、川黄连五钱、川大黄五钱。

制法：共研粉末，以麻油和药粉如糊样。

功效：清热解毒，抑菌杀虫。

主治：烫伤致绿脓杆菌感染者。

用法：外涂患处，每日3次。

（二）抗变形杆菌方

组成：雄黄精三钱、小炉升丹三钱、艾叶四钱、绿矾四钱、白芍四钱、黄芩四钱、苏木三钱、皂角刺三钱、土茯苓五钱、甘草三钱、金银花四钱。

制法：共研粉末，以麻油和药粉如糊样。

功效：清热解毒，抑菌杀虫。

主治：烫伤致变形杆菌感染者。

用法：外涂患处，每日3次。

（三）抗金黄色葡萄球菌方

组成：小炉升丹三钱、黄连五钱、轻粉三钱、雄黄精三钱、硼砂三钱、牛黄五分、土茯苓六钱、甘草四钱、黄柏四钱、大黄四钱。

制法：共研粉末，以麻油和药粉如糊样。

功效：清热祛湿，解毒杀菌。

主治：烫伤致金黄色葡萄球菌感染者。

用法：外涂患处，每日3次。

第十节　妇科疾病

一、治崩漏验方

胶艾汤

组成：阿胶五钱（后下）、牡蛎一两（打碎）、天麻四钱、艾叶三钱、芡实六钱（打碎）、白术四钱、何首乌五钱、杜仲五钱、怀山药四钱、代赭石一两（打碎）、狗脊四钱、炙甘草二钱。

功效：健脾益肾，温经止血。

主治：崩漏症，属脾肾亏虚、宫寒血崩者。

用法：水煎服，每日2次。

方二

组成：阿胶四钱、艾叶四钱、炙党参五钱、延胡索四钱、泽兰四钱、北杏仁四钱、川厚朴四钱、砂仁三钱（打碎）、黄芩四钱（酒炒）、酒白芍四钱、代赭石五钱。

制法：水煎。

功效：补血调经，温中止崩。

主治：崩漏属气虚血弱者。

用法：温服，每日2次。

二、治子宫脱垂验方

（一）内服验方

1. 加减当归黄芪汤

组成：炙黄芪一两、炙党参一两、白术六钱、当归八钱、升麻五钱、川芎五钱、枳壳五钱。

制法：以600mL清水煎至250mL。

功效：补中益气，升阳举陷。

主治：子宫脱垂，属中气亏虚者。

用法：温服，每日1次。

2. 加减辅气壮阳汤

组成：炙党参一两、炙北黄芪一两、当归一两、炒白术八钱、川芎五钱、升麻五钱、吴茱萸五钱、沉香三钱、熟地黄一两。

制法：以600mL清水煎至250mL。

功效：辅气壮阳，益气升提。

主治：子宫脱垂，属阳气不足者。

用法：温服，每日1次。

（二）外用验方

1. 加减硫黄散

组成：硫黄一两、海螵蛸一两、五味子八钱、蜀椒六钱、吴茱萸五钱、蛇床子五钱。

制法：共研末成细粉。

功效：解毒杀虫，收敛升提。

主治：子宫脱垂，属湿热蕴结者。

用法：以绢裹粉成手指大，纳入阴户，每日两换。

2. 皂荚半夏散

组成：皂荚一两、法半夏一两、细辛五钱、蛇床子五钱、吴茱萸六钱、蜀椒六钱。

制法：加水共煎。

功效：燥湿化痰，收敛升提。

主治：子宫脱垂，属痰湿阻滞者。

用法：熏洗阴户，每日2次。

三、治子宫颈糜烂和发炎栓剂验方

组成：雄黄三两、硫黄三两、儿茶二两、枯矾二两、硼砂二两、蛇床子三两、蒺藜三两、煅牡蛎三两、白蔹二两、白鲜皮二两、大梅片一两、土茯苓三两、甘草二两、玄璧丹一两。

制法：除玄璧丹外，余药用科学方法提炼浓缩结晶，和玄璧丹共研细末，加豆油以模型制成栓剂贮用。

功效：燥湿祛痰，杀虫解毒。

主治：子宫颈糜烂和发炎，属痰湿内蕴化热者。

用法：先以消炎药液冲洗阴道后，用以上栓剂塞入阴道，每日1次。

四、治念珠菌和滴虫药液验方

组成：白矾五两、青矾五两、百部五两、蛇床子五两、蒺藜五两、甘草四两、梅片一两、硼砂四两、雄黄三两、硫黄五两、雷丸五两、土茯苓五两、青蒟三百张。

制法：上药以科学方法提炼液体贮用。

功效：祛风除湿，杀虫止痒。

主治：念珠菌和滴虫性阴道炎，属湿热下注者。

用法：以上药液灌入阴道内，每次灌量20mL，灌后需卧床1小时为要，每日1次，至愈为止。

第十一节　五官科疾病

一、治眼科验方

（一）治角膜翳秘方

组成：珍珠一钱、川黄连钱半、梅片一钱、玛瑙八分、麝香六分、熟硼砂一分、生硼砂一分、旧丹头六分、熊胆钱半、白炉甘石一钱。

制法：共研极细粉末，用极幼箩筛过，致无微粒为度，以砂塞玻璃瓶贮用。

功效：清肝明目。

主治：视物昏朦，属肝胆郁热者。

用法：以蒸馏水调适量药粉至稀糊样，用棉签蘸取药物点角膜，每日3次，至翳脱除为止。

（二）治眼睑溃疡红肿秘方

组成：铜青二钱、枯矾钱半、朴硝钱半、梅片二钱、当归尾二钱、桑白皮二钱、蝉蜕二钱、川黄连五钱、甘草二钱、白炉甘石三钱。

制法：共研细末，以阔口砂塞玻璃瓶贮用。

功效：清热解毒，化痰消肿。

主治：眼睑溃疡红肿，属湿热肿胀者。

用法：以蒸馏水调药粉至稀糊样，用棉签蘸取药物搽眼睑，至愈而止。

（三）治眼皮击伤、流血不止秘方

组成：海螵蛸五钱、梅片二钱。

制法：共研细末，以砂塞玻璃瓶贮用。

功效：清热解毒，收敛止血。

主治：眼皮击伤见流血不止者。

用法：以人乳汁调适量药粉，涂患处，每日3次，至愈而止。

（四）治视网膜动脉栓塞秘方

方一

组成：空青五钱、赤茯苓一两、甘菊花五钱、覆盆子一两、枸杞子一两、羚羊角二分、羌活一钱、人参三钱（另包冲服）、槐子四钱、车前子三钱、玄参三钱、决明子一两、枳实一两。

制法：先将其他药物共研末再加入空青，研匀，炼蜜为丸如绿豆大。

功效：祛风清热，明目退翳。

主治：视网膜动脉栓塞见视物模糊者。

用法：每饭后用竹叶汤送服20丸。

方二

组成：槐子一两、人参六钱、细辛二钱、石决明一两、白茯苓一两、防风六钱、覆盆子一两、甘菊花一两、柏子仁一两、川芎一两、茺蔚子一两。

制法：共研粉末，炼蜜为丸如绿豆大。

功效：清肝明目。

主治：视网膜动脉栓塞见视物模糊者。

用法：每晚食前以温水送服20丸。

二、治双目失明验方

葵子散

组成：葵子五钱、地榆四钱、淡豆豉四钱（微炒）、升麻四钱、犀角三钱、蜂房四钱（微炒）、甘草二钱（炙微赤）。

制法：共研末。

功效：解毒散热，滋阴养肝。

主治：水火烫伤之视物昏蒙者。

用法：每次四钱，水一盏煎至六分去滓，饭后温服，忌炙煿食物。

三、治中心性视网膜炎验方

五子阿胶煎

组成：桑椹五钱、女贞子五钱、枸杞子五钱、五味子四钱、覆盆子五钱、阿胶四钱（后下）、生石决明六钱（打碎）、山茱萸五钱、知母四钱。

功效：滋阴补肾，养肝明目。

主治：中心性视网膜炎，属肝肾阴虚者。

用法：水煎服，每日2次。

四、治咽部双侧瘘管验方

芪蔹象及煎

组成：炙黄芪四钱、白芍四钱、白术四钱、白蔹四钱、白及四钱、象皮三钱、法半夏四钱（打碎）、胆南星四钱、天花粉四钱、白芷四钱。

功效：解毒透脓，祛腐生肌。

主治：疮疡久不敛口，属正虚邪恋者。

用法：水煎服，每日2次。

五、治鼻窦炎验方

组成：辛夷花五钱、藁本五钱、防风四钱、白芷五钱、升麻四钱、木通五钱、川芎五钱、细辛四钱、甘草二钱、石斛五钱、白蔹五钱。

功效：疏风散寒，芳香通窍。

主治：鼻窦炎，属风寒袭肺者。

用法：水煎服，每日2次。

六、治重舌症验方

调味承气汤

组成：大黄四钱、芒硝四钱、甘草二钱。

功效：通腑泄热。

主治：热结脏腑诸证。

用法：水煎服，每日2次。

七、治白喉和阿福氏溃疡验方

组成：川黄连四钱、山豆根四钱、白僵蚕四钱、芒硝四钱、玄明粉四钱、硼砂四钱、白矾四钱、桑螵蛸五钱、梅片五钱、麝香二钱。

制法：共研末成细粉贮用。

功效：清热化痰，解毒利咽。

主治：白喉和阿福氏溃疡，属痰热壅滞者。

用法：每日早晚以喷喉仪器吸药粉吹入患处1次。

八、治白喉验方

组成：麦冬五钱、鲜生地黄五钱、黄芩四钱、连翘四钱、川黄连三钱、黄柏四钱、玄参四钱。

制法：以600mL清水煎至300mL，暖水瓶贮存。

功效：养阴生津，泻火解毒。

主治：白喉病，属阴虚火热者。

用法：成人每2小时饮上药液30mL，每日服4次，小儿量减半。

第十二节 其他疾病

一、治蜘蛛网膜炎验方

钩藤地黄汤

组成：生地黄四钱、龟甲胶四钱（后下）、熟枣仁五钱（打碎）、杜仲五钱、怀牛膝五钱、钩藤四钱、苍耳子四钱、白芷四钱、生石决明六钱、天冬五钱、菊花四钱、白芍五钱。

功效：滋阴补肾，柔肝祛风。

主治：蜘蛛网膜炎，属阴虚风动者。

用法：水煎服，每日2次。

二、治颅脑创伤脓肿症验方

解毒退热方（二黄羚骨煎）

组成：黄芩四钱、黄连三钱、羚羊骨四钱、牛黄一分（冲服）、熊胆一分（冲服）、小环钗五钱、麦冬四钱、乳香三钱、没药三钱、西红花二分（冲服）。

功效：清热解毒，化瘀开窍。

主治：颅脑外伤见窍闭神昏者。

用法：水煎服，每日2次。

三、治梅尼埃病验方

通窍吴萸汤

组成：吴茱萸四钱、党参四钱、生姜四钱、大枣三枚、藁本五钱、白芷四钱、蔓荆子三钱、何首乌五钱、蝉蜕三钱、蜈蚣三条、当归四钱、鸡内金三钱。

功效：温中补虚，通窍止眩。

主治：梅尼埃病，属脾虚肝寒、清窍失灵者。

用法：水煎服，每日2次。

四、治重症肌无力验方

芪术淮萸煎

组成：北黄芪四钱、白术四钱、怀山药四钱、山茱萸五钱、菟丝子五钱、生地黄四钱、知母四钱、玄参四钱。

功效：补中益气，滋液填精。

主治：痿证，属脾气亏虚、肾精不足者。

用法：水煎服，每日2次。

五、治肌肉萎缩、手足震颤验方

组成：蕲蛇六钱、桑寄生六钱、白芍四钱、全蝎四钱、苍耳子五钱、川厚朴加皮六钱、炙党参六钱、牛膝五钱、木瓜六钱、防风三钱、正鹿角胶四钱、甘草一两、大枣三枚。

制法：以750mL清水煎至250mL。

功效：滋补肝肾，息风止痉。

主治：肌肉萎缩、手足震颤，属阴虚风动者。

用法：温服，每日1～2次。

六、治甲状腺肿大验方

方一

组成：海带四钱、海草四钱、昆布三钱、海螵蛸四钱、文蛤四钱、黄柏三钱、竹叶三钱、雄黄六分、石耳一两。

制法：共末炼蜜为丸，如绿豆大。

功效：化痰软坚，清热消瘿。

主治：甲状腺肿大，属痰凝气滞者。

用法：早晚各服十丸，以开水送下。

方二

组成：石耳二两、瘦猪肉适量。

制法：入瓦煲煲汤。

功效：滋补肝肾，化痰散结。

主治：甲状腺肿大，属阴虚痰凝者。

用法：空腹服，每日1次或隔日1次，一月便愈。

瘿瘤丸方

组成：海带二斤、海藻四两、昆布四两、浮石四两、三棱二两（醋炙）、莪术二两（醋炙）、陈皮一两、木香五钱、川大黄五钱、甘草二两。

制法：共末以大枣为丸，每丸总量为一钱半。

功效：化痰软坚，祛瘀消瘿。

主治：甲状腺肿大，属痰气瘀结者。

用法：不宜咀嚼或冲服，含完一剂为1疗程，未愈继续用。

禁忌：心脏病、肺结核、肾脏病、营养不良、体质衰弱、孕妇、哺乳期妇女禁用此药。

七、治胸腔积液验方

十枣汤

组成：大戟、甘遂、芫花各一分五厘，大枣十枚。

制法：将大戟、甘遂和芫花制成粉末。大枣去核，加水600mL煎成汤液。

功效：攻逐水饮。

主治：悬饮或支饮，停于胸胁，咳唾胸胁引痛，心下痞梗，干呕短气，头痛目眩，或胸背掣痛不得息；水肿腹胀，二便不利，属于实证者。可用于肝硬化腹水，渗出性胸膜炎等见有上述症状者。

用法：先服枣汤一半，隔十分钟后，再将余下枣汤冲浸药末服。

服药一两个小时后，即觉腹中鸣响，有微疼痛，继即泻下稀水三五次不等，有时同时出汗，上腹部有不适感，间有泛恶，少数有呕吐，若不用枣汤送下，则呕吐更甚，泻后仅略觉疲软，但诸种压迫症状立见松解。

八、治霍乱秘方

组成：西党参一两、白术一两、白豆蔻一两、法半夏一两、砂仁八钱、藿香八钱、罂粟壳一两、石榴皮一两、茯苓八钱、制香附八钱、木香一两、泡苍术八钱、干姜一两、陈皮八钱、川厚朴八钱、炙甘草六钱、生茯神四两。

制法：用科学方法提炼溶液，用赋形剂干燥研成粉末，和胶质，用打片机制成片剂，每片含药量0.5g，贮藏备用。

功效：辟秽解浊，行气止泻。

主治：霍乱见吐泻不止者。

用法：成人每次服6片，每日服3次，每次均使用生葱头10枚煎水送下为要，小儿药量减半。

介绍：1945年7月在广西南宁市及附近等处霍乱大流行，用上药抢救数百人治痊，群众登《南宁日报》鸣谢。1945年9月，在广州适值霍乱大流行，亦用上药方制药抢救数百人，群众登《大光报》鸣谢。

九、治小儿麻痹症验方

组成：防己二钱、独活二钱、牛膝二钱、何首乌三钱、当归三钱、黄芪二钱、桂枝一钱、细辛一钱、五加皮二钱、续断二钱、炙草一钱。

制法：水煎。

功效：扶正补虚，温经散寒。

主治：小儿麻痹症，属正虚寒痹者。

用法：温服，每日2次。

十、治阿福氏溃疡验方

组成：大青叶五钱、升麻五钱、大黄五钱、生地黄五钱。

制法：水煎。

功效：清热解毒，滋阴润燥。

主治：阿福氏溃疡，属热毒阴虚者。

用法：温服，每日2次。

十一、治下焦固冷验方

组成：黑附子六钱、当归头五钱、炙北黄芪五钱、炒白术一两、怀山药（土炒）一两、干姜六钱。

制法：水煎。

功效：温阳固本。

主治：下焦固冷，属阳气虚衰者。

用法：每日2次，温服。

十二、治淋巴结核验方

组成：浙贝母六钱（打碎）、桔梗四钱、皂角刺五钱、炮山甲六钱（打碎）、全蝎五钱、制南星五钱、瓜蒌仁五钱（打碎）、天竹黄四钱、法半夏五钱（打碎）、昆布六钱、海藻六钱。

功效：化痰软坚，解毒消肿。

主治：淋巴结核，属痰热凝结者。

用法：水煎服，每日2次。

十三、治离魂病验方

组成：牛黄一分（冲服）、朱砂一分（冲服）、胆南星四钱（打碎）、法半夏四钱（打碎）、川贝三钱（打碎）、佛手四钱、橘红二钱、茯神四钱、柏子仁四钱、甘草二钱。

功效：祛痰醒脑，养心安神。

主治：离魂病，属痰阻脑络者。

用法：水煎服，每日2次。

十四、治白虎风症验方

组成：制川乌五钱、白芍一两、炙甘草五钱、炙黄芪一两、桂枝五钱、细辛五钱、乳香五钱、没药五钱。

制法：水煎。

功效：温阳散寒，通络止痛。

主治：白虎风，症见痛甚有如虎啮者。

用法：温服，每日2次。

注：白虎风症即《金匮要略》之"历节病"。

第十三节　单味生草药验方

一、治消化性溃疡及手足溃疡

组成：水翁树皮和叶五斤。

制法：以上药五斤用科学方法提炼液体，加赋形药混合干燥过筛，加适量胶质，打成药片，每片含量0.5克，贮用。

功效：消食祛湿，杀菌愈疡。

主治：消化性溃疡及手足溃疡。

用法：如消化性溃疡，成人每次服5片，以开水送下；如手足溃疡者，用上药一斤煎水浸洗2小时，疗效显著。

二、治肝、胆、胃痛

组成：白玉兰花二钱。

制法：用600mL清水煎至250mL。

功效：行气止痛。

主治：肝、胆、胃痛属气滞者。

用法：温服（儿童药量减半），每日早晚各1次。

三、治硬皮病及类风湿症

组成：谷木蘁三两、老母鸡一只。

制法：谷木蘁和老母鸡用1 000mL清水煎至250mL服。

功效：清热凉血，调营通络。

主治：硬皮病及类风湿属血虚瘀热互结者。

用法：隔日空腹服上汤液1次。

四、治乳癌

组成：生油甘子五两。

制法：捣烂去核，再捣极烂。

功效：清热解毒，化痰消肿。

主治：乳癌属热毒积聚者。

用法：外敷患处，每日1次。

五、治颜面神经麻痹

组成：生黄鳝一条。

制法：由尾割断，取血。

功效：活血通络。

主治：颜面神经麻痹属瘀血阻络者。

用法：用鳝血外搽面部（嘴歪左搽右，歪右搽左），每日3次，至愈为止。

六、治脱疽（血栓塞性脉管炎）

组成：蟾蜍十只。

制法：蟾蜍脱皮，以800mL清水煎至蟾蜍骨脱肉化后去渣。

功效：解毒散结，行血消疽。

主治：脱疽属瘀毒阻络者。

用法：以上汤和酒一小杯冲服，每日1次，至痊愈止。

七、治丹毒

组成：仙人掌和橄榄油各一斤。

制法：仙人掌去皮取肉（胶质）和朱砂，贮用。

功效：清热解毒，消肿止痛。

主治：丹毒属热毒蕴结者。

用法：上药用橄榄油调，涂患处，每日3次。

八、治乳痈

组成：水仙花头五两。

制法：上药和白醋及灰面混合，捣烂如泥，贮用。

功效：清热解毒，化痰消痈。

主治：乳痈属痰热蕴滞者。

用法：以上敷患处，每日3次，至痊愈止。

九、治内外痔

方一

组成：生鸡冠花五两、白醋三碗。

制法：上药和醋放入瓦煲（煲盖须有孔）内，置煲于木炭炉上，升火。

功效：凉血止血，收敛固涩。

主治：内外痔属血热出血者。

用法：以木凳侧放为架，炉和煲在木凳里面，患者坐木凳上薰患处，需2小时为度，每日1次。

方二

组成：菱角壳六两、白醋两碗。

功效：清热利湿，收敛固涩。

主治：内外痔，属湿热下注者。

制法、用法同上。

十、治湿疹和皮肤瘙痒

方一

组成：乌桕树叶和根皮一斤。

制法：煎水1 500mL。

功效：祛风除湿，散毒消肿。

主治：湿疹和皮肤瘙痒属风湿蕴表者。

用法：外用洗浸患处，每日1次。

方二

组成：如意花一斤。

功效：清热解毒，祛风止痒。

主治：湿疹和皮肤瘙痒属风热积滞者。

制法、用法同方一。

十一、治子宫脱垂和脱肛

组成：蓖麻子三两。

制法：捣烂成糊状。

功效：升提固摄。

主治：子宫脱垂和脱肛属气虚下陷者。

用法：外敷头巅中心，并服补中益气汤佐之。

十二、治神经性皮炎和顽癣

组成：珊瑚树（又名棍树）一枝。

制法：取树枝白色乳汁。

功效：杀虫止痒。

主治：神经性皮炎和顽癣见瘙痒不止者。

用法：外搽患处，每日3次。

十三、治湿疹、天疱疮、皮炎

组成：大黄叶（又名牛腩草）一斤。

制法：煎水1 500mL。

功效：清热止痒，收湿敛疮。

主治：湿疹、天疱疮、皮炎属湿热蕴结者。

用法：外用洗浸患处，每日2次。

十四、治腹水胀

组成：商陆根三两、葱白三两。

制法：捣烂成糊状。

功效：逐水消肿、行气解毒。

主治：腹水胀属水毒积滞者。

用法：外敷肚脐2小时，至排小便后擦去。

十五、治阴囊瘙痒

方一

组成：马齿苋三两、青黛粉适量。

制法：捣烂和匀成糊状。

功效：清热利湿，杀虫止痒。

主治：阴囊瘙痒属湿热下注者。

用法：外敷患处，每日2次。

方二

组成：蝉蜕一两。

制法：水煎。

功效：宣散风热，开表止痒。

主治：阴囊瘙痒属风热蕴表者。

用法：外用洗浸患处，每日2次。

十六、治痈疮愈后胬肉高凸不平

组成：乌梅二两（原性）、轻粉三钱。

制法：药末和匀。

功效：活血祛瘀，化痰消肿。

主治：痈疮愈后胬肉高凸不平属痰瘀阻络者。

用法：外搽患处，每日3次。

十七、治腹水肿

组成：甘遂末三两。

制法：以药末三两，水调成糊。

功效：泻水逐饮。

主治：腹水肿属水湿停滞者。

用法：药糊外敷腹周围，同时以生甘草一两煎水服至腹水消。

十八、出蚂蟥

组成：南瓜蒂五钱、生蚯蚓五条、花生油四钱、梅片五分。

制法：给花生油予蚯蚓食，使排净腹中土后和南瓜蒂槌烂，并与梅片混匀成糊状。

功效：诱虫、杀虫。

主治：蚂蟥入体不能出者。

用法：药糊外敷患处，翌日弹出。

十九、治毒蛇、蜈蚣、全蝎、黄蜂咬伤

组成：徐长卿二斤、白酒二斤。

制法：浸两星期，贮用。

功效：消炎解毒。

主治：治毒蛇、蜈蚣、全蝎、黄蜂咬伤，亦治阳黄。

用法：如遇毒蛇、蜈蚣、全蝎、黄蜂蜇伤，皮肤发痒，用上药搽患处，自可消失；如治阳黄，以徐长卿四两，以五碗清水煎至一碗服，数次痊愈。

二十、治腹泻

组成：番石榴叶一两。

制法：以番石榴叶一两、清水两碗煎至一碗服。

功效：涩肠止泻。

主治：肠炎、痢疾腹泻者。

用法：上药空腹温服，1次服完。

陈治平 学术精华与临床应用

第六章 诊余医话

第一节　人体构造

　　细胞是构成人体的基本单位，由于身体各部位担负着不同的任务，所以身体各部的细胞就有着不同的结构。由细胞进一步构成组织，组织再构成器官，最后是由许多器官构成九个系统，即骨骼、肌肉、神经、循环、呼吸、消化、排泄、内分泌和生殖系统。

　　1.　**骨骼系统**。包括与骨有关的软骨和骨膜一类的组织和器官，骨骼系统支持身体的形态，作骨骼肌运动的杠杆，属于人体结缔组织。

　　2.　**肌肉系统**。一般可分为横纹肌、平滑肌和心肌组织，辅助结构主要包括肌肉筋膜、腱鞘和滑囊等。横纹肌收缩牵动骨骼的活动；平滑肌收缩使消化道的食物推进，使输尿管里的尿流动；心肌的收缩，可以保持血液的循环。

　　3.　**神经系统**。包括脑、脊髓和外周神经系统，通常把特感器也放在这个系统里，神经系统不仅与全身各部有密切的关系，支配各部的活动，并且通过特感器和体外的事物发生关系。

　　4.　**循环系统**。血液循环（心血管）系统和淋巴系统，这个系统把血液运转到身体各部，把身体各部已用过的血带回。

　　5.　**呼吸系统**。包括肺、呼吸道，把体内的二氧化碳排出，把氧输送到血流里。

　　6.　**消化系统**。包括消化道和消化腺，把食物转化为体内营养。

　　7.　**排泄系统**。包括肾脏及排泄管，是排泄体内废物的。

　　8.　**内分泌系统**。包括所有的无管腺及分布于其他器官的内分泌细胞，像胰岛细胞、甲状腺、副甲状腺、脑下腺（脑重体）和男女的生殖腺等。这一系统在体内表现着一种交互性的化学作用。

9. **生殖系统**。包括女性的卵巢、输卵管、子宫和阴道，男性的睾丸、副睾丸、输精管、射精管和前列腺等。这个系统担任人体种族繁衍的任务。

以上的九个系统机能不是各自为政的，而是交互的，彼此有关的。

既知系统由细胞构成，关于系统机能，尤须保持永健，生理原劲，预防感染，所以隐习天真，恬心养性，通五味五谷之资，必慎其志。参九藏九窍之变，无逆于时，纵此去疾蠲疴，延年难老，神习巩固，元气调强，步健如飞，眼睛若镜，譬诸家传葛氏，门擅桐君，生理正常，人体强健。

（按：此为陈治平《新医犀明嚼桃集》中对人体生理构造阐述的内容，因受当时条件限制，其认识未免有所局限，但其内容衷中参西，不乏真知灼见，到今日仍有很好的参考意义。）

第二节　脉法钩原

　　素女明堂启决，雷公脉法钩原，创论脉经，备设诊法，三部九候，八法五经，阴阳盛衰，表里虚实，全之四教，备以五常。悟道化之变通，定吉凶之机要。医行济世，脉在救人，肇诸测影用圭，乾坤不逃其数，宣疑没卦，倚伏羲可定其源，指为探其幽玄，揆度明于切脉，听之则八风应律，论之则五音自和。常怀救民之心，并担含灵之苦，药自应微，斯疾必疗，肇端诊治如斯，足参林任务。

一、妊娠早知脉

　　1. **妊娠脉精粹**。尺中之脉，按之不绝，妇人妊娠也。《黄帝内经》谓妇人有子"阴搏阳别"，是说妇人两尺脉搏而动，按之不绝，持脉方是。重按使脉气断绝，不能过指；旋轻举其指，脉应指而来得很快，有气如线过于指下。按而举，举而按，反复数次，均见应指之脉就可断定为妊娠的脉。此法经临床试验，屡试不爽。此脉象初孕二十日，即可诊到，一二月间最为明显，到三四个月时，脉又转为软散，或感觉不到这样清楚，但两尺中总有一部可见到一些，又心脉动的亦为有孕。但这样动为往来流利之动而滑的，不是厥厥动摇的病脉，应当分别清楚。孙真人《千金方》云孕脉滑而数，按之即散，为三月的胎，按之不散为五月的胎。

　　2. **妇人妊娠将产脉法**。妇人怀孕离经，其脉浮数，腹痛引腰脊，为今欲生也。欲产的脉，离手经常之脉而较乱，因为胎动于中，脉自乱于外，势所必然。产后血气两虚，以见缓小虚脉为吉，但产后血崩以后，如尺不上关，则其血已尽，多死，产后见实大弦牢，肯属凶险。

二、二十八脉

浮脉 沉脉 迟脉 数脉 滑脉 涩脉 虚脉

实脉 长脉 短脉 洪脉 微脉 紧脉 缓脉

芤脉 弦脉 革脉 牢脉 濡脉 弱脉 散脉

细脉 伏脉 动脉 促脉 结脉 代脉 疾脉

1. **浮脉主病**。浮为阳为表，诊为风为虚。浮脉为阳（浮为阳脉），风邪在表（表受风邪），表无见证（无头痛发热，恶寒之表），乃为阳盛（症必口燥舌干，脉必浮盛有力）。浮虚血虚（脉若虚浮，症必血虚），带数阴虚（浮虚代数，必属阴虚）。浮豁散乱（脉若散乱，重接空豁），即是无根（脉既无根，症必难治）。

2. **沉脉主病**。沉为阴为里，诊为湿为实。沉脉为阴（沉为阴脉），邪伏在里（病邪伏于躯壳之里），里无伏邪（在里无伏匿之邪），只为气滞（沉为气滞，郁结之脉）。若属虚衰（虚衰之疟与里实之疾），兼脉辨治（以沉脉兼象辨别其虚实为治）。

3. **迟脉主病**。迟脉脏寒（迟为阳虚，故主脏寒），其疾为阴（阴寒之邪令人为病），浮属阳虚（迟从浮见则阳虚于外，脉必浮迟无力），沉为火衰（迟从沉见则火衰于里，脉必沉迟细微）。

4. **数脉主病**。数主腑热（数为阳热，故主腑病），其病为阳（阳热有余之病），浮虚阴固（浮数阴虚，脉必少力），沉数火热（火热内盛，脉必沉数有力），气急脉数（脉过气行气急，故脉亦急数），软数气虚（气虚不能统摄营气，故数则为虚）。

5. **滑脉主病**。滑为血盛（血盛则脉滑，此言平人无病之脉），主痰主孕（滑主有余，非疾即孕），滑为邪盛（邪盛则脉滑，此言有病之脉），百病皆顺（百病脉滑，无论病之轻重皆为顺利之脉）。

6. **涩脉主病**。涩为血少（血营脉中，故血少则脉涩），气滞伤精（涩主精伤，脉必涩弱无力，涩若气滞，脉必沉涩有力），男子艰嗣（涩为血少精伤，男子艰于嗣育），女子难孕（女人不能怀孕）。

7. **虚脉主病**。虚主血虚（脉为血府，血虚脉虚，软甚气虚，带数阴虚，虚细阳虚），又主伤暑（暑伤元气，泄则脉虚），暑属暴（疾暴脉虚，确为伤暑），辨认无疑（病久脉虚，则非伤暑而为虚衰之候，且暑病虚病脉基虚则一，而应指强弱有别）。

8. **实脉主病**。邪实脉实（实为邪盛之候），火实壅结（乃火结持涩于里），暴病非热（暴病为邪盛），久病非寒（久病为热结）。

9. **长脉主病**。长主有余（长脉为阳气有余之病），气逆火盛（长主气逆，火盛于中），长而清圆（脉长圆浑，气清流利），寿征之诊（长则气治，故主寿征）。

10. **短脉主病**。短主不及（短脉不及之证），为气虚病（皆主元气虚衰之病）。

11. **洪脉主病**。洪为盛满（邪热满溢经府之象），气盛火亢（主火气亢盛于中之病），如见虚洪（洪从虚见），火浮水涸（水源枯则虚火炎上）。

12. **微脉主病**。微为亡阳（阳亡则阴独盛而脉微），气血大衰（气血大衰，真阳重绝之象），参附急救（人参、附子急救其元阳），庶可挽回（庶可挽回于万一）。

13. **紧脉主病**。紧主寒邪（寒令脉紧，故紧则为寒），亦主诸痛（寒性阴凝，故主诸痛），诸寒收引（寒邪敛束，故主收引），皆属于肾（肾应太阳寒水之经）。

14. **缓脉主病**。缓为胃气（和缓之脉，是为胃气），亦主湿邪（缓亦主湿邪，气却少柔和），胃气非病（胃气冲和非主病之脉，所以和缓从容），湿以证验（湿症脉缓有力，方可断其为病），更取兼脉（缓脉中亦可见他脉之象），断病无疑（详别兼脉断病，始无遗漏之义）。

15. **芤脉主病**。芤脉中空（血营脉中亡，血则脉空），主失血症（如吐衄崩漏一切诸失血症）。

16. **弦脉主病**。弦为肝风（弦为肝木，生风之脉），亦生气郁（郁结伤气脉，必弦而兼涩），主痛主饮（饮脉自弦，弦主诸痛），主疟主痢（疟脉自弦，弦亦生痢）。

17. **革脉主病**。革主表寒（革脉主表，有寒邪极盛），亦属中虚（又属内之血气亦大虚）。

18. **牢脉主病**。牢主坚积（牢乃牢固，主积坚气实之病），病在于阴（坚积之成，盖由于阴寒而气血凝结）。

19. **濡脉主病**。濡主阴虚（阴虚则脉必濡浮，应指微数无力），髓竭精伤（肾藏虚衰，精髓竭绝），病因新暴（新病暴病，成非合脉），势必垂亡（势非虚脱必无濡浮之象，此无根之脉，故主垂亡）。

20. **弱脉主病**。弱脉主阳衰（阳气衰弱于里），真气衰弱（真阳衰弱不能鼓运脉气于外，故浮分无脉而沉候始见也），弱为阳陷（阳气下陷脉不能外达，而沉弱见于寸口也）。

21. **散脉主病**。散主肾败（肾气一败则脉自散故），见则危殆（脉既散乱，则病必危亡）。

22. **细脉主病**。细脉主气衰（气衰脉细，脉必细软无力），亦主湿侵（湿郁脉细，脉必细而有神），诸虚劳损（虚损劳伤之病），细则为甚（脉细则气血衰残，为病最甚）。

23. **伏脉主病**。伏脉为阴（伏为伏匿之象，故为阴脉），受病入深（受病直在深沉之分），阴遏阳伏（阴邪外郁则阳气内伏），获汗为珍（获汗则阳舒，阴泰而脉自复）。

24. **动脉主病**。动脉主痛（动为阴阳相搏，故主疼痛），亦主于惊（动脉气乱，故又主于惊），阳动则汗出（阳动则心液不收而自汗常出），阴动则发热（阴动则阳炎阴中而发热不休）。

25. **促脉主病**。促因火亢（促主火亢则气运乖违），亦主物停（物停于中则阻碍气道）。

26. **结脉主病**。结属阴寒（结主阴寒阻结），亦因凝积（亦因积滞内凝）。

27. **代脉主病**。代脉藏衰（代脉主藏气衰残），危恶之候（病势危恶，则脉代），脾土败坏（代为脾土败绝之诊），吐利为咎（上吐下利为咎），中寒不食（中败寒凝不食），腹痛难救（土败木崩则痛甚则难救），二动一止（脉来二至，见一歇止），三四日死（死期已近），四动一止（脉来四至见一歇止），六七日死（死期预定），次节推求（以次第节其止数推求之），不失经旨（不失内经诊切之旨）。

28. **疾脉主病**。疾为阳报（疾脉主阳气无极），阴气欲竭（乃喜阴之气欲绝），脉号离经（离于经常之脉），虚魂将绝（神滑魂魂将绝），渐焦渐疾（躁疾之至，数转甚），旦夕陨天（势必陨灭于旦夕）。

三、诊各病决死生脉法

诊人温病，三四日不得汗，脉大疾者生，脉细难得者死。

诊人温病，滚滚大热，其脉细小者死。

诊人温病下利，腹中痛甚者死。

诊人头痛目痛，卒视无所见者死。

诊人病汗不出，出不至足者死。

诊人热病七八日，气不喘，脉不数者，当后三日温汗，汗不出者死。

诊人热病，七八日，其脉微细，小便赤黄，口燥，舌焦干黑者死。

热病脉躁盛而不得汗者，此阳之极也，死。

热病已得汗，脉常躁盛，气之极也，死。

热病已得汗，常大热不退者死。

诊癫病，脉实坚者生，脉沉细者死。

诊人心腹积聚，其脉坚急者生，虚弱者死；若腹大胀，四肢逆冷，其人脉形长者死。

诊人腹痛，痛不得息，脉细小迟者生，紧大疾者死。

诊人肠澼下脓血，脉沉小流连者生，数疾大热者死；脉沉者生，浮者死。

诊肠澼下脓血，脉弦绝则死，滑大则生。凡肠澼之患，身不热，脉不弦绝，脉大肯生，弦涩肯死，并筋挛，其脉小细安静者生，浮大坚者死。

诊诸肠澼下脓血，有寒者生，有热者死。

诊诸肠澼，其脉滑生，浮者死，弦绝涩死。

诊人洞泄，食不化，下脓血，脉数微小者生，坚急者死。

诊人咳嗽，脉浮直者生，沉坚者死。

诊嗽而呕，腹胀而泄，其脉弦弦欲绝者死。

诊嗽脱形发热，脉坚急者死。

诊人咳嗽羸弱，脉坚大者死。

诊伤寒咳嗽上气，其脉散者死，谓其形损故也。

诊吐血衄血，脉滑小弱者生，实大者死。

诊痛吐血而嗽上气，其脉数，有热不得卧者死，

诊人唾血，脉滑者生，坚强者死。

诊人肌瘦脱肛，形热不退者死。

诊病上气，脉数者死。

诊病上气而浮肿，肩息，脉大加利者必死。

诊人消渴，其脉数大者生，细小浮短者死。

诊人病匿蚀肛阴，其脉虚者生，脉坚急者死。

诊人被风不仁痿厥，其脉虚者生，坚急疾者死。

诊人上气低昂，其脉滑，手足湿者生，脉涩，四肢寒者死。

诊人汗出若衄，其脉小滑者生，大躁者死。

诊人寒热癥瘕，其脉代绝者死。

诊金疮血出太多，脉虚细者生，实大者死；金疮出血，脉沉小者生，浮大者死。

诊人阴阳俱竭者，见其齿上如熟小豆，其脉躁者死。

诊人纵高跌仆，内伤，脉满，其脉坚强者生，小弱者死。

诊伤寒热盛，脉浮大者生，沉小者死。

诊伤寒已得汗，脉沉小者生，浮大者死。

诊心腹积聚，其脉动强者生，沉小者死。

诊厥逆汗出，脉坚急者生，虚缓者死。

诊水病阴闭，其脉浮大者生，沉细虚小者死。

诊水病腹大如鼓，脉实者生，虚者死。

诊泄注脉缓时小结者生，浮大数者死。

诊人内外俱虚，身体冷而汗出，微呕而烦扰，手足厥逆，体不得安静者死。

诊寒气上攻，脉实而顺滑者生，实而逆涩者死。

诊人卒得中恶，脉大而缓生，坚细而微亦生，坚而沉者死。

诊中恶吐血数升，脉洪大而速者生，微细者死。

诊人为百药所伤，脉洪大而速者生，微细者死。

诊老人脉微微，阳羸阴强者生，脉躁大加息者死；阴弱阳强，脉至而代，奇月而死。

诊热病三五日，身体热，腹头痛。食饮如故，脉直而疾者，八日死。

尺脉涩如坚，为血实气虚也，其发病，腹痛逆满，气上冲。此为妇人胞中绝伤，有恶血，久成结瘕，黍揆赤而死。

脉来细而微者，血气俱不足，细而来有力者，谷气不充，得节转动，枣叶生而死。

左手寸口脉偏动，乍大乍小不齐，从寸口至关，关至尺，三部之位，处处动摇，各异不同，其人仲夏得之，此脉桃叶落而死。

右手寸口脉偏沉伏，乍大乍小，朝来浮大，暮夜沉伏，浮即太过鱼际，沉伏即不至关中，往来无常，时复来者，榆叶落而死。

左手尺部脉三十动一止，又须臾还，三十动一止，乍动乍疏，不与息数相应。其人虽食谷，犹不愈，蘩草生而死。

右手尺部脉三十动一止，止而复来，来如循直木，如循张弓弦，然如两人共引一索，至立春而死。

四、奇经八脉法

脉有奇经八脉者何谓也，然有阳维有阴维，有阳跷有阴跷，有冲有督有任有带之脉。凡此八脉皆不拘于经，故曰奇经八脉也。经有十二络有十五。凡二十七气相随上下。何独不拘于经也。然圣人图设沟渠，通利水道，以备不然，天雨降下，沟渠溢满，当此之时，霶霈妄行，圣人不能复图，此经脉满溢，诸经不能复拘也。奇经者，奇由异也，此之八脉与十二经不相拘制，别道而引，与正经有异，故四奇经，其数有八，故曰八脉也，其经八脉者，既不拘于十二经，皆何起何系。然督脉者，起于下极之俞，并于脊里，上至风府，入属脑，夫督脉者阳脉之海，督之言都也，是人阳脉之督，纲也，人脉出于水，故云阳之海，此奇经之一脉也。

任脉者起于中极之下，以上毛际，循腹里，上关元，至咽喉。夫任者，妊也。此是人之生养之本，故曰任脉中极之下，长强之上也，此是奇经之二脉也。冲脉者，起于气冲，并阳明之经，夹脐之行，至胸中而散。夫冲脉者，阴脉之海也，冲者通也。言此脉下至于足，上至于头，通受十二经之气血，故曰冲焉，此奇经之三脉也。

带脉者，起于季胁，回身一周，夫带者，言束也，言总束诸脉，使得调柔也。季肋在胁下，下按髋骨之间是也。回，绕也，绕身一周犹如腰带焉，此奇经之四脉也。

阳跷脉者，起于跟中，循外踝，上引入风池，夫跷者捷疾也。言此脉是人行走之机要，动足之所由也，故曰跷脉焉，此奇经之五脉也。

阴跷脉者，亦起于跟中，循内踝，上行于咽喉，交贯冲脉，其阴跷义与阳跷同。此奇经之六脉也。

阳维阴维者，经络于身溢蓄，不能环流灌溉诸经者也，故阳维起于诸阳会也。阴维，起于诸阴交也。夫维者维持之义也。言此脉为诸脉之网维，故曰维脉焉，此是阴阳二脉，是为奇经之八脉也。必于圣人图设沟渠，沟渠满溢，流于深湖，故圣人不能复图也。而人脉隆盛入于八脉，而不环周。故十二经脉亦有不能拘之，其受邪气，搐则肿热，砭射之也，凡九州之内，有十二经水，以流泄地气。人有十二经脉以应之，亦所以流灌身形，犹若气血，以养生身，故比之于沟渠。

奇经之为病如何，然阳维维于阳，阴维维于阴，阴阳不能相维，则怅然失志，溶溶不能自收持。夫怅然者其人惊，惊即病，维脉缓，故令人不能自收持，惊即失志，喜忘恍惚也。阳跷为病，阴缓而阳急，阳跷在外踝，病即其脉，当从外踝上急，内踝以上缓也。阴跷为病，阳缓而阴急，阴跷在内踝，病即其脉，当从内踝上急，外踝以上缓也。冲脉之为病，逆气而里急，冲脉从关经咽喉，故其脉为病，逆气而里急也。督脉之为病，脊强而厥，督脉在脊，病则其脉急，故令脊强也。任脉之为病，其内苦结，男子为七疝，女子为瘕聚任脉起于胞门子户，故其病结为七疝瘕聚也。带脉脉为病，苦满腹，腰容容若生水中，带脉者，回带人之身体，病即其脉缓，故令腰容容也。阳维为病苦寒热，阴维为病苦心痛。阳为卫，卫为气，气主肺，故寒热。阴为荣，荣为血，血主心，故心痛。此奇经八脉之为病也。又云，冲脉者起于关元，循腹里，直上至咽喉中。任脉者起于胞门子户。夹脐之行至胸中。二本虽不同，亦俱有此据，并可以依用也。

寸口脉来大而渐小者，阴络也，苦风痹痛，时自发。

寸口脉来小而渐大者，阳络也，若皮肤淫痛，汗出恶寒。

寸口脉来紧细而长于关者，任脉也，苦绕脐及横骨有痛。

诊得任脉，横寸口迟迟者，若"胸"中有气上抢心，不得挽仰，拘急也。

诊得阳维浮者，暂起即回眩，阳气盛实，若肩息、洒洒如寒。

诊得阴维沉大而实者，苦胸中痛，胁下支满心痛也。

诊得阴维如贯珠者，男子两胁实腰中痛，女子阴中痛，如有热也。

诊得带脉左右绕脐，腰脊痛，冲阴股也。

两手脉浮，阴阳皆盛实者，此为冲督之脉也，冲督之脉者，十二经之道路，冲督用事者，十二经不复朝见于寸口，其人皆苦恍惚狂痴不定也。

两手脉细微绵绵，阴脉亦微细绵绵，此为阴跷阳跷之脉。尺寸俱浮直下，此为督脉，腰背强痛，不得俯仰，大人癫病，小儿风痫也。

诊得阳跷病则急，阴跷病则缓。

尺寸牢，直上直下，为冲脉，胸中有寒疝也。

死脉歌：雀啄连来三五啄，屋漏半日一点落，鱼翔似有又如无，虾游静中忽一跃。弹石硬来寻即散，搭指散乱为解索。

综上脉学，启诀钩源，虽则高深隐微，决心彻底研究，医如仓扁，脉若素雷。

第三节　拈诊病因

拈诊原疾，何感病因，病因不明，何经感染。昧然莫晓，方按何经，药治何症，从此扶伤，伤魂游岱，以是治病，病魂迷乡，梦枣征凶，刘兰苦咎，何异盲人骑瞎马，夜半临深池。凡属医务同仁，病因首先洞悉，方能为民保健，何经感染明了，开门见山，分经治疗，对症施方，迎刃即解。以将病名、感染病因、感染途径列表如下（表6-3-1）。

表6-3-1　各病病因、感染途径

病名	感染病因	感染途径
鼻咽癌	感染病毒	空气中病毒侵入内脏，与血混合，播散何经，遗传细胞，形成癌肿
舌癌		
乳癌		
胃癌		
肝癌		
肺癌		
子宫颈癌		
外阴癌		
直肠癌		
白血病		空气中病毒侵入内脏，与血混合，播散何经，遗传细胞，形成白血病
白斑病		空气中病毒侵入内脏，与血混合，播散何经，遗传细胞，形成白斑病
女阴干枯		空气中病毒侵入内脏，与血混合，播散何经，遗传细胞，形成女阴干枯
瘤型麻风	感染抗酸杆菌	长期接触抗酸杆菌侵入内脏，形成瘤型麻风

病名	感染病因	感染途径
外耳氏病	感染钩端螺旋菌	钩端螺旋菌由肉皱侵入内脏，形成外耳氏病
梅毒	感染梅毒螺旋菌	性接触，梅毒螺旋菌侵入内脏，形成梅毒
红斑狼疮	感染结核链球菌	结核链球菌侵入内脏，形成红斑狼疮
破伤风	感染破伤风菌	土壤工作，皮肤损伤，破伤风菌侵入内脏，形成破伤风病
脑膜炎	感染脑膜炎球菌	脑膜炎球菌，由空气中带菌飞沫侵入内脏，形成脑膜炎
肠伤寒	感染伤寒菌	一切身体排泄物，侵入内脏形成肠伤寒
传染性软疣	感染过滤性病毒	空气中带菌飞沫侵入内脏，形成传染性软疣
丹毒	溶血性链球菌	链球菌接触侵入内脏，形成丹毒
鱼鳞病	感染空气中飞沫	空气中带菌飞沫侵入内脏，形成鱼鳞病
慢性鼻窦炎	感染过滤性病毒	接触带菌飞沫侵入内脏，形成慢性鼻窦炎
寒性哮喘	水冷金寒	肾阳淹泯，肾水冷冻，忤子逆母，肾水泛肺，肺阳亏损，肺金水寒，形成寒性哮喘
热性哮喘	火炎金燥	心火传肺，肺金干燥，形成热性哮喘
类风湿	水泛土湿	冷水泛土，脾土寒湿，形成类风湿
血痹	火熄土冷	心阳泯熄，无温脾土，脾不暖胃，胃土冷冻，谷神将颓，五谷入胃，不能化赤，赤足血液 无血输经，形成血痹
慢性肾炎、尿毒症	水泛土崩	水泛冲涌，冲破脾土，水泛土崩，形成慢性肾炎、尿毒症
肝硬化	君相互炎	肾水枯竭无水涵木，肝木枯槁，肝火升越，火炎肝炽，肝液沉淀，塞门静脉，形成肝硬化
肝炎	水不涵木	水不涵木，涵木枯槁，相火升越，火炽肝液，形成肝炎
子宫肌瘤	感染湿滞阻塞	任脉下降至阴，寒湿滞凝，形成子宫肌瘤
风湿性心脏病	水涌火熄	阴水泛涌，心火停熄，冠心血阻，形成风湿性心脏病
精神分裂痫症	水火未济	肾水淹泯，心火炎炽，水火炎炽，形成精神分裂和痫症
硬皮病脉管炎	土湿金凝	脾土湿冷，无热温胃，胃土寒冷，五谷入胃，不能化赤，胃难造血，无血输经，皮无血润，形成硬皮病和脉管炎

病名	感染病因	感染途径
前列腺炎	水亏火炽	肾水亏损，无水济火，心火炎炽，影响至阴，前列腺肥大，形成前列腺炎
骨瘤	火泯土湿	心火泯竭，无血温脾，脾土痰湿，形成骨瘤
胆囊结石	水涸火炎	肾水泯涸，肝火炎焰，炎炽胆液，胆液沉淀，形成胆囊结石
泌尿系结石	水竭火燔	肾水亏竭，心火燔炎，炎炽沉淀，形成泌尿系结石
尿崩症	阴水凌心	肾水泛滥，冲熄心火，心火泯灭，无血温肾，肾冷无温，无摄吸力，尿液送肾，尽量排出，形成尿崩症
尿血	水乏火燔	肾水空虚，心火燔炽，燔炽至阴，血液妄行，形成尿血
梅尼埃病	水不济火	肾水缺乏，不涵肝木，相火燔炎，肝炎烦躁，形成梅尼埃病
上中下三焦痼冷	水泛火泯	肾水泛涌，冲崩脾土，脾土冷冻，无血温胃，胃脏虚寒，谷神将颓，五谷入胃，不能化赤，赤足血液，心脾无血，无血冰寒，形成本病
火烧伤症	火炎津消	人体火伤，津液减消，肌肉萎缩，病症休克，形成火烧伤症
秃发	土冷金凝	脾阳淹泯，无血温肺，肺金寒凝，乏血温暖，脾主肌肉，肺主皮毛，形成秃发
白细胞减少	火熄土冷	心火停熄，无热温脾，脾土寒冷，不能暖胃，胃寒无化，五谷入胃，不能化赤，无血输经
魂游病	君相互炎	水不涵木，相火上升，君相互炎，心神搅乱，形成魂游病
糖尿病	水不济火	肾水淹泯，水不济火，心火燔炽，火炽液亏，血液排泄，形成糖尿病
高血压	水泯木槁	肾水淹泯，无水涵木，肝木枯槁，相火上升，君相互炎，形成高血压
内痔	火燔金枯	心阳赫曦，熏蒸肺金，影响直肠，形成内痔
外痔	火燔金枯	心阳赫曦，熏蒸肺金，影响直肠，形成外痔
中心性视网膜炎	君相互炎	无水涵木，肝木枯槁，相火上升，君相互炎，形成中心性视网膜炎
火伤双目失明	火伤角膜	失火烧伤双目角膜，形成双目失明

第四节　按经用药疗效

按经用药，诊症救人，病因彻明，肃清感染，何异金门大隐，不止平原，玉笋真人。复来宏景，得三世会通，操十全肯窍，虽灵翻骨蹇，固能蠲疴，且烛武精亡，亦堪慎疾，长卿消渴，子云颠眴，孝标沉疴，辅嗣祭疾，统皆触手生春，从心得矩。

（一）三阴三阳手足十二经（表6-4-1）药队

表6-4-1　三阴三阳分配脏腑

三阴分配脏	三阳分配腑
手太阴肺经	手太阳小肠经
足太阴脾经	足太阳膀胱经
手少阴心经	手少阳三焦经
足少阴肾经	足少阳胆经
手厥阴心包络	手阳明大肠经
足厥阴肝经	足阳明胃经

兹将攻补温凉，按经治疗中药列如下。

1. **肺部药队（手太阴肺经）**。

补肺药物主要有：黄芪、人参。

补肺药物次要有：党参、沙参、百合、燕窝、阿胶、诃子、怀山药、麦冬、冰糖。

泻肺药物主要有：葶苈、麻黄、桔梗、升麻、胆南星、百部、白芥子。

泻肺药物次要有：苏子、牛蒡、杏仁、前胡、紫菀、僵蚕、桑白皮、竹茹、浙贝母。

凉肺药物主要有：石膏、黄芩、竹沥、马兜铃、山慈菇。

凉肺药物次要有：洋参、玄参、山栀子、天花粉、天冬、知母、地骨皮、麦冬、薄荷、海浮石。

温肺药物主要有：麻黄、天南星、五味子。

温肺药物次要有：苏梗、款冬花、制半夏、生姜。

2. 大肠部药队（手阳明大肠经）。

补大肠药物主要有：淫羊藿、罂粟壳。

补大肠药物次要有：诃子、百合。

泻大肠药物主要有：大黄、桃仁、雷丸、麻仁、升麻。

泻大肠药物次要有：秦艽、旋覆花、郁李仁、杏仁、白芷、大腹皮、梨汁。

凉大肠药物主要有：黄芩、黄柏。

凉大肠药物次要有：地榆、槐实、知母、连翘。

温大肠药物主要有：胡椒、补骨脂、枸杞子。

温大肠药物次要有：当归。

3. 胃部药队（足阳明胃经）。

补胃药物主要有：白术、黄芪、大枣。

补胃药物次要有：扁豆、怀山药、龙眼肉、红枣、炙甘草。

泻胃药物主要有：枳实、雷丸、神曲、石菖蒲、白芥子、莱菔子。

泻胃药物次要有：苏梗、枳壳、蔓荆子、麦芽。

凉胃药物主要有：石膏、犀角。

凉胃药物次要有：天花粉、葛根、香薷、石斛、萆薢、知母、芦根、淡竹叶。

温胃药物主要有：干姜、高良姜、益智仁、肉豆蔻、草果、丁香、沉香、木香、胡椒、辛夷。

温胃药物次要有：藿香、砂仁、白豆蔻、半夏、乌药、煨姜、厚朴、蜀椒。

4. 脾部药队（足太阴脾经）。

补脾药物主要有：黄精、白术。

补脾药物次要有：山药、扁豆、薏苡仁、大枣、炙甘草。

泻脾药物主要有：枳实、莱菔子。

泻脾药物次要有：神曲、麦芽、山楂、枳壳、厚朴、白芷、大腹皮、陈皮、使君子、鸡内金、槟榔。

凉脾药物主要有：大黄、黄芩、瓜蒌霜。

凉脾药物次要有：黄柏、山栀子、知母、金银花、武夷茶。

温脾药物主要有：附子、干姜、巴豆、肉豆蔻、草果仁、苍术、胡椒。

温脾药物次要有：木香、煨姜、乌药、益智仁、焦谷芽、砂仁、豆蔻、芜荑、蜀椒。

5. 心部药队（手少阴心经）。

补心药物主要有：五味子。

补心药物次要有：酸枣仁、柏子仁、远志肉、丹参、龙眼肉、麦冬、当归、白芍、茯苓、茯神。

泻心药物主要有：石菖蒲、黄连、木通、朱砂、犀角。

泻心药物次要有：山栀子、连翘心、通草、车前子、灯心草、竹卷心、莲子心。

6. 小肠部药队（手太阳小肠经）。

补小肠药物主要有：生地黄。

泻小肠药物主要有：木通。

泻小肠药物次要有：瞿麦、海金沙、川楝子、薏苡仁、赤芍、赤茯苓、灯心草。

7. 膀胱部药队（足太阳膀胱经）。

补膀胱药：即补肾之药、肾气化则小便自行。

泻膀胱药物主要有：羌活、麻黄、防己、木通、葶苈子、猪苓。

泻膀胱药物次要有：独活、防风、蒲黄、川楝子、前胡、藁本、泽泻、葱。

凉膀胱药物主要有：甘遂、龙胆草。

凉膀胱药物次要有：茵陈、车前子、海金沙、川黄柏。

温膀胱药物主要有：吴茱萸。

温膀胱药物次要有：乌药、小茴香。

8. 肾部药队（足少阴肾经）。

补肾药物主要有：熟地黄、枸杞子、淫羊藿、五味子。

补肾药物次要有：熟地黄、巴戟天、何首乌、杜仲、龟板、女贞子、穞豆衣、海参。

泻肾药物主要有：猪苓。

泻肾药物次要有：泽泻、知母、茯苓、薏苡仁。

凉肾药物主要有：朴硝、苦参、元明粉。

凉肾药物次要有：生地黄、丹皮、知母、滑石。

温肾药物主要有：补骨脂、鹿茸、鹿角胶。

温肾药物次要有：山茱萸、菟丝子、大茴香、艾叶。

9. 三焦部药队（手少阳三焦经）。

补三焦药物有：淫羊藿、黄芪。

泻三焦药物主要有：青皮、木香。

泻三焦药物次要有：柴胡、香附。

温三焦药物有：豆蔻、乌药、胡桃。

凉三焦药物有：地骨皮、黄柏、山栀子、麦冬、连翘、青蒿。

10. 胆部药队（足少阳胆经）。

补胆药物主要有：乌梅。

补胆药物次要有：枣仁。

泻胆药物主要有：桔梗、青皮。

泻胆药物次要有：柴胡、香附、秦艽、川芎。

凉胆药物主要有：龙胆草。

凉胆药物次要有：青蒿、槐角。

温胆药物主要有：肉桂、细辛。

温胆药物次要有：山茱萸。

11. 肝部药队（足厥阴肝经）。

补肝药物主要有：枸杞子、五味子、乌梅。

补肝药物次要有：山茱萸、菟丝子、何首乌、当归、白芍、沙苑蒺藜、鳖甲、龙骨、牡蛎、木瓜。

泻肝药物主要有：郁金、桃仁、青皮、莪术、沉香。

泻肝药物次要有：香附、木香、延胡索、柴胡、山栀子、川芎、川楝子、赤芍、瓜蒌皮、钩藤、蒺藜。

凉肝药物主要有：龙胆草、胡黄连。

凉肝药物次要有：羚羊角、夏枯草、石决明、青蒿、菊花。

温肝药物主要有：肉桂、桂皮、细辛、胡椒、吴茱萸。

温肝药物次要有：菟丝子、艾叶、小茴香、山茱萸。

12. 肝脏用药。

蕤仁，温、微寒；空青，大寒；石胆，寒；决明子，平、微寒；青葙子，微寒；曾青，小寒；升麻，平、微寒；龙脑，平、微寒；玄参，微寒；栀子，大寒；枸杞子，微寒；龙胆草，寒；苦参，寒；车前子，寒；菊花，平；乌贼鱼骨，微温；兔肝，寒；酸枣仁，平；黄连，寒；蔓荆子，温；竹沥，大寒；青羊肝，温；阿胶，平；细辛，温；青石脂，平。

13. 心脏用药。

麦门冬，平、微寒；远志，温；丹参，微寒；紫石英，温；犀角，寒；玉屑，平；铁粉，平；银屑，平；朱砂，微寒；牛黄，平；茯神，平；珍珠，寒；寒水石，寒；石菖蒲，温；铁精，微温；龙齿，平、微寒；黄连，寒；羚羊角，微寒；茯苓，平；生地黄，大寒；竹沥，大寒；天竹黄，寒；赤石脂，大温。

14. 脾脏用药。

黄芪，微温；柴胡，平、微寒；附子，温、大热；枳实，寒；陈皮，温；人参，微温；木通，平；厚朴，温；干姜，大热；神曲，大热；大麦芽，温、平；大枣，平；黄石脂，平；肉桂，大热；吴茱萸，大热；木香，温；槟榔，温；胡椒，大温；肉豆蔻，温；丁香，温；高良姜，大温；荜茇，大温；石蜜，平、微温。

15. 肺脏用药。

款冬花，温；桔梗，微温；百合，平；杏仁，温；紫菀，温；射干，平、微温；苏子，温；木通，平；旋覆花，温、微温；桑白皮，寒；皂荚，温；沙参，微寒；天门冬，平、大寒；白前，微温；百部，微温；贝母，平、微寒；芫花，温；干姜，大热；车前子，寒；麻黄，温、微温；蛤蚧，平；马兜铃，寒；半夏，生微寒、熟热；五味子，温；葶苈子，寒；白石脂，平。

16. 肾脏用药。

肉苁蓉，微温；巴戟天，微温；山茱萸，平、微温；牛膝，平；菟丝子，平；石斛，平；鹿茸，温；蛇床子，平；杜仲，平、温；磁石，寒；萆薢，平；牛膝，温；桑螵蛸，平；泽泻，寒；补骨脂，大温；钟乳石，温；黑石脂，平；石南，平；天雄，温、大温；石龙芮，平。

（二）三焦说（手少阳三焦经）

三焦者，决渎之官，水道出焉。自唐以来，谈论纷纭，未识三焦果是何物，孰知即人身之脂膜，所以行水也。西医所谓胃之四面，皆有微丝血管，散走膜膈，达于连网油膜之中，而下入膀胱，连网者即俗呼鸡冠油，并周身之膜皆是也。网油连着膀胱，水因得从网油中渗入膀胱，故古人以三焦为决渎之官，水道出焉之义也。

三焦之根出于肾，两肾之间，中有油膜一条，贯于脊骨，名曰命门，为相火所司，西医名为精液总营之处，是为三焦之源，从是处发生板油，连胸前之隔，上循胸中入心包络，连肺系上咽，其外出为手背胸前之腠理，是为上焦，从板油连及鸡冠油若干，小肠，其外出为腰腹之腠理是为中焦。从板油连及网油后连大肠，前连膀胱，中为胞室，其外出为臀，经少腹之腠理，是为下焦。人饮之水，由三焦而下膀胱，则决渎通快。三焦不利，则水道闭而病为肿胀，《黄帝内经》言"上焦不治，水溢高原，中焦不治，水停中脘，下焦不治，水蓄膀胱"，此其明证也。

第五节　中药药理及临床治病效验^①

高丽参：有抗高血糖作用。有使血压正常化、体重增加、功能性头痛减轻、食欲增进等功效。治疗糖尿病及各种精神病和高血压病。

党参：对白细胞减少或淋巴细胞减少有效，有使红细胞和血红蛋白增加及降低血压等功效，还可用于治疗糖尿病和子宫脱垂等。

西洋参：性寒，有麻痹作用。

肉桂：有扩张血管作用，桂皮浸出液在体外对革兰氏黄癣菌和同心性毛癣菌等真菌有抑制作用。

黑附子：治晚期血吸虫病、肝硬化腹水病。

黄芪：利尿、降血压、止汗、祛湿、消肿，可用于中风、诸痹、腹痛、失血、消渴、痢疾、蛋白尿、乳糜尿、虚热等症。

牛黄：促进红细胞新生，并有镇静作用。

珍珠：抗组胺和抗血压升高，抗脏器过敏，对豚鼠体、肠管、子宫有收缩抑制的倾向。

琥珀：治疗破伤风和阴囊血肿等症。

阿胶：治子宫出血和紫癜症等。

川黄连：本药是有效的抗菌药，可治多种常见疾病，如痢疾、肠炎、百日咳、猩红热，各种外科急性化脓性感染、结核，各种急性外眼炎、化脓性中耳炎、湿疹，以及滴虫性阴道炎、产后出血等。偶有用川黄连滴耳治疗中耳炎时，因鼓膜穿

---

① 　本部分内容为陈治平个人临证经验积累和当时部分医学研究成果，列出仅供参考。

孔较大，而产生迷路症状。

黄芩：有解热、利尿、降低血压、减慢心率、升血糖的作用，扩张血管及镇静作用，抗伤寒菌、葡萄球菌和霍乱弧菌、绿脓杆菌作用，抗皮肤真菌，抑制流行性感冒病毒，并有治疗糖尿病作用。

黄柏：抗菌，抗皮肤真菌，治湿疹，并有促进骨折和创面愈合等功效。

大黄：抗菌和皮肤真菌，大黄加石灰水有止血和促进血液凝固及防腐作用，且治臁疮和阑尾炎、下肢溃疡等症。

红花：治疗月经失调，对卵巢功能有直接或间接作用，并对外伤性充血肿胀及砸伤、扭伤、急性腱鞘炎等症有效。

藏红花：对子宫及呼吸系统、循环系统有兴奋作用，有持久降低血压作用，对皮脂腺大有治疗作用。

金银花：有抗菌和抗皮肤真菌及抗病毒作用。可治小儿呼吸道感染、流行性感冒病毒、急性肾炎、脓毒病、急性阑尾炎、流行性腮腺炎、急性细菌性痢疾、颌面部化脓性炎症、宫颈炎及溶血性链球菌所致产后急性子宫肌肉炎症等。

连翘：有抗菌和抗皮肤真菌作用。

甘草：解毒，和胃肠，利尿。似皮质激素，有抗菌作用，对艾迪生病、溃疡病、渗水性脑膜炎、血栓性静脉炎、肺结核、眼病、喘息、肝炎、尿崩、肺炎、低血压、荨麻疹、扁桃体炎、风湿性关节炎、急性淋巴亚白血病、冻伤等有作用。

栀子：治疗皮肤真菌和黄疸。

青蒿：治疗班氏丝虫病，对皮肤真菌有抑制作用。

蜈蚣：治疗皮肤真菌、结核杆菌、骨与关节结核等症。

全蝎：抗皮肤真菌，对结核杆菌、破伤风、颜面神经麻痹和痹痛、结核脑膜炎有作用。

白僵蚕：治疗荨麻疹和头痛。

蜂房：降血压，促进血液凝固，止血，有增强心脏作用和利尿作用。

磁石：治疗瞳孔散大，对白内障、视网膜病变、视神经病变、玻璃体病变及房水循环障碍等有作用。

海马：治疗结核性瘘管，抗皮肤真菌。

益母草：治疗产后血胀，促进子宫恢复，降血压。可用于治疗月经过多、恶露过多、肺炎、气管炎、心脏病、疟疾等症，以及急慢性肾炎水肿、月经不调久不受孕、崩漏、贫血、闭经、经痛等。

蚯蚓：治疗流行性腮腺炎。有降血压、解热、舒展支气管等作用。

蛇蜕：治疗中耳炎。

铜绿：治疗神经性皮炎症。

常山：有抗疟、解热、催吐、抗菌、抗病毒作用，对流行性病毒有抑制作用，有抗阿米巴痢疾作用。

犀角：对肺、胃、子宫大出血有疗效，并对血小板减少性紫癜有作用。

王不留行：治疗乳汁缺乏。

冰片：治疗耳流脓、流水，中耳炎，外耳道炎和耳部湿疹等症效果显著。

当归：对子宫及平滑肌收缩有影响，抗维生素E缺乏症，对中枢神经系统有作用，对心肌有作用，有抗菌作用，对痛经和痢疾、带状疱疹有作用。

路路通：治疗风疹、心悸、钩虫病等。

乌蛇：治疗荨麻疹和湿疹。

沉香：治疗支气管哮喘。

白鼓：有抗皮肤真菌作用。

石膏：治疗支气管肺炎、乙型脑炎和小儿支气管肺炎，并有解热、止渴、镇咳作用。

天麻：治疗夜盲和癫痫有作用。

蝉蜕：治疗破伤风症。

川厚朴：有抗菌效能，可抗皮癣真菌。

槟榔：拟副交感神经作用，驱虫良药，对绦虫、姜片虫、钩虫、鞭虫、蛲虫、血吸虫等有作用。

山楂：治疗高血压、志贺氏菌痢和心脏病。

地黄：有抗凝、强心、利尿、降血糖、抗皮肤真菌等作用，对消渴（糖尿病）、化脓性中耳炎、急性扁桃体炎、白喉和视网膜静脉周围炎有作用。

麦冬：抗菌作用，解热除烦，滋养强壮，润滑消炎，治咳逆上气，镇吐，止血，止渴，催乳，利尿及治久风湿痹等症有效。

金樱子：治子宫脱垂。

女贞子：有强心、利尿作用。

五味子：抗菌尤其是绿脓杆菌，有较强的兴奋作用，可刺激分娩期子宫收缩，调节高级神经活动，镇静、助眠和降血压，对头晕、眼花、头痛、失眠、神经衰弱、心悸、记忆力减退、情感易波动、精神萎靡不振、阳痿、梅尼埃病有作用。

枸杞子：治疗消渴，有降血糖、利尿、降血压作用。

覆盆子：有抑制霍乱弧菌生长作用。

第六节 三治验同

三治验同，法异验同，验同救危，转安痊功，虽孝穆半体几枯，故能愈疾，就季良三医待竭，也可痊瘥，茂宏疲眊，退之尽瘁，膺柳州之羸疾，眛庄叟之游观，所以疗法虽则三治，施药按经验同，将正治、反治、隔治分列如下。

治法总则

中医治疗的原则，简称为"治则"，是前人通过反复实践总结出来的，作为指导治疗措施的准则，中医的治疗不仅重视消除致病的因素——邪气，而且更重视人体抗病能力——正气，根据邪正盛衰的具体情况，采取相应的治疗措施。

中医常用治则有治本和治标，正治和反治，壮水治阳与益水消阴，以及运用脏腑制约关系等隔治法和汗、吐、下、和、温、清、补八法等。

（一）治本和治标

标本，主要用来分清疾病的主次本末和轻重缓急的情况。

一般来说，标是指疾病的现象，本是指疾病的本质，医生在治疗疾病时必须弄清疾病的本质和现象的关系，因为同一性质的疾病，常常可以表现出各种不同的症状，不同性质的疾病，有时也能表现出相同的症状，因此分清标本才不致被错综复杂、变化多端的各种症状所迷惑，才能抓住疾病的本质，给予适当的治疗。

标本的概念是辩证的，所以在实际应用中，标本所指应随具体情况而异。从病因与症状来分，病因为本，症状为标；从症状本身来分，原发症状为本，续发症状为标；从疾病新旧来分，旧病为本，新病为标。由于标本所指不同，因此在治疗上，也有先后不同，一般的情况下，先治本后治标。例如，原有肾病，此病又出现小便不利、全身水肿等症状，后来又因肾病而引起了肺病，继发咳嗽气喘等症状。在治疗时，就应当先治其小便不利，小便正常则水肿消退，肾病减轻了，则由它引起的咳嗽、气喘等肺病症状也就自然消失了，这是治本而标自愈。

但是在另一种情况下，还有"急则治其标，缓则治其本"与"标本俱急，标本同治"的变法，现分述如下。

急则治标是在标病甚急而可影响患者的安危时，就必须先治其标，后治其本。例如，因脾病引起的腹水症，脾病是本，腹水是标。如果到了腹部胀满，呼吸困难，二便不利的地步，如同洪水泛滥，不予疏浚无法救其危急，此时不可但用健脾固本之法，应以峻利泻水，俟水退后再治其本。又如喉风症，咽喉肿闭，汤水难下，可以先用刺法砭出恶血，然后再按病的性质给药。这是"急则治其标"的例子。

缓则治本是从根本上着手的治法。大都用于一般慢性病，如虚劳内伤及阴虚热咳的患者。发热咳嗽为标（症状属标），阴虚是本（病因为本），故在治疗上就用滋阴治本的方法，阴虚好了，发热咳嗽的症状也就自然消失。

标本俱急，标本同治。这种治法，大多用于病情紧急之时，固在时间上和条件上已经不允许单独治标或单独治本，必须标本同治。例如，咳喘、胸满、腰痛、小便不利、一身尽肿，虽然病本在肾，病标在肺，但由于水邪射肺，标本俱急，就需要同时用发汗利小便的治法来表里双解。

总之，在辨证施治中，分清标本是很重要的，标本不明，治无主次，疗效一定不会显著。在辨认疾病的标本时，还应注意在疾病发展过程中标本的相互转化关系，因此在整个病程中，何者为本、何者为标不能一成不变，应予灵活掌握。

（二）正治

正治法适用于人体感受病邪后能如实地反映邪正相争的情况时，也就是说，适用于证候与症状在性质上相一致的时候。简单地说，就是当热症表现热象时用寒凉药来治疗，寒证表现寒象时用温热药来治疗；实证表现实象时用攻泻药来治疗，虚证表现虚象时用温补药来治疗。因此这种治法在一般情况下是最常用的，含有"正规"和"常规"的意义，所以叫作正治法；又因所用药物的药性恰好与症情的性质相对，所以又叫作逆治法。

（三）反治

反治法适用于病势严重，机体不能如常地反映邪正相争的情况时，也就是说，适用于证候与症状在性质上不相一致的时候。简单地说，从现象上看，虽见热象仍用温热药，虽见寒象仍用寒凉药，虽见虚象仍用攻泻药，虽见实象仍用补益药等。

例如，急性热病有时出现肢冷色青、脉微欲绝的热深厥深证时不用温阳药而仍用清热药来治疗，这是因为症情是属于真热假寒的性质。这种治法叫寒因寒用。

又如，少阴病下利，手足厥冷，而又见不恶寒、虚烦面赤等热象时，不用清热药而仍用温阳药来治疗，这是因为症情是属于真寒假热性质，这种治法叫热因热用。

又如，脾虚而见中满痞胀症状时，不用消导药而用健脾药来治疗，这是因为证情属于真虚假实的性质，这种治法叫塞因塞用。

又如温热积滞，顽疾瘀血引起的病，虽然病久有虚象，不用补益药而仍用攻痰去瘀的攻伐药，这是因为证情是属于真寒假虚的性质，这种治法叫通因通用。

此外，有时因为病情比较复杂，在治疗上采用热药中少佐寒药，寒药中反佐热药，或热药冷服、寒药热服等方法，也都属于反治法的范围。

总之，这种治法从表面上看，与正治法恰好相反，所以叫作反治法，又因所用药物的药性往往与假象的性质相一致，所以也叫作从治法。但实质上仍是针对疾病的本质，循着正治法的精神来进行治疗的。

（四）隔治

在一般情况下，脏腑有病，若不是由其他脏腑患病传变的，在治疗时通常就可直接治有病的脏腑。譬如心虚症，因本身自病的，就可以应用补心的方法直接去治疗。

由于人体是有机能的整体，就脏腑来说，它们之间是互相联系、互相影响的，因此，往往一脏有病就会影响到其他各脏，而其他各脏的情况有了改变，也会反过来影响原发病的那一脏。基于这样的关系，故古人在临床上就有应用"五行生克规律"来治疗疾病的方法，例如"虚则补其母，实则泻其子"和"隔一隔二"的疗法等。

虚则补其母，按"五行母子相生"的规律，当某脏腑气虚弱时，可以间接地补益它的"母"脏。例如，脾（土）与肺（气）是"母子"相生的关系，脾为肺之"母"，肺为脾之"子"，如果肺脏气不足，就可影响其"母"脏——脾，如虚劳病，久咳肺虚，有时还会出现脾胃不振，食减便溏等症，治疗时就可选用"虚则补其母"的方法，用健脾的药物来治疗。脾胃健运，食欲增进，不仅便溏自止，而且肺得谷气的滋养，久咳等症状也能减轻或痊愈。这种治法也叫"培土生金"。

实则泻其子，这也是按"母子相生"规律而制定的另一种治法。就是某脏的病，是因"子"实而引起的，则可以用实则泻其"子"的方法来治疗。此外，如某病实，一方面补益被克之脏，一方面泻其所生之脏。如肝邪实，治疗要补脾（土），以防肝（木）强乘脾（土）又要泻心（火），实则泻其"子"。

此外，还有把几种生克关系结合起来运用的治法。例如，肺（金）与肝（木）的关系是一个制约的关系，若肺金不足（肺虚）不能克制肝木，则肝木就会出现反克即相侮的现象，如出现胁痛、口苦、咳嗽等症，这又叫作"木火刑金"。同时，又因肝木过旺，影响脾土的健运，而出现胁痛舌酸、食欲不振、腹胀、大便泄泻等症状。因此，在治疗时要运用培补脾土的方法，培土（补脾）即可生金（肺），金旺（肺气充足）又可以制木，并防止"水旺克土"。这种治法多用于证候复杂的疾患，古人称之为"隔一隔二"的治法。

（五）壮水制阳，益火消阴

壮水制阳和益火消阴这两种治法，实际上也是从根本上着手的一种治法。它的特点，就是不像一般常法那样，采用见寒治寒、见热治热等直折寒热方法，而采用培本清源的方法来解决。现分述如下。

壮水制阳法适用于肾中真阴不足之症，是用峻补肾中真阴的方法来消除因肾阴不足不能制阳所引起的一些阳亢症状，如头晕、目眩、耳鸣、舌燥喉痛、虚火牙痛、足跟痛、足心发热、脉沉细数、两尺较大。方用六味地黄丸，滋补肾水以制虚阳。

益火消阴法适用于肾中真阳不足之症，是用峻补肾中真阳的方法来清除因肾阳不足而无力温化所引起的一些阴凝症状，如：腰痛脚软，下半身有冷感，水肿，少腹拘急，小便不利或小便反多等。方用桂附八味丸，益肾中之阳，以消阴翳。

第七节　恶疾攻邪

恶疾初染，必先攻邪，攻邪治病，挽救垂危，三医免访。百药罔投，自必无妄之灾，堪见有疗之候，蕉经破碎，弥固冬心，松号友离，益强晚节。倘感恶疾，未先攻邪，心急扶正，所谓病邪未去，首先扶正，如借寇兵而赍盗粮，疾固难瘥，还且转剧，三魂游岱，二竖躲肓，新树虚摇，宋汝阴之不再，荆玉忽折，孔松阳之云亡，松色长尽，鹤飞吴市，箫声载咽，凰去秦楼，华屋生存，山丘俄顷，由是治病攻邪，重要如斯。

一、汗法

汗法也称发汗法，就是用药物（发汗药）促使身体发汗的治法，目的是要通过发汗来驱除侵入身体表面的外邪。因为中医认为外邪由毛孔侵入，发汗可使汗液和外邪一起从毛孔排出。

根据所用药物药性的温凉，汗法可分为辛温发汗法和辛凉发汗法两种。

1. 汗法的适应证。

（1）汗法主要适用于外感病初期表证。①辛温发汗法：适用于寒邪、风邪所引起的伤寒病初期，即太阳病。所用药物如麻黄、荆芥，方剂如麻黄汤、荆防败毒散。②辛凉发汗法：适用于温邪所引起的温病初期，即上焦肺病。所用药物如桑叶、金银花，方剂如桑菊饮、银翘散。

（2）汗法还可用于温邪之在体表者，如浮肿（尤其是上半身肿），所用药物如麻黄、防风，方剂如越婢汤。其他还有一些体表疾病，如疮疡初期和痘疹将透未透者，也可以用汗法，前者可用荆防败毒散，后者可用宣毒发表汤。

2. 运用汗法的注意点。

（1）汗液是体内津液的一部分，汗出太多会造成津液不足，甚至出现液燥动风等严重情况。因此，汗法虽然常能使病迅速痊愈，但也不可滥用，对于体内阴液原来已不足者尤应慎用。其次，对于素来阳虚的患者，特别是常有自汗甚多者，也应小心，怕的是一经发汗，汗出即不能止。由于出汗时阳气也有一些散失，汗出不止则可能会引起阳气不足的情况，如手足冷、怕冷、喜热饮等，这称为"大汗亡阳"。对于上述这两类患者，如果必须用汗法时，有时也可以考虑发汗药与滋阴药或补阳药同用。

（2）当病邪还在体表时，用汗法驱之外出是最理想的，但当病邪到了身体里面后，就不宜用汗法，此时发汗不但无效，反而有害，因为病邪既不在体表，就不可能汗出而解，即使出了汗，邪还是留在体内，反而使身体丧失了津液。

二、吐法

吐法也称涌吐法，即用药物（吐药）催吐。目的是要使停积在上焦胸脘部分的有形之邪，从口中吐出。

1. 吐法的适应证。吐法主要适用于痰饮或食滞之停积于上焦而症状较重而急迫者，如胸脘胀满疼痛、喉中痰鸣、呼吸急迫等，所用药物如瓜蒂、藜芦，方剂如瓜蒂散。有时也可用于中风昏迷、癫痫、食物中毒者。

2. 运用吐法的注意点。运用吐法也应很谨慎，因为呕吐能损伤津液和正气，因此只有在极少数急迫的情况下应用之，平时尽可能用各种化痰法或消食法来除痰或消滞，所以在临床上吐法应用较少。

对于体虚的患者禁止用吐法。

三、下法

下法也称泻下法，即用药物（泻药）引起腹泻的治法，目的是要迅速排出体内停积的有形之邪，主要适用于各种里实证。

1. **下法的分类及其适应证。**

（1）根据泻下的病邪不同可分为以下各类。①泻里清热法：适用于阳明里热与肠中糟粕已结成燥屎者，即里热实证（高热、便秘、腹硬、腹满），所用药物为大黄、芒硝，方剂如大承气汤。②逐水法：适用于水饮停积者（胸腔积液、腹水），所用药物如甘遂、大戟，方剂如十枣汤。③攻痰法：适用于老痰滞结者（狂症、癫痫），所用药物如礞石、天南星、大黄，方剂如礞石涤痰丸。④逐瘀法：适用于瘀血结实者（下腹硬满、发狂），所用药物如桃仁、水蛭、大黄，方剂如抵当汤、桃仁承气汤。⑤导滞法：适用于食滞停积者（嗳腐气、腹胀、腹泻），所用药物如枳实、槟榔、大黄，方剂如枳实导滞丸。⑥驱虫法：适用于虫症（虫啮、腹痛、时痛时吐），所用药物如槟榔、芦荟、大黄，方剂如集效丸。

（2）根据泻药药性的温凉不同，也可以把下法分为温下及寒下两者。病邪与热相结合则用寒下法，所用药物如大黄，方剂如大承气汤。病邪与寒结合者则用温下法，药物如巴豆，方剂如备急丸。

（3）根据泻下力量的强弱，也可以把下法分为峻下法和缓下法。峻下法用于邪气很实而正气不虚者，如阳明腑病用大承气汤；一般的积滞则用缓下法。

2. **运用下法的注意点。**

（1）各种病邪在体内蓄积时，一般都表现为便秘，便秘也常为应用下法的主要指征之一，但"通因通用"的情况除外，不能把便秘作为绝对的指征。

（2）运用下法的病，其病位必须在里，如果体表或半表半里还有病邪，用了下法则会"引邪入里"，使病情恶化。

（3）下法是较为剧烈的一种方法，收效虽迅速，但也会损伤津液，因此正气虚弱者，特别是阴液不足者都不宜应用，有时由于体内津液不足而出现内燥现象时，也可以有便秘的症状，用下法时就应格外小心，妇女在怀孕期及月经期都应慎用下法。

四、温法

温法也称祛寒法，即用药性温热的药物来祛除寒邪，祛寒法常和补阳法配合运用以治寒证。

1. **温法的适应证**。温法适用于里寒证（表寒证用辛温发汗法）。严格来说，祛寒法应该用于里寒的实证，如外感寒邪直中于里者（腹痛、腹泻、肢冷），此时以祛寒为主，所用药物如干姜、蜀椒，方剂如大建中汤。

事实上，里寒和阳虚多半分不开，里虚寒证比里实证要多得多，因此祛寒药多半要和补阳药合在一起用，即使是寒邪直中者，其阳气也往往是不足的，否则寒邪就很难直入身体里面，再加上直中者发病较急，为了救急，往往要和补阳力量较大的药物（如生附子）合用，称为"回阳救逆法"，方剂四逆汤是较常用的。

2. **运用温法的注意点**。温药应避免用于热证、虚热证和真热假寒证。某些大热药（如附子、肉桂等）应慎用于孕妇。

五、清法

清法也称清热法，即用药性寒凉的药物来清除热邪。热在气分与在血分者有所不同：清气分之热，一般即称为清热法；清血分之热，则称为凉血法。

1. **清热的适应证**。清法适用于里热证（表热证用辛凉发汗法），主要是实热证，也适用于一部分虚热证。

（1）清热法：适用于里热之热在气分者，五脏六腑之热证除掉心热证属于血分（心主血），主要用凉血法以外，其余脏腑热证的热都是在气分，适用清热法。热更盛则表现为火，可以用降火法，这也属于清热法之一。清热法所用药物如黄连、黄芩、石膏，方剂如黄连解毒汤、白虎汤。虚热之在气分者，可以用补法（参见补法）。

（2）凉血法：适用于里热之热在血分者（斑疹、鼻衄、舌绛），血分比气分要更深一层，所用药物如犀角、生地黄，方剂如犀角地黄汤。有些虚热之热在血分者（骨蒸潮热、舌绛），也可用凉血法，所用药物为银柴胡、青蒿，方剂如清骨散。

2. 运用清法的注意点。

（1）清法应避免用于寒证、虚寒证和真寒假热证。

（2）清法所以要分气血两层，也是为了避免"引邪深入"，因为中医认为病邪在深处者，用浅层的药无效（药力还不到），而病邪在浅层者，用深层的药则能"引邪深入"，故表热者一般不用清里热药（如苦寒药），里热之热在气分者一般不用凉血药。

六、消法

消法也称消散法，即用药物消除各种因郁结而起的疾病，消法的内容很广泛，包括理气、活血、消食、利湿、除痰及杀虫等。

1. **理气法。**用药物来调整体内的气，使之恢复正常运行的治法称为理气法。它包括了引气法、升陷（或升阳）法、降逆法三种。

（1）引气法：此为用引气药使郁结停滞的气恢复运行的方法。引气法主要适用于以下情况。①肝气郁结（胁胀痛、嗳气），也称疏肝法，所用药物如香附、青皮，方剂如逍遥散。②脾气不健运（腹胀、食欲不佳、痰症、湿症、食滞等），也称理气法，所用药物如木香、砂仁，方剂如香砂六君子汤。③肺气壅塞（胸满、喘咳），也称宣肺法，所用药物如桔梗、杏仁，方剂如枳桔汤。④络中气血凝滞（疼痛、麻木），也称和络法，所用药物如橘络、桑枝。

行气作用较猛烈者称为破气作用，对气有一些损伤作用，如枳实等，体虚者及孕妇都应慎用。

（2）升陷法：也称升阳法，此为用药性升浮的药物使下陷的阳气重行上升的治法，脾阳正常时应向上升，下陷而不升时（表现为腹泻、食欲不佳等）可用升阳法，所用药物如升麻、柴胡、防风，方剂如升阳益胃汤。

（3）降逆法：此为用药性沉降的药物使向上逆冲的气重行下降的治法。如降肺气、胃气和肝气等。①降肺气：也称肃肺法，肺气上逆则表现为咳嗽、气喘，所用药物如苏子、前胡，方剂如苏子降气汤。②降胃气：胃气上冲则呕吐，故也称为止吐法，所用药物如半夏、生姜，方剂如半夏泻心汤。③降肝气：肝的阳气正常时应上升，但升之太过，即为病理现象，称为"肝阳上逆"，甚至产生肝风，此时就适用降肝气法。

一般来说，降肝气法大致有三种。①镇肝法：即用较重的金石类药物镇压肝阳，使之下降。所用药物如磁石、朱砂，方剂如磁朱丸。②潜阳法：即用介类药物，引肝阳向下潜降。所用药物如石决明、牡蛎，方剂如石决明散。③平肝息风法：用平肝风的药既祛除内风，也使肝阳不致上亢，这样就从根本上熄灭了内风，所用药物如天麻、钩藤，方剂如天麻钩藤饮。

运用降逆法应加注意，因有些降逆药不宜用于孕妇，如半夏等。

2. **活血法**。活血法即用药物（活血药）使停滞的瘀血疏散。

活血法的适应证。

（1）适用于瘀血凝滞不引者（疼痛、肿块），所用药物如川芎、桃仁、三棱，方剂如膈下逐瘀汤。

（2）适用于因瘀血引起的血虚证，瘀血凝滞能妨碍新血的产生，故祛瘀血有助于生新血。补血祛瘀同时并用的治法称为"祛瘀生新法"，所用药物如丹参、益母草，方剂如益母草膏。

活血法慎用于孕妇，尤其是峻裂之破血祛瘀药，如三棱、水蛭等。

3. **消食法**。消食法即用药物（消食药）消除食滞的治法，主要适用于食滞停积（呕吐、嗳腐气、腹泻）的患者，所用药物如山楂、麦芽、神曲，方剂如保和丸。

消食法常和健脾理气法结合运用。

4. **利湿法**。利湿法即用利尿药来增加小便量以排除体内水湿的治法。中医认为小便是排除体内水湿（尤其是下半身水湿）的主要途径。

利湿法主要适用于水湿症之小便少者（下肢浮肿、腹泻），所用药物如茯苓、泽泻，方剂如五苓散。

因小便也来自体内津液，故阴液不足者慎用利尿法。

5. **除痰法**。除痰法即用除痰药来祛除痰（包括吐出的痰及体内的痰）的治法。

除痰法的适应证。

（1）适用于肺中痰多之症（咳嗽、痰多、喘），所用药物如杏仁、贝母，方剂如清肺饮。

（2）适用于胃中痰多之症（恶心、呕吐），所用药物如陈皮、半夏，方剂如二陈汤。

（3）适用于"痰迷心窍"而昏迷者，也称为开窍豁痰法，所用药物如牛黄、石菖蒲，方剂如牛黄丸。

（4）根据痰的寒热性质不同，除痰法又可分温化法及清化法。温化法适用于寒痰（药物如天南星、白芥子）；清化法适用于热痰（药物如贝母、竹沥）。

6. **杀虫法**。杀虫法即用杀虫药杀死体内寄生虫的治法。虫聚于体内，也为体内所不应有的异物，称为"虫积"，应该消除，因而也列入消法。

上面简单地介绍了中医临床上常用的治法，总的来说，分属于扶正祛邪的八法

（加上涩法则为九法）。具体来说，分属于九法的共有下列三十几种具体的治法。

（1）补气，补血，补阳，生津。

（2）和解。

（3）涩肠，固精，缩尿，止汗，敛肺，止血。

（4）发汗。

（5）涌吐。

（6）泻下。

（7）祛寒。

（8）清热，降火，凉血。

（9）行气，和络，升阳，降逆，止咳，平喘，镇静，潜阳，祛风，活血，消食，利湿，除痰，杀虫。

第八节　羸病当扶正

羸病虚弱，扶正当先，病瘥仍虚，调养复原，复元养生，椿寿松龄，出丙入丁之占，二首六身之算，弗辉复翟，秋刻春鸠，诗吟白发，彩著丹颜，神游大凝之宇，身鹰百福之符。所以羸病原虚，扶正尤重。

一、补法

补法也称补益法，就是用药物（补药）使虚弱不足者变为旺盛充足的治法。补法适用于虚证，其应用范围很广，种类也很多，因此应该辨清证候，区别对待。

1. **补法的分类及其适应证。** 可以按照补益对象的不同、所用药性的温凉及补益力量的强弱来分类。

（1）根据补益对象的不同，补法可分为补五脏六腑法（补心、补肝等）和补阴阳与补气血法。

①补五脏六腑法：主要用于心虚、肝虚等五脏六腑本身的虚证，及其子脏的虚证（虚则补母），以及由五脏虚弱所引起的病证，如神志病（用补心法）、风病、眼病（用补肝法）、湿病（用补脾法）等。所谓补心法、补肝法，实际上就是补心、肝的阴血或阳气，因此五脏六腑的补法也可以属于阴阳气血的补法。

②补阴法："阴"应该包括血、精和津液。补血法见下文，这里只介绍补精和补津液。精就是肾精（肾藏精），也就是肾阴，补精就是补肾阴。一般所谓补阴法或滋阴法，往往就是指补肾阴而言。滋阴法适用于肾虚证（如腰酸头晕）及虚热证

（如咽痛潮热），所用药物如龟板、熟地黄，方剂如六味地黄丸、大补阴丸等都是常用于滋阴法的。

补津液法，就是生津法，或称润燥法，适用于津液不足的燥证。在一般热病中，肺胃二脏的津液最易亏损，肺阴不足（呛咳、咳血），所用药物如沙参、麦冬，方剂如沙参麦冬汤。胃阴不足（口渴、善饥）所用药物为麦冬、石斛，方剂如麦门冬汤。此外，不少药物都是兼补肺胃二脏之津液的。

③补阳法：临床上在见到补阳时，往往就是指补肾阳而言。这一治法，适用于肾阳虚证（阳痿、浮肿），以及由于肾阳不足而引起的内寒证（腹泻、手足冷），所用药物如附子、肉桂，方剂如金匮肾气丸。此外，脾阳不足时会引起脾虚寒证（腹隐痛、腹泻），就需要补脾阳法来治，所用药物如干姜、草果，方剂如理中汤。

④补气法：所谓补气，一般即补脾肺二脏之气，因为脾肺二气结合成为真气，供给全身，补气法适用于气虚证（无力、气短、食欲不佳），有时也用于血虚证，因为补气能生血，心气、脾气充足才能产生血液，有时也称之为"阳生则阴长"。补气法也适用于各种脱症，如出血不止、腹泻不止等，所用药物如党参、黄芪、白术，方剂如四君子汤、补中益气汤。

⑤补血法：适用于血虚证（唇白、月经少而淡），所用药物为当归、白芍，方剂如四物汤。

（2）根据所用药物药性的温凉，也可以把补法分为温补法、清补法和平补法。温补法适用于虚证之偏寒者，也就是补阳法；清补法适用于虚证之偏热者，所用药物如西洋参、沙参，方剂如生脉散；平补法适用于一般虚证，所用药物如党参、黄芪，方剂如四君子汤。

（3）根据补益力量的强弱，又可以把补法分为峻补法和缓补法。峻补法适用于极虚垂危的患者，属于救急性质（例如大出血引起虚脱时），所用药物如人参、附子，方剂如独参汤、参附汤。其他的一般补法属于缓补法，使正气逐渐恢复。

补法除了适用于各种单纯的虚证外，还可以用于正虚而兼有外邪且邪事不盛的病症，它能使正气充足，从而把病邪逐出体外。这种间接的祛邪法，在中医中称之为"扶正祛邪法"。

2. 运用补法的注意点。 凡是患者，都有其正虚的地方（邪之所凑，其气必虚），但并不是说每一个患者都可以用补法，必须是以正虚为主者才能用补法。如果正虚并不严重，邪实很明显者，则宜用驱邪法（或攻补兼施法）；有时证候是实证，但有一些表面的虚象，即所称"大实有羸状"则不能用补法，应该注意仔细鉴别。

运用补法时必须注意到脾胃的功能，特别要注意是否有食欲不佳、胸闷、腹胀等情况，如有，则不宜用补法（腹部虚胀适用于"塞因塞用"的原则者除外）。因为补药，其性多比较滋腻，尤其是滋阴药和补气药，脾胃功能不佳者不仅对补药消化不了、吸收不了，而且还会壅塞在里面，使气不能畅引流通，误补则食欲更坏、胸更闷、腹更胀。遇到这种情况，首先就应调理脾胃，等到脾胃功能改善后再用补药，临床上在运用补法时，常常在大量补药中加一些引气药（如砂仁、木香、陈皮等），就是为了避免发生壅塞不利的情况。

二、和法

和法也称和解法，就是通过调整机能以解除病邪的治法，适用于正气并不很虚而机能上有些紊乱的病症。

1. 和法的适应证。

（1）外感病邪的病位在半表半里者（为少阳病）适用和法，由于半表半里部分的机能不调和，故病邪得以客居于此。因为邪不完全在表，不能用汗法，也不完全在里，不能用下法，只能用和解法使身体机能协调，由气把病邪拖出或消灭，所用药物如柴胡、黄芩，方剂如小柴胡汤。

（2）各脏腑机能不协调者也可用和法。①和肝法：适用于肝气郁结不能疏泄者，和肝也常有疏肝气之意，所用药物如柴胡、香附，方剂如逍遥散。②和胃法：适用于胃中有痰气上逆者（恶心呕吐），因痰留在胃中使胃的机能不调和而上逆，所用药物如陈皮、半夏，方剂如二陈汤。③和营卫法：适用于"营卫不和"的病，例如有些低热患者，既非外感，也不是内伤，是由营卫机能不协调引起的，故不宜用和法。所用药物如桂枝、白芍，方剂如桂枝汤。

2. 运用和法的注意点。

（1）和法是通过调整机能来加强身体抗邪的能力，补法是通过补益气血阴阳来加强身体抗邪的能力，两者有所不同，正虚者宜用补法，正不甚虚而机能不协调者宜用和法。

（2）通过和法所增强的抗邪能力是有限的，只能适用于邪气不太强盛或无法驱邪者，若邪气强盛而又能用汗下等驱邪法者，还是宜攻而不宜和。

三、涩法

涩法也称固涩法，就是用药物（涩药）使过多的排泄分泌物减少的治法。它包括涩肠法、止汗法、固精法、缩尿法、敛肺法，治疗出血的止血法有时也可包括在涩法内。

1. 涩法的适应证。

（1）涩肠法适用于病期很久的腹泻或腹泻次数太多者，所用药物如赤石脂、罂粟壳，方剂如赤石脂禹余粮汤。

（2）止汗法适用于盗汗或自汗者，所用药物如牡蛎、麻黄根，方剂如牡蛎散。

（3）固精法适用于遗精频繁或滑精者，所用药物如金樱子、芡实，方剂如金锁固精丸。

（4）缩尿法适用于小便频数或遗尿者，所用药物为桑螵蛸、益智仁，方剂如桑螵蛸散。

（5）敛肺法适用于久嗽吐痰多者，所用药物如五味子、诃子，方剂如补肺汤。

（6）止血法适用于出血不止者，如崩漏、吐血、便血等，所用药物如仙鹤草、槐花，方剂如十灰散。

2. 运用涩法的注意点。

在运用涩法时必须注意其适应证，不能滥用，因为有时人体常常以增加排泄物为排除病邪的手段，例如：出汗可排除在表的寒邪、热邪、湿邪，吐痰可排除痰涎，小便可排除湿，大便可排除食滞等。如果看到排出量稍多一些，立即就用涩药，则使病邪被阻遏在体内不能排出，造成不良后果。因此，在疾病初期（如外感病、咳嗽、痢疾等）都不宜用涩法（止血法除外），只有在病久体虚无力统摄时，或者在短期内排出量实在太多以至损伤正气时，方才宜用。但也应了解，涩法只是一种临时解除症状的手段，并不是根本的治法。根本的原因还是在于正气不足，因此当症状得到控制以后还是应当再补其正气。

第九节　论用药

　　夫济时之道，莫大于医，去病之功，无先于药，人居五行四气。病生暑湿风寒，药分三品七情，性有温平冷热，凡于引用，不得差殊。庶欲立方，便须凭据，疗之合理，病无不痊。若自昧新陈，莫分真假，用之偏僻，使之稀疏。著以别名，求于奇异，未谙体性，妄说功能，率自胸襟，深为造次，是以医不三世，不服其药，斯言信有之矣。岂不甚思者哉。又不得用土地所无，贵价难市，珠珍诸宝，稀罕所闻，纵富贵而四处搜求，没贫下而寡财不及。或于远郊求得，或则确执古方，不能变通。稽于致辩，病既深矣，药何疗焉，繇是医者，必须舍短从长，去繁就简，卷舒有自，盈所随机，斟酌其宜，增减允当，察病轻重，用药精微，则可谓上工矣。

　　凡药有君臣佐使，以相宜摄合和，宜用一君、二臣、三佐、五使，又可一君、三臣、九佐使也，又有阴阳配合，子母兄弟，根茎花实，草石骨肉。又有单行者，有相须者，有相使者，有相畏者，有相恶者，有相反者，有相杀者。凡此七情，合和之时，用意视之，当用相须相使者良，勿用相恶相反者，若有毒者宜制，不用相畏相杀者，不尔，勿合用也，又有酸咸甘苦辛五味，又有寒热温凉四气，及有毒无者，阴干曝干，采选时月生熟，土地所出真伪，新陈并各有法也。

第十节　珍药当酌用

　　珍药昂罕，治病酌用，来诊患者，经济苦衷，处方施药，酌代普通，纵属严症，药避贵重。倘不明此，率自襟胸，不顾患窘，借贷无从，鬼笑不拒，刘梓固穷，螺言殆受，谢端囊空，粮无越宿，瓢饮兼充，任西华负薪郭北，韩康伯熨火怀中，方兄交绝，阿堵雠同，医务同仁，心照情通，慎重施药，酌用珍昂。

　　郊病来诊，抯药差款，自动借给，抯药服治。但郊区病者，来穗诊治，人地两生，并无戚友，药款差些，借贷无人，碍难抯药，病无药服，尤恐转剧，摧疴垂殆，迷乡堪灵。医务同仁，关怀患者，借款抯药，救死扶伤，健如淮南八公，强若香山九老，果能若斯，不愧保健人员。

第十一节　原机启微

　　原始病机，启清隐微，凡治疾病，当明病因。若病因不明，何经染病不晓，何经药治罔知，何异闭户问途，航轮无桅，率偏己见，或病在表而泻里，或病在里而宣表，在阴即泻阳，在阳即泻阴。病因不明，病理尤昧，疾固不疗，而且转剧，三魂游岱，二竖躲育，疾既入骨髓，药不至于膏肓。

　　药不至焉，三世之攻何益，疾无为也，十旬之治罔瘥，秦（越人）（医）和之方，仍遭垂毙，就汉华（佗）之术，不免摧疴。

　　凡医务人员卫生职工，精研本草，药分五经，彻究方剂，医法三治，治人疾病，辨证明了，察人壮弱，施行补泻，测天气寒暑，诊长幼盛衰，深明草石甘辛，细委君臣寒热。或内经发病，或外菌侵凌，或在阳在阴，或感表感里，当须审其症候虚实不同，寻病原因，知疾所起，按经治疗，对症施药，表实则泻表，里实则泻里，在阳则治阳，在阴则治阴，以五脏按经施药，于四时所用得宜，加减得中，诊确医明，辨证彻准，病无不瘥。

　　倘病无表邪，妄行发散，轻则心阴受伤，重则肾阳飞越；若无实热，误为攻下，先则肾阳耗丧，继则脾阴消亡；无火而用清凉，则血凝气滞；无寒而投温热则血燥火生；若阴虚补阳，阴破阳消，非枯则槁，阳亏滋阴，阳为阴逼，不走则飞，阴阳两亏，偏一边，亦非善治。虽治之法，不外表里，寒热虚实之辨，然在表宜散，复审其不宜散；处寒当温，须审其不温；热者当清，须审其不当清；处虚者当补，须审其不当补；实者不泻，须审其不可泻。所谓独处藏奸，最宜仔细者也，寒热并用，攻补兼施，随症处方，变化无定，胶柱鼓瑟，固执不通，妇人小儿，总为一理，伤寒来病，讵有殊途，死里求生，不外此法，神而明之，存乎其人。由是中药治病，按经疗痉，化学针剂，菌毒消灭。

余响应"要麻风低头，癌瘤让路"号召，节衣缩食，积存人民币3 001元，自费用化学方法敌厉平注射针剂治疗麻风和敌癌清注射针剂治疗癌瘤，泰齐氏宁及白虎风灵针剂，治痉癌病、白斑等疑难杂病。统此治痉各病，实践医明，拈症会痛，治病肯窍，斯乃医经心髓，救疾枢机，所谓脱牙角于象犀，受羽毛于翡翠，术趷王媲，技擅苏澄，将士勇强，工农康壮。何异医疗宝筏，不啻保健金针。

助阳必至亡阴。

人身之阴，难成而易亏，所谓受于天，与谷气并而充身者也，然益阴之药，必无旦夕之效。夫精气久已衰微，欲使水中之火，温养胃气，而滋化源，唯有后以图之。不宜于助阳，亦不宜于抑阳，盖助阳必至亡阴，抑阳必用纯阴。纯阴之剂，与胃气不相宜，更得秋冬肃杀之气，助阳之药，能扶胃病于片刻，饮食亦因而加倍，有似神强气旺，未有不骤喜者，久而阳愈盛，而阴愈烁。故助阳抑阴，岂可施于阴虚之人，气虚治痨，不敢过用参芪，正恐阳旺而阴溃耳。

又况火助阳之后，则阳必亢，亢则害，而无节制，则阳极盛，阴极衰，脉息断绝，无可救药，似此之症，助阳亦死，医者至此，杀人活人，一弹指间，其不至手足失措者矣。

人之一身，阴常不足，阳常有余。如阴不足，而精血既亏，相火必旺，火旺则阴愈消，而咯血、鼻衄、咳血等症作矣。故宜常补其阴，使水与阳齐，则水能制火，水升火降，斯无病矣。故丹溪先生发明补阴之说，谓专补三尺肾水也。古方滋补药，皆兼补左关相火，不知左尺原虚，右尺原旺，若左右同补，依旧火胜于水，上补其左制其右，庶得水火俱同也。左关相火固不可衰，若果相火衰者，方宜补火，但世人火旺致病者，十居八九，火衰成病者，百无一二，所以丹溪发明先圣之旨。以证千载之讹，其功伟哉。

贫血之症，不全属阴虚，亦有阳邪入里，传为骨蒸精髓消失，形成贫血者。

《赤水玄珠》曰，五行之气，水特其一耳，一水既亏，岂能胜至火哉。医不知阳邪未除，便用助阳补剂，阳邪得补，遂入经络，何异借寇兵而赍盗粮。至死不悟，夫凉剂能清火养水，热剂能助阳剿阴，不独其明。故前贤不治阴虚之症，忽于始，必谨于终，医者遇此，尤当加意。

第十二节　古方今治　并病不能

　　古方独病，诊确可治，如有并病，照方不能。因古方独病，务必诊确。合并何病，按病查因，病因既明，究属内因，抑或外因，应捡并病，何经感染，用何经药。如恶病攻之，如弱病扶之。如寒病热之，如热病寒之。如温病凉之，如凉病温之。今方药煎治，或属菌毒侵袭，尤须检验何菌病毒，必用灭菌排毒新药和古方旧药煎服，并病痊瘳，所以古方今治，并病不能。

　　朱丹溪云：操古方以治今病，其势不能以尽合。程芝田《医法心传》云：大约病虽同，而人之体气不同，则气亦因人而异，所谓用古人之法，不可执古人之方，寒热虚实，因人而施方，为善治法。申斗垣《外科启玄》云：愚思古贤有至仁至德，虽传法传方，况今时今世，人多禀受不同，古方焉合今症耶。张元素说：运气不齐，古今异轨，古方新病，不相能也。顾练《疡医大全》云：医家治病，须随机应变，活泼泼地，不可胶执一方，不可泥滞一药，不必以药治病，唯以药治脉可也。古今运气不同，旧方新病，何能符合。只可读其书，广其义，考其方，得其理，潜心默究，自得其神，即罗氏譬之折旧料，以改新房。务必工稳耳。《济阴纲目》云：拘泥古方，以疗今疾，如此者，医杀之耳。

　　总上医家论说，古方不治今病。譬诸十里之内，风雨不同，两人之经，寒热各异，古方今治，医杀之耳。

第十三节 病痊调真

　　病经治痊，调养元真，清虚素补，恬淡颐神，精为神本，形为寿期。纳沅瀣之精，率逍遥之性，练紫玉之容，延金石之寿，禁精气之户牖，复性命之本源，勿药可占，何求麦菊。养生有主，安用谷神，气海常温，心田既旷，王寿焚书而舞，贾生养空而浮，自然竹喜平安，花耽吉庆。历不避百忌，身不谒三医，不咨服玉之方，无惑布金之福，玉钥能坚，铁牙永固。菊分古水，自成太极之源，占表遗荣，即是恒春之树，弥坚晚节，俾菊水之餐来，常抱古香，信梅花之修到，受金母之诀，夙习长生，验仓公之书，已逾大耋，遗花貌古，分甘液于厂泉，红稻香新，借灵砂于葛井，此关福命，非由人为。

陈治平 学术精华与临床应用

第七章 薪火相传

第一节　传人选介

任如台

主任医师，广东省人民医院资深主任，广东省中医药学会终身理事，省委保健专家组成员，从医40余年，20世纪60年代大学毕业后分配到广东省人民医院，师承省名老中医陈治平，有丰富的中医理论造诣并对各科有着丰富的临床经验，一直在门诊及全院会诊工作，对老年病、心血管病、呼吸系统疾病有独到的临床经验，对外科术后及其他系统疾病有着指导作用。

黄松柏

1965年毕业于广东省人民医院中医班，1966年起在广东省人民医院任职中医师开始行医，主要师从省名老中医陈治平。2001年广东省人民政府授予"广东省名中医"称号。曾被聘为全国中医胆石症医疗中心协作网络副主任委员。从医50余年，一直工作在中医临床第一线，积累了丰富的临床经验，尤以治疗消化系统疾病、肿瘤、杂症、咳喘、结石病症等为擅长。是新医（肿瘤）病区和中西医结合（消化）病区负责人之一，参与制订原发性肝癌和胆囊炎、胆石症等治疗常规，并在当时取得较好疗效。

黄松柏说："1960年，我被抽调到省卫生厅参加'政治训练班'，后来分配到省人民医院从事人事、保卫工作。我心有不甘，恰好碰上1961年开始的'技术归队'这一机遇，我向医院领导提出'先念书'的要求，医院考虑再三，动员我就在医院跟师学习。当时省人民医院中医科刚成立不久，名老中医集中，人才鼎盛，我先后跟随陈治平、卢宗强、李珏琳、黄康平等名医学习，一方面定期上课，一方面坚持临床工作。我很庆幸能够跟随那些大家们学习，特别是在临床实践方面，前辈们给予我很多指点，让我受益匪浅。1965年，我正式出师。"

刘和强

自1970年8月至今，一直在广东省人民医院从事临床诊疗、教学及科研工作，历任住院医生、主治医师、副主任医师、主任中医师、资深主任，先后担任病区组长、科副主任、科主任职务。1970年8月至1982年11月跟师省名老中医陈治平和梁乃津先生研习岐黄之术。2012年刘和强被广东省人民政府授予"广东省名中医"称号。

刘和强医行"霸道"，在这方面深得陈治平的真传，且中医思维和用药特点上也有陈治平的"痕迹"。他临证善用汗、吐、下三法治疗急症危候。他曾用控涎丹治疗支饮危候；用清热化痰息风泻下法治疗急性病毒性脑炎；用温下法治疗粘连性肠梗阻重症所致的关格证：均获得了起死回生的奇效，令同院的西医同行大为惊讶和由衷地佩服。

陈超平

陈超平，男，汉族。新西兰中医药科学联合会常务理事，《健康文摘》报总编辑，《香港中医药论坛》版主、顾问。《中国中医药报》附属的《中国中医药论坛》总版主（网名：秦越人）。1974年陈超平接受原广东省人民医院中医师、获广东省名老中医称号的陈治平老师直接指导，基本师承了老师的中医临床风格和用药习惯，为自己的中医专业打下了良好的基础。他研读了先师陈治平老师的《新医犀明嚼桃集》部分遗稿。通过多年的学习，陈超平发现了先师陈治平老师积累了几代的中医治疗经验，成功地运用了自己的组方技术，解决了治疗广东地区出现"太阳伤寒证"病变而不用麻黄汤，却同样能够一剂药治愈"太阳伤寒证"病变的难题。

陈超平说："据我所知，在两千年中医文献中，从来没有记载过，不用麻黄汤而能高效治愈'太阳伤寒证'的中医医案和医著的，已故广东名医陈治平能够做得到，作为后学的我们，同样继承了这份宝贵经验，临床上，可重复性几乎百分百。"

吴官尚

1978年，吴官尚师从广东省名老中医陈治平。陈老医师送给他4本专治癌症和各种疑难杂症的秘方、验方、医案及《肿瘤与防治》医书，寄厚望于他：济世医人，造福人类！他没有辜负老师的厚望，用了整整十年时间，苦读苦钻《中医内科学》《医宗金鉴》《肿瘤与防治》等中医理论书籍，对照研究陈治平送给他的秘方、验方和医案，加深理解，指导实践，又先后报读广州中医学院刊授和国家卫生部主办的光明中医函授班学习，终于在1987年考取了"个体医生行医证书"，走上了济世医人的道路。十年刻苦钻研，六年行医实践，他治好了不少慢性支气管炎（哮喘）、肾炎、胃十二指肠溃疡、急慢性肝炎、糖尿病等各种疑难杂症，也医治过食道癌、胃癌等"绝症"，按照陈治平秘方自制的消癌散，竟有奇效，名气越传越远。

龙湖

龙湖师从陈治平，擅长医治奇难杂症。龙湖借鉴陈治平的经验，吸取清代王清任的活血疗法，采用多剂型，精选适合的抗癌药物，实行活血疏郁、消热解毒、健脾化湿的疗法，并随机应变、攻补结合，疗效明显。湛江新闻网讯（2012年4月30日）报道：20世纪70年代余荣钦身患重病。1975年5月，他经湛江市人民医院、湛江附属医院用超声波检查一致鉴定为肝癌，不宜手术。随后，他前往黄坡镇，向颇有名气的中医龙湖求医。经连续治疗3个月，服中药86剂，终于治愈。

第二节　朝花夕拾

忆我的外公陈治平

看到外公外婆的相貌，就知道外公外婆都是和蔼可亲的人，也是对己很严厉的人，不是这样怎能调教出像妈妈这样有教养、有素质、有品位的人呢？不是这样妈妈又怎能调教好外公外婆的四孙女呢？娃娃名：老大李小枫、老二李小跃、老三李小萍、老幺李井芬。俺是排行老二，俺从来没有听妈妈讲过一

陈治平的女儿陈玉珍和外孙女李小跃

句粗言脏语，一直是细言细语待人，是个讲礼待人的好妈妈，俺四姐妹就是妈妈调教出来的，从不说粗言脏语。

因为工作及家庭的缘故吧，妈妈一直都不在外公外婆身边，只有逢年过节、出差，顺便带上俺回家看望她的父母，我的外公外婆。

外公外婆居住在鸽子笼式的房子里（就是一套房子里居住好几户人），屋内除了有简单必用的生活用具外，就没有多余的东西了。最引人注意的是那高大的书柜装满了医药书。屋内干净整洁，外公外婆生活节俭、朴素，没有请保姆。外公对他的孙女我的严厉，就是每坐到吃饭桌上，外公看到他的外孙女肥妹（外公外婆给起的昵称）靠在椅背上就会板着脸说一通："看吃饭没有坐样，是妈妈不教你？吃饭不能靠在椅背上，妈妈是怎样调教你的？"俺还不到两岁啊，受不住，两行眼泪掉在饭里，外婆心疼一边说外公一边安抚她的外孙女俺，此后的俺就怕，怕外公的严

厉，现在想想还是外公调教的有理。

第一眼看到外公已是手持拐杖行动不便的老人，但是不失魁伟健康的形象，我问妈妈："外公还不是要拿手杖的公公呀，怎么会这样的……"妈妈对我说："外公70岁了都坚持着去医院坐诊，心里放不下那些患者，就在那年乘坐公共汽车去医院时，被人碰撞掉下车骨折后脚就不便了，之后医院有重症就来接外公去会诊。"有些患者知道后，就主动上门让外公看病。

外公的中医学术是祖传中医。外公13岁时就随外祖父学医，庭训实践八年，23岁就给人看病行医了，在俺懂事时妈妈就对我说，外公是一名有名的中医，是广东省人民医院的一名人人尊敬、爱戴的、有名望的中医师。慕名前来学医的学生，国内外都有。弘扬祖国中医精髓、救死扶伤、全心全意为人民服务是他一生的使命。他注重培养一代新生力量，言传身教，广东省人民医院资深主任黄松柏、任如台等都是外公的学生。

今年外公被评定为岭南中医药名家，这是外公的荣誉，也是外公一生忠心祖国中医研究、弘扬祖国中医精髓、救死扶伤、全心全意为人民服务的写照。相信外公外婆你们在天之灵也能收到属于你们的这项荣誉！相信妈妈您在天上也能感受到您的父亲我的外公的这份荣誉！

　　　　爱外公外婆的孙女"肥妹"，爱爸爸、妈妈的女儿　李小跃

　　　　　　　　　　　　　　　　　　　　　　　　　　2007年

第三节　后世楷模

一、陈治平治疗鼻咽癌经验

陈治平（1886—1978），别名陈颖文，广东省吴川人。生于中医世家，13岁随祖父学医，1920年在上海学习中医，1948年通过"中央考试院"医师考试，1949年任广州市中医公会理事长，1956年任广东省人民医院中医科医师，1962年被授予广东省名老中医称号。陈治平擅长治疗鼻咽癌、子宫癌等疑难病症，尤其对鼻咽癌的治疗有独到之处。

对鼻咽癌的常见症状，古医著中有所记载，如在"失荣""上石疽""瘰疬""真头痛"等病症中就有类似症状的描述。在我国各地，罹此患者相当常见，尤以华南地区最为好发。陈治平坚持以继承与创新相结合的发展思路，总结出了一系列中医治疗鼻咽癌的特色诊疗经验，在改善患者临床症状，延缓疾病发展，提高生存质量等方面取得良好疗效。现将其经验整理如下。

1. 三因制宜，脏腑辨证，肺经血气瘀郁为基本病机。

陈治平根据三因学说、脏腑辨证来分析鼻咽癌的病因及发病机制，并据此辨证分型、制定相应的治法及方药。

（1）不内外因。平素嗜食煎炸辛辣、肥甘厚腻之品，炙脍停留于胃脘，形成积滞难以消化。食积停久化为湿浊，湿浊内蕴化热，致湿热困阻脾胃，脾失健运，胃失和降，中气不运；脾土为病，母病及子，肺金受累，湿热熏蒸肺金，血气瘀涩，金燥土湿，肺失肃降，胃气不降，则浊气壅盛郁闭，而咽通六腑，胃为之主，鼻系五脏，肺为之宗，发为鼻咽癌肿形成本病。临床辨为土湿金燥证。

（2）外因。感受风寒暑湿燥火六淫，因风邪为百病之长，凡体虚不固，外邪贼风内侵，客于腠理，停留不去，向内传于肝，肝在志为怒，其气为风，肝病阳亢，母病及子，肝木既盛则心火生，火克金，则火焰刑金，肺金受累，金液消亡，遂致手太阴肺经血气瘀郁，形成本病。临床辨为木旺金衰证。

（3）内因。情志不遂，怒恐过极，肝在志为怒，怒则伤肝，肾在志为恐，恐则伤肾，肝主藏血，血以温升为性，肾主骨髓，髓为造血之机。肾伤髓虚，肾阳亏虚，不能温气之源，水生木，母病及子，则不能生发乙木，肝木郁滞，母病累子，子母互累，肝失疏泄条达，心无灌注之源，遂致肝郁血瘀，贯注肺。肾脉络，则血气瘀涩而形成本病。临床辨为肾阳亏损证。

以上可得出本病的发生与气候、环境、饮食嗜好、情志及体质等因素相关，由于各种因素作用，导致肺经血气瘀郁，痰浊、火毒、瘀血结于肺窍而形成癌肿。

2. 谨守病机，辨证施治，临证化裁。

陈治平根据三因学说及脏腑辨证，将本病临床分为3型，并予以对应自拟方剂治疗。

（1）土湿金燥证。恣嗜炙脍。炙脍入胃，酿化湿热，中气不畅，母病及子，脾土为病，肺金受累，金熏湿热，血气瘀涩，痰浊火毒停于肺窍，而发为癌肿。此型患者多长期饮食不节，痰涕带血较多，污秽腥臭，耳鸣耳聋，头痛，或视蒙复视，咳嗽痰稠，心烦失眠，口干口苦，小便短赤，大便秘结，舌质红，脉弦滑数。检查鼻咽肿块溃烂，或呈菜花状，颈部或有硬实肿块。治则为渗土清金，以莱石蜂守煎治疗，方如下：莱菔子、生石膏、蜂房、守宫、白芷、天花粉、枳实、黄芩、海藻、竹沥、沉香、山慈菇。方内以莱菔子入肺脾二经，利气除痰、止痛消肿；以生石膏清肺降热；蜂房治痈疽瘰疬；守宫消核散结；白芷、天花粉归肺、胃经，胃属足阳明戊土，白芷可行其气，通鼻窍止头痛，并入手太阴肺经，天花粉渗湿降火，有清肺胃之热、消肿排脓之功；枳实、黄芩、海藻可除脾胃湿热，虽脍炙人胃、酿化湿热，亦可消除，脾胃无湿热，则中气畅运，母无病，子不受累，肺金免受湿热熏蒸；竹沥通络除痰、泻火润燥；沉香归脾、胃、肾经，降逆气、温肾逐痰饮，且有抗癌之功，肺金清肃，脾土无湿，血气不浊，则肺胃之气有下降之路，而浊气自无上逆之升；山慈菇行血、泻热、解毒。

（2）木旺金衰证。六淫外侵。风邪为百病之长，外邪贼风客于腠理，内舍于肝，肝气郁结，疏泄失常，气机不宣，肝藏血失职，血之运行不畅，则气滞血瘀，风木为阳，肝病阳亢，母病及子，则心火亢盛，火焰刑金，伤液耗金，致肺经血气瘀郁。此型患者多长期受不洁空气、化学物质刺激，鼻涕带血，耳内胀闷或耳鸣、耳聋，鼻塞，头痛，或胸胁胀闷，舌质暗红，舌苔白或黄，脉弦细或涩缓；检查见鼻咽肿块暗红，或有血脉缠绕，触之易出血，颈部或有硬实肿块。治则为平肝润肺，以羚莪郁桃饮治疗，方如下：羚羊角、莪术、郁金、桃仁、赤芍、竹卷心、麦冬、天冬、蛇蜕、蜂房、海浮石。方内羚羊角泻心肝火、治恶疮疔毒；莪术通肝经、行气消瘀，通窍止痛；郁金散肝郁、凉心热；桃仁归心、肝、大肠经，性味苦、甘、平，甘以缓肝气而生新血，苦以泄血滞，破血润燥扶癌；赤芍泻肝火、散瘀血，即使风邪内侵，不能内舍弥留，肝木不病阳亢，心火自能掩熄；竹卷心清肝、润肝、凉心；麦冬清心、润肺，天冬降火润燥，则心火之焰平息，而肺金火焰之刑悉消；且以蛇蜕治恶疮疔毒，蜂房治痈疽瘰疬，海浮石消顽疾瘿瘤、软坚散结。

（3）肾阳亏损证。先天正气不足或情志不遂，肾阳亏损，不能生发乙木之气，肝木郁滞，木盛侮金，致肺经血气瘀郁。此型患者多禀赋不足、年老体弱或长期情志不遂，鼻塞涕血，耳鸣耳聋，头痛眩晕，复视，自汗或盗汗，腰膝酸软，舌淡红或红，苔少，脉细弱；检查鼻咽部肿块隆起，舌淡红，或血丝缠绕，或脓血涕附着，颈部或可扪及恶核。治则为育阳潜阴，以鹿附芪甲煎治疗，方如下：鹿角胶、熟黑附子、炙北黄芪、炮山甲、五味子、补骨脂、五倍子、法半夏、蜂房、守宫、蛇蜕。方内鹿角胶乃血肉有情之品，益肾扶阳生血，壮元阳，则肾髓不虚，元气升举，自能生发乙木温气，肝木无壅郁，母无病，子不累，则肝气条达，心有灌注之源，故肝无郁，血不瘀；熟黑附子归心、肾、脾经，性辛、甘、大热，补肾火，助肾阳，峻补元阳，温散走窜，破瘀攻坚；炙北黄芪归脾、肺经，补气升阳，被推崇为"补气诸药之最"，全身之气皆能补益；炮山甲活血消癥、治疮毒瘰疬；五味子酸、甘、温，上敛肺气，下滋肾阴，生津敛汗，补肝肾；补骨脂温肾阳，逐寒湿；五倍子入肺、肾、大肠三经，治鼻疳疮、抗癌；法半夏祛湿、化痰、利窍，治咽痛，则肺督脉络，血气畅通；加以蜂房治痈疽解毒，守宫治疮疡瘰疬，蛇蜕治恶疮疔肿。

3. **典型病例。**

（1）苏某，男性，27岁，广东琼州人，因左鼻塞、痰带血丝、前额部胀痛10个月及鼻咽左侧感不适来诊。患者自诉有食鱼生、狗肉、烧猪皮嗜好。检查：一般情况尚好，后鼻镜见鼻咽左顶部有花生米大新生物，两颈未扪到转移性淋巴结，无脑神经侵犯症状，鼻咽部活检为大细胞癌（典型淋巴上皮癌），诊断为鼻咽癌。舌苔白腻，舌尖红，左寸关弦滑数。治疗：辨为土湿金燥证。治法：渗土清金。方剂：莱石蜂守煎。方药如下：莱菔子四钱，生石膏四钱（打碎），蜂房三钱，守宫五钱，枳实四钱，苍术四钱，白芷四钱，沉香三钱（打碎，后下），竹沥一杯，天花粉五钱，山慈菇四钱，海藻四钱，黄芩四钱。

依上法治疗，不足1个月，患者鼻塞、鼻衄消失，头痛减轻，鼻呼吸通顺，无鼻衄，无耳鸣，无咯血痰，两颈扪不到转移性肿块，后鼻镜未明显看到新生物，隐约见左顶部有些糜烂，无明显脑神经累及症状，临床症状显见疗效。

（2）李某，男性，42岁，广东省台山县人。该患者因两颈肿块7~8个月，两侧鼻塞16个月，左侧头痛及鼻衄8个月，两耳听力减退及耳鸣9月余，言语不利9个月就诊。患者自诉平素有吸烟史，有食鱼生、狗肉等嗜好。检查：一般情况尚可，左颈肿块2.5cm×（7~11）cm，固定。左锁骨上区有淋巴结转移，右颈肿块3cm×（5~1）cm，固定，有左侧3、4、5、6、9、10及12对脑神经侵犯症状，后鼻镜检查见鼻咽部中隔后缘有蚕豆大菜花样新生物，鼻咽部活检为多形棱形细胞癌，诊断为鼻咽癌。舌苔粗黄，舌尖红，左寸关浮弦数，右关濡数。治疗：辨为木旺金衰证。治法：平肝润肺。方剂：羚莪郁桃饮。方药如下：羚羊角一钱（先煎），莪术四钱，郁金四钱，桃仁四钱（打碎），赤芍五钱，天冬四钱，海浮石六钱（打碎），麦冬四钱，蜂房三钱，蛇蜕二钱，守宫五钱，竹卷心五钱。

依上法治疗3个月后，患者能够开口，鼻衄、鼻塞、头痛等症状消失，耳鸣、语言不利等症状减轻，自觉右颈部肿块缩小，体重无减轻，临床症状明显改善。

（3）曾某，女性，39岁，广东省增城人。该患者因头痛10个月，间歇性鼻塞及鼻衄3月余，右耳听力减退及耳鸣1年，两颈肿块4个月，右眼复视及视力模糊4个月，吞咽困难5个月来诊。平素有吸烟、食狗肉、鱼生嗜好。检查：一般情况较差，双颈有肿块，深在固定，左锁骨上区扪到花生米大淋巴结、活动，有右侧3、4、5、6、9、10对脑神经累及症状，后鼻镜查见鼻咽右侧咽隐窝处有蚕豆大溃疡型新生物，鼻咽部活检为大细胞癌（典型淋巴上皮癌），诊断为鼻咽癌。舌苔薄白，右尺脉濡弱。治疗：辨为肾阳亏损证。治法：育阳潜阴。方剂：鹿附芪甲煎。方药如下：鹿角胶四钱（另炖），熟黑附子四钱，炙北黄芪四钱，炮山甲四钱（打碎），五味子三钱，补骨脂四钱，五倍子四钱，蜂房三钱，守宫五钱，蛇蜕二钱，法半夏四钱（打碎）。

依上法治疗2个月，患者头痛减轻，鼻塞、衄血减轻，食欲、精神明显好转，自觉右眼复视及视力进步，鼻觉畅通，右耳聋减轻，两颈肿块自觉变软缩小。

4. 小结。

经陈治平治疗的大多数鼻咽癌患者，头痛、鼻塞、鼻衄等症状在短期内可明显改善或消失，效果显著，颈部肿块经过治疗后，自觉肿块变软小或无变大，耳鸣、听力减退症状改善，复视、视力模糊、言语不利、吞咽困难者及有其他脑神经侵犯症状的病例，症状也可得到不同程度的改善，生活质量明显改善。

杜玉　王昌俊

（本文原载于《中国中医急症》2012年12期）

二、陈治平治疗银屑病经验

陈治平（1886—1978），别名陈颖文，广东省吴川县人，1925年毕业于东吴大学和上海私立宗汉中医专门学校第二期夜班。1949年11月任广州市中医公会理事长，1962年被授予广东省名老中医称号。陈治平长于治疗白癜风、荨麻疹、泌尿系结石、慢性肾炎、脉管炎、白血病、鼻咽癌等，尤对银屑病见解独到，善以中医诊治。

银屑病是一种常见的慢性皮肤病，顽固难治，容易复发。《诸病源候论》谓"皆是风湿邪气，客于腠理，复值寒湿，与血气相搏所生"。《医宗金鉴·外科心法要诀》谓"由风邪客肌肤，亦由血燥难容"。现代医学根据其临床和病理特征，一般可分为寻常型、关节炎型、脓疱型、掌跖脓疱病、红皮病型及连续性肢端皮炎6种类型。陈治平主任坚持以继承与创新相结合的发展思路，总结出了一系列中医治疗银屑病的特色诊疗经验，在改善患者临床症状，延缓疾病发展方面取得较好疗效。现将其经验整理如下。

1. **脾肾亏虚、肝阳偏亢为本，风、瘀、毒、湿为标。**

陈治平认为银屑病发病，多缘于先天禀赋不足，脏腑失调，加之外邪侵袭，而致发病。肾为先天之本，脾胃为后天之本，房劳过度，或因滥食生冷，停留不化，致肾阳亏损，脾胃寒湿，母病累子，肺气不降，阳分之水，不得下行，阴分之水，反得上泛。或因风邪客表，风动阳升，肝阳偏盛，木盛生火，火炎烁金，遂致金气埋郁，卫热外来，瘀毒内生，气血阻塞，弥漫经络，蒸沁肌肤，形成本病。临床治疗中谨守银屑病之脾肾亏虚、肝阳偏亢为本，风、瘀、毒、湿为标的病机特点，同时结合不同患者的体质差异，临证化裁，标本兼治，每获良效。

2. **谨守病机，标本兼顾，辨证论治。**

陈治平在临床诊治中反复强调辨证论治的重要性。谨守病机，强调固护脾肾之本，采用活血散瘀、化湿解毒、润燥祛风复合为法，结合患者体质、地域、环境等多方面因素，辨证论治。临床主要分为3型。

（1）水泛侮土。房劳过度，肾阳亏损，肾气渐亡，则下寒而病阳虚，阳虚阴盛，阴水流行，水泛侮土，清阳下陷，浊阴上逆，土湿水寒，湿蓄肌肉，形成本病。此型患者多有房劳过度，皮损红斑糜烂，痂屑粘厚，瘙痒剧烈，或伴腰膝酸软，关节酸痛、肿胀，下肢沉重等，舌淡苔白腻，脉濡滑。治当疏水培土，自拟破萸精术煎治疗，方如下：补骨脂五钱、山茱萸五钱、黄精五钱、白术五钱、何首乌五钱、蛇床子五钱、猪苓四钱、扁豆五钱、赤茯苓五钱、白花蛇五钱、蒺藜五钱、威灵仙四钱。（注：19世纪60年代"一钱"相当于现今3g，下文同。）

（2）土冷金寒。滥食生冷，生冷纳胃，停留不化，脾胃寒湿，母病累子，肺气不降，阳分之水，不得下行，阴分之水，反得上泛，寒湿传肺，收令失政，肺金不清，雾露淤浊，不能化水，遂致土冷金寒，营卫滞塞，腠理拒闭，外不能泻，内不能降，蓄起莫克，暴发皮毛，形成本病。此型患者平素多有滥食生冷食物，皮疹多呈斑片状、颜色淡红、鳞屑较少、干燥皲裂、自觉瘙痒等，舌淡苔白腻，弦滑弱。治当暖土温金，自拟芪术星夏饮治疗，方如下：黄芪五钱、白术五钱、胆南星四钱、法半夏四钱、苍术四钱、乌药四钱、五味子四钱、砂仁四钱、瓜蒌四钱、白鲜皮四钱、防风四钱、威灵仙四钱。

（3）木胜侮金。邪风舍肝，肝木生风，风性飘动，风动阳升，肝阳偏盛，木盛生火，火炎烁金，辛金从革，木元无制，木胜侮金，遂致金气埋郁，卫热外来，营瘀内生，气血阻塞，弥漫经络，蒸沁肌肤，形成本病。此型患者平素多体质偏热，性情急躁，皮损发展迅速，颜色鲜红，层层银屑，瘙痒剧烈，多伴口干舌燥、心烦易怒、大便干结、小便黄赤，舌红苔黄，脉弦数。治当抑木扶金，自拟莪藤栀甲煎治疗，方如下：莪术四钱、钩藤四钱、栀子四钱、鳖甲四钱、赤芍四钱、蒺藜四钱、沙参四钱、百合四钱、阿胶四钱、白鲜皮四钱、山慈菇四钱。

3. 外治与内服并重。

陈治平认为，对于难治皮肤病，外治法可直达病所，当与辨证内服中药并重。

他自创顽癣液（主要成分为斑蝥、麝香、蛇床子等），用于外涂患处，配合内服中药，收效神速。其详细用法如下：银屑病皮肤处多增厚，先以75%酒精将患处消毒，待干后，用消毒小刀轻刮患处至充血，勿令出血，用消毒棉签蘸顽癣液，由患处外边搽入患处中心，每日1次，如遇患部起疱的，即应停止，勿再搽，待疱结痂脱落后，如患部皮肤变薄不厚，肤色正常，又无痒感，无须再搽，待观察1～2周，如患部又复有痒感，如上法再搽1次，即可收效。陈治平临证，创见颇多，聊举一疾之治，以为后学借鉴。

黄旭晖　王昌俊

（本文原载于《环球中医药》2010年第2期）

三、陈治平治疗乳腺癌经验

陈治平（1886—1978），别名陈颖文，广东省吴川县人，1925年毕业于东吴大学和上海私立宗汉中医专门学校第二期夜班。1949年11月任广州市中医公会理事长，1956年7月任广东省人民医院中医科医师，1960年被评为广东省特等卫生先进工作者，1962年被授予广东省首批名老中医称号。陈治平还曾任广东省医学科学院中医研究室首席研究员，擅于治疗白癜风、荨麻疹、银屑病、泌尿系结石、慢性肾炎、脉管炎、癌症等，其中对乳腺癌的见解独到，擅以中医诊治。

乳腺癌是女性最常见的恶性肿瘤，约占女性新发肿瘤患者总数的23%。同时，乳腺癌还是导致女性肿瘤患者死亡的恶性肿瘤，约占女性肿瘤患者死亡总数的14%。乳腺癌的发病率逐年上升，在我国，乳腺癌在城市中的发病率为女性恶性肿瘤的第二位，一些大中城市中已经上升为第一位，农村中为第五位，乳腺癌已经成为妇女健康的最大威胁。乳腺癌属于中医的"乳岩"范畴，中医文献中的"石痈"也包括乳腺癌。陈治平老中医在长期的临床实践中积累了丰富的经验，吾等有幸整理、学习陈治平生前治疗乳腺癌的病案，对其治疗乳腺癌的经验有了一定的认识，现总结如下。

1.　病因病机。

乳腺癌的发生与正气不足、情志不畅、膏粱厚味等方面关系密切。目前，学者认为正气内虚而导致的脏腑阴阳失调是乳腺癌发生的基础。但是，陈治平认为乳腺癌的发生主要是情志不畅和膏粱厚味等原因引发机体出现气滞、血瘀、痰凝，并最终导致癌毒聚结而发病。肝主疏泄，恚怒伤肝，肝郁气滞。脾主运化，忧思伤脾，运化失常，内生痰浊。无形之气郁与有形之痰浊相互交凝，结滞乳中而生有形之核。且《外科大成》曰"按乳头属足厥阴肝经，乳房属足阳明胃经，外属足少阳胆经"，故当七情伤及肝脾，且阴极而阳衰，导致气血失调，痰气凝结，阴于乳络，日久成核成岩。《格致余论》中也提到："忧怒抑郁，昕夕积累，脾气消阻，肝区横逆，遂成隐核，如大棋子，不痛不痒，数十年后方疮陷，命曰乳岩，以其疮形嵌凹似岩穴也，不可治矣。"《医学正传》亦指出"此症多生于忧郁积忿中年妇女"。此外，过食肥甘厚腻之品，使胃内湿热蕴结，阳明经络阻滞，瘀积不去，日久损伤脾胃运化功能，脏腑失调，亦可使乳房肿块内生。故陈治平认为乳腺癌病位在乳房，病机以气滞、血瘀、痰凝、毒聚为主，与肝、胆、脾、胃关系比较密切。

2.　治则注重解毒散结、理气通络、化瘀祛痰。

根据乳腺癌的病因病机，陈治平临床治疗乳腺癌时以攻为主，注重解毒散结、理气通络、化瘀祛痰，临证用药时根据患者的不同辨证、是否经历过手术治疗、主诉等情况再相应选用清热解毒、理气通络、化瘀祛痰之品。对于乳腺癌确诊而不愿意进行手术治疗者，则治以化痰散结，兼以理气活血为主；对于乳腺癌术后转移或复发者，偏重解毒散结、活血化瘀。对于上述两类患者，陈治平临证常选用的中药及其功效：穿山甲能活血散结通经；土鳖虫能破血逐瘀；蜈蚣能攻毒散结、通络止痛；守宫能通络解毒散结；炒鳖甲软坚散结，还能滋肾潜阳；全蝎攻毒散结、通络止痛；水蛭破血逐瘀消癥；地龙清热通络；三棱、莪术破血行气、止痛；昆布、海藻能软坚散结化痰；鸡内金化坚消石，还能健胃消食；蒲公英、夏枯草、石耳清热解毒。对于乳腺癌术后复发并肺转移者，出现咳嗽、痰中带血者，常选用的中药及其功效：苇茎、冬瓜仁清肺化痰；桑白皮泻肺平喘；旋覆花、前胡降气化痰；代赭石、磁石重镇降逆、纳气定喘；蒲黄化瘀止血；藕节收敛止血、散瘀；茜草凉血止血、活血通经。对于乳腺癌晚期乳房溃疡者，常选用的中药及其功效：象皮止血、生肌、敛疮；黄芪补气升阳、托疮生肌、益卫固表；同时配以党参、白术、怀山药补中益气；栀子凉血解毒。

现代药理学研究表明，在陈治平临证治疗乳腺癌的中药中，有相当一部分药物是具有一定的抗肿瘤作用的，如土鳖虫、守宫、鳖甲、蜈蚣、全蝎、水蛭、地龙、三棱、莪术、昆布、海藻、蒲公英、夏枯草、茜草等，这也从另一个侧面佐证了陈治平治疗乳腺癌的独到之处。

3. 用药精简、结合归经、注重配伍。

陈治平治疗乳腺癌处方用药基本在12味左右，用药精简，但不乏特色。根据经络的走行，乳房主要与足阳明胃经、足厥阴肝经、足少阳胆经关系较密切。因此，在乳腺癌的临床处方用药中，陈治平多选择归肝、胆、胃经的药物，例如：蜈蚣、土鳖虫、守宫、全蝎、水蛭归肝经；鳖甲归肝、肾经；三棱、莪术、地龙归肝、脾经；昆布、海藻归肝、胃、肾经；夏枯草归肝、胆经；穿山甲、蒲公英归肝、胃经；鸡内金归脾、胃、小肠、膀胱经。上述这些治疗乳腺癌的主要药物中大多与肝、胆、胃经相关。

除了在药物归经上的讲究，陈治平在用药时还特别注重药物的配伍应用，如：海藻和昆布，二者同为咸寒之品，咸能软坚，寒能清热，二者配伍应用可起到协同消痰软坚的作用；全蝎和蜈蚣，二者皆为虫药，合用加强了解毒散结、通络止痛的作用；三棱和莪术，二药相须配伍，使得破血行气、消积止痛的作用更佳；蒲公英和夏枯草，二药相须互补，增强了解毒散结的作用；旋覆花和代赭石，旋覆花善消痰、降气，代赭石善镇肝胃气逆，二药镇降互补，降逆消痞力增强。

此外，在陈治平的乳腺癌病案中也经常见到海藻和甘草的配伍。海藻和甘草虽属于相反之品，但陈治平在乳腺癌出现肺转移的病案中屡屡用到，但未见患者有明显不适的记载。海藻有消痰软坚、利水消肿之功，而甘草则有补脾益气、祛痰止咳、缓急止痛、清热解毒、调和诸药的功效，二者配伍可有增强化痰、消肿、散结的作用。其他医家也有海藻和甘草的配伍应用治疗乳腺癌的报道。

4. 对患者的鼓励与支持。

在陈治平治疗乳腺癌的医案中，经常可以看到所开的处方后面注有"本人赠送"等字眼，这说明，陈治平除了有着一颗对患者博爱的心之外，更重要的是在精神上给予了患者战胜疾病的信心，这也符合现代医学所提倡的"生物-心理-社会"的医学模式。

5. 典型病案。

李某，女，67岁，已婚，1966年9月27日在广东省人民医院经病理检查，诊断为右乳腺癌。患者不同意手术治疗，于1966年11月22日来中医科寻求中医药治疗。就诊时，右乳内上方有大小为2.5cm×2cm移动性肿块，质硬，无压痛，余无明显不适，舌苔白，脉弦滑。中医诊断：乳岩，证属气滞痰凝，治宜化痰散结，兼以理气活血，处方土鳖石耳煎（土鳖虫、夏枯草、鸡内金各9g，石耳、昆布、海藻、三棱、莪术、蒲公英各12g，炒鳖甲15g，蜈蚣3条，甘草6g）30剂。二诊：乳腺癌肿块明显缩小并软化，舌苔薄黄，脉弦滑，依前方加减（三棱、莪术、昆布、夏枯草、蒲公英各12g，蜂房、水蛭、鸡内金、甘草各9g，炒鳖甲、炮山甲各15g，蜈蚣三条），60剂。三诊：乳腺癌肿块进一步缩小并软化，舌苔薄黄，脉弦细滑，依前方加减（蒲公英、海藻、夏枯草、石耳各12g，炒鳖甲、炮山甲各15g，守宫、鸡内金各9g，土茯苓30g，甘草6g，蜈蚣三条），30剂。四诊：右乳腺癌肿基本消失，舌苔薄黄，脉弦细滑，以前方加减（蒲黄、蒲公英、炒鳖甲、炮山甲各15g，夏枯草、鸡内金各9g，石耳、昆布、海藻、三棱、莪术各12g，甘草6g）6剂，巩固治疗。之后定期复查，未见复发。

6. 结语。

陈治平治疗乳腺癌的临床经验证明，中医药从整体出发，调整机体阴阳、气血、脏腑功能的平衡，治疗乳腺癌有着独特的优势。陈治平在治疗乳腺癌方面的临床经验不仅能让我们进行临床指导，同时还给予我们运用中医药治疗乳腺癌的信心。但是，随着社会、经济、医疗的进步，人们所经历的生活、工作、交往、医疗环境与以往又有所不同，因此我们在继承陈治平治疗乳腺癌的临床经验的同时，更应该结合当今人们所处的生活环境（环境污染、工作压力大、生活节奏快、医疗水平高、追求效率等）及体质因素，适当地调整用药，以期最大化地体现中医药的优势。

谭为　付婷婷　王昌俊

（本文原载于《辽宁中医药大学学报》2013年第4期）

第八章 医家年谱

陈治平（1886—1978），别名陈颖文，中国国民党革命委员会成员，广东省吴川县人。祖传中医，1902—1909年私塾庭训8年，13岁随祖父学医；受孙眉先生到湛江市倡同盟会的影响，1910—1913年参加秘密宣传推翻清政府的工作；1913年进入新学吴阳小学学习；1916年8月进入高州中学学习。

1920年8月赴上海私立甄陶会计专门速成学校学习一年，晚上在上海私立宗汉中医专门学校第二期夜班学习中医；1921年8月于东吴大学学习法律，同时继续在宗汉中医专门学校夜班学习中医。

1925年8月东吴大学毕业后进入上海陶源坊国民党上海市第五区党部任职，1926年1月创办上海沪粤公学并任校长。

1927年7月结束该校，参加北伐军，任南京第七兵站支部上尉书记，龙潭之役后升任通商部少校军需主任，随军北上肃清直鲁军阀，凯旋汉口。

1928年11月通商部解散，转任汉口第四集团军总司令部交通处运输股员。

1929年4月辞去该职，在广西南宁，任中国工农红军第十五师（师长李明瑞）教导队（队长张云逸）军需主任，后升任十五师经理处长；部队打散后于1929年10月回湛江市行医。

1930年5月参加张桂（张发奎和李宗仁）讨蒋联军，任十九师经理处长；1930年10月辞去该职，任广西驼芦统税分局局长。

1931年5月辞职赴广州市行医，生活困难。

1934年8月应师长伍成仁之邀，赴陕西汉中任国民党四十九师军需主任。

1935年8月随伍师长去职而辞职，回广州行医。

1936年7月全面抗战爆发，在湖北孝感参军，任襄郧管区军需主任。

1938年7月辞去该职，赴越南海防东京街17号开设"治平诊所"行医。

1940年8月回广西南宁，开设"治平医所"行医。

1941年9月至1942年6月任广西省政府名誉顾问。

1942年7月至1943年10月任龙州广西七区专署188师医事顾问。

1943年11月至1945年3月在广西百色"治平医所"行医。

1944年百色警备司令部李参谋长患肠病，当时中西医诊治无效，经陈治平诊治获愈后，委任陈治平为广西百色警备司令部上校军医主任，负责卫生工作。

1945年7月辞职，在百色、南宁一带行医。

1945年11月返广州，在惠爱东路188号开设"治平医社"，后迁往维新南路87号之2。

1947年11月被聘为中央国医馆广东分馆名誉董事兼国医学整理委员会委员。

1948年通过"中央考试院"医师考试。

1949年任广州市高级中医职业学校医师顾问。

1949年11月任广州市中医公会理事长。

1950年任广州市中医学会筹备委员会委员。

1952任广东省人民政府文物保管委员会委员，进入广州市卫生局医师进修学校第二届学习班学习。

1954年5月任广东省文史馆研究员；任广东省文物保管委员会委员时的证明人是叶剑英元帅。

1955年3月任广东省人民政府参事室参事。

1955年8月聘为中华人民共和国海军医院中医顾问。

1956年7月任广东省人民医院中医科医师。

1959年任广东省麻风病防治小组副组长，同年被评为广东省特等卫生先进工作者，出席广东省文教战线社会主义建设先进单位和先进工作者代表大会。

1960年初，广东省医学科学院成立中医药研究室，任首席研究员。

1962年被授予"广东省名老中医"称号。